苗族抗肿瘤药物集

MIAOZU KANGZHONGLIU YAOWUJI

主　审　杨　柱

主　编　唐东昕　龙奉玺

副主编　吴文宇　王娅杰　王　征　曹　岗　裴　刚

编　委　（以姓氏笔画为序）

王　倩　王雪雁　王镜辉　牛小杰　邓　茜

冉光辉　刘欣欣　李　军　李　高　李　娟

杨　兵　吴　慧　张　震　陈　杰　陈志平

陈启亮　苗翠影　金露露　柯龙珠　郭　斌

黄雯琪　琚皇进　税会利

中国中医药出版社

·北　京·

图书在版编目（CIP）数据

苗族抗肿瘤药物集/唐东昕，龙奉玺主编 . —北京：中国中医药出版社，2020.6
ISBN 978-7-5132-4809-9

Ⅰ.①苗… Ⅱ.①唐… ②龙… Ⅲ.①苗医—抗癌药—汇编 Ⅳ.①R291.6

中国版本图书馆 CIP 数据核字（2018）第 046357 号

中国中医药出版社出版

北京经济技术开发区科创十三街 31 号院二区 8 号楼
邮政编码　100176
传真　010-64405750
河北省武强县画业有限责任公司印刷
各地新华书店经销

开本 787×1092　1/16　印张 25　字数 548 千字
2020 年 6 月第 1 版　2020 年 6 月第 1 次印刷
书号　ISBN 978-7-5132-4809-9

定价　99.00 元
网址　www.cptcm.com

社 长 热 线　010-64405720
购 书 热 线　010-89535836
维 权 打 假　010-64405753

微信服务号　zgzyycbs
微商城网址　https：//kdt.im/LIdUGr
官 方 微 博　http：//e.weibo.com/cptcm
天猫旗舰店网址　https：//zgzyycbs.tmall.com

内 容 提 要

　　苗族医药作为单一的民族医药，有其存在的独特物质基础和有别于中医、西医之外的医药知识，它之所以长久传承，千古不绝，就在于"有灵魂，有精神"，它是苗族文化的精华，是苗族智慧的象征。本书在总结以往苗药理论与经验的基础上，专门将抗肿瘤药物相关内容集结成册，以期为临床肿瘤医师提供参考，为科研教学丰富资料，为抗肿瘤药物的研究开发奠定一定的基础。本书适合相关临床、科研、教学人员阅读参考。

自 序 | PREFACE

2012 年《国务院办公厅关于印发少数民族事业"十二五"规划的通知》指出："加大民族医药的保护和抢救力度，实施民族医药保护与发展工程。加强民族医药基础理论和临床应用研究……"因此，挖掘、整理少数民族传统医学，充分发挥祖国传统医药在防病治病中的重要作用，成为我们迫切的工作。

苗医药的起源很早，在苗族民间有"千年苗医，万年苗药"之说。苗族的苗药作为我国医药学的瑰宝，具有独特的用药方法，在针对诸多肿瘤疾病方面，亦有许多抗肿瘤的药物运用于临床，笔者收集整理了其中具有抗肿瘤作用的苗药，全书共收载苗药 133 种。对苗药的苗族药名、品种来源、化学成分、作为中药的性味归经及功效、苗药作用、现代药理、常治肿瘤、科学研究、用法用量及使用注意都做了详细介绍。做到来源清楚，引述有据，品种的选择准确而有特色，苗药的应用传统结合现代，药理药化的研究资料既广且新，便于日常学习参考之用。

本书的编写是传承和弘扬中国传统医药，尤其是针对苗族抗肿瘤药进行挖掘和整理。本次编写组织了本院吴文宇副主任医师、王镜辉医师、李军讲师、郭斌讲师和北京华坛中西医结合医院牛小杰医师、贵州省德江县人民医院吴慧医师、浙江省温州市苍南县中医院金露露医师、贵航贵阳医院柯龙珠医师、贵州省德江县民族中医院琚皇进医师等临床医生和硕士研究生王倩、王雪雁、邓茜、冉光辉、李娟、李高、刘欣欣、陈启亮、杨兵、陈杰、张震、陈志平、苗翠影、黄雯琪、税会利等参与编写工作。在编写过程中，得到了湖南中医药大学药学院副院长裴刚教授、中国中医科学院中药研究所王娅杰博士、陕西中医药大学中药资源产业化协同创新中心王征博士、浙江中医药大学中药炮制技术研究中心曹岗博士的大力支持；贵州中医药大学校长杨柱教授为本书主审。在此，一并感谢！

本书虽然无法囊括苗族医学在抗肿瘤方面的用药，但是通过整理得出的以上药物可以为研究苗族抗肿瘤药用资源、为临床选用抗肿瘤药、为研究苗族医药文化奠定基础。编者才疏学浅，定有纰漏，不妥之处，敬请斧正。

唐东昕　龙奉玺

2020 年 2 月

前 言 | PREFACE

我国是一个统一的多民族国家，苗族作为我国历史悠久的少数民族之一，他们世代生活在湖南、湖北、重庆、贵州、云南、广西、海南等地，在东南亚各国、北美洲、欧洲、大洋洲也有苗族居住。苗族医药学历史悠久，是我国传统药学的瑰宝。经过苗族先民的生产实践，与其他民族的交融互通，形成了苗族医学这样一门人文与自然相结合的学科。其独具特色的民族医学体系在苗族人民的日常生活、繁衍后代中起到了保健、防治疾病，甚至是推动社会进步等重要作用。苗族医学在历史的长河中不断地发展进步，纵然经历着朝代的更迭、社会的动荡，苗族医学也以其特有的活力，在我国民族医学领域中占得一席之地。

苗族居民聚集区具有得天独厚的地理环境与良好的自然气候，这使之成为天然药库。苗族在对药物的认知方面，从药物的命名、药物的分类、药物的采集、药物的炮制到药味、药性的认定都有着一套独特的体系。基于此，编者对苗族药物进行抗肿瘤机制的研究，发现苗族日常运用的药物中有许多具有抗肿瘤作用的药物。本书根据国家中医药管理局组织编写的《中华本草·苗药卷》进行整理检索，对关键词进行筛查，对筛查出的药物进行文献查询，确定药物的抗肿瘤作用，最终收录了133味明确具有抗肿瘤作用的苗族常用药物，每一味药物都保留了其作为苗药的古文献及主治疾病，同时结合传统中药学所具有的性味归经，分析其中药渊源，将其历代论述及现代抗肿瘤机制列入其中，列出临床常用肿瘤推荐，使读者能清晰地了解药物适用的肿瘤，给出使用注意，为临床运用提供参考意见。

由于本书涵盖内容繁多，参考文献丰富，苗药名称、应用等有较大的地区差异，编者时间、精力有限，未能详尽载述的抗肿瘤药物，是值得今后继续挖掘的。本书出版得到了2019科技部国家重点研发计划中医药现代化研究《十五个少数民族医防治常见病特色诊疗技术、方法、方药整理与示范研究》项目支持（项目编号：2019YFC1712505），编纂过程中存在的疏漏和不足之处，敬请各位同道及读者不吝指正。

编　者
2020 年 2 月

目 录 | CONTENTS

第一章　苗族医学与肿瘤相关理论 ………………………………………… 1

一、苗族医学理论的构成 …………………………………………………… 1

（一）生成学理论 …………………………………………………………… 1

（二）三界学说 ……………………………………………………………… 2

（三）"经纲症疾"理论 …………………………………………………… 3

（四）四大筋脉学说 ………………………………………………………… 3

二、苗族医学对肿瘤疾病病因病机的认识 ……………………………… 3

三、苗族医学对肿瘤疾病诊断、治则治法的分析 ……………………… 4

四、苗族药物治疗肿瘤疾病的特点 ……………………………………… 5

五、苗医理论与中医理论在肿瘤防治中的异同 ………………………… 5

（一）中医防治肿瘤的理论 ……………………………………………… 5

（二）对比论述苗医理论与中医理论在肿瘤防治方面的异同 ……… 5

（三）中药与苗药的异同 ………………………………………………… 6

第二章　苗族抗肿瘤药物介绍 ………………………………………… 8

1. 一支箭 …………………… 8
2. 一朵云 …………………… 11
3. 一枝黄花 ………………… 13
4. 十大功劳 ………………… 16
5. 七叶莲 …………………… 18
6. 八月瓜 …………………… 21
7. 八角枫 …………………… 24
8. 九节茶 …………………… 27
9. 三匹风 …………………… 30
10. 三尖杉 …………………… 32
11. 三角风 …………………… 35
12. 三颗针 …………………… 38
13. 土大黄 …………………… 41
14. 土牛膝 …………………… 45
15. 土知母 …………………… 50
16. 土圞儿 …………………… 53
17. 土茯苓 …………………… 55
18. 土荆芥 …………………… 58
19. 土党参 …………………… 60
20. 大枣 ……………………… 62
21. 大蓟 ……………………… 66
22. 大血藤 …………………… 68
23. 山慈菇 …………………… 71
24. 千里光 …………………… 74
25. 千金子 …………………… 77
26. 川乌头 …………………… 81
27. 小蓟 ……………………… 85
28. 小血藤 …………………… 88
29. 小青藤香 ………………… 91
30. 马勃 ……………………… 94

31. 马齿苋 ……… 97
32. 马鞭草 ……… 100
33. 飞龙掌血 ……… 104
34. 天麻 ……… 108
35. 天冬 ……… 111
36. 天花粉 ……… 113
37. 天南星 ……… 115
38. 元宝草 ……… 118
39. 无花果 ……… 120
40. 木瓜 ……… 122
41. 木鳖 ……… 124
42. 木槿皮 ……… 127
43. 毛大丁草 ……… 130
44. 牛蒡子 ……… 133
45. 月季花 ……… 136
46. 乌梅 ……… 140
47. 水菖蒲 ……… 143
48. 玉米须 ……… 147
49. 艾纳香 ……… 149
50. 石斛 ……… 153
51. 石榴 ……… 156
52. 松萝 ……… 159
53. 一点红 ……… 162
54. 石菖蒲 ……… 165
55. 龙葵 ……… 168
56. 号筒杆 ……… 171
57. 田基黄 ……… 174
58. 白及 ……… 177
59. 白花丹 ……… 180
60. 白花前胡 ……… 183
61. 白花蛇舌草 ……… 185
62. 生姜 ……… 188
63. 仙人掌 ……… 190
64. 仙鹤草 ……… 192
65. 瓜子金 ……… 195
66. 半夏 ……… 197
67. 半边莲 ……… 201

68. 对叶莲 ……… 205
69. 老鹳草 ……… 208
70. 地锦 ……… 211
71. 地榆 ……… 214
72. 地胆草 ……… 218
73. 地星宿 ……… 222
74. 吉祥草 ……… 225
75. 百合 ……… 228
76. 百部 ……… 231
77. 朱砂根 ……… 234
78. 麦冬 ……… 236
79. 花椒 ……… 240
80. 苍耳子 ……… 243
81. 连钱草 ……… 246
82. 杜仲 ……… 248
83. 杠板归 ……… 251
84. 吴茱萸 ……… 253
85. 何首乌 ……… 256
86. 皂角刺 ……… 260
87. 灵芝 ……… 262
88. 苦参 ……… 265
89. 构树 ……… 268
90. 虎杖 ……… 270
91. 虎耳草 ……… 274
92. 岩豇豆 ……… 277
93. 败酱草 ……… 279
94. 委陵菜 ……… 282
95. 垂盆草 ……… 285
96. 佩兰 ……… 288
97. 侧柏 ……… 290
98. 金刚藤 ……… 293
99. 金樱子 ……… 297
100. 狗脊 ……… 299
101. 鱼腥草 ……… 302
102. 茶油 ……… 305
103. 茯苓 ……… 307
104. 牵牛子 ……… 310

105. 鬼针草 ·················· 312
106. 独脚莲 ·················· 315
107. 姜黄 ····················· 317
108. 绞股蓝 ·················· 320
109. 夏枯草 ·················· 322
110. 桔梗 ····················· 325
111. 栝楼 ····················· 328
112. 积雪草 ·················· 331
113. 臭牡丹 ·················· 333
114. 射干 ····················· 335
115. 拳参 ····················· 337
116. 黄柏 ····················· 338
117. 黄精 ····················· 341
118. 黄药子 ·················· 344
119. 猕猴桃 ·················· 347

120. 鹿药 ····················· 351
121. 萹蓄 ····················· 353
122. 九香虫 ·················· 356
123. 五倍子 ·················· 358
124. 甲鱼 ····················· 361
125. 白颈蚯蚓 ··············· 364
126. 鱼虱子 ·················· 366
127. 蜈蚣 ····················· 367
128. 熊胆 ····················· 370
129. 僵蚕 ····················· 373
130. 蟾蜍 ····················· 376
131. 石膏 ····················· 379
132. 朱砂 ····················· 382
133. 雄黄 ····················· 384

第一章 苗族医学与肿瘤相关理论

一、苗族医学理论的构成

苗族起源于中国，历经了 5 次大的迁徙，苗族医药在历史长河中逐渐积累、沉淀、发展，虽然苗族缺乏自己的文字，唯有通过祖祖辈辈的口耳相传方得以延续，但这并不影响其在祖国民族医药中的重要地位。苗族人民在长期与疾病作斗争的过程中，久而久之形成了具有地域性强、苗族特色鲜明的苗族医学理论体系。

（一）生成学理论

1. 生成学的哲学基础 苗医认为万物发生发展都是有迹可循的，都有相同的物质基础，有着相同的发展规律，以及最终的发展结局。苗医认为世界万物的构成、关系及结果均可以由"三"这个数字构成，在《事物生成共源根》一书中就曾这样论述道：世间万物皆有理有据，有着共同的本源，有着相同的构成要素，其中第一重要的是搜媚若（即"能量"之意），第二则是各簿港搜（即"物质"之意），第三是玛汝务翠（即"机构"之意）。当父母生灵交合，可授予下一代上述三大要素，这三大要素结合一体，可生成为人体的若楼脂（人体的原始细胞）。同时这三大要素相结合形成三位一体，所以主张从三个方面去分析事物、研究问题；又认为事物必须通过相资、相制、相征（相求）或相夺这些相互关系才能实现其生成演化，因而归纳了生成胜负、生成难全、生成增多变好等事物生成的三大结局。

根据生成学理论中事物生成的三大要素、三大关系和三大结局之间的辩证关系，苗族人民对于生命和致病因素所造成的各种疾病有了整体性的认识。在苗医理论的确立上，生成学说可用来认识人体生命现象、说明生命功能、探测病因病理、分析药理药性、组合治病方剂、提供诊断依据、指导临床治疗，以及用于预防保健等。

在对于肿瘤的认识上亦遵循着三者的辩证关系。首先，肿瘤的形成需要三大要素，缺一不可，肿瘤内部三大要素之间的相互关系最终决定了肿瘤的发展转移情况。相比较而言，中医理论在以整体观为主导思想的时候，不仅强调人自身是一个统一的整体，也注重人与自然及社会环境的整体性。

2. 生成学说的衍伸 三本论及架组学说是由生成学说进一步衍伸而来。"三本论"最先由田兴秀所提出，他提出的三本即能量、结构和物质，这三个要素构成了事物的根本。他强调能量具有第一性，物质则是事物的基础，结构则决定了事物发展的最终归属。事物的发展变化不能以静态的眼光看待，而应有辩证的眼光和观点，唯有如此，才能全面地认识事物发生、发展的过程。三本论的提出对三要素的相互关系又加以更深层的诠释，是以三为万物之本的系统哲学理论，以三本一体的本质说明事物现象的思维法则，是对事物由内而外深刻的认识。

架组理论是苗族人民在万物生成论的辩证思想基础上对人体的整体认识，通过来自父母生灵交合授予的三大要素结合一体，便可形成组成人体的最小单位的若楼腈，相关若楼腈联合构成组件，有关的组件联合而构成脏器、组织，再由有关脏器、组织而构成架组。苗医认为人体的组织器官具体可分为九大部分，分别为脑、心、肺、肚、肝、肾、性、窍、身，并加以总结和概括，这里的脏器并非单纯的脏器，而是具有相关功能的脏器之组合和概括。架组理论是由生成学说进一步衍伸而来，而不同架组又具有各自的生理功能及特性，当机体某一局部出现肿瘤之时，便可根据其所在架组的特性做出针对性治疗。此外，苗医理论中九架的理念与中医理论藏象学说有一定的相似性。藏象学说是以脏腑为基础，按其生理功能，脏腑可分为脏、腑及奇恒之腑三类。两者皆是对人体内在组织器官的一个整体性认识，但藏象学说更为系统全面。

（二）三界学说

苗医注重自然界与人之间的相互关系，通过观察到人体自上而下的功能协作活动与自然界的树、土及水三者之间的关系有着一定的联系，因此将人体自上而下分成了树、土、水三界，此即三界学说。锁骨以上部位为树界，主要包括头部和颈部，具有指挥人体的内在运营和外在的各种活动的作用，是生命之精；颈部以下、脐周以上的腹部归为"土"，以土界命名，主要负责食物的摄取、消化及吸收，是生命得以维持的基础及能量获取的源泉，负责人体生长的主要区域；肚脐以下、大腿以上的区域称为下腹部，主要负责水液代谢、精液输布、先天之精的贮存及生殖等，是生命的本源所在，又被称之为水界。三界之间有着十分密切的相互资生、相互制约的关系。树界是为人体上界，树本意为向上生长，同时树木必须扎根于土壤之中，即树界具有象征生命的蕴义，生命的延续又需要土壤提供养分；土界则是万物生长的根基，为树木的生长壮大源源不断地提供营养，但是土壤又需要水液的滋养才能肥沃，需要树木的扎根才能稳固；水界是为人体的下界，一方面为树木的生长提供水液，孕育着肥沃的土壤，另一方面正是因为有树木的扎根、土壤肥沃才不至于水液的流失。由此可以看出，三界之间相互依存，相互影响。当三者协调合作才能发挥正常的生理功能，反之则一损俱损。树木不能健壮向上生长，则其扎根在土壤中的根系就会细弱无力，而致水土流失；或若土壤不甚肥沃，则树木的生长没有足够的营养，便难以苗壮成长，水液亦不能得到正常运转；或水液不足，一方面土地枯焦，另一方面树木随之出现枯萎。三界之间正是通过这种相互资生、相互制约的动态平衡来维持正常生理功能。

三界学说认为世间万物均存在密切的关系，彼此之间相互制约、相互资生，这点在临床对症用药上可见一斑。通常情况下，虫类药物或者叶类药物位置较高，故可以用于治疗树界之疾病；草木的茎秆、树皮、草木等药物来源于大地，故可以治疗土界之疾病；草木的根茎深埋地下，吸收地下之精华，故可以治疗水界之疾病。也正是这些学说、理念演变出补水养树、培土固水、养树固土、培土养树、通灵调水等诸多治疗大法。故在对肿瘤治疗的遣方用药上，可根据病变部位所属界域的不同，着重采用某一类药物及相应的治疗大法。

（三）"经纲症疾"理论

苗医将疾病分为冷病和热病两纲，并作为疾病诊治的总纲，认为病、痛、药、法、方只归原于冷、热两大纲，故提出因冷致病需用热性药物治疗、因热致病需要用冷性药物治疗的原则。疾病根据轻重缓急不同又可以具体分为五经，即冷经、慢经、快经、热经、半边经。疾病之间存在着些许共性，据此又可以将疾病细分为三十六疾、七十二症、四十九翻、十丹毒、小儿十二胎病、新生儿十二抽病、龟类病，疔、瘫、花、痈、痰、疮等各种皮肤病等病症。

（四）四大筋脉学说

苗医中广为流传的疾病外治法与四大筋脉学说密不可分。四大筋脉学说指出，筋脉是人体生理系统的重要组成部分，不仅具有联系脏腑内外，沟通各个脏器、组织、躯干的功能，还具有传输物质、传递信号的功能。筋脉具有高度敏感性和应激性，对其进行微量的刺激就可以起到明显的治疗作用，这种治疗作用并不局限于刺激局部，还能通过经络气血、正气催发、灵气能动等将治疗作用传达至全身各处，从而发挥全身治疗的效果，从苗医十分重视爆灯火、打砸角、瓦针等外治方法等便可见一斑。苗医所论述的四大筋脉与中医理论中的经络学说有着许多相似之处，同样当人体脏腑气血受损时，亦可通过针灸或者按摩经络腧穴，达到治疗局部或者全身疾病的作用。

二、苗族医学对肿瘤疾病病因病机的认识

苗医认为，所有疾病的病因均可归结为"毒"，无毒不生病；所有疾病的病机均是机体功能紊乱，即无乱不成疾。当机体出现毒时，毒力可使人体某些结构出现紊乱，结构紊乱则不能发挥正常的生理功能，即当机体遭受邪毒的侵袭时，则会导致三大要素中"玛汝务翠"受到破坏，继而影响"搜媚若"的发放，便会使相关的生理功能出现障碍，人体因此出现相对应的病症及痛苦。"癌"的产生便与人体能量失衡有关，人体本源的能量无法提供必要的"统御性""护卫性"及"专一性"时，机体便会处于失控状态。"癌"的产生便与人体能量失衡有关，当机体惠气亏虚之时，加之受到冷毒、邪毒等苗医"七十二症"的致病因素侵入，破坏了"搜媚若"的形态，影响了能量的发放，阻碍气血津液的输布运行，导致能量、物质、结构三大要素之间的平衡受到破坏，继而导致体内的毒邪横行，气血不畅，诱发痰饮、淤血等病理产物，毒邪即可以直接侵犯人体，于某处停留聚集为肿物，又可以与病理产物一同作用于机体，导致局部肿物产生，进而发展为肿瘤。

这与中医理论"毒邪致病"的观点不谋而合。从中医角度出发，"癌"的产生、发展及转移与毒邪有着密切的联系。中医理论认为导致"癌"这一疾病产生的病理因素主要是"癌毒"。癌毒是毒邪的一种，具有毒邪的猛烈性及顽固性等特点，但又不同

于风毒、热毒、痰毒、瘀毒等一般毒邪，癌毒是导致肿瘤发生发展的一种特殊毒邪，自身亦具有一定特点，例如隐匿性、损耗正气、难以治愈、变化多端等。当机体正气虚弱之时，又受到外邪侵袭或情志、饮食等因素的影响，在内外因素的共同作用下即可以诱发癌毒。癌毒产生之后便会直接影响气血津液的疏布，导致气机不畅，脏腑功能受损，进而导致痰饮、淤血等病理产物不断滋生，病理产物易在正气虚弱之处聚集，最终便容易导致局部肿瘤的形成。

综上所述，苗医理论与中医理论在肿瘤产生的病因病机上都强调"毒"的致病性。苗医理论所提出的"无毒不生病"，即"毒"的产生可导致机体三大要素之间出现紊乱，继而使相关的生理功能出现障碍，最终导致人体产生相应的疾病，对于肿瘤的产生亦是如此。中医理论则明确提出了"癌毒"这一特殊的致癌因素，在肿瘤的产生、发展及转移中都扮演着极为重要的角色。此外，苗医理论提出癌产生的前提是机体惠气亏虚，加之受到致病因素的侵袭，这与中医理论所认为癌毒产生的前提条件是人体正气亏虚、脏腑气血功能失调的情况很相似。但是这两种理论对于肿瘤的产生亦存在一定的差异，例如苗医理论所言之毒邪，可分为冷毒、热毒、邪毒等多种毒邪，而中医理论认为肿瘤之所以能够形成，与癌毒存在着直接联系，癌毒可谓是肿瘤形成的关键因素。

三、苗族医学对肿瘤疾病诊断、治则治法的分析

苗医理论所提到的"龟症"与现代医学的肿瘤相近，其产生主要是因邪毒内损而导致。当人体的惠气不足之时，再加上遭受外来恶毒的侵袭，机体内环境受到破坏而发生相应的改变，便会损伤人体的气、血。苗医理论认为气、血、水乃是生命之本，血水相互交融，血无水不能生，水无血不能养（苗语："活胎象英，象当活睦"），血水相依相存，不能受损。但是当机体遭受邪毒内损之时，气、血受损，便会导致水失所养，血失所依，继而出现气不运、血不行、水不养的情况。气、血、水在体内运行失常，停聚于机体某处，便形成局部包块，即苗医所言之"龟症"。龟类疾病主要表现为机体局部包块，形如乌龟。根据其软硬程度及外在形态可分为：气龟（包块质软，按之凹陷，起手复现，聚散无常，苗语称为"崩播"）、石龟（质较硬，按之不消，苗语称为"向播"）、血龟（按之坚硬如石，苗语称为"衣播"）。单龟又可分为"母龟"（包块圆而无角，属阴）、"公龟"（圆而有角，属阳）。

因"龟症"起病较为缓慢，病程较长，故多将其诊为"慢经"一类疾患。根据生成学说能量第一论原则，对于龟症的治疗多以调补机体惠气为主，即培护人体"搜媚若"，再根据具体症状表现的不同辅以行气、散结、排毒、消肿等，亦可通过拔火罐、按摩及药物外敷，对筋脉进行一定的刺激，以激发人体惠气的运行，从而达到治疗龟症的作用。但"龟症"中的"公龟"类疾患病势凶险，多属于现代医学之癌症范畴。可由慢经转化为热经、快经症候，使得人体惠气大伤，上马脉、下马脉、五指脉均可出现细微或快而无力的特征。观其鬓角毫毛枯稿无泽，面色无华，饮食锐减。苗医多以扶正祛邪的方药，加以外敷、散癖、排毒、止痛等综合疗法治疗。

四、苗族药物治疗肿瘤疾病的特点

苗医将疾病分为冷病和热病两纲，并作为疾病诊治的总纲（"冷病热治""热病冷治"），并以此将苗药分为两大类：冷药、热药。虽然肿瘤疾病表现错综复杂，但仍可以冷、热两纲概括。一般来说，在肿瘤疾病发生发展过程中，表现出慢、寒、冷、虚、静等则多属冷病；表现为急、热、躁等则多属热病。据此，应遵循热病用冷药、冷病用热药的原则进行治疗，但亦需要根据不同情况灵活处置。

较为常用的治疗肿瘤的苗药有：黄蓂、蜈蚣、壁虎、菜花蛇、五步蛇、四脚蛇、八月瓜、九香虫、牛屎虫、飞鼠屎、草乌、泽兰、儿茶、全蝎、鳖甲、穿山甲（代，下同）、半边莲、乳香、没药、地骨皮、野菊叶、天花粉、马钱子等。

五、苗医理论与中医理论在肿瘤防治中的异同

（一）中医防治肿瘤的理论

中医理论是在整体观念和辨证论治两大理论原则的指导下，对人与自然的关系，人体生命活动、病理变化，以及其调控规律进行系统理性的认识；这两大理论原则也是中医养生保健、防病治病的指导思想和根本原则，是中国独特的自然观、生命观、疾病观和方法论的集中体现。

中医对于肿瘤治疗的优势在于通过辨证论治，控制肿瘤的生长与进展，提高患者的生存质量，延长生存期，实现带瘤生存。基于带瘤生存的思想，对于中晚期恶性肿瘤的辨证重在辨正气的强弱、邪气的盛衰，治疗上以扶正祛邪为主，并强调扶正为重点，适当兼顾祛邪。因为在肿瘤的病程中始终贯穿着"正邪相争"的过程，因此通过扶正祛邪，使正邪力量渐趋势均力敌，从而达到正邪之间的平衡状态，则肿瘤的生长与发展便可受到控制，继而实现带瘤生存的目的。扶正作为带瘤生存的关键，主要包括了健脾益气、益气养阴、滋养肝肾等治疗大法，其中又以健脾益肾、益气养阴为关键。祛邪亦是扶正，为实现带瘤生存的目的就需适当兼顾祛邪，在祛邪之时需遵循"祛邪而不攻邪，衰其大半而止"的原则，需要适度，方可在不伤正气的情况下达到祛邪的目的。祛邪法具体包括理气解郁、抗癌解毒、活血化瘀及化痰散结等。而癌毒是肿瘤产生及发展的关键，因此在祛邪中理气解郁是先导，抗癌解毒是核心，活血化瘀、化痰散结是重点，补虚扶正则为祛邪的根本。

（二）对比论述苗医理论与中医理论在肿瘤防治方面的异同

苗医认为，肿瘤与其他疾病一样，均是能量失控导致的，故在"能量至尚"这一观点的影响下形成了培护人体搜媚若、补充各簿港搜，改善玛汝务翠为治疗原则，根据苗医理论中的"经纲症疾"理论，将冷、热两大纲作为肿瘤诊治的总纲，并根据其冷、热不同属性，运用冷病用热药、热病用冷药的原则。同时依据苗医外治理论之"四大筋脉学说"，在内服药物之时亦可配合相应的外治法对筋脉加以刺激，以激发机体惠气，从而达到治疗疾患的作用。此外，再结合"架组理论"及"三界学说"所论

架组及界域的不同，采取不同的治疗大法。例如肺癌，所属架组为肺架，而肺架（苗语：各秒叽薄）主气，连肌表，毒易犯肺，以塞为病，外界的气、冷、热、风、湿邪等犯肺而引起各种肺系病症；在三界中属于土界，主气的纳入及运行，也是机体调节水液的上界，为生命之基。故在对肺癌的治疗上就需顾护肺架，以宣降为主；同时以培土固水、培土养树等为治疗大法，遣方用药上以茎、皮、全草类的药物为主。

当代医学对于肿瘤的治疗仍以西药为主，传统中医药发挥着"增效减毒"之作用。中医理论治疗肿瘤的特点是提倡"带瘤生存"，在辨证上强调辨正气的强弱及邪气的盛衰；治疗上则以扶正祛邪为主，且扶正为重点，适当兼顾祛邪。而扶助正气是患者带瘤继续生活的关键所在，具体治法可以分为滋补肝肾、益气养阴、健脾益气等，并需随正虚的具体情况不同分别应用补气、补血、温阳、养阴等药物。祛除病邪，减少疾病对正气的损害从某种意义上讲亦是扶助正气，故要想真正实现带瘤生存，就必须在扶助正气的同时兼顾祛除病邪。祛邪需把握住适度的原则，方可在不伤正气的情况下达到祛邪的目的。祛除病邪的具体治法有化瘀止痛、行气化痰、清热解毒、理气和胃、化瘀开窍等等。

可以看出，无论苗医理论还是中医理论，对肿瘤的治疗都强调培护人体正气，调整机体阴阳的平衡。同时苗医理论所强调通过外治法对筋脉进行刺激来治疗局部或者全身疾患，与中医理论对于一些肿瘤患者采用针灸、推拿、按摩等辅助疗法具有一定的相似性。其不同在于，中医理论对于肿瘤的治疗更加强调辨证论治。

苗族作为一个历史悠久的民族，自古就流传着"千年苗医，万年苗药"之说，苗医理论源远流长。作为我国民族医药的重要组成部分，苗族人民在长期与疾病作斗争的过程中，久而久之形成了地域性强、苗族特色鲜明的苗医理论体系。苗医理论之万物生成学说概括了事物生成的三大基本要素、三大关系及三大结局，由生成学说衍伸出三本论，即能量第一论、物质基础论及结构决定论；其次为架组理论，通过来自父母生灵交合授予的三大要素结合一体，便可形成组成人体的最小单位若楼腈，相关若楼腈联合构成组件，有关的组件联合而构成脏器、组织，再由有关脏器、组织而构成架组。苗医疾病分类遵循"经纲症疾"理论，对于机体的认识又遵循着"三界学说"，将人体自上而下分成了树、土、水三界，三界之间有着十分密切的相互资生、相互制约的关系。另外，还有"四大筋脉学说"作为苗医外治法的理论基础，在苗族民间普遍流传。

（三）中药与苗药的异同

苗医认为所有疾病均可以冷、热两病概括，据此将苗药分为两大类：冷药和热药，亦由此提出了疾病诊治的总纲：冷病以热药治之，热病则以冷药治之。尽管肿瘤疾病临证情况错综复杂，但仍可以冷、热两纲作为用药的基本原则。一般来说，在肿瘤疾病发展过程中，表现出慢、寒、冷、虚、静等特性者多属冷病，表现为急、热、躁等特性者则多属热病。

在贵州黔东南地区的苗医，根据苗药冷热两性及酸、甜、辣、麻、涩、辛、淡七味，进一步将苗药归入"五经"，认为凡是味甜、麻、香、辣者，属热药，归冷经，为入冷经药，用以治冷病；味香、辣的苗药，同时又归快经（包括哑经）、半边经，为入快经、半边经药，用以治快经病和半边经病；凡味酸、苦、涩的苗药，属冷药，归热经，为入热经药，用以治热病。中药则分为"寒、热、温、凉"四气及"酸、苦、甘、辛、咸"五味。凡性温、热，味辛、甘（淡）者，属阳；性寒、凉，味酸（涩）、苦、咸者，属阴。在一定程度上，两者对于药物的分类存在一定相似之处。

在抗肿瘤的中药及苗药方面，有时存在虽为同一种药物，但作为苗药之功效与中药之功效却不尽相同的情况。例如猕猴桃，苗药称为"比猛"，中药功效为解热止渴、健胃通淋；而作为苗药，据《中国苗族药物彩色图集》所载，其功效为清热解毒、活血消肿。这也就说明，在药物相同的情况下，根据不同的理论指导用药便会存在着一定差异。

对于肿瘤的认识，苗医理论与中医理论在病因病机上都强调"毒"的致病性。但是两种理论对肿瘤的形成也存在一定的差异，例如苗医理论所言之毒邪，可为冷毒、热毒、邪毒等多种毒邪，而中医理论则具体提出癌毒是肿瘤形成的关键。对于肿瘤的治疗，无论苗医理论还是中医理论都强调了培护人体正气，调整机体阴阳的平衡。同时苗医理论所强调的通过外治法对筋脉进行刺激来治疗局部或者全身疾患，与中医理论对于一些肿瘤患者采用针灸、推拿、按摩等辅助疗法具有一定的相似性。

第二章　苗族抗肿瘤药物介绍

1. 一支箭

【苗族药名】蛙蔸捞（贵州松桃）。

【品种来源】本品为瓶尔小草科植物尖头瓶尔小草、柄叶瓶尔小草、狭叶瓶尔小草、心叶瓶尔小草、瓶尔小草拉丁名：*Ophioglossum pedunculosum* Desv.、*Ophioglossum petiolatum* Hook.、*Ophioglossum thermale* Kom.［*O. angustatum* Maxim.；*O. vulgatum* L. var. *thermale* C. Chr.］、*Ophioglossum reticulatum* L. 的带根全草。生于海拔 600～2300m 的密林下，春夏季采挖带根全草，去泥土，洗净，晒干或鲜用。

【化学成分】狭叶瓶尔小草中含有亚油酸、三油酸甘油酯、β-谷甾醇、正十五酸三甘油酯、亚油酸甘油单酯等。钝头瓶尔小草根含半胱氨酸和鸟氨酸等多种氨基酸。还可分离到黄酮类化学成分：山柰酚、8-异戊烯基槲皮素、木犀草素、槲皮素等。

【中药归经】味苦、甘，性凉。

（1）《草木便方》："苦。"

（2）《分类草药性》："味甘，平，无毒。"

（3）《陕西中草药》："甘辛，凉，有小毒。"

（4）《四川常用中草药》："苦，平。"

【中药归经】归肺、胃、厥阴经。

（1）《本草纲目拾遗》："入肺经。"

（2）《草木便方·草部·一支箭》："一支箭，苦，入厥阴。"

【中药功效】清热解毒，活血散瘀。

【苗药作用】

（1）治痒子，消疮毒，跌打损伤，肿毒。（《分类草药性》）

（2）治小儿疳积：一支箭15g，使君子9g，鸡内金9g。水煎服。（《中国药用孢子植物》）

（3）化疯，解毒，镇痛。（《贵州草药》）

【现代药理】

（1）抗炎镇痛：蕨类植物瓶儿小草中黄酮类成分含量较高、种类众多且分布广泛，主要有黄酮类、二氢黄酮类、黄酮醇、查尔酮、黄烷醇、双黄酮及二氢黄酮醇类等化合物，其分布最为广泛的黄酮类成分具良好的抗炎镇痛活性。

（2）解蛇毒：一支箭，民间常用其治疗毒蛇咬伤。有研究采用一支箭内服加外敷治疗毒蛇咬伤患者 76 例，功效独特，而且无毒副反应发生，同时应用该品治疗实热性病症有明显的抗毒止痛作用。

（3）对胃肠功能的影响：一支箭味苦、性凉，有润肺止咳、消炎生肌的功能。其提取物及相关化合物对大鼠胃损伤模型有保护胃黏膜、抗胃溃疡的作用，能明显促进溃疡愈合，其机制可能与溃疡边缘组织 EGF 的表达有关。

（4）凝血作用：从一支箭中可分离出凝集素，是自然界中广泛存在的一类非酶、非免疫来源的、具有糖结合专一性，并能使糖复合物沉淀的蛋白或糖蛋白。具有较强的温度和酸碱度的耐受性，分子构象也无较大变化，但在 pH12 时，其分子构象发生较大变化，活性也基本丧失，这表明一支箭在不同温度和 pH 值条件下处理时凝血活性不同。

（5）抗感染：瓶尔小草内生真菌代谢产物具有一定的抗神经炎症活性，是筛选天然生物活性成分或先导化合物的潜在资源。

【文献论述】

（1）《草木便方》："清热毒，除风热。治肾囊种痛，疗肿恶毒，胸腹宿血，蛇毒。"

（2）《滇南本草》："大一支箭有滋阴润肺、止肺热咳嗽、除虚劳发热、攻疮毒、利小便、止咳之功效。"

（3）《恩施中草药手册》：治疖肿、疔疮。一支箭、五爪龙各适量，共捣烂外敷。

（4）《陕西中草药》：治乳痈。一支箭、蒲公英各适量，共捣烂外敷。

（5）《本草纲目拾遗》：行血凉血，清肺火。治吐血，劳伤，肺痈，肺痿，黄疸，心疼，跌打，风气，伤力，咳嗽，咯血，肿毒。

【常治肿瘤】常用于肝癌、子宫内膜癌、子宫颈癌、肺癌、乳腺癌、结直肠癌、前列腺癌、白血病、卵巢癌、胃癌等肿瘤。

【科学研究】

（1）一支箭主要有效成分之一 β-谷甾醇可抑制人宫颈癌、结肠癌、前列腺癌及乳腺癌等肿瘤细胞的生长并诱导其凋亡。有研究表明：对人肝癌 $HepG_2$ 细胞生长具有较强的抑制作用，并通过线粒体途径促进 Bax 蛋白表达，同时降低 Bcl_2 蛋白表达并活化 Bid 及膜死亡受体途径，诱导该细胞凋亡，发挥抗肿瘤作用。

（2）一支箭主要有效成分之一 3，4-二羟基苯甲酸可影响人子宫内膜组织中主要活性成分 COMT 的活性，进而影响到子宫内膜癌的发生、发展。

（3）一支箭主要有效成分 β-谷甾醇能抑制子宫颈癌细胞株 SiHa 细胞内微管的聚合，具有一定的抗微管作用，这一作用可能是造成癌细胞生长抑制的重要原因。

（4）一支箭主要有效成分黄酮类化合物对肺癌、乳腺癌、结肠癌、前列腺癌、白血病、肝癌、卵巢癌、胃癌等都有良好的防治效果，黄酮类化合物抗肿瘤的机制主要有抗氧化抗自由基、诱导肿瘤细胞凋亡、影响细胞周期、调节免疫、抑制肿瘤新生血管、抑制环氧合酶-2、抑制端粒酶活性等。

（5）一支箭主要有效成分木犀草素在体外对多种肿瘤细胞具有抑制功效，如抑制胃癌、结直肠癌、前列腺癌和乳腺癌细胞等的增殖，并抑制肿瘤血管的生成，这可能跟诱导凋亡和自噬抑制肿瘤细胞增殖有关。

【用法用量】 煎汤内服，15～30g。外用鲜品适量，捣敷患处，或煎水洗，或研末调敷。

【使用注意】 全草入药，如需贮存，需阴干。由于其通常只有一片叶子，其孢子囊枝有独立叶柄，直立长在这片叶上，故名一支箭。

参考文献

［1］张帼威，吴奶珠，范强，等．狭叶瓶尔小草化学成分的研究［J］．天然产物研究与开发，2010，22（6）：1006-1008.

［2］Lin YL，Shen CC，Huang YJ，et al. Homoflavonoids from Ophioglossum petiolatum［J］．Journal of Natural Products，2005，68（3）：381-384.

［3］张敬杰，罗迎春．苗族常用植物药［M］．贵阳：贵州科学技术出版社，2010.

［4］沈伟，宋磊，李赫宇．蕨类植物黄酮类化学成分及生物活性研究进展［J］．食品研究与开发，2015，36（17）：186-200.

［5］郭喻珩，赵鹏．一支箭治疗毒蛇咬伤76例［J］．齐鲁护理（综合版），2011（8）.

［6］吴少华，罗晓东，马云保，等．一支箭中抗胃溃疡的倍半萜内酯苷［J］．药学学报，2002，37（1）：33-36.

［7］毛令飞．苗药一支箭乙醇提取物对乙酸型胃溃疡大鼠 EGF 表达的影响［J］．中国民族民间医药，2010（23）：8-9.

［8］赖媛媛，吴传芳，王维，等．一支箭凝集素构象与生物学活性的关系研究［J］．四川大学学报（自然科学版），2008，45（4）：979-984.

［9］林婧，蔡巧燕，林久茂，等．瓶尔小草内生真菌代谢产物的体外抗神经炎症活性［J］．福建中医药大学学报，2013，23（3）：32-34.

［10］张忠泉，邢煜君，胡国强，等．β-谷甾醇诱导人肝癌 HepG$_2$ 细胞凋亡机制研究［J］．中国中药杂志，2011，36（15）：2145-2148.

［11］李方，付焱，李俊玉．COMT 活性与子宫内膜癌发生和发展相关［J］．肿瘤，2012，32（2）：119-123.

［12］王莉，杨永杰，陈松华，等．β-谷甾醇对子宫颈癌细胞微管系统的影响［J］．中华医学杂志，2006，86（39）：2771-2775.

［13］杨楠，贾晓斌，张振海．黄酮类化合物抗肿瘤活性及机制研究进展［J］．中国中药杂志，2015，40（3）：373-381.

［14］Pratheeshkumar P，Son YO，Budhraja A，et al. Luteolin inhibits human prostate tumor growth by suppressing vascular endothelial growth factor receptor2-mediated angiogenesis［J］．PLos One，2012，7（12）：e52279.

［15］Wu B，Zhang Q，Shen WM. et al. Anti-proliferative and chemosensitizing effects of luteolin on human gastric cancer AGS cell line［J］．Mol Cell Biochem，2008，313（1-2）：125.

［16］Jeon YW，Ahn YE，Chung WS，et al. Synergistic effect between celecoxib and luteolin is dependent on estrogen receptor in human breast cancer cells［J］．Tumour Biol，2015，36（8）：6349.

［17］Bagli E，Stefaniotou M，Morbidelli L，et al. Luteolin inhibits vascular endothelial growth factorinduced angiogenesis；inhibition of endothelial cell survival and proliferation by targeting phosphatidylinositol 3′ Kinase activity ［J］. Cancer Res, 2004, 64（21）: 7936.

2. 一朵云

【苗族药名】绍怪

【品种来源】一朵云为阴地蕨科植物阴地蕨的带根全草 *Scepteridium ternatum*（Thunb.）Lyon［*Osmunda ternata* Thunb.；*Botrychium ternatum*（Thunb.）Sw.］。主要分布于贵州苗乡的茅草坡和灌木丛中多年生草本，高 30~80cm。别名阴地蕨、花蕨、独立金鸡、独脚蒿、冬草、郎其细辛、蛇不见、背蛇生、破天云、散血叶。

【化学成分】主要成分为黄酮、氨基酸、挥发油和油脂等，还含有皂苷、酚类、糖、多糖、有机酸、鞣质、蛋白质、香豆素、内酯、强心苷、黄酮、挥发油、甾体和三萜类等化学成分，不含生物碱和油脂。另外，还含阴地蕨素、槲皮素 3-O-α-L-鼠李糖-7-O-β-D-葡萄糖苷。叶的浸出成分水解后得木犀草素等。

【中药性味】味甘、苦，性凉。

（1）《本草图经》：甘苦，微寒，无毒。

（2）《闽东本草》：性平，味淡，无毒。

（3）《中国苗族药物彩色图集》：性冷，味甜，苦，入热经。

（4）《云南中草药》：甘，辛，凉。

【中药归经】归肝、肺二经。

【中药功效】清热解毒，明目退翳。

【苗药作用】

（1）治肺虚咳嗽：一朵云 10g，水煎服，可用于肺虚咳嗽。（《中国苗族药物彩色图集》）

（2）治肺热咳嗽：一朵云全草 6~15g，加白萝卜、冰糖，水煎服，可用于热咳的治疗。（《贵阳民间药草》）

（3）治肺炎：阴地蕨 3~10g，紫花地丁 3~10g，绿珊瑚 3~6g，水煎服，可用于小儿肺炎的治疗（《云南中草药》）

（4）补充微量元素：苗药一朵云含有多种微量元素，如锌、铁、镍和铜等，对预防多种疾病具有实际的药用价值。

【现代药理】

（1）利用水提醇沉法提取阴地蕨多糖，发现其对小鼠结肠癌细胞 CT_{26}、人白血病 K_{562} 细胞和小鼠白血病细胞 $WEHI_3$ 均有生长抑制作用，且呈现一定的浓度依赖性。

（2）一朵云乙醇提取物能够显著降低哮喘模型小鼠气道高反应性，调节 Th1/Th2 平衡，减少白三烯受体 mRNA 表达，对支气管哮喘具有显著的治疗作用，进一步的活性筛选实验提示，醋酸乙酯部位为其镇咳平喘的有效部位。

（3）从阴地蕨分离得到的粗多糖提取物具有抑制鱼病病原菌，包括烂尾病病原菌、赤皮病病原菌和肠炎病病原菌的生物活性。

（4）一朵云根中有 14 种氨基酸，其中人体必需氨基酸有 6 种；茎叶中含有 17 种氨基酸，其中人体必需氨基酸有 7 种。一朵云根中氨基酸总量相对较高（5.12%），茎叶相对较低（2.17%），具有不错的医疗保健、营养价值。

（5）一朵云提取物可以改善长时间、大强度耐力运动大鼠肾组织的氧化应激水平，维持肾组织的抗氧化酶活性和谷胱甘肽（GSH）含量，降低脂质过氧化反应，减少 MDA 生成，这表明阴地蕨提取物在肾组织中具有消除自由基、抗氧化的功效。

（6）目前发现一朵云（阴地蕨）的生物学功能主要集中在利尿作用、抗菌作用、对肿瘤细胞增殖的抑制作用、祛痰作用、纠正高尿酸血症、提高免疫功能等方面，因此可运用到运动医学领域。

【文献论述】

（1）《本草图经》：疗肿毒，风热。

（2）《天宝本草》：利膀胱，治头晕脑痛。

（3）《贵州民间方药集》：镇咳，亦可解热祛风，治伤风感冒及吐血。

（4）《民间常用草药汇编》：消肝火，明目，消散翳膜。

（5）《四川中药志》：治肾亏及肺病吐血，散目中云翳，疗月瘕病；外包疮毒。

（6）《贵阳民间药草》：治百日咳，阴地蕨、生扯拢、兔耳风各五钱。煎水，兑蜂糖服。

（7）《本草纲目》：江浙亦有之。外家采制丹砂、硫黄。

（8）《湘蓝考》：全草用于痈肿疮毒、淋巴结核、角膜云翳、小儿高热惊风。

（9）《苗医药》：补撒大：全株止咳化痰，补虚止咳。

（10）《民族药志二》：窝钩打：全草主治虚弱，咳嗽，虚劳咳嗽。

【常治肿瘤】 常用于治疗白血病、结肠癌、肺癌等。

【科学研究】

（1）水提醇沉法提取阴地蕨多糖后发现：阴地蕨多糖对白血病细胞和结肠癌细胞均有生长抑制作用，且呈现一定的浓度依赖性。

（2）一朵云含大量的生物活性黄酮，如木犀草素、阴地蕨素等，除了具有解热、抗炎、免疫调节的作用外，还具有良好的抗肿瘤作用，通过研究发现其能明显抑制人肺腺癌细胞株 A_{549} 对胞外基质的黏附、迁移及侵袭。

（3）有效成分木犀草素对肺腺癌细胞（A_{549}）、乳腺癌细胞（MCF_7，$MDA-MB_{231}$）及血管内皮细胞（HUVECs）等以剂量依赖的方式抑制肿瘤细胞增殖，上调 $MDA-MB_{231}$、MCF_7、A_{549} 细胞内的 ROS 和自噬特异标志物 LC3-Ⅱ的水平，活化 caspase-3 的表达。具有一定的诱导凋亡和自噬抑制肿瘤细胞增殖的作用。

（4）从阴地蕨中提取的木犀草素、阴地蕨素等提取物具有抗肿瘤转移作用，具体表现为抑制自发性肿瘤转移和实验性肿瘤转移。

（5）流行病学研究显示，每天食用含低剂量木犀草素的食物能降低一些肿瘤发生的风险，木犀草素通过使细胞免受致癌物的刺激、抑制促癌调控机制，对肿瘤的发生起化学预防作用。其具有稳定 DNA、抗炎、控制一些癌前病变发展、抗氧化、抗激素生成及激素受体等作用。木犀草素诱导凋亡的机制包括诱导活性氧的产生，促进DNA破坏，激活ATR-Chk2-p53信号通路，抑制NF-κB信号通路，激活P38通路，调控Bcl₂家族的平衡。

【用法用量】 内服：煎汤，6~12g（鲜者15~30g）。外用：适量，捣烂敷。

【使用注意】 虚寒、体弱及腹泻者禁服。少数药后有呕吐、精神软弱等反应。过量服用可引起肝、心脏、肾等多器官的损伤。另外，由于近年来该药材市面价格较高，在阴地蕨的商品药材中尚有中药龙胆（偶有地上部分）混入，影响疗效，宜与阴地蕨分别入药，不可混用。

参考文献

[1] 唐文华，蒋天智，曹晖，等. 苗药一朵云中微量元素含量的测定 [J]. 安徽农业科学，2012，40（14）：8168-8169.

[2] 曹剑锋，任朝辉，罗春丽，等. 阴地蕨多糖提取工艺及抗肿瘤活性测定研究 [J]. 现代农业科技，2016（15）：261-269.

[3] 羊波，韩冰，黄萍，等. 小春花醋酸乙酯部位的化学成分研究 [J]. 中草药，2017，5（48）：884-887.

[4] 陈晓清，陈郑斌. 半边旗和阴地蕨粗多糖抗鱼病病原菌活性初步研究 [J]. 亚热带植物科学，2009（2）：48-50.

[5] 张鸭关，赵红艳，刘品华. 一朵云不同部位氨基酸的分析与评价 [J]. 西南农业学报，2014，27（6）：2360-2364.

[6] 黎远军，刘芹. 阴地蕨提取物对运动训练大鼠肾脏抗氧化能力的影响 [J]. 江西农业学报，2015，27（5）：84-86.

[7] 刘芹，黎远军，鲁宗成，等. 阴地蕨生物学功能的研究进展 [J]. 中国医药导报，2014，11（23）：151-153.

[8] 王少明，阮君山. 阴地蕨对A₅₄₉肿瘤细胞增殖、黏附及迁移能力的影响 [J]. 中国医院药学杂志，2011，31（24）：2008-2011.

[9] 王月华，李爱峰，付崇罗，等. 木犀草素抗肿瘤活性研究 [J]. 时珍国医国药，2016，27（7）：1587-1590.

[10] 王少明，阮君山，庄捷，等. 阴地蕨提取物在制备抗肿瘤转移药物中的应用：中国，201010203636 [P]，2010-10-06.

[11] Chen L, Zhuang HY. Cancer preventive effects of the green tea polyphenol (-)-epigallocatechin-3-gallate [J]. Molecules, 2007, 12 (5)：946-957.

[12] 冯旭琴，胡兴胜，张磊. 木犀草素抗肿瘤作用研究进展 [J]. 云南中医中药杂志，2017，3（38）：79-82.

3. 一枝黄花

【苗族药名】 锐本棍、窝乃略巴。

【品种来源】 菊科一枝黄花属植物毛果一枝黄花的干燥全草，多年生草本植物 *Solidago decurrens* Lour. [*S. virgaurea* L var. *leiocarpa* (Benth.) A. Gray]。主产于新疆阿尔泰

山等海拔较高地区的树林下及灌木丛中。9～10月割取地上部分，或挖去根部，洗净，采收晒干，鲜用随时可采。又称蛇头王、见血飞、竹叶柴胡、钓鱼杆柴胡、土细辛、粘糊菜、破布叶［云南］、金柴胡［西南］、山厚合、老虎尿。

【化学成分】 主要化学成分有黄酮、二萜、皂苷、苯丙酸及苯甲酸苄酯类化合物、当归酸桂皮酯、炔属化合物、苯丙酸等。全草含芸香苷、山柰酚-3-芸香糖苷、一枝黄花酚苷、2，6-二甲氧基苯甲酸苄酯、当归酸-3，5-二甲氧基-4-乙酰氧基肉桂酯及2-顺-母菊酯、8-顺-母菊酯。

【中药归经】 味辛、苦，性凉。

（1）《中国苗族药物彩色图集》："性冷，味苦，入热经。"

（2）《闽南民间草药》："苦，寒。"

（3）《上海常用中草药》："辛苦，凉。"

【中药归经】 归肝、胆经。

《闽东本草》："入肝、胆经。"

【中药功效】 清热利湿，解毒镇痛。

【苗药作用】

（1）全草治感冒、急性咽喉炎、扁桃体炎、疮疖肿毒（《湘蓝考》）。全草治疗高热不退或感冒头痛及全身疼痛（《苗医药》）。

（2）治头风：一枝黄花根9g，水煎服。（《湖南药物志》）小儿急惊风：鲜一枝黄花30g，生姜1片，同捣烂取汁，开水冲服。（《闽东本草》）

（3）一枝黄花清热解毒、疏风解表。一枝黄花为菊科植物一枝黄花之全草，又名金锁匙、大叶七星剑、蛇头王、大败毒、黄花一枝香等。药味辛苦，性凉，是外感热病及感染性疾病初起较为理想的一味药，此药既能清热解毒，又可疏风解表，其效在常用的桑、菊、银、翘诸药之上。

【文献论述】

（1）外感疾病：①预防感冒。一枝黄花、金银花藤、一点红各适量，水煎服。（《福建药物志》）②风热感冒。一枝黄花根9g，醉鱼草根6g。水煎服，每日1剂。（《江西草药》）③风热感冒，百日咳。一枝黄花、肺经草、兔儿风各15g，地龙6g。水煎服。（《四川中药志》，1982年）④急性扁桃体炎。一枝黄花15g，一点红、蟛蜞菊、土牛膝各9g。水煎服。（《福建药物志》）一枝黄花、白毛鹿茸草各30g，水煎服。（《全国中草药汇编》）一枝黄花15g，土牛膝、威灵仙各9g。水煎服，亦可单味水煎服。（《浙江药用植物志》）；⑤肺结核咳血。一枝黄花60g，冰糖适量。水煎服，每日1剂，分2次服。（《全国中草药汇编》）

（2）解毒疗伤：①痈疽疮毒。一枝黄花、蒲公英、紫花地丁各15g，煎服；另用鲜草河车、鲜佛甲草各适量，共捣烂敷患处，干则更换。（《安徽中草药》）②毒蛇咬伤。一枝黄花45g，盐肤木60g。水煎服。（《福建药物志》）③一枝黄花鲜根、薯蓣鲜根各等量。捣烂外敷。（《江西草药》）④跌打损伤。一枝黄花根9～15g。水煎，2次分服。（《江西民间草药》）

（3）中暑性吐泻：一枝黄花 15g，樟叶 3 片。水煎服。（《福建药物志》）

（4）急性肾炎：一枝黄花全草 60~90g，大蓟根（鲜）30g，水煎服；另取天名精适量，加食盐少许，捣敷"鸠尾""神田"2 穴，连续 1~2 周。（《浙江药用植物志》）

（5）黄疸：一枝黄花 45g，水丁香 15g。水煎，1 次服。（《闽东本草》）

（6）乳腺炎：一枝黄花、马兰各 15g，鲜香附 30g，葱头 7 个。捣烂外敷。（《福建药物志》）盆腔炎：一枝黄花、白英、白花蛇舌草各 30g，贯众 15g。水煎服。（《福建药物志》）

（7）鹅掌风，灰指甲，脚癣：一枝黄花，每天用 30~60g，煎取浓汁，浸洗患部，每次 30 分钟，每日 1~2 次，7 日为 1 个疗程。（《上海常用中草药》）

【常治肿瘤】常用于舌癌、食管癌、乳腺癌、白血病等肿瘤。

【科学研究】

（1）舌癌：一枝黄花 15g，加水 500mL，煮沸，每日以此漱口。（《中华肿瘤治疗大成》）

（2）食管癌：一枝黄花、大蓟根各 100g，玄参 150g，鲜青风藤 100g，水煎服，每日 1 剂。（《抗癌中草药大辞典》）

（3）乳腺癌：有效成分木犀草素是一种天然黄酮类化合物，具有抗炎、抗过敏、抗肿瘤、抗 SARs 等多种生理活性，通过阻碍核酸代谢中的磷酸戊糖途径抑制乳腺癌细胞 MCF_7 细胞的增殖，推测木犀草素主要通过阻滞磷酸戊糖代谢途径中酶的活性来抑制细胞的增殖。

（4）临床研究观察发现：一枝黄花系列组方治疗白血病，随症加减，能够达到标本兼顾的治疗目的。

（5）一枝黄花主要抗肿瘤成分为黄酮类化合物，具有多靶点抗肿瘤效果：不仅能抑制 AHA_1 的表达而减少 Hsp_{90}-AHA1 复合物的形成，抑制 Hsp_{90} 的功能，还能够通过下调 PLK_1 蛋白的表达，阻断 PLK_1 信号通路，降低 HSF_1 的磷酸化，进一步影响 Hsp_{90} 的生物学功能。更重要的是该化合物还能引起肿瘤细胞线粒体损伤，诱导线粒体自噬，但又抑制线粒体自噬小体与溶酶体的融合，阻断自噬的成熟过程，导致肿瘤细胞死亡；此外，该化合物还能够诱导乳腺癌细胞质内空泡发生聚集与累积，使细胞的代谢活动受到阻碍，最终导致细胞发生巨泡式死亡。

【用法用量】内服：煎汤，9~5g，鲜品 20~30g。外用：适量，鲜品捣敷；或煎汁搽。

【使用注意】有小毒，孕妇忌服，脾胃虚寒，大便溏薄者慎用。口服后咽部有麻辣等不适感，但大多数可在 30~60 分钟消失。

参考文献

[1] 何绍奇. 朱良春先生用药经验谈 [J]. 中国中医药信息杂志，1998，2（5）：49-50.

[2] 史栋栋，王桂明，况媛媛，等. 细胞代谢组学用于木犀草素抑制 MCF_7 细胞的机制研究 [J]. 分析化学研究报告，2014，42（8）：1088-1093.

[3] 杨桦. 苗药"见血飞"治疗白血病临床观察 [J]. 中国民族民间医药，2009，18（17）：147.

[4] 刘惠娟，包勇，杨永华. 黄酮类化合物的抗肿瘤作用 [J]. 中国药理学与毒理学杂志，2016，10（30）：1060.

4. 十大功劳

【苗族药名】 都阿能

【品种来源】 为小檗科植物阔叶十大功劳 *Mahonia bealei*（Fortune）Carr. 的叶、茎、根。叶秋季采收，除去杂质，晒干。根全年可采，洗净晒干。鲜用随时可采。

【化学成分】 细叶十大功劳叶含根碱、小檗碱、掌叶防己碱及木兰花碱。华南十大功劳根含异粉防己碱（isotetrandrine）、小檗碱（berberine）、掌叶防己碱（palmatine）、药根碱（jatrorrhizine）及小檗胺（berbamine）。阔叶十大功劳根含小檗碱（berberine）。阔叶十大功劳的叶和花中的总黄酮含量分别为 2.18% 和 8.15%。

【中药归经】 味苦、性寒。

（1）《中国苗族药物彩色图集》："性冷，味苦。"

（2）《苗族医药学》："味苦。"

（3）《贵州草药》："味苦，性寒。"

（4）《贵州省中药材、民族药材质量标准》："苦，寒。"

（5）《饮片新参》："苦，凉。"

【中药归经】 归肺、胃、肝、大肠经。

（1）《本草再新》："入肺经。"

（2）《贵州省中药材、民族药材质量标准》："归肺、肝、肾经。"

【中药功效】 清热，燥湿，解毒。

【苗药作用】

（1）治咽喉肿瘤方：十大功劳、朱砂根、岗梅、栀子、淡竹叶、木通、射干、板蓝根、山豆根、生石膏等份，水煎服。（《临床中药辞典》）

（2）治肺结核咳嗽咯血：阔叶十大功劳叶、女贞子、墨旱莲、枸杞子各 9g，水煎服。（《安徽中草药》）

（3）治赤白带下：十大功劳叶、白英、仙鹤草各 30g，水煎服。（《浙江本草新编》）

【现代药理】

（1）抗肿瘤作用：从十大功劳中提取的小檗碱可通过影响某些与肿瘤发生、发展相关的酶，并能与 Topo Ⅰ 结合，使 S 期细胞合成受阻，阻止细胞增殖，甚至产生细胞毒作用而发挥其抗肿瘤作用。

（2）抗微生物及抗原虫作用：阔叶十大功劳中的小檗碱对多种革兰阳性菌和革兰阴性菌有抑制作用，其中对金黄色葡萄球菌、溶血性链球菌、肺炎链球菌、脑膜炎球菌、霍乱弧菌、炭疽杆菌、枯草杆菌、肺炎杆菌、百日咳杆菌、鼠疫杆菌、结核杆菌有抗菌作用。小檗碱低浓度抑菌而高浓度杀菌。金色葡萄球菌、溶血性链球菌及福氏痢疾杆菌对小檗碱极易产生抗药性。

（3）对心肌收缩功能、血流功能及血流动力学的作用：小檗碱小剂量能兴奋离体猫心脏，增加冠脉流量 20%~40%，大剂量则表现为抑制；对狗在体心脏有较强的正性肌力作用，静脉注射小檗碱每分钟 0.7mg/kg，持续 5 分钟，可使左心室压的最大变化率增加 50%，心率减慢，舒张压下降，脉压增大，总外周阻力下降；小檗碱静脉注射对麻醉犬、猫、兔及不麻醉大鼠均有降压作用。其降压机制可能与直接扩展血管、抗胆碱酯酶、抗肾上腺素及抑制升压反射、抑制血管中枢运动有关。其衍生物四氢小檗碱也有轻度降压作用。

（4）抗心律失常作用：小檗碱对乌头碱所致大鼠心室纤颤和氯仿引起小鼠心室纤颤有对抗作用；小檗碱 1mg/kg 静脉注射，可使麻醉猫致室颤阈值提高 159±41%，能显著延长豚鼠心乳头肌动作电位时程和有效不应期，同时呈现正性肌力作用。

（5）对中枢系统作用：小檗碱能降低小鼠自发活动，并延长环己巴比妥、戊巴比妥的睡眠时间。较大剂量小檗碱 15g/kg 腹腔注射有中枢抑制作用。小檗碱在整体和离体器官上对乙酰胆碱具有剂量依赖性双相作用，以及小剂量增加乙酰胆碱的作用，大剂量则非竞争性拮抗。

（6）降血糖作用：小檗碱可降低四氧嘧啶糖尿病小鼠及自发性糖尿病 KK 小鼠的血糖，可改善 KK 小鼠的葡萄糖耐量，并对抗外源葡萄糖或肾上腺素引起的小鼠血糖升高。小檗碱能抑制以丙氨酸为底物的糖原异生。

（7）毒性：小檗碱的口服治疗量相当安全，副反应也很少。小檗碱小鼠腹腔注射的 LD_{50} 为 24.3mg/kg，大鼠腹腔注射的 LD_{50} 为 20.5mg/kg。长期用药未见蓄积作用及病理变化。

【文献论述】

（1）《本草再新》：治虚劳咳嗽。

（2）《植物名实图考》：十大功劳，生广信。丛生，硬茎直黑，对叶排比，光泽而劲，锯齿如刺，梢端生长须数茎，结小实似鱼子兰。又一种，叶细长，齿短无刺，开花成簇，亦如鱼子兰。治吐血。

（3）《饮片新参》：治肺劳，止咳化痰，退虚热，杀虫。

（4）《现代实用中药》：性滋养强壮药。功效与女贞子相似，适用于潮热、骨蒸、腰酸、膝软、头晕、耳鸣等症。

（5）《陆川本草》：泻火退热。治温病发热，心烦，下利，赤眼。

（6）《西藏常用中草药》：治湿热痢疾，目赤肿痛，痈肿疮毒。

（7）《南京部队常用中草药》：肺结核潮热、骨蒸、腰酸膝软、头晕、耳鸣等症。十大功劳干叶或果 9~15g 水煎服；或研细末，炼蜜为丸，每日 3 次，每次 3~6g。

（8）《安徽中草药》：治肺结核咳嗽咯血：阔叶十大功劳叶、女贞子、旱莲草、枸杞子各 9g，水煎服。

（9）《江西草药手册》：治湿疹、疮毒、烫火伤：十大功劳鲜茎、叶、苦参各 60g，煎水洗患处，或烧干为末，麻油或凡士林调成 20g 油膏外擦，或涂于纱布上敷患处。

（10）《浙江药用植物志》：治肠炎、痢疾：阔叶十大功劳茎 15g，桃金娘根 30g，石榴叶（或凤尾草）15g，水煎服。

（11）《福建药物志》：治肺结核：阔叶十大功劳根、紫珠草、百部、龙骨、牡蛎各 9g，白及 6g，水煎服。

【常治肿瘤】 常用于治疗结肠癌、胃癌、乳腺癌、肺癌、白血病等肿瘤。

【科学研究】

（1）Bcl_2 家族成员在肿瘤细胞中的表达出现异常，即抑凋亡蛋白表达上调和促凋亡蛋白下调或失活。Bcl_2 可通过阻断 G0 期细胞重新进入细胞周期而发挥周期细胞的抑制效应，其在乳腺癌、肺癌、结直肠癌等多种癌症细胞中表达水平显著提高。

（2）十大功劳具有能够抑制人类肺癌生长的作用。

（3）十大功劳的有效成分小檗碱可抑制结肠癌细胞中环氧化酶的表达，从而抑制前列腺素合成，达到促进肿瘤细胞凋亡的作用。小檗碱可直接嵌入 DNA 的双螺旋结构中中断 dsDNA 合成，抑制 DNA 和蛋白质的合成，从而抑制肿瘤细胞增殖。

（4）小檗碱可以通过调控凋亡相关基因与蛋白的表达来促进肿瘤细胞的凋亡，如盐酸小檗碱可通过调控 survivin 基因的表达诱导胃癌前病变细胞凋亡。盐酸小檗碱还能使胃癌前病变细胞突变型 p53 基因表达水平下调，野生型 p53 基因 mRNA 表达水平上调，从而引起肿瘤细胞的凋亡。

（5）功劳木生物碱对人白血病 K_{562} 细胞具有一定治疗作用。Caspase 是细胞凋亡蛋白酶，Caspase 一旦被激活，能切割细胞内多种蛋白，从而引起肿瘤细胞凋亡，其中 Caspase-3 是凋亡过程中的关键蛋白酶。功劳木成分小檗胺作用于 K_{562} 细胞 24 小时后，Caspase-3 蛋白表达升高，能呈时间剂量依赖性地抑制 K_{562} 细胞增殖和诱导其凋亡。

【用法用量】 内服：煎汤 10~30g。外用：适量，煎水洗或研末调敷。

【使用注意】 脾胃虚寒者慎用。

参考文献

［1］李克，王天晓．功劳木抗肿瘤作用机制研究进展［J］．河南大学学报（自然科学版），40（4）：399-401．

［2］Wong BS, Hsiao YC, Lin TW, et al. The in vitro and in vivo apoptotic effects of Mahonia oiwakensis on human lung cancer cells［J］．Chemico-Biological Intera-ctions, 2009, 180（2）：165-174.

［3］刘泽，蔡少平．小檗碱抑制结直肠癌细胞中 Cox-2 表达作用的研究［J］．中国新药杂志，2004，13（9）：796-798．

［4］姚保泰，吴敏，王博．盐酸小檗碱抑制胃癌前病变细胞 p53 表达的实验研究［J］．山东中医药大学学报，2004，28（6）：473-476．

［5］申琦，赵攀，付春景，等．小檗胺对 K_{562} 细胞增殖和凋亡的影响［J］．郑州大学学报（医学版），2008，43（60）：1154-1157．

5. 七叶莲

【苗族药名】 炯叉龙

【品种来源】 本品为五加科植物鹅掌藤 *Schefflera arboricola* Hayata 的根或茎叶。花期7～10月，果期11～12月。全年均可采收，洗净，鲜用或切片晒干备用。别名龙爪树、大七叶莲、小叶鸭脚木、汉桃叶、七叶皮。

【化学成分】 七叶莲嫩叶及鲜叶含萜烯类化合物（β-榄香烯），三萜皂苷类化合物，有机酸类化合物（黏液酸和反丁烯二酸，并鉴定出琥珀酸苹果酸和酒石酸）；其根、茎和叶还分离出镰叶芹醇（falcarinol），为过敏性接触性皮炎的致敏原，还含（E）β-金合欢烯〔（E）β-farnescene〕、植物醇（phytol）和多孔甾醇（poriferasterol）。

【中药性味】 味辛、微甜，性温。

（1）《广西民间常用草药手册》：“味甘、苦，性温。”

（2）《贵州民间药物》：“性温，味辛。”

（3）《广西本草选编》：“味甘、辛，性温”

【中药归经】 归肝、胃、大肠经。

【中药功效】 祛风止痛，活血消肿。

【苗药作用】

（1）治风湿关节痛：七叶莲、红龙船花叶、大风艾各适量。共捣烂，用酒炒热后，敷患处，用布包扎。（《广西中草药》）

（2）治跌打损伤：七叶莲全株30g，水煎服。或用鲜叶适量捣烂，调酒炒热外敷。（《广西本草选编》）

治跌打筋断骨折：汉桃叶、酒糟各适量。共捣烂，用芭蕉叶包好，煨暖，敷患处。每2日换药1次，连敷3剂。（《广西民间常用草药手册》）

【现代药理】

（1）抗癌作用：七叶莲所含的挥发油能抑制癌细胞的生长，并有杀死癌细胞的作用。

（2）对中枢神经系统的作用：小鼠腹腔注射七叶莲注射液0.5mL（生药），使小鼠自发活动减少，呈深睡眠，持续1～4小时，能延长硫喷妥钠促小鼠的睡眠时间，与戊巴比妥及水合氯醛有协同作用。热板法实验证明，小鼠腹腔注射七叶莲注射液2.5g有明显的镇痛作用。小鼠电惊厥实验证明，以七叶莲注射液3g对小鼠腹腔注射有明显抗惊厥作用，其有效成分为有机酸类。

（3）对平滑肌的作用：豚鼠离体器官实验表明，七叶莲注射液能对抗由组胺和乙酰胆碱引起的气管收缩；对回肠运动有明显的抑制作用，并能阻断乙酰胆碱、组胺和氯化钡对回肠的收缩作用；对小鼠离体妊娠子宫，高浓度时产生兴奋作用；对大鼠离体非妊娠子宫，大剂量时呈现抑制作用。

（4）对心血管系统作用：兔静脉给予七叶莲注射液40mg/kg可使血压下降0.266kPa（20mmHg），切断迷走神经时其降压作用不受影响。离体蛙心实验表明，七叶莲注射液能加强心肌收缩力，剂量加大时可出现传导阻滞，最后心脏停止于收缩期。

（5）镇痛、抗炎作用：林军等人采用热板法，考察七叶莲膏的镇痛作用，结果表明，七叶莲浸膏在给药30分钟后有明显的镇痛作用，与空白对照组进行组间比较具有统计学意义。复方七叶莲可抑制二甲苯引起的小鼠耳廓肿胀，降低组胺所致小鼠皮肤毛细血管通透性增加，即能对抗化学物质诱发的小鼠局部炎症。

（6）毒性：七叶莲注射液小鼠静脉注射的 LD_{50} 为 150g（生药）/kg。家兔静脉给药 15g（生药）/日，观察 3 日未见中毒症状。

【文献论述】

（1）《广西民间常用草药手册》："壮筋活络，续筋接骨，理跌打，祛风湿。治跌打筋断骨折，风湿关节痛，外伤出血。"

（2）《常见中草药手册》："舒筋活络，消肿止痛。主治风湿骨痛，跌打损伤。"

（3）《广西本草选编》："治胃痛，腹痛和各种痛经。"

（4）《新华本草纲要》："全草，祛风逐湿，舒筋活络，止血止痛。治风湿麻木，跌打损伤，吐血，便血，血虚。"

（5）《广西实用中草药新选》：行气止痛，活血消肿，壮筋骨。治急性风湿性关节炎，胃痛，骨折，扭挫伤，腰腿痛，瘫痪。

（6）《广西中草药》：治风湿关节痛：七叶莲、红龙船花叶、大风艾各适量。共捣烂，用酒炒热后，敷患处，用布包扎。

（7）《广西中草药》：治跌打损伤：七叶莲、酒糟各适量。共捣烂，用芭蕉叶包好煨暖，敷患处。

（8）《新华本草纲要》：茎皮及根：用于风湿性关节炎、感冒咳嗽、发热、跌打损伤、扭挫伤痛。

【常见肿瘤】 常用于肺癌、甲状腺癌、黑色素瘤、肝癌、骨肉瘤、肝癌、胃癌、食管癌、喉癌、直肠癌及白血病等肿瘤的治疗。

【科学研究】

（1）七叶莲有抑制肺癌、消化道肿瘤及其他浅表性肿瘤的作用。

（2）β-榄香烯抑制甲状腺癌细胞增殖及其作用机制：通过细胞周期阻滞和诱导细胞凋亡来实现。

（3）β-榄香烯抑制小鼠 B_{16} 黑色素瘤肺转移结节的形成。

（4）β-榄香烯对 2-乙酰氨基芴（AAF）诱发实验性小鼠肝癌的影响结果显示：在肝癌动物模型中使用大剂量 β-榄香烯可促使 2-AAF 诱发肝癌过程。

（5）商品重楼对 S_{180}（小白鼠肉瘤）及 S_{37} 肉瘤有抑制作用，抑瘤率为 40%～50%。对实体肝癌和胃癌 256 例均有抑制作用。针对食管癌，以七叶一枝花、山豆根、夏枯草等量共研细末，炼蜜为丸，每次服 2g，日服 3 次，能使吞咽顺利，肿痛消失；针对喉癌，以七叶一枝花、野荞麦、蛇毒、白英等药物水煎服，能使声音嘶哑、颈部肿块症状消失或者减轻；针对直肠癌，以七叶一枝花、土贝母、半边莲、黄药子等药物浓煎分服，能减轻症状，使肿块缩小；针对肺癌，以七叶一枝花、紫草、前胡等药物制成流浸膏，干燥，加入人工牛黄研匀，每次服 1.5g，每日 3 次，能止咳平喘，使肿块缩小；针对宫颈癌，以七叶一枝花、白鲜皮、败酱草等药物研末，能减轻阴道出血，使白带减少、肿块缩小。

（6）王强等报道，七叶一枝花类对 RNA 癌瘤病毒逆转录酶具有抑制作用，甲醇提取物的抑制作用一般强于水提取物。

（7）食管癌：七叶一枝花、山豆根、夏枯草等量，共研细末，炼蜜为丸，每次服2g，每日服3次，能使吞咽顺利、肿痛消失。有效率50%。

（8）喉癌：七叶一枝花、野荞麦、蛇毒、芫荽、白英一定剂量，水煎服，能使患者声音嘶哑、颈部肿块消失或者减轻。

（9）直肠癌：以七叶一枝花、土贝母、半边莲、半枝莲、野葡萄根、水栖梅根、凤尾草各等量配比，再加入黄药子、白茅根、藤梨根等药物浓煎分服，能有效减轻症状，使肿块缩小。

【用法用量】内服：煎汤 10~15g。外用：适量，煎汤洗；或鲜品捣烂外敷。

【使用注意】气血虚弱者、孕妇慎用。

参考文献

［1］李广朝 . β-榄香烯的基础研究与临床应用［J］. 长春中医药大学学报，2009，25（2）：185-186.

［2］石晓光，高芸，滕卫平 . β-榄香烯抑制甲状腺癌细胞增殖及其作用机制的体外研究［J］. 中国实用内科杂志，2009，29（6）：557-558.

［3］陈龙邦，戚静，王靖华，等 . β-榄香烯对小鼠 B_{16} 黑色素瘤细胞黏附、运动和间隙连接通讯功能的影响［J］. 肿瘤防治研究，1999，26（3）：195-197.

［4］倪润洲，邵建国，陈不尤，等 . β-榄香烯对2-乙酰氨基芴诱发实验性小鼠肝癌的影响［J］. 中国肿瘤临床，2001，28（6）：614-617.

［5］林军，何萍 . 鹅掌藤浸膏镇痛抗炎作用的实验研究［J］. 广西医科大学学报，2003，20（6）：901-903.

［6］赵君英 . 七叶莲的研究进展［J］. 光明中医，2009，24（11）：2224-2226.

［7］王强，许国钧 . 七叶一枝花类对逆转录酶的抑制作用［J］. 中国药科大学学报，1987，18（3）：195-198.

6. 八月瓜

【苗族药名】比干炸

【品种来源】本品为木通科植物三叶木通 Akebia trifoliata（Thunb.）Koidz. 的成熟果实或根。多生长于山地沟谷边疏林或丘陵灌丛中，八月瓜性喜阴湿，比较耐寒，常生长在低海拔山坡林下草丛中，夏、秋二季果实绿黄时采收，晒干，或切成片状晒干，也可置沸水中略烫后晒干。

【化学成分】果皮含有多种皂苷类成分，还含有脂肪油，其中主要含油酸甘油酯、亚麻酸甘油酯及软质酸甘油酯等。其中藤茎含有多种齐墩果酸及常春藤皂苷类三萜皂苷。

【中药性味】味甜，性平。

（1）《神农本草经》："味辛，平。"

（2）《吴普本草》："雷公：苦。"

（3）《名医别录》："甘，无毒。"

（4）《药性论》"微寒。"

（5）《海药本草》："温平。"

【中药归经】归膀胱、心、小肠经。

（1）《本草纲目》："手厥阴心包络，手足太阳小肠、膀胱。"

（2）《木草汇言》："入手少阴、足太阳经。"

（3）《药品化义》："入脾、心、小肠、膀胱四经。"

（4）《本草经解》："入手太阴肺经。"

（5）《要药分剂》："入心、肾、膀胱、小肠四经。"

【中药功效】疏肝和胃、活血止痛、软坚散结。

【苗药作用】

（1）治疗肝癌：八月瓜、石燕、马鞭草各30g，水煎服，每日1剂。（《实用抗癌药物手册》）

（2）治淋巴结核：八月瓜、金樱子、海金沙根各四两，天葵子八两。煎汤，分三天服。（苏医《中草药手册》）

（3）治胃肠胀闷：三叶木通根或果一两，水煎服。（《浙江民间常用草药》）

【现代药理】

（1）抗肿瘤作用：八月瓜含常春藤皂苷和三萜皂苷，具有显著的抗肿瘤作用；实验研究表明，八月瓜具有抑制荷鼠肉瘤的作用，近年来临床还用于治疗消化道肿瘤。动物体内外筛选对肿瘤细胞有抑制作用，对小鼠肉瘤S_{180}、肉瘤S_{37}有抑制作用，对人子宫颈癌细胞JTC_{26}的抑制率为50%~70%。

（2）抗炎作用：八月瓜中含有木通皂苷，能抑制中性粒细胞向炎症部位聚集，减少炎症化学中介物的合成和释放，具有减少渗出、消肿和抗炎作用。

（3）抑菌作用：八月瓜对革兰杆菌有较强的抑制作用，对真菌也具有抑制作用。

（4）抗血栓作用：八月瓜中所含齐墩果酸和钙能够收缩血管、降低毛细血管通透性。实验研究显示，大剂量八月瓜可明显减轻大鼠静脉血栓重量。

（5）其他作用：八月瓜能抑制酪氨酸酶活性，有美白美容祛斑的功效；含有丰富的氨基酸成分，对人体智力发育有较好的作用；八月瓜中有丰富的维生素、糖类、蛋白质等，可延缓衰老，提高人体免疫力。

【文献论述】

（1）《日华子本草》：治一切风，补五劳七伤。治疟癣，气块，天行温疾，消宿食，止烦闷，利小便，催生，解药毒，中恶失音，发落，敷一切蛇、虫、蚕咬。

（2）《开宝本草》：杀虫，治诸毒。

（3）《医林纂要》：坚补肾水，能治劳热，辟蛇虫毒。

（4）《神农本草经》："主去恶虫，除脾胃寒热，通利九窍血脉关节，令人不忘。"

（5）《吴普本草》："止自汗。"

（6）《名医别录》："疗脾疸常欲眠，心烦哕，出音声，疗耳聋，散痈肿诸结不消，及金疮、恶疮、鼠瘘、踒折、鼻息肉，堕胎，去三虫。"

（7）《药性论》："主治五淋，利小便，开关格。治人多睡，主水肿浮大，除烦热。"

（8）《食疗本草》："煮饮之，通妇人血气，又除寒热不通之气，消鼠瘘、金疮、踒折，煮汁酿酒妙。"

（9）《本草拾遗》："利大小便，令人心宽下气。"

（10）《海药本草》："主诸瘘疮；喉咙痛及喉痹，并宜煎服之，磨亦得，急即含之。"

（11）《食性本草》："主理风热淋疾，小便效急疼，小腹虚满，宜煎汤，并葱食之有效。"

（12）《日华子本草》："安心除烦，止渴退热。治健忘，明耳目，治鼻塞；通小肠，下水，破积聚血块，排脓，治疮疖，止痛，催生下胞，女人血闭，月候不匀，天行时疾，头痛目眩，羸劣乳结，及下乳。"

（13）《安徽药材》："治脚气浮肿。"

【常见肿瘤】常用于肝癌、胃癌、食管癌、结直肠癌及乳腺癌等肿瘤。

【科学研究】

（1）吴良村教授认为肝喜条达而恶抑郁，若肝失疏泄，气郁化火，瘀毒互结，日久而成积聚，故在肝癌治疗中，疏通气血要贯穿始终，而八月瓜本身具有疏肝理气、活血止痛的功效，再适当佐以柴胡、延胡索等疏肝理气之品，治疗肝癌效果较好。

（2）胃癌是源自胃黏膜上皮细胞的恶性肿瘤，是我国消化系统常见的恶性肿瘤之一，研究表明，八月瓜对胃腺癌细胞增殖具有明显的抑制作用。八月瓜50g，白花蛇舌草50g，大枣20g，蜂蜜15g，水煎服，日一剂，治愈率可达60%。

（3）食管癌属于中医噎膈范畴，早在《黄帝内经》中便对其进行了记载。司富春教授认为养阴、清热、理气法治疗食管癌可以引起生命脏器的病理改变，比如运用天花粉、八月瓜、当归等药物治疗食管癌，方中即取八月瓜疏肝理气、活血止痛。

（4）王国娟在对人体结直肠癌LoVo细胞体内外侵袭转移的研究中，运用黄芪、党参、白术、八月瓜等为主药，组成中药复方肠胃清治疗结直肠癌，结果肠胃清能改变LoVo细胞的形态，体内与体外均能够抑制LoVo细胞的侵袭与转移，并具有剂量依赖性。

（5）乳腺癌属于中医"乳岩"范畴，多由于气机郁滞，痰湿血瘀蕴结于乳房，经脉阻塞，结聚成块。孙桂芝教授运用八月瓜配伍山慈菇、炮山甲（代）等药物治疗乳腺癌，即是取其化痰活血、软坚散结之效。

【用法用量】内服：煎汤9~15g；或浸酒或入丸、散。

【使用注意】内无湿热，津亏，气弱，精滑，溲频及孕妇忌服。

参考文献

[1] 刘岩庭，侯雄军，谢月，等．木通属植物化学成分及药理作用研究进展［J］．江西中医学院学

报，2012，24（4）：183-185.

［2］王文成，沈敏鹤，王彬彬．吴良村治疗肿瘤术后验案举例［J］．浙江中医杂志，2014，49（7）：544.

［3］肖志伟，林洁涛．林丽珠治疗胃癌经验举隅［J］．世界中医药，2012，7（1）：40-43.

［4］王国娟．肠胃清对结直肠癌侵袭转移影响的实验研究［J］．中成药，2013，35（9）：1836-1839.

7. 八角枫

【苗族药名】嘎龚倒丢劳读

【品种来源】本品为八角枫科八角枫属植物华瓜木 *Alangium chinense*（Lour.）Rehd. 及瓜木 *A. platanifolium*（Sieb. et Zucc.）Harms.，以侧根、须状根（纤维根）及叶、花入药。根全年可采，挖出后，除去泥沙，斩取侧根和须状根，晒干即可，夏、秋采叶及花，晒干备用或鲜用。别名白金条、白龙须、八角王、八角梧桐、八角将军、割舌罗、五角枫、七角枫、野罗桐、花冠木。

【化学成分】华瓜木茎、叶及根主要含生物碱，有使肌肉松弛作用（因地区或种植条件不同，虽是同一品种也可能不含此种生物碱），并显强心苷、酚类和氨基酸反应。瓜木根皮含生物碱、水杨苷和树脂等。

【中药性味】味辛，性微温，有毒。

（1）《分类草药性》："性凉，味辛，有毒。"

（2）《云南中草药》："微苦、咸，温。"

（3）《中国苗族药物彩色图集》："性热，味麻、辣，入冷经，大毒。"

【中药归经】归心、肝经。

【中药功效】祛风除湿，舒筋活络，散瘀止痛。

【苗药作用】

（1）治跌打损伤：八角枫干根二钱，算盘子根皮五钱，刺五加一两，泡酒服。（《贵州草药》）

（2）治半身不遂：白金条一钱五分，蒸鸡吃。（《贵阳民间药草》）

（3）治鹤膝风：白金条 15g，松节 9g，红、白牛膝各 9g。切细，加烧酒 500g 浸泡，每服药酒 15g，常服。（《贵州民间方药集》）

【现代药理】

（1）对平滑肌的影响：八角枫须根的煎剂可引起兔离体肠管痉挛性收缩，增强兔离体子宫收缩，大剂量时则收缩明显减弱变慢。

（2）镇痛：八角枫须根煎剂腹腔注射可使热板法致痛小鼠的痛觉反应消失，起效较快，作用时间较长，镇痛作用随给药剂量的增加而增强。

（3）抑菌：八角枫花和叶的水煎液与 70% 乙醇回流提取物，以大肠埃希菌、沙门菌、金黄色葡萄球菌和铜绿假单胞菌为试验菌，结果表明八角枫花、叶对 4 种菌均有一定程度的抑菌作用。

（4）抗炎：八角枫醇提物、八角枫总碱对佐剂性关节炎（AA）大鼠进行皮内注射，结果表明，八角枫醇提物、八角枫总碱可明显减轻 AA 大鼠的足肿胀度，降低其关节炎指数，改善关节的病理学变化，且对肝脏无明显毒性。

（5）肌松作用：八角枫根煎剂和八角枫总碱腹腔注射或静脉注射均可使犬、兔、大鼠或小鼠产生显著的肌肉松弛作用。不同剂量的八角枫碱对猫膈肌有明显的肌肉松弛作用，对自主（植物）神经节和运动神经横纹肌接点均具有传导阻滞作用。

（6）对中枢神经系统的作用：八角枫支根的醇提液能加强催眠药物对动物的催眠作用，而本身无催眠作用。毒藜碱对中枢神经系统具有先兴奋、后持久的抑制的作用。

（7）对心血管系统的作用：八角枫总碱对心脏有抑制作用，但不引起房室传导阻滞；可使兔离体心脏的心肌收缩力增强，振幅增大，增大剂量则收缩减弱，大剂量可使房室传导阻滞，但能自动恢复。八角枫碱快速对猫静脉注射给药，对心血管系统可造成冲击，出现血压剧升，室性期前收缩、窦性静止、房室阻滞，以及室性心动过速等心律紊乱。

【文献论述】

（1）《草木便方》："散风，（治）湿滞腰膝筋骨中，痰结瘀凝腹胀满，跌仆血积。"

（2）《分类草药性》："去风湿麻木，止吐血，兼治疟疾。"

（3）《贵阳民间药草》："驱风镇痛。治鹤膝风，伤后发寒。"

（4）《贵州草药》："驱风除湿，平喘止咳，接骨镇惊，补虚。治风湿痛，跌打损伤，虚弱，痨咳，喘咳，色弱，无名肿毒，小儿惊风。"

（5）《云南中草药》："治疟疾，过敏性皮炎。"

（6）《中国苗族药物彩色图集》："祛风，通络，散瘀，镇痛。主治风湿疼痛，麻木瘫痪，跌打损伤。"

（7）《本草从新》："治麻痹风毒，打扑瘀血停积。"

（8）《分类草药性》："治腰痛，去风湿麻木，止吐血，兼治疟疾，筋骨疼痛，跌打损伤。"

（9）《南宁市药物志》："外洗虚寒浮肿。"

【常治肿瘤】常用于肝癌、宫颈癌、大肠癌、乳腺癌、肾癌细胞、肺癌、胃癌。

【科学研究】

（1）苦参碱对人肝癌细胞 $HepG_2$ 移植瘤裸鼠的瘤体生长具有抑制作用，苦参碱 50mg/kg、75mg/kg 组裸鼠移植瘤瘤体体积明显小于对照组，瘤体积抑制率分别达 42.0%、43.7%。各组裸鼠病理改变提示苦参碱组瘤细胞分布较对照组稀疏，瘤细胞数量少，且体外细胞实验表明苦参碱可以诱导 $HepG_2$ 细胞凋亡。

（2）浓度为 0.5~2.0g/L 的苦参碱与氧化苦参碱分别作用于肝癌细胞 $SMMC_{7721}$ 后，细胞增殖抑制率均呈上升趋势，但相同浓度下，苦参碱作用强于氧化苦参碱。

（3）氧化苦参碱可上调人宫颈癌 siha 细胞 p_{53} 和 Bax 蛋白表达，下调其 Bcl_2 蛋白表达，使 Bcl_2/Bax 比值降低，降低 siha 细胞的凋亡抵抗，发挥对 siha 细胞的凋亡诱导作用。

（4）不同浓度苦参碱（0.05~1.6mg/mL）作用于大肠癌 Lovo 细胞 24 小时或 48 小

时，抑制率与对照组比较，差异均具有统计学意义，提示苦参碱抗肿瘤机制之一是抑制肿瘤细胞的增殖，且随着药物剂量的增加，作用时间的延长，抑制率增高。

（5）苦参碱能够剂量依赖性地抑制 mTOR、p70S6k 磷酸化，同时抑制 eIF4E 蛋白的活化。苦参碱可通过抑制 mTOR 活性阻断 PI3K/Akt 信号通路，诱导人乳腺癌 $Bcap_{37}$ 细胞自噬发生。

（6）苦参碱可以抑制肺癌 A_{549} 细胞的增殖并诱导细胞发生自噬，并且苦参碱对肺癌细胞的生长抑制率显著上升，并呈一定的时间-剂量依赖关系。

（7）苦参碱可抑制胃癌细胞增殖，促进细胞凋亡，抑制胃癌细胞中 $p-STAT_3$、MMP_2 蛋白表达，促进 $Cleaved-caspase_3$ 蛋白表达，并呈时间和浓度依赖性。

【用法用量】内服：用须根 1.5~3g，侧根 3~6g，水煎。

【使用注意】八角枫有毒，使用时需严格掌握剂量，一般宜从小量开始，至患者出现软弱无力、疲倦时即不应再增用量。孕妇忌服，小儿和年老体弱者慎用，肝、肾、肺功能欠佳及心律不齐者忌用。

参考文献

［1］熊南茜，查俊.苗药八角枫的研究进展［J］.科协论坛（下半月），2013，12（8）：108-109.

［2］张松.白龙须镇痛作用的实验研究［J］.时珍国医国药，2010，21（5）：1275.

［3］舒刚，唐婵，林居纯，等.八角枫花、叶体外抑菌活性的初步研究［J］.江苏农业科学，2012，40（6）：286-288.

［4］张威，徐红梅，任娜，等.八角枫对佐剂性关节炎大鼠的治疗作用及毒性［J］.合肥工业大学学报（自然科学版），2012，35（6）：832-836.

［5］刘毅，徐莛婷，赵波，等.苗药八角枫的药学研究进展［J］.微量元素与健康研究，2012，29（1）：57-60，64.

［6］丁辰，金中初.八角枫碱对膈肌的松弛作用及应用新斯的明对抗的实验研究［J］.浙江医科大学学报，1981，10（6）：270-274，266.

［7］刘玉梅，李红念，梅全喜.广东地产药材八角枫的药理作用和临床应用研究进展［J］.今日药学，2011，21（6）：325-327.

［8］章元沛，杨秋火.关于八角枫碱心血管系统作用的若干实验观察［J］.浙江医科大学学报，1981，10（6）：262-266.

［9］朱丹丹，姚树坤.苦参碱对人肝癌细胞 $HepG_2$ 荷瘤裸鼠的抑瘤作用研究［J］.现代药物与临床，2016，31（6）：736-741.

［10］朱丹丹，姚树坤，闫建国，等.苦参碱对人类肝癌细胞 $HepG_2$ 增殖、周期及凋亡的影响［J］.肿瘤研究与临床，2010，22（11）：745-747.

［11］雷娜，樊慧婷，李杰，等.苦参碱和氧化苦参碱对人肝癌细胞株 $SMMC_{7721}$ 凋亡的影响［J］.国际中医中药杂志，2014，36（11）：1017-1020.

［12］鲁永婷，李惠新，拓振合，等.氧化苦参碱对人宫颈癌 Siha 细胞株增殖及凋亡的影响［J］.世界科技研究与发展，2014，36（3）：281-285.

［13］王雷，刘明.苦参碱对大肠癌细胞凋亡及 Bax、Bcl_2 表达的影响［J］.中国肿瘤，2012，26（3）：237-240.

[14] 任莉莉, 王霖玲, 王晓稼. 苦参碱诱导人乳腺癌 Bcap$_{37}$ 细胞发生自噬与自噬相关蛋白 mTOR 相关性研究 [J]. 浙江中西医结合杂志, 2016, 26 (9): 783-786.

[15] 周晓芳, 李菲, 方慧, 等. 苦参碱抑制肺癌 A$_{549}$ 细胞增殖及诱导细胞自噬的研究 [J]. 中华中医药学刊, 2017, 35 (2): 474-477, 528-529.

[16] 梁辰, 戴静, 周福祥, 等. 苦参碱促进胃癌细胞凋亡及对 STAT3、Cleaved-caspase3、MMP-2 蛋白表达的影响 [J]. 肿瘤药学, 2017, 7 (1): 28-32.

8. 九节茶

【苗族药名】 豆你欧角

【品种来源】 本品为金粟兰科植物草珊瑚 *Sarcandra glabra* (Thunb.) Nakai 的枝叶。全年均可采收, 鲜用或晒干。别名草珊瑚、观音茶、接骨木、九节风、驳节茶、嫩头子、草珠兰、山石兰、山鸡茶、鸡膝风、山胡椒、骨风消、大威灵仙、九节兰、青甲子、满山香、来年红、九节红、十月红、九节蒲、鸡骨香、接骨茶、鱼子兰。

【化学成分】 叶含香豆酮、内酯、黄酮苷、氰苷、挥发油及鞣酸。果实含蹄纹天竺素鼠李葡糖苷。

【中药性味】 味辛, 性平。

(1)《生草药性备要》:"味劫, 性平。"

(2)《南宁市药物志》:"辛温而苦。"

(3)《全国中草药汇编》:"辛、苦, 平, 有小毒。"

【中药归经】 归心、脾、肺经。

【中药功效】 清热, 祛风, 散瘀, 接骨。

【苗药作用】

(1) 治胃癌: 接骨茶五钱, 煨水服。(《贵州草药》)

(2) 治劳伤腰痛: 接骨茶、四块瓦、退血草各五钱, 煨酒服。(《贵州草药》)

(3) 治外伤出血: 鲜接骨金粟兰叶, 捣烂敷患处。(《广西中草药》)

(4) 治伤口溃烂: 接骨金粟兰茎、叶适量, 煎水外洗。(《广西中草药》)

【现代药理】

(1) 抗肿瘤: 九节茶具有显著的抗恶性肿瘤作用, 其在体内对 S$_{180}$ 实体瘤和肝癌 HePA 腹水瘤均具有抑制作用, 对 S$_{180}$ 实体瘤抑瘤率为 27.00%~29.00%, 对 HePA 腹水瘤抑瘤率为 25.00%~36.25%, 对 EAC 小鼠生命延长率为 21.95%~27.64%; 在体外还能直接灭活 HepA 和 S$_{180}$ 瘤细胞, 并能明显增强巨噬细胞的廓清指数。

(2) 抗菌: 九节茶具有广谱抗菌作用, 对金黄色葡萄球菌、志贺菌、福氏痢疾杆菌、伤寒杆菌、副伤寒杆菌、铜绿假单胞菌、牙龈卟啉单胞菌、溶血性链球菌和大肠埃希菌等均有不同程度的抑制作用。

(3) 抗病毒: 九节茶的水提取物具有良好的体内外抗流感病毒作用, 且对甲型流感病毒感染小鼠的细胞免疫系统有良好的调节作用。

(4) 保肝: 九节茶粗浸膏及单体化合物对 D-GaIN 引起的肝细胞损伤具有保护作

用，70%乙醇部位保肝活性很好。

（5）免疫作用：总黄酮普对恢复带瘤小鼠腹腔巨噬细胞吞噬功能有比较显著的效果。

（6）镇痛：用九节茶对醋酸引起疼痛小鼠进行观察，结果表明，九节茶高剂量及中剂量组明显减少醋酸引起的扭体次数，表明九节茶具有明显的镇痛作用。

（7）抗氧化：利用 AP-TEME 系统产生超氧阴离子自由基及比色测定法，实验结论，九节茶对超氧阴离子自由基有较好的清除作用。

（8）抑制血小板减少：九节茶对大剂量化疗后小鼠血小板减少具有作用，可以预防并治疗化疗后血小板减少症的发生。

【文献论述】

（1）《山草药指南》："九节茶，味湿，性平，取叶煎服退热，祛风去湿。"

（2）《生草药性备要》："观音茶，味劫，性平。煲水饮，退热。"

（3）《岭南采药录》："观音茶，别名九节茶，味涩，性平，煎水。"

（4）《植物名实图考·卷三十八》："接骨木，江西广信有之。绿颈圆节，颇似牛膝。叶生节间，长二寸，圆齿稀纹，末有尖。以有接骨之效，故名。"

（5）《分类草药性·上卷·风类》："九节风，大热有毒，治一切跌打损伤、风湿麻木、筋骨疼痛，洗一切风毒。"

（6）《生草药性备要》："煲水饮，退热。"

（7）《陆川本草》："接骨，破积，止痛。治跌打骨折，损伤肿痛，风湿骨痛，烂疮，毒蛇咬伤。"

（8）《闽东本草》："健脾，活血，止渴，消肿胀。治产后外感，寒热往来，头身疼痛，口渴，肿胀。"

【常治肿瘤】 常用于肝癌、乳腺癌、前列腺癌、肺癌、结肠癌、胃癌、鼻咽癌、白血病等肿瘤的治疗。

【科学研究】

（1）九节茶总黄酮对小鼠肝癌细胞株 S_{180} 实体瘤的抑瘤率为 20.7% ~ 60.1%，对 S_{180} 腹水瘤的存活时间延长率为 36.8%。

（2）九节茶挥发油对 CTX 治疗肝癌 H_{22}、肉瘤 S_{180} 荷瘤小鼠具有增效减毒的作用。

（3）九节茶复方对人肝癌细胞 $HepG_2$ 细胞增殖具有抑制作用，且呈剂量依赖关系。

（4）九节茶总黄酮对小鼠肝癌细胞株 S_{180} 实体瘤具有抑制作用，可延长对 S_{180} 腹水瘤的存活时间，并且对免疫器官、胸腺、脾脏和肝脏无明显影响。

（5）九节茶 70%乙醇洗脱部位（SAE70）和水不溶物（UNS）对人乳腺癌细胞 MCF_7 和前列腺癌细胞 PC_3 均有较高抑制率、抑制作用。

（6）九节茶注射液对肺癌 A_{549}、结肠癌 HCT_{29}、胃癌 BGC_{823} 三种人系肿瘤细胞均有较强的抑制作用，且呈浓度依赖性。

（7）九节茶醇提物对给药大鼠含药血清 MTT 检测发现肿节风可抑制体外培养的鼻咽癌细胞株 CNE_1、CNE_2、TWO_3、C_{666-1} 细胞增殖，多数细胞阻滞于 G1 期。

（8）九节茶注射液对人胃癌 SGC_{7901} 细胞周期具有影响，且肿节风注射液诱导细胞的凋亡主要是 S 期的细胞，其次为 G2/M 期。

（9）九节茶提取物对人早幼粒白血病细胞 HL_{60}、乳腺癌细胞 MCF_7、肺癌细胞 A_{549} 和黑色素瘤细胞 A_{375} 的生长具有抑制作用，其中人早幼粒白血病细胞 HL_{60} 对其最为敏感。

（10）九节茶注射液对人结肠癌细胞 HCT_8 细胞有一定的抑制肿瘤生长的作用，它与阿霉素联合应用对 HCT_8 细胞可产生相加或增强的协同抑制效果，尤其是高浓度的肿节风注射液与阿霉素的协同作用更为显著。

【用法用量】 内服：10~30g，水煎；或浸酒。外用：捣敷或煎水熏洗。

【使用注意】 阴虚火旺及孕妇忌服。

参考文献

[1] 胡晓茹，许旭东，杨峻山 . 草珊瑚的研究概况 [J]. 中国药学杂志，2008（10）：721-723.

[2] 王爱琴，马锡荣 . 肿节风有效成分初步研究 [J]. 中草药通讯，1979，12（4）：8-9.

[3] 许旭东，胡晓茹，袁经权，等 . 草珊瑚中香豆素化学成分研究 [J]. 中国中药杂志，2008，33（8）：900-902.

[4] 马梅香 . 九节茶抗病毒作用的实验研究 [D]. 广州：广州中医药大学，2007.

[5] 林剑，马继霞，刘兆乾 . 肿节风总黄酮苷对带瘤小鼠免疫功能的影响 [J]. 北京大学学报（自然科学版），1981，10（2）：80-84.

[6] 朱丽萍 . 草珊瑚的保肝活性成分研究 [D]. 北京：中国协和医科大学，2008.

[7] 蒋伟哲，孔晓龙，黄仁彬，等 . 肿节风片的抗菌和抗炎作用研究 [J]. 广西中医学院学报，2000（1）：50-52.

[8] 杜钢宁，龙奇军，蒋芸芸，等 . 肿节风、玄参对超氧阴离子自由基清除率影响的实验研究 [J]. 当代医学，2009，15（19）：153.

[9] 钟立业，刘天浩，陈运贤，等 . 肿节风防治化疗后血小板减少症的研究 [J]. 中药材，2005（1）：35-38.

[10] 苏敏，章志强，邓玉清，等 . 肿节风总黄酮对小鼠肉瘤 S_{180} 的抑瘤作用 [J]. 西北药学杂，2009，24（4）：272-274.

[11] 吕圭源，陈素红，张园，等 . 肿节风挥发油对荷瘤小鼠化疗的增效减毒作用 [J]. 浙江中医药大学学报，2009，33（1）：116-118.

[12] 朱晓莹，龙昶文，梁永赞，等 . 肿节风复方对肝癌细胞 $HepG_2$ 作用效果观察 [J]. 广西医学，2012，34（12）：1597-1599.

[13] 苏敏，章志强，邓玉清，等 . 肿节风总黄酮对小鼠肉瘤 S_{180} 的抑瘤作用 [J]. 西北药学杂志，2009，24（4）：272-274.

[14] 李学农 . 中草药肿节风洗脱物对体外抗人癌细胞的实验研究 [J]. 海峡药学，2011，23（12）：231-232.

[15] 赵益，孙有智，陈奇 . 肿节风注射液体外抗肿瘤作用的实验研究 [J]. 中国民族民间医药，2008，17（2）：8-9.

[16] 康敏，唐安洲，梁钢，等 . 肿节风提取物抑制鼻咽癌细胞增殖的实验研究 [J]. 广西医科大学

学报, 2008, 25 (3): 347-348.

[17] 赵益, 孙有智, 肖兵华, 等. 肿节风注射液抗肿瘤实验及对人胃癌 SGC$_{7901}$细胞周期的影响 [J]. 中成药, 2009, 31 (7): 997-1000.

[18] Li WY, Chiu LC, Lam WS, et al. Ethyl acetate extract of Chinese medicinal herb Sarcandra glabra induces growth inhibition on human leukemic HL-60cells, associated with cell cycle arrest and up-regulation of pro-apoptotic Bax/Bcl-2 ratio [J]. Oncol Rep, 2007, 17 (2): 425-431.

[19] 黄宇玫, 赵益, 杨艳平, 等. 肿节风注射液抗肿瘤及与阿霉素联合用药的实验研究 [J]. 中药新药与临床药理, 2007, 18 (3): 200-202, 216.

9. 三匹风

【苗族药名】 布幼打

【品种来源】 蔷薇科植物蛇莓 *Duchesnea indica* (Andr.) Focke 的全草。花期前后采收全草，洗净，晒干或鲜用，别名三点红、龙吐珠、野杨梅、三爪龙、蛇泡草。

【化学成分】 本品含甲氧基去氢胆甾醇。还含委陵菜酸、杜鹃素、白桦苷、野蔷薇苷芍药糖酯、蛇莓苷等，种子油中的主要脂肪酸为亚油酸，非皂化物质主要为 β-谷甾醇。

【中药性味】 味苦，性寒，有小毒。

（1）《名医别录》："大寒。"

（2）《日华子本草》："味甘酸，冷，有毒。"

（3）《分类草药性》："味苦，性凉。"

【中药归经】 归肺、肝、大肠经。

【中药功效】 清热解毒，散瘀消肿，凉血止血。

【苗药作用】

（1）治癌肿、疔疮：蛇莓三钱至一两，煎服。（《上海常用中草药》）

（2）治无名肿毒：三匹风、鱼鳅串、野菊花叶适量，捣烂外敷患处。（《中国苗族药物彩色图集》）

（3）治伤暑，感冒：干蛇莓五至八钱，酌加水煎，日服二次。（《福建民间草药》）

【现代药理】

（1）抗肿瘤：从三匹风中提取浓度为 200mg/kg 的多糖类成分对于 S$_{180}$肉瘤小鼠的抗肿瘤作用，其抑制率为 63.5%，三匹风生药量为 0.4mg/mL 的水提物作用于肿瘤细胞能表现出 100%的杀伤率。

（2）抑菌：蛇莓水提取物对金黄色葡萄球菌、变形杆菌等 7 种细菌有较强的体外抑菌的作用，蛇莓乙醇提取物对胞膜炎双球菌、伤寒杆菌也有抑制作用，浓度越高抑菌力越强。

（3）增强免疫作用：三匹风浸膏（2g/mL）对小鼠巨噬细胞的吞噬功能有较明显的促进作用。表现为胞体增大，每个胞体吞噬多于 7~8 个鸡红细胞。

（4）抑制中枢神经系统：蛇莓提取物 50g/kg 对小鼠进行灌胃后，可减少自主活动，增强阈下催眠剂量戊巴比妥钠的作用。

（5）抗氧化：CCD-865Sk 细胞经蛇莓甲醇提取物作用后活性氧种类减少，提高过氧化氢酶的活性和细胞生存能力，过氧化氢在无毛小鼠皮肤和丙二酰二醛中的水平得到降低，并且对能够进行乳汁分泌的脱氢酶活性和由于过氧化氢诱导的 Bax 出现产生了抑制作用。

（6）兴奋子宫：三匹风流浸膏、注射剂对家兔、豚鼠、大白鼠的离体及家兔的在体子宫均呈兴奋作用，流浸膏 0.4g（生药）的作用强度与 1 单位垂体后叶素的作用相近似。

（7）降压：三匹风注射剂对麻醉兔及狗均有短暂的降压作用，此作用不被注射阿托品或切断两侧迷走神经所减弱，故其降压作用与迷走神经及胆碱反应系统无关，可能系直接血管扩张作用及轻度的心肌抑制作用所致。

【文献论述】

（1）《名医别录》："主胸腹大热不止。"

（2）《食疗本草》："主胸胃热气；主孩子口噤，以汁灌口中。"

（3）《日华子本草》："通月经，熁疮肿，敷蛇虫咬。"

（4）《本草纲目》："敷汤火伤。"

（5）《生草药性备要》："治跌打，消肿止痛，去瘀生新，浸酒壮筋骨。"

（6）《四川中药志》："凉血，通经。治惊痫寒热，疗咽喉肿痛。"

（7）《苗族药物集》："除热，止咳。主治咳嗽，久咳。"

（8）《贵州中草药名录》："祛风除湿，清热解毒，活血，散结。治小儿惊风，痢疾，抗癌，高热不退，蛇咬伤，烫火伤，跌打肿痛。"

（9）《闽东本草》："化痰止咳，祛风，活血。治伤风感冒，咳嗽，哮喘，风火牙痛，口舌生疮。"

（10）《植物名实图考长编》："捣敷红线疗。"

【常治肿瘤】　常用于食管癌、卵巢癌、宫颈癌、子宫内膜癌、鼻咽癌、胃癌、肺癌、结肠癌、肝癌、胃癌。

【科学研究】

（1）三匹风提取物能够对食管癌 Eca_{109} 人体细胞系产生作用，有效控制癌细胞的扩散生长，当其开始作用 48 小时且达到 15mg/mL 的浓度之时，癌细胞的再繁殖能力即可完全的丧失。

（2）三匹风水提取物作用于体外培养的人食管癌 Eca_{109} 细胞，可使细胞密度降低，结构模糊，能够明显抑制其分裂。

（3）三匹风总酚对人卵巢癌（$SKOV_3$）、人宫颈癌（HeLa）、人子宫内膜癌（HEC-1B）、人鼻咽癌（CNE）、人胃癌（BGC_{823}）、人肺癌（$NCI-H_{460}$）细胞的增殖有良好的抑制作用。

（4）蛇莓可以抑制人结肠癌 RKO 细胞悬浮生长，促进 RKO 细胞失巢凋亡，同时活化 RKO 细胞 Caspase-3，提升 RKO 细胞内 ROS 水平。

（5）三匹风中分离出的短叶苏木酚羧酸对人肺癌（PC_{14}）和胃癌（MKN_{45}）细胞具有很强的杀伤作用。

（6）高浓度蛇莓提取物对肝癌 H_{22} 荷瘤小鼠作用能够抑制肿瘤生长，其抑制率为 22.11%，肝功能指标 ALT、AST、GGT 显著下降 Bcl_2 染色 D 值显著降低，Bax 染色 D 值显著增高，蛇莓提取物能够减少肿瘤组织坏死，以高浓度作用更明显。

（7）三匹风在对人体肝癌细胞（7721）和胃癌细胞（7901）有显著的抑瘤作用，且其杀伤力对食管瘤细胞来说呈剂量依赖关系。

（8）三匹风水提浸膏对肝癌（7721）细胞、胃癌（7901）细胞、食管癌（Eca_{109}）细胞有显著杀伤作用，三匹风 0.4mg/mL 的杀伤率均为 100%。

【用法用量】 内服：10~15g，水煎；或入丸、散。宁心安神用朱砂拌。

【使用注意】 阴虚而无湿热、虚寒精滑、气虚下陷者慎服。

参考文献

[1] 泸州医学院药理教研组. 三匹风的药理作用与毒性研究 [J]. 泸州医学院学报，1979，2（1）：1-2.

[2] 朱玉昌，李伟，周大寨，等. 蛇莓果红素降解动力学研究 [J]. 湖北民族学院学报（自然科学版），2013，31（2）：582-530.

[3] 朱玉兰. 蛇莓有效成分的分离及鉴定 [J]. 中国药学杂志，1985，10（10）：630.

[4] 泸州医学院药理研究组. 三匹风的药理作用于毒性研究 [J]. 泸州医学院学报，1979，4（1）：1.

[5] 马越鸣，程能能. 蛇莓对小鼠中枢神经系统的抑制作用 [J]. 皖南医学院学报，1996，15（4）：293-295.

[6] Hu WC，Han W，Huang CQ，et al. Protective effect of the methanolic extract from Duchesnea indca against oxidative stress in vitro and in vivo [J]. Enveronmental toxicology and pharm-acology，2011，31（1）：42-50.

[7] 袁伟. 三匹风的药理作用与毒性研究 [J]. 泸州医学院学报，1979，3（1）：1-9.

[8] 张中兴，薄献生. 蛇莓对人食管癌细胞作用的研究 [J]. 中西医结合杂志，1998，8（4）：221-222.

[9] 彭博，胡秦，王立为，等. 蛇莓总酚的抗肿瘤作用及免疫学机制的初步探讨 [J]. 中国药理学通报，2007，8：1007-1010.

[10] 胡兵，沈克平，史秀峰，等. 蛇莓对人结肠癌 RKO 细胞失巢凋亡作用的实验研究 [J]. 世界中西医结合杂志，2013（1）：69-72.

[11] Lee，ihn Rhan，Yang Mi Young Phenalic compounds from Du-chesnea chrysantha and their cytotoxic active in human cancer cell [J]. Archives cf Phamacal Research，1994，17（6）：476-479.

[12] 伍世恒，龚又明. 蛇莓提取物对肝癌 H_{22} 小鼠的抑瘤作用及机制 [J]. 广东医学，2016，37（9）：1300-1302.

[13] 段泾云，刘小平，李秦. 蛇莓抗肿瘤作用研究 [J]. 中药药理与临床，1998，14（3）：28.

10. 三尖杉

【苗族药名】 豆脊掀

【品种来源】三尖杉科植物三尖杉的小枝叶 *Cephalotaxus fortunei* Hook. f. 粗榧科粗榧属植物三尖杉，以种子和枝、叶入药。种子秋季采摘，枝、叶四季可采。

【化学成分】含三尖杉碱（*Cephalotaxine*）、三尖杉酮碱、乙酰三尖杉碱（*Acetyl-cephalotaxine*）、去甲基三尖杉碱、三尖杉酯碱（长梗粗榧碱）、三尖杉新碱、高三尖杉酯碱、红杉醇（*Sequoyitol*）。

【中药性味】三尖杉用药部位广泛，其中种子味甘、涩，性平。枝、叶味苦、涩，性寒。

（1）《全国中草药汇编》："种子：甘、涩，平。枝、叶：苦、涩，寒。"

（2）《中药大辞典》："性寒，味苦、涩。"

（3）《中华本草》："苦；涩；性寒；有毒。"

【中药归经】归肝、肺、脾、大肠经。

（1）《全国中草药汇编》："归肝、肺、脾、大肠经。"

（2）《现代实用中药》："归脾、胃经"

（3）《中华本草》："归肝、大肠经。"

【中药功效】种子，消积驱虫，润肺止咳；枝叶具有抗癌之功效。

【苗药作用】

（1）杀虫消积：榧子：15～60g，炒熟，按病情需要嚼服。

（2）种子具有杀虫、消积、润肠、通便之功效。能驱除猫的绦虫，对钩虫亦有杀灭作用。《神农本草经》、历代重要本草书及历版《中国药典》均收载。

【现代药理】

（1）抗肿瘤作用：三尖杉抗肿瘤活性成分对人肺癌细胞株（A_{549}）和人白血病细胞株（K_{562}）有较好的抑制活性。高三尖杉酯碱在体外可有效抑制人肝癌细胞的活性和细胞增殖。

（2）对慢性粒细胞性白血病的治疗作用：伊马替尼、高三尖杉酯碱联合治疗 CML 疗效显著，安全可靠。

（3）对宫颈癌的治疗：$0.2\mu g/mL$ 三尖杉酯碱作用时间的延长带来 HeLa 细胞 G1 期缩短、S 期延长的时相变化趋势，与之相关的是 G2 期向 G1 期过渡的缓慢延迟；凋亡率呈现增加的趋势。

（4）对白血病的治疗：随着 HHT 浓度增加和时间延长 Fox M1 表达逐渐降低，说明 HHT 抑制 K_{562} 细胞 Fox M1 表达；HHT 处理 K_{562} 细胞后转染 Fox M1 siRNA，细胞生长和克隆形成显著下降，细胞凋亡增加，因此抑制 Fox M1 可增加 K_{562} 细胞对 HHT 的敏感性；Fox M1 siRNA 组 c-Myc 和 Sp1 表达显著降低，表明 Fox M1 可正性调控 c-Myc 和 Sp1 表达。

（5）驱虫消积，用于肠虫疳积。

（6）其抗肿瘤的作用主要体现在抑制蛋白基因的表达、诱导细胞凋亡和细胞分化等方面。抑制蛋白合成的起始阶段、抑制肽链的延长、抑制蛋白性基因的表达。

（7）抗关节炎：高三尖杉酯碱有与雷公藤多苷相类似的抗炎作用，可能是通过明显抑制 AA 大鼠血清与滑膜中 TNF-α、IL-1β 含量，以及血浆、滑膜中 SP 含量的分泌和释放，起到治疗 AA 大鼠关节炎作用的。

【文献论述】

（1）三尖杉是三尖杉科三尖杉属常绿乔木，为我国特有的中药药源植物。其用药部位广泛，种子入药有润肺、止咳、消积的功效，三尖杉属植物的种子在我国一般用于治疗蛔虫病、钩虫病、食积等，枝叶的提取物三尖杉碱和高三尖杉酯碱是目前临床上应用广泛的抗癌药物的有效成分。

（2）三尖杉主要含有生物碱类、黄酮类及甾醇类物质，生物碱类主要包含三尖杉碱类和高刺酮类。国外自 1969 年开始对三尖杉属植物——粗榧进行研究，发现粗榧中一些提取物有抗肿瘤作用，我国科研工作者目前已提取分离到 30~40 种生物碱。其中10 种具有药理活性，两种已用于临床治疗急性白血病及部分实体瘤，三尖杉酯类碱的开发研究取得了重大进展。

（3）三尖杉碱类具有很好的抗肿瘤作用，尤其是高三尖杉酯碱与其他药物联合应用，治疗效果很明显。

（4）三尖杉的种子香榧具有很好的杀虫作用，三尖杉种仁 15g，使君子仁、大蒜各30，水煎，食前空腹服，至大便中虫消失为止。用于治疗疳积，三类杉种仁炒熟，日嚼服 30g，亦治蛲虫、绦虫。

（5）古文献中对三尖杉的抗癌作用也有很多报道，如嫩枝或全株治内脏出血，抗癌（《滇药录》）。水杉树，黑肿磨：茎皮及嫩枝治恶性肿瘤，咳嗽（《湘蓝考》）。榧把楸，血粑木：嫩枝或全株主治内脏出血，抗癌（《民族药志·二》）。

【常治肿瘤】 用于肺癌、白血病、肝癌、慢性粒细胞性白血病、宫颈癌等肿瘤。

【科学研究】

（1）刘同祥认为：紫杉醇与三尖杉宁碱联合应用可协同抑制 HepG$_2$ 细胞增殖，诱导肿瘤细胞凋亡。

（2）梁前进等人认为，三尖杉酯碱对 HeLa 细胞增殖的影响及其与 CenpB 基因有关，结果表明，0.2μg/mL 三尖杉酯碱作用时间的延长带来 HeLa 细胞 G1 期缩短、S 期延长的时相变化趋势，与之相关的是 G2 期向 G1 期过渡的缓慢延迟；凋亡率呈现增加的趋势；相对于未处理的对照细胞，0.2μg/mL 三尖杉酯碱的作用使 CenpB 蛋白表达水平降低，但其不呈简单的时间函数关系，这可能是细胞周期检验点应对药物诱导作用的反馈调节的体现，而重要的丝粒结构蛋白 CenpB 的基因表达调节与之可能有明显的相关性。

（3）邬春晓认为：三尖杉可以诱导急性早幼粒白血病细胞的凋亡，结论：HT 通过抑制细胞生长和诱导细胞凋亡杀伤 NB$_4$ 细胞，HT 可能通过下调 Mcl-1 蛋白发挥诱导NB$_4$ 细胞凋亡的抗白血病作用。

（4）李程等认为：三尖杉酯碱抑制 HL$_{60}$ 细胞增殖、诱导其分化和凋亡，其机制可能与三尖杉酯碱下调原癌基因 BCL-2 和 c-myc、上调抑癌基因 p15 有关。

（5）杨卫忠认为：三尖杉酯碱和 bcnu 对脑瘤的总有效率分别为 76.9% 和 75%，化疗后肿瘤体积缩小率分别为 38.46% 和 40.01%。各组治疗前后肿瘤体积变化均有显著差异，两组疗效对比无明显差异。然而，与 bcnu 组相比，三尖杉酯碱组脑瘤总的恶性程度较高，并发症少而轻，且平均生存时间较长。作者认为三尖杉酯碱对恶性脑瘤的疗效优于 BCNU。

【用法用量】 煎剂：15～30g，可水煎服，可炒熟食用，可做为注射剂肌内注射，也可静脉滴注。

【使用注意】 本品的毒性反应主要是对造血系统的抑制作用，还有食欲减退、恶心、呕吐等消化道反应。食用过多可使火从内生，也可滑肠。

参考文献

[1] 周玫，马琳，郝小江，杨小生. 黔产三尖杉抗肿瘤活性成分研究 [J]. 中国药科大学学报，2009 (3)：209-212.

[2] 刘星，季宇彬. MTT 法测定高三尖杉酯碱对人肝癌 $HepG_2$ 抑制作用 [J]. 哈尔滨商业大学学报（自然科学版），2012 (4)：393-395.

[3] 嘉红云，陈浩宇，黄思聪. 伊马替尼、高三尖杉酯碱联合治疗慢性粒细胞白血病 24 例疗效分析 [J]. 现代诊断与治疗，2012 (5)：560-561.

[4] 梁前进，张甦，郑艳波，等. 抗肿瘤药物三尖杉酯碱对 HeLa 细胞增殖的影响及其与 CenpB 基因的关系 [J]. 生物物理学报，2005 (1)：26-32.

[5] 陈谨，周敏然，孙婷，等. 抑制白血病 K_{562} 细胞 FoxM1 表达可增强细胞对高三尖杉酯碱的敏感性 [J]. 中国病理生理杂志，2015 (11)：1928-1932.

[6] 冯红德，康海英，宋欣伟，等. 高三尖杉酯碱对大鼠佐剂性关节炎 SP 及 IL-1β、TNF-α 影响的实验研究 [J]. 浙江中医药大学学报，2008 (6)：726-729.

[7] 张艳艳，韩婷，吴令上，等. 三尖杉碱类化合物的来源、药理作用及临床应用研究进展 [J]. 现代药物与临床，2011 (5)：370-374.

[8] 朱太平，三尖杉植物生物碱研究及化学分类问题 [J]. 植物分类学报，1979，17：7-20.

[9] 刘同祥，张艳平，徐羽，等. 紫杉醇联合三尖杉宁碱诱导人肝癌 HepG2 细胞凋亡 [J]. 中国实验方剂学杂志，2010 (9)：115-118，122.

[10] 邬春晓. 三尖杉酯碱诱导急性早幼粒白血病细胞凋亡及机制研究 [D]. 杭州：浙江大学，2013.

[11] 李程，曹丽芝，万恂恂，等. 三尖杉酯碱对 HL_{60} 细胞凋亡及原癌基因表达的影响 [J]. 中国病理生理杂志，2001 (2)：12，24.

[12] 杨卫忠，张国良，倪天瑞，等. 三尖杉酯碱和 BCNU 脑血管内化疗治疗恶性脑瘤的疗效比较 [J]. 中国神经精神疾病杂志，1995 (3)：135-137，192.

11. 三角风

【苗族药名】 加枪幼

【品种来源】 本品为五加科植物中华常春藤的茎叶。拉丁名：*Hedera nepalensis* K. Koch *var. Sinensis* (Tobl.) Rehd. [*H. sinensis* Tobl.]。茎叶干用，在生长茂盛季节采收，切段晒干；鲜用时可随采随用。

【化学成分】 茎含鞣质（12.01%）；树脂、叶含常春藤苷、肌醇、胡萝卜素、糖类，还含鞣质 29.4%。

【中药性味】味苦，性温。

（1）《全国中草药汇编》："苦、辛，温。"

（2）《浙江民间常用草药》："甘微涩，温。"

（3）《本草拾遗》："苦。"

（4）《本草再新》："味苦，性微寒，无毒。"

（5）《西藏常用中草药》："性平，味甘。"

（6）《贵州民间药物》："苦涩，无毒。"

【中药归经】归肝、脾经。

（1）《本草再新》："入肝、脾二经。"

（2）《中华本草》："归肝、脾、肺经。"

（3）《全国中草药汇编》："入归脾、肾二经。"

【中药功效】祛风利湿，平肝解毒。

【苗药作用】

（1）主风湿流注疼痛，及痈疽肿毒。（《本草纲目》）

（2）治肝郁，补脾利湿，去风滑痰，通行经络，行血和血，并能理气。（《本草再新》）

（3）治小儿慢惊，风痰。除刀伤犬咬毒。（《草木便方》）

【现代药理】

（1）抗肿瘤作用：用于治疗结肠癌、胃癌、乳腺癌、白血病等。

（2）治疗痹症：单味水煎或与其他药物联合运用，治疗痹症，符合苗医"以藤为通"和"藤类药物多疏通筋脉和通气散血"功效。

（3）抗风湿作用：与藤杜仲、山霸王、大血藤、三钱三、五爪风、三角风、八角枫、铁包金、宽筋藤配伍，可抗风湿，且疗效显著。爬山虎与雷公藤多苷治疗组均能降低 CIA 大鼠关节滑膜细胞 NF-κB/P65 的表达，两组无显著性差异（$P>0.05$）。药用三角风能够降低 CIA 模型大鼠血清 IL-17 的表达，下调关节滑膜细胞 NF-KB 的蛋白水平。

（4）抗炎作用：三角风有很好的抗炎作用，也有很好的镇痛作用，对 LPS 诱导 Raw264.7 炎性细胞具有体外抗炎活性，为进一步研究 PDW 治疗痛风性关节炎作用机制提供一定的科学依据。

（5）抗抑郁作用：常春藤皂苷元具有一定的抗抑郁作用，而这种抗抑郁作用是慢性起效的，其抗抑郁机制有待进一步研究。常春藤皂苷元能提高皮质酮损伤 PC_{12} 细胞存活率。小鼠实验结果显示，急性单次给药后，与对照组相比，常春藤低剂量（10mg/kg）明显缩短小鼠悬尾不动时间。连续灌胃给药 2 周后，在悬尾实验和强迫游泳实验中，与对照组相比，常春藤在不影响小鼠自主活动能力的前提下降低小鼠不动时间，其中低剂量具有显著性差异。

（6）保肝护肝作用：三角风与一些药物配伍，对乙肝后肝硬化腹水患者有很好的治疗作用。

【文献论述】

（1）江西《草药手册》：治肝炎。常春藤、败酱草，煎水服。

（2）《浙江民间常用草药》：治关节风痛及腰部酸痛。常春藤茎及根三至四钱，黄酒、水各半煎服；并用水煎汁，洗患处。

（3）《浙江民间常用草药》：治产后感风头痛。常春藤三钱，黄酒炒，加红枣七个，水煎，饭后服。

（4）《太平圣惠方》：治疔疮黑凹。用发绳扎住，将尖叶薜荔捣汁，和蜜一盏服之。外以葱蜜捣敷四围。

（5）《外科精要》：治一切痈疽。龙鳞薜荔一握。研细，以酒解汁，温服。利恶物为妙。

（6）《圣济总录》：治衄血不止。龙鳞薜荔研水饮之。

（7）江西《草药手册》：托毒排脓。鲜常春藤一两，水煎，加水酒兑服。

（8）江西《草药手册》：治疔疮痈肿。鲜常春藤二两，水煎服；外用鲜常春藤叶捣烂，加糖及烧酒少许捣匀，外敷。

（9）《贵阳民间药草》：治口眼歪斜。三角风五钱，白风藤五钱，钩藤七个。泡酒一斤。每服药酒五钱，或蒸酒适量服用。

（10）《贵阳民间药草》：治皮肤痒。三角风全草一斤。熬水沐浴，每三天一次，经常洗用。

（11）江西《草药手册》：治脱肛。常春藤二至三两，水煎熏洗。

（12）《贵州民间药物》：接骨。三角风根、倒触伞根（即白泡刺根）、白蜡树根皮各一把。拌苦酒糟，捣绒，炒热外包，酌情换药。

（13）《贵州民间药物》：治风湿疮毒。三角风根五钱，野花椒四钱，石菖蒲四钱，老陈艾三钱，枫香果四钱，金银花藤四钱。熬浓汁，洗全身。

（14）《浙江天目山药植志》：治疗毒、创伤。三角风根皮加苦参、野桑根等捣烂，拌和酒糟或黄酒，做成饼状，烘热敷患处。

【常治肿瘤】 常用于结肠癌、胃癌、乳腺癌、白血病等肿瘤的治疗。

【科学研究】

（1）结肠癌、胃癌：常春藤皂苷元对人结肠癌细胞 LoVo 的增殖具有抑制作用，常春藤皂苷元能抑制人结肠癌细胞 LoVo 的黏附能力、侵袭能力和迁移能力。常春藤皂苷元对人胃癌细胞 MGC_{803} 的增殖具有抑制作用，常春藤皂苷元能抑制人胃癌细胞 MGC_{803} 的黏附能力、侵袭能力和迁移能力。

（2）乳腺癌：常春藤皂苷元具有显著地抑制人乳腺癌 MCF_7 裸鼠移植瘤生长的作用。李欣欣等人采用 BALB/c 裸鼠在体抗肿瘤实验来考察常春藤皂苷元对乳腺癌和肺癌肿瘤的在体抑制率。结果表明，常春藤皂苷元具有在体抗乳腺癌和肺癌肿瘤的确切活性，各给药组小鼠与阴性对照组相比较，其肿瘤的重量均具有显著性差异（$P<0.01$），抑瘤率均在 60% 以上。

（3）白血病：常春藤皂苷元在较低浓度（10~40μmol/L）条件下，对 HL_{60} 细胞增殖具有良好的抑制作用；在较高浓度（40~50μmol/L）条件下，对 HL_{60} 细胞具有致死作用；同时，常春藤皂苷元对 HL_{60} 细胞的 G1 期阻滞和凋亡诱导作用极可能是其实现增殖抑制和致死作用的主要途径。

（4）抗抑郁作用：常春藤皂苷元具有一定的抗抑郁作用，而这种抗抑郁作用是慢性起效的，其抗抑郁机制有待进一步研究。梁宝方等人的研究表明，常春藤能提高 SOD 的活性，显著降低 MDA 含量。研究结论初步证实，常春藤具有一定的抗抑郁作用，其机制可能与保护细胞及抗氧化有关。

【用法用量】 内服：煎汤，6~15g，研末；或浸酒，捣汁。外用：适量，捣敷或煎汤洗。

【使用注意】 脾虚便溏者慎服。

（1）《云南中草药》："忌酸冷及豆类食物。"

（2）《福建药物志》："本品服后常有呕吐及腹泻的反应。"

参考文献

［1］田振华，许召林，宋定丽，等. 藤类苗药治疗痹证的用药规律研究［J］. 中国民族医药杂志，2011（9）：71-73.

［2］滕红丽，梅云南. 壮医药物竹罐疗法治疗风湿免疫病的临床研究［J］. 时珍国医国药，2009（12）：3110-3111.

［3］徐晖，马武开，唐芳，等. 药用爬山虎对 CIA 大鼠血清 IL-17 和关节滑膜细胞 NF-κB 表达的影响［J］. 贵阳中医学院学报，2017（2）：11-15.

［4］唐宇龙，刘湘新，唐小武，等. 三角风化学成分分析与抗菌效果研究［J］. 中国兽医杂志，2007（2）：51-52.

［5］梁宝方，郭海彪，袁欣，等. 常春藤皂苷元抗抑郁药效评价［J］. 中国药理学与毒理学杂志，2012（3）：447-448.

［6］马原野，程昌培，包羽. 用于治疗乙肝后肝硬化腹水的民族药调查研究［J］. 中国民族民间医药，2011（8）：1-2.

［7］刘包欣子，王瑞平，邹玺，等. 常春藤皂苷元对结肠癌细胞 LoVo 增殖、黏附、侵袭和迁移能力的影响［J］. 南京中医药大学学报，2013（1）：44-47.

［8］李欣欣，杨中林，杨小林，等. 常春藤皂苷元抑制人乳腺癌 MCF_7 和肺癌 A_{549} 裸鼠移植瘤生长研究［J］. 海峡药学，2016（5）：16-18.

［9］丁兰，侯茜，徐福春，等. 异叶败酱中三萜化合物常春藤皂苷元对人早幼粒白血病细胞 HL_{60} 的增殖抑制、周期阻滞及凋亡诱导作用［J］. 西北师范大学学报（自然科学版），2009（1）：88-93.

12. 三颗针

【苗族药名】 薄秋正

【品种来源】 为小檗科植物细叶小檗、刺黑珠、蓝果小檗、猫刺小檗、匙叶小檗等多种植物的根、茎及树皮。拉丁植物动物矿物名为 *Berberis poiretii* Schneid。根于春、秋两季采收，除去须根，洗净，切片，烤干或弱太阳下晒干，不宜曝晒。式枝全年可采，茎皮春、秋季采收，取茎枝，刮去外皮，剥取深黄色的内皮，晒干。

【化学成分】

（1）细叶小檗根、蓝果小檗茎及刺黑珠根均含小檗碱、小檗胺，还含掌叶防己碱、药根碱。

（2）猫刺小檗根含小檗碱、小檗胺，还含掌叶防己碱及微量药碱。

（3）匙叶小檗根含小檗碱、小檗胺，还含掌叶防己碱、药根碱。

【中药性味】 味苦，性寒，有毒。

（1）《四川中药志》："性寒，微苦，无毒。"

（2）《唐本草》："味苦，大寒，无毒。"

（3）《云南中草药》："苦，寒。清热解毒，消炎，止痢。治痢疾，疮痈肿毒，结膜炎，小儿口疮糜烂"。

【中药归经】 归肝，胃，大肠经。

（1）《分类草药性》：归"肝，胃，大肠经。"

（2）《中华本草》：归"肝，胃，大肠经。"

【中药功效】 清热利湿、清肝明目、散瘀消肿。

【苗药作用】

（1）治跌打损伤，劳伤吐血。（分类草药性》）

（2）清热解毒，消炎抗菌。治目赤，赤痢，吐血劳伤，咽喉肿痛，腹泻，齿痛，跌打损伤红肿。（四川中药志》）

（3）解热，利湿，散瘀，止痛，凉血。（贵州草药》）

【现代药理】

（1）抗肿瘤作用：三颗针的化学提取物黄连素，在肿瘤治疗方面可发挥一定作用，其作用机制主要体现在可调节 Cyelin D1，从而抑制肿瘤细胞的生长；通过 bFGF 抑制肿瘤血管生成；促进 ROS 生成，发挥肿瘤杀伤作用；下调 COX_2，抑制肿瘤生长；调控 MMPs，抑制肿瘤生长。

（2）抗病原微生物作用：对革兰阳性菌如金黄色葡萄球菌及表皮葡萄球菌显抗菌活性，MIC 值范围为 $12.5 \sim 50.0 \mu g/mL$。

（3）对血液及淋巴系统的作用：盐酸小檗碱对 Jurkat 细胞有抑制增殖、诱导凋亡和周期阻滞作用，可能与盐酸小檗碱下调 Jurkat 细胞 Survivin 基因表达有关。

（4）对循环系统的作用：①降压作用。三颗针有明显的降压作用，麻醉猫腹腔注射三颗针流浸膏 2g/kg，90 分钟内平均降压面积百分比为 42%。②负性肌力作用。小檗胺能抑制豚鼠离体心房的收缩力，降低自律性，延长有效不应期（ERP），但对兴奋性无影响。③对实验性心肌缺血及心肌梗死的保护作用。在兔和大鼠急性心肌梗死模型上观察到小檗胺对心肌缺血的保护作用，它可使梗死面积缩小，减少家兔心梗后的 Q 波数，对抗家兔冠脉结扎后引起的磷酸肌酸激酶（CPK）及游离脂肪酸（FFA）在血中含量的增加，也可抑制大鼠急性缺血造成的 FFA 的升高。④抗心律失常作用。小檗胺明显对抗乌头碱引起的大鼠心律失常，明显延长毒毛花苷 G（哇巴因）诱发豚鼠心律失常出现的时间及存活时间；缩短氯化钙-乙酰胆碱引起小鼠房颤（扑）的持续时间，提高家兔电致颤阈值，该作用可能与小檗胺抑制钙和钠的通道有关。

（5）抗矽肺作用：气管注入染尘法实验表明，小檗胺对大鼠的实验性矽肺具有明显防治作用，能使染尘动物肺胶原增长徐缓，病变进展也甚缓慢，治疗给药可使矽肺病变保持在治疗前状态。

（6）抗菌作用：三颗针有抗菌作用。其对葡萄球菌、链球菌、肺炎球菌、霍乱孤菌、痢疾杆菌、炭疽杆菌有较强的抑制作用，尤其对革兰阳性菌较为敏感。

（7）升白作用：小檗胺 20mg/kg 腹腔注射及 2mg/kg 静脉注射，分别对大鼠和犬因环磷酰胺引起的白细胞下降有对抗作用。

【文献论述】

（1）《本草纲目》："用胡椒、紫檀香、郁金、茜根、三颗针皮，等分为末，加水做成丸子，如梧子大。每服二十丸，胶汤送下"，用于治疗妇女血崩。

（2）《分类草药性》记载三颗针可用于治跌打损伤，劳伤吐血。

（3）《四川中药志》：三颗针可用于清热解毒、消炎抗菌。治目赤，赤痢，吐血劳伤，咽喉肿痛，腹泻，齿痛，耳心痛，跌打损伤红肿。

（4）《贵州草药》：三颗针可用于解热，利湿，散瘀，止痛，凉血。

（5）《云南中草药》：三颗针可用于清热解毒，消炎，止痢。治痢疾，疮痈肿痛，结膜炎，小儿口腔糜烂。

（6）《福建中草药》：三颗针可用于治疗燥热唇舌破烂：小檗干树皮切薄片，浸清水中，每取一片含口中，治乳痈；鲜小檗根五钱至一两，猪瘦肉适量，水酒煎服。

（7）《常用中草药图谱》：三颗针可用于治疗疮疖肿痛，水煎服，并作局部湿敷。

（8）治血痢。三颗针五钱，红糖五钱。煎水服。

（9）治黄疸。三颗针茎五钱。煎水服。

（10）治火眼。三颗针根茎磨水点眼角。

（11）治刀伤。三颗针根研末，敷伤口。

（12）《贵州草药》：治跌打损伤。三颗针根一两。泡酒内服外擦。

（13）《草木便方》：通利二便，清利头目，除风热。治疯狗咬伤，杀虫。

（14）《天宝本草》：清火退热。治目内翳症，颠狂。

（15）《福建民间草药》：解热，除骨蒸。治耳鸣，头晕。

【常治肿瘤】常用于肺癌、前列腺癌、胃癌、乳腺癌等肿瘤。

【科学研究】

（1）用于治疗肺癌。小檗胺能够显著抑制 A_{549} 细胞增殖，并呈浓度相关性，小檗胺给药后 24 小时的 IC50 值为 9.01μmol/L；经小檗胺处理后，A_{549} 细胞可见典型的凋亡形态学改变，Annexin V/PI 双标法检测结果也显示，小檗胺可诱导 A_{549} 细胞凋亡，小檗胺 10μmol/L 组细胞早期凋亡率为 13.8%，为对照组的 6.6 倍。小檗胺可显著降低抗凋亡蛋白 Bcl-x 的表达，明显增强促凋亡蛋白 Caspase-3 和 PARP 的活性，显著提高

TNF-α 基因和蛋白表达及 JNK 蛋白的磷酸化表达水平，激活 TNF-α-JNK 通路。

（2）用于治疗前列腺癌。小檗胺对 3 种前列腺癌细胞均有明显的增殖抑制作用，呈时间-浓度依赖关系，其作用以对 LNCAP 细胞最强，而对 PC₃ 细胞最弱，不同细胞组间有显著性差异。细胞周期检测结果显示，小檗胺作用后 LNCAP 细胞周期阻滞被阻滞于 G1 期，而 $CWR_{22}RV_1$ 及 PC_3 细胞均以 S 期细胞显著增多为特点。

（3）用于治疗胃癌。经盐酸小檗碱干预后，大鼠癌前病变的发生率明显降低。经盐酸小檗碱干预后，大鼠癌前病变的发生率明显降低，与模型组比较具有显著性差异（$P<0.05$），细胞凋亡率显著提高，三种剂量组与模型组比较具有显著性差异（$P<0.01$），并伴有 survivin 基因表达水平降低，其中以大剂量组尤为显著，与模型组比较具有显著性差异（$P<0.01$）。

（4）用于治疗乳腺癌。三颗针提取物具有抑制乳腺癌发生、促进乳腺癌细胞凋亡，抑制乳腺癌细胞增殖、转移、侵袭，促血管生成等作用。

【用法用量】内服：25～50g，水煎服；或研末、泡酒。外用：研末撒。

【使用注意】本品大苦大寒，过服久服易伤脾胃，脾胃虚寒者忌用。苦燥伤津，阴虚津伤者慎用。胃虚呕恶，脾虚泄泻，五更肾泻，慎服。

参考文献

［1］金嵩，臧琳，刘玉翠，等．黄连素对肿瘤的治疗作用［J］．吉林医药学院学报，2015（2）：142-143.

［2］徐婵，吴潇潇，万定荣，等．三颗针抗菌活性成分研究［J］．华中科技大学学报（医学版），2015（5）：556-562.

［3］万奔明．盐酸小檗碱对 Jurkat 细胞凋亡及 Survivin 基因表达的影响［D］．长沙：中南大学，2013.

［4］朱巧贞，方圣鼎，陈维洲，等．三颗针降低血压的作用［J］．药学学报，1962（5）：281-286.

［5］王彩丽，何淑贤，魏枫．黄连素治疗高血压病 42 例临床观察［J］．内蒙古医学杂志，1993（2）：54.

［6］魏敬．老药新用：中药黄连素［N］．中国中医药报，2016-06-20（6）.

［7］刘国声，陈碧珠．三颗针植物中小檗胺的含量测定法［J］．中国药学杂志，1981（2）：7-8.

［8］张淑清，陈晓雪．生药三颗针的药理及临床应用简介［J］．中医药学报，1997（2）：38.

［9］范文起．升白细胞药小檗胺鉴定会在京召开［J］．中国药学杂志，1981（6）：63.

［10］程汝滨，杨波，钟晓明，等．小檗胺对肺腺癌 A₅₄₉ 细胞凋亡的影响及其机制研究［J］．中草药，2013（14）：1967-1973.

［11］陈辑，李连军，王慕文，等．小檗胺对前列腺癌细胞增殖抑制作用的初步研究［J］．泌尿外科杂志（电子版），2015（1）：32-37.

［12］姚保泰，吴敏，刘敏，等．盐酸小檗碱对实验性大鼠胃癌前病变细胞凋亡及生存素基因表达的影响［J］．山东中医药大学学报，2005（2）：143-145.

［13］赵小飞，毛婷婷．小檗碱抗乳腺癌机制研究进展［J］．中国中医基础医学杂志，2015（1）：114-116.

13. 土大黄

【苗族药名】锐马欲

【品种来源】 本品为蓼科植物尼泊尔酸模 *Rumex nepalensis* Spreng 的根。分布于陕西南部、甘肃南部、青海西南部、湖南、湖北、江西、四川、广西、贵州、云南及西藏等地。多于 9~10 月采挖其根，除去泥土及杂质，洗净切片，晾干或鲜用。别名金不换、吐血草、血三七、化血莲。

【化学成分】 土大黄根及根茎含结合大黄素及游离的大黄素、大黄素甲醚、大黄酚及其衍生物，还含有酸模素、阿魏酸、山柰酚及其衍生物、槲皮素、槲皮苷及大量鞣质。根中还含 6-O-丙二酰基-β-甲基-D-吡喃葡萄糖苷、阿斯考巴拉酸、β-谷甾醇、胡萝卜苷、十六烷酸、十六烷酸-2，3-二羟基丙酯、没食子酸、没食子酸乙酯、7-羟基-5-甲氧基苯酞、2-乙酰基-3，5-二羟基-苯乙酸甲酯、苔色酸甲酯、对羟基肉桂酸甲酯、2-羟基-5-甲基苯乙酮、丁香酸甲酯、2，4-二羟基-6-甲基苯乙酮、对羟基苯乙醇、异香草醛、迷人醇、7-羟基-2，5-二甲基色原酮、3-乙酰基-2-甲基-1，5-二羟基-2，3-环氧基-4-羧基-萘酮。

【中药性味】 味苦、辛，性凉。

（1）《本草纲目拾遗》："性平。"

（2）《本草崇原》："气味苦寒，无毒。"

（3）《滇南本草》："气味甘、滑，性寒无毒。"

（4）《神农本草经》："味苦，寒。"

【中药归经】 归心、肝、大肠经。

（1）《本草撮要》："入手少阴经。"

（2）《本经逢原》："羊蹄根属水，走血分。"

（3）《冯氏锦囊秘录》："善走血分。"

（4）《本草蒙筌》："属水，善走血分。"

【中药功效】 清热解毒，凉血止血，祛瘀消肿，通便，杀虫。

【苗药作用】

（1）治痔疮。土大黄 20g，五倍子 15g，水煎坐浴。（《苗族医药学》）

（2）治烧伤。土大黄 20g，钓鱼竿 15g，共磨成细粉，调菜油敷烧伤处。（《苗族医药学》）

（3）治肝炎。土大黄 50g，星宿草 15g，煎鸡蛋吃。（《贵州苗族医药研究与开发》）

（4）治疔疮。土大黄用醋磨，取汁搽患处，每日 1 次。（《贵州中药资源》）

（5）治急性乳腺炎、疖肿、外痔，捣烂敷或煎水洗；头风白屑，研末，羊胆汁调涂；白秃、顽癣、疥疮，醋磨汁，涂敷；烧烫伤，研细末，油调涂。（《滇南本草》）

（6）治腮腺炎。鲜土大黄根、鲜天葵根各适量，酒糟少许，捣烂外敷。（《江西草药》）

（7）治皮炎，湿疹。土大黄适量，煎水洗。（广州部队《常用中草药手册》）

（8）治癣癫。土大黄根以石灰水浸 2 小时，用醋磨搽。（《湖南药物志》）

（9）治脚肿烂及小儿清水疮。土大黄根捣烂，敷患处。（《湖南药物志》）

（10）治大便秘结。土大黄根一至五钱，水煎服。（《湖南药物志》）

（11）治汤火伤。土大黄根适量，研末。麻油调敷伤处。（《江西草药》）

【现代药理】

（1）抗肿瘤作用：经 MTT 法测定，土大黄煎剂及其含药血清均能抑制癌细胞株和原代食管癌细胞增殖，且对外周血淋巴细胞有双向作用，其作用与剂量相关。土大黄中含有的大黄素能够抑制肿瘤增殖、促进肿瘤凋亡、逆转肿瘤耐药、抑制肿瘤血管生成、抑制肿瘤侵袭转移及增加肿瘤对化疗的敏感性等，对体外和体内多种肿瘤，如肺癌、肝癌、胰腺癌、乳腺癌、前列腺癌、鼻咽癌、食管癌、神经细胞瘤、宫颈癌和卵巢癌等实体瘤，以及白血病等非实体瘤，均具有抑制活性。

（2）抑菌作用：提取尼泊尔酸模不同部位，以 96 微孔板法测定发现尼泊尔酸模根和地上部分均有较好的 α-葡萄糖苷酶抑制作用。

（3）抗炎作用：大黄素对角膜炎、胰腺炎、心肌炎、风湿性关节炎、急性肺损伤、急性肾损伤等体外炎症模型均有明显缓解作用。

（4）止血作用：以羊蹄根提取物给原发性血小板减少性紫癜（ITP）模型小鼠灌胃，连续给药 14 日后测 CD41 和 CD61，发现羊蹄根不仅可明显提高 ITP 小鼠外周血血小板的数量，还可提高血小板的聚集功能。尼泊酸模根中含有活性蛋白——凝集素，能使兔红细胞发生凝集反应。

（5）抗组胺作用：在兔子背部用组胺、乙酰胆碱和缓激肽刺激引起皮肤伤痕，应用尼泊尔酸模提取物后伤痕大小减少，因此尼泊尔酸模可能具有抗组胺、抗胆碱、抗缓激肽的作用。

（6）通便作用：Ghosh L 等通过实验研究发现，尼泊尔酸模的甲醇提取物在一定剂量下口服有显著的剂量依赖性通便作用。

【文献论述】

（1）汪连仕《采药书》："治吐血。军中箭伤，罨之。"

（2）《本草纲目拾遗》："破瘀生新。治跌打，消痈肿，止血；愈疥癣，和糖醋捣擦。""治肺痈。"

（3）《神农本草经》："主头秃疥瘙，除热，女子阴蚀。"

（4）《名医别录》："主浸淫疽痔，杀虫。"

（5）《日华子本草》："治癣，杀一切虫肿毒，醋摩贴。"

（6）《本草崇原》："主治头秃疥瘙，除热，女子阴蚀。羊蹄，水草也，生于川泽及近水湿地。感秋气而生，经冬不凋，至夏而死，盖禀金水之精，治头秃疥瘙。水能清热，故除热。苦能生肌，故治阴蚀。"

（7）《滇南本草》："治诸热毒，泻六腑实火，泻六经客热，退虚痨发烧，利小便，治热淋。杀虫，搽癣疮、癞疮。""羊蹄根，一名土大黄，即秃叶。一名天王叶。气味甘、滑，性寒无毒。主治肠风下血，大便秘结不通。一治小儿五疳肚大、筋青、黄瘦，大伤脾胃，化虫、下虫最良。又解诸鱼毒，可采根，晒干为末，敷马刀、石痈、疔毒、癣疮、疥癞、痛疽、瘰等症。用醋为使，破烂用。采叶，贴太阳穴，治暴赤火眼疼痛效。"

(8)《本草蒙筌》："羊蹄根，味甘，气寒。属水。无毒。叶如莴苣，多产道傍。根取醋摩。善走血分。主小儿头秃疥癫除热，治女子阴蚀浸淫杀虫。去痔疽，除风癣。或采多熬膏加蜜，用防风研末和丸。栝蒌甘草酒吞，治前诸证益妙。（日服二次，每次服三十丸）叶作菜茹，小儿疳虫立追；（食多滑肠作泻）实，苦涩平，赤白杂痢能止。"

【常治肿瘤】常用于胰腺癌、胃癌、胆管癌、肠癌、卵巢癌、前列腺癌、转移癌、食管癌、乳腺癌、肝癌、肺癌、口腔癌、神经细胞瘤、鳞状细胞癌、白血病等肿瘤。

【科学研究】

(1) 土大黄煎剂及其含药血清对食管癌细胞株和原代食管癌细胞增殖均有一定的抑制作用，且对外周血淋巴细胞有双向调节作用，其作用与剂量相关。

(2) 大黄素对肿瘤转移过程有抑制作用，对肿瘤的侵袭、迁移、血管生成等均有影响。

(3) 大黄素能够抑制荷 A_{549} 肺癌小鼠肿瘤的生长，荷 A_{549} 肺癌模型小鼠经腹腔注射大黄素 30 日后，显著抑制肺癌细胞 A_{549} 的增殖，并促进肿瘤细胞的凋亡，且体重质量和存活率明显较顺铂组高。

(4) 大黄素有抗白血病作用，主要是通过抑制白血病细胞增殖与诱导凋亡、逆转耐药、增敏、调节免疫等多种途径实现。

(5) 大黄素能够抑制肿瘤增殖、促进肿瘤凋亡、逆转肿瘤耐药、抑制肿瘤血管生成、抑制肿瘤侵袭转移及增加肿瘤对化疗的敏感性等，对体外和体内多种肿瘤，如肺癌、肝癌、胰腺癌、乳腺癌、前列腺癌、鼻咽癌、食管癌、神经细胞瘤、宫颈癌和卵巢癌等实体瘤，以及白血病等非实体瘤均具有抑制活性。

(6) 槲皮素衍生物对人白血病细胞 K_{562}、人肝癌细胞 $HepG_2$ 和人结肠癌细胞 HT_{29} 的增殖有一定的抑制作用。

(7) 没食子酸对通过多种途径能够诱导肿瘤细胞凋亡，对胰腺癌、肺癌、前列腺癌、皮肤癌等恶性肿瘤均有抑制作用。没食子酸通过影响 Cyclin D1 基因的表达，能够抑制食管癌细胞的增殖、迁移和侵袭，促进细胞凋亡。

【用法用量】煎服，10~15g；鲜品 30~50g。捣汁或熬膏或煎水洗。

【使用注意】《本草汇言》："脾胃虚寒，泄泻少食者慎用。"

参考文献

[1] 任金荣，孙丽霞，单保恩，等. 中药土大黄煎剂及含药血清对食管癌细胞增殖反应的影响 [J]. 癌变. 畸变. 突变，2006 (5)：392-394.

[2] 郑君婷. 大黄素抗白血病研究进展 [J]. 福建中医药大学学报，2012 (4)：69-72.

[3] 杨念，向龙超，曹风军，等. 大黄素对肿瘤转移作用及机制的研究进展 [J]. 肿瘤药学，2016 (3)：173-177.

[4] 陈亮，郭敬强，林胜璋. 大黄素对胰腺癌细胞抑癌基因 P16、RASSF1A 去甲基化作用研究 [J]. 肝胆胰外科杂志，2014 (4)：312-316.

［5］刘琳. 大黄素对结肠癌细胞凋亡相关分子 Caspase-3 的作用［J］. 中国医药导刊，2013（9）：1532-1533.

［6］孙振华. 大黄素对胃癌 PRL-3 表达与下游 AKT、Bcl-2 家族调控作用及机理研究［D］. 扬州：扬州大学，2012.

［7］秦春明，侯华新，程道海，等. 大黄素对顺铂耐药卵巢癌细胞的逆转作用及其相关基因表达研究［J］. 天然产物研究与开发，2011（4）：638-642.

［8］方志强，董秀山，王世明，等. 大黄素对人胆管癌细胞株 QBC$_{939}$的抑制作用［J］. 山西医药杂志，2009（3）：213-215.

［9］张晓倩. 大黄素诱导前列腺癌细胞凋亡和对相关基因表达的影响［D］. 济南：山东大学，2006.

［10］Ghosh L，Gayen J R，Murugesan T，et al. Evaluation of purgative activity of roots of Rumex nepalensis.［J］. Fitoterapia，2003，74（4）：372-374.

［11］康文艺，刘瑜新，宋艳丽，等. 尼泊尔酸模 α-葡萄糖苷酶抑制活性及抗菌活性研究［J］. 中成药，2010（7）：1249-1251.

［12］高红刚，周菊华. 大黄素抗炎作用及相关机制研究进展［J］. 济宁医学院学报，2016（5）：348-352.

［13］方芳，王立国，李妍，等. 羊蹄根对原发性血小板减少性紫癜模型小鼠外周血小板的影响［J］. 时珍国医国药，2012（4）：919-920.

［14］王莉，旺姆，桑姆. 尼泊尔酸模根中活性蛋白——凝集素特性初探［J］. 中国野生植物资源，2004（4）：48-49.

［15］Aggarwal P K，Kumar L，Garg S K，et al. Effect of Rumex nepalensisspreng. extracts on histamine，acetylcholine，carbachol，bradykinin，andPGs evoked skin reactions in rabbits［J］. Annals of Allergy，1986，56（2）：177-182.

［16］孙桂斌，张萌，严方，等. 大黄素抗肿瘤活性及相关机制研究进展［J］. 药学进展，2013（6）：248-256.

［17］赵欣，张健，路平. 大黄素对荷 A$_{549}$肺癌小鼠肿瘤的疗效及其作用机理研究［J］. 中药新药与临床药理，2015（4）：499-504.

［18］全德武. 槲皮素 3、6 或 8 位单取代衍生物的合成与抗肿瘤活性研究［D］. 天津：天津科技大学，2014.

［19］郑雪花，杨君，杨跃辉. 没食子酸药理作用的研究进展［J］. 中国医院药学杂志，2017（1）：94-98，102.

［20］鄢文强，李彩霞，王冬滨，等. 没食子酸对人食管癌细胞生长与凋亡的影响［J］. 实用医学杂志，2015（4）：540-543.

14. 土牛膝

【苗族药名】酒嗓咯咯额牛

【品种来源】本品为苋科牛膝属植物土牛膝 *Achyranthes aspera* L.，以根（土牛膝）或全草（倒扣草）入药。夏、秋才收，除去茎叶，将根晒干，即为土牛膝；若将全草晒干则为倒扣草。

【化学成分】土牛膝中齐墩果酸的平均含量为 0.4453%，蜕皮甾酮的平均含量为 0.1033%。从种子中还分离得倒扣草皂苷 A 和倒扣草皂苷 B。在未成熟的果中分得倒扣草皂成 C 和倒扣草皂苷 D。种子的成分含蛋白质 22.5%，醚提取物 4.7%，碳氢化合物56.1%，纤维 1.8%，钙 0.10%，磷 0.46%，铁 0.0093% 和多种氨基酸。枝条含生物碱，果实期含量最高。枝条中含 36，47-二羟基五十一烷-4-酮及三十三烷醇等。还含倒扣草碱。

【中药性味】味苦、酸，性平。

（1）《本草便读》："味则辛苦而寒，有小毒。"

（2）《滇南本草》："土牛膝，味酸、辛，性微寒。阴也，降也。"

（3）《本草崇原》："气味苦寒。"

【中药归经】归肝、肾经。

（1）《滇南本草》："入肝、脾二经，行十二经络，行血，破瘀血、血块，凉血热。"

（2）《本草便读》："入胃腑。"

【中药功效】活血祛瘀，泻火解毒，利尿通淋。

【苗药作用】

（1）治跌打损伤：土牛膝 7g，刺五加 10g，一口血 7g，四块瓦 7g，泡酒内服。（《苗族医药学》）

（2）治红崩初起，赤白带下，小便淋沥或急胀：红牛膝 9g，清明杨柳 6g，土茯苓6g，水煎，对酒服。（《滇南本草》）

（3）治白喉：土牛膝 60g，板蓝根、大青叶各 30g，加适量水，煎成 200mL。成人每日量 200mL，1 次服下；小孩 7~8 岁 150mL，4~5 岁 100mL，幼儿 50mL。（《全国中草药汇编》）

（4）治痢疾：土牛膝五钱，地桃花根五钱，车前草三钱，青荔三钱，水煎，冲蜜糖服。（《广西中草药》）。

（5）治红崩：土牛膝 15g，紫草 5g，水煎服。（《中国苗族药物彩色图集》）

（6）治男妇诸淋，小便不通：土牛膝连叶，以酒煎服数次，血淋尤验。（《岭南采药录》）

（7）治足腿红肿放亮，其热如火，名流火丹：土牛膝捣烂，和马前子及旧锈铁磨水，豆腐渣调匀，微温敷之。（《岭南采药录》）

（8）治血滞经闭：鲜土牛膝一至二两，或加马鞭草鲜全草一两。水煎，调酒服。（《福建中草药》）

（9）治风湿性关节痛：鲜土牛膝六钱至一两（干的四至六钱）和猪脚一个（七寸），红酒和水各半煎服。（《福建民间草药》）

（10）治肝硬化水肿：鲜土牛膝六钱至一两（干的四至六钱）。水煎，饭前服，日服两次。（《福建民间草药》）

（11）治白喉：鲜土牛膝一至二两，加养阴清肺汤（生地黄、玄参、麦冬、川贝母、牡丹皮、白芍、甘草、薄荷）。水煎服，每日一至二剂。另用朱砂一分，巴豆一粒，捣烂，置于膏药上，贴印堂穴，六至八小时皮肤起疱后取下。（《江西草药》）

（12）治白喉并发心肌炎：鲜土牛膝五钱，鲜万年青根三钱，捣烂取汁，加白糖适量，温开水冲服。（《江西草药》）

（13）治扁桃腺炎：土牛膝、百两金根各四钱，冰片二钱，研极细末，喷喉。（《江西草药》）

（14）治急性中耳炎：鲜土牛膝适量，捣汁，滴患耳。（《江西草药》）

（15）治跌打损伤：土牛膝三至五钱，水煎，酒对服。（《江西草药》）

【现代药理】

（1）抗肿瘤：齐墩果酸对肝癌、白血病、肺癌等恶性肿瘤具有抑制肿瘤生长的作用。

（2）降糖、抗动脉粥样硬化：土牛膝提取物齐墩果酸、牛膝多糖能明显降低四氧嘧啶糖尿病模型小鼠的空腹血糖水平，但对正常小鼠空腹血糖无明显降低作用。蜕皮甾酮对于 2 型糖尿病大鼠具有内皮保护和抗动脉粥样硬化作用。

（3）对血管影响：蜕皮甾酮对家兔蛛网膜下腔出血 SAH 后血管痉挛和迟发性缺血性神经损害有一定的治疗效果。

（4）保心：齐墩果酸对血管紧张素 II 诱导乳小鼠心肌成纤维细胞增殖有减轻作用。

（5）创伤愈合：蜕皮甾酮乳膏促进上皮细胞、内皮细胞和成纤维细胞的快速增殖，能减轻局部炎症反应，促进肉芽组织形成，从而加快兔实验性皮肤伤口的愈合过程。

（6）对神经的影响：齐墩果酸可通过下调海马组织中 APP 及 PS1 基因的表达，抑制 Aβ 形成，保护神经元，进而起到防治阿尔茨海默病的作用。

（7）保肝：齐墩果酸具有抗病毒、抗炎、抗变态反应、抗氧化应激及促进肝糖原合成和肝细胞再生作用，多应用于急性肝损伤，抗免疫性或缺血再灌注性肝损伤，以及抗肝纤维化等方面。

（8）抗炎镇痛：土牛膝多糖能够抑制热刺激和醋酸所导致的小鼠疼痛，对二甲苯引起的小鼠耳廓肿胀法和醋酸引起的小鼠腹腔毛细血管通透性增加也具有显著的抑制作用。蜕皮甾酮对脂多糖致急性肺损伤起保护效应，抑制肺部炎症反应，这一作用可能与促进肺组织 IL-10mRNA 表达、血清 IL-10 浓度上调有关，从而调节全身炎症反应和代偿性抗炎反应的动态平衡。

【文献论述】

（1）《本草图经》："治妇人血块。"

（2）《本草纲目拾遗》："活血化瘀，宽筋，理跌打损伤。治破伤风，七十二般恶疾。功胜川产。又：善能理疮，并箭入肉。"

（3）《本草便读》："生升熟降，皆以散泻为用，亦瞑眩之药。"

（4）《本草崇原》："又名杜牛膝，气味苦寒，主治吐血，牙痛，咽喉肿塞，诸骨哽咽。天者阳也，下通水精，水者阴也，阴柔在下，故根名土牛膝。阳刚在上，故苗名活鹿，子名鹤虱。于命名之中，便有阴阳之义。"主治瘀血、血癥欲死。下血，止血，利小便。久服轻身耐老。鹿乃纯阳之兽，得此天名精而复活，盖禀水天之气而多阴精，故能治纯阳之鹿。主治瘀血、血癥欲死，得水天之精气。阴中有阳，阳中有阴，故瘀久成瘕之积血，至欲死而可治，亦死而能生之义也。又曰：下血、止血者，申明所以能治瘀血、血瘕欲死，以其能下积血，而复止新血也。水精之气，上合于天，则小便自利。久服则精气足，故轻身耐老。"

（5）《滇南本草》："土牛膝，味酸。治疗疮痈疽，捣烂，敷患处。亦能打胎。同猪肉煨食之，能明目。味酸、辛，性微寒。阴也，降也。入肝、脾二经，行十二经络，行血，破瘀血、血块，凉血热。治妇人室女经行月事之期。恶寒怯冷、发热、腹痛、胸胁气胀。错经妄行、吐血、衄血、咳痰带血，此由阴虚火盛，虚火逼血以致妄行，治宜滋阴降火。"

（6）《本草求真》："杜牛膝气味更凉。嚼之味甘而不苦。主治多是解毒破血，泻热吐痰。（如溺闭症见气喘、面赤有斑，用杜牛膝浓煎膏饮，下血一桶，小便通而愈。又，不省人事，绞汁入好酒，灌之即苏，以醋拌渣敷项下。惊风痰疟，服汁能吐痰涎。喉痹，用杜牛膝捣汁，和米醋半盏，用鸡翅毛蘸，搅喉中以通其气）较之川牛膝，微觉有别。"

（7）《本草述钩元》："土牛膝处处有之，不堪服食，唯北土及川中人家栽莳者为良。土牛膝所禀薄，故短而细，主破血气。"

【常治肿瘤】 常用于肝癌、胃癌、宫颈癌、白血病、神经胶质瘤、乳腺癌、皮肤乳头瘤、黑色素瘤、乳腺癌、子宫内膜癌、前列腺癌、肠癌等肿瘤。

【科学研究】

（1）齐墩果酸通过激活凋亡线粒体信号通路，从而实现抑制人肝癌 Bel_{7402} 细胞的生长，诱导细胞凋亡。

（2）齐墩果酸可能通过促使凋亡基因 Bax 表达升高，抗凋亡基因 Bcl_2 表达降低，从而对顺铂耐药胃癌 SGC_{7901} 细胞增殖起到抑制作用，并表现为时间和剂量依赖性。

（3）齐墩果酸及其衍生物对宫颈癌 HeLa 细胞、肝癌 $HepG_2$ 细胞和胃癌 BGC_{823} 细胞为靶细胞均有杀伤作用，且其衍生物的杀伤作用更强。

（4）齐墩果酸作用于人白血病 HL_{-60} 细胞后，HL_{-60} 细胞生长受到明显抑制，并使细胞阻滞于 G1 期，且齐墩果酸诱导细胞凋亡呈明显的时间和剂量依赖性。

（5）齐墩果酸对包括多种神经胶质瘤细胞在内的脑瘤细胞增殖有抑制作用。齐墩果酸既可通过调控 MAPK/ERK 信号转导通路抑制神经胶质瘤细胞的上皮-间充质细胞转化分化，从而阻滞脑瘤细胞侵袭和迁移，也可增强机体抗肿瘤的免疫功能，抑制与肿瘤相关的 T 细胞，产生抗肿瘤作用。可见齐墩果酸对肿瘤既有直接抑制作用，也可通过调控机体的免疫功能，产生间接抗肿瘤效能。

（6）齐墩果酸对人乳腺癌细胞（MCF_{-7}）增殖抑制作用呈剂量依赖性，又可通过上调细胞内 Ca^{2+} 水平而诱导凋亡。

（7）齐墩果酸可抑制皮肤乳头瘤的形成，可抗黑色素瘤。齐墩果酸外涂能降低小鼠皮肤乳头瘤发生率和小鼠平均乳头瘤的数量，在非毒性浓度时能使黑色素瘤 $B_{16}F_{-10}$ 细胞出现凋亡小体和 DNA 碎片，通过调控凋亡通路诱导 $B_{16}F_{-10}$ 细胞凋亡。

（8）齐墩果酸有广谱抗肿瘤作用，特别是抗性器官肿瘤（乳腺癌、宫颈癌、子宫内膜癌、前列腺癌等）、抗呼吸系统肿瘤（鼻咽癌、肺癌）和抗消化系肿瘤（胃癌、肠癌、肝癌）。

【用法用量】煎汤内服，9～15g，外用：鲜品30～60g，捣敷，捣汁滴耳或研末吹喉。

【使用注意】《福建民间草药》："孕妇忌用。"

参考文献

[1] 刘玲，赵建龙，王建刚.齐墩果酸诱导人肝癌 Bel_{7402} 细胞 G2/M 期阻滞及凋亡的机制研究 [J].中国中药杂志，2015（24）：4897-4902.

[2] 李鸿梅，李雪岩，蔡德富，等.齐墩果酸对顺铂耐药胃癌 SGC_{7901} 细胞增殖的影响及其机制研究 [J].中国药理学通报，2009（10）：1334-1337.

[3] 饶芳，李荣群，傅华洲，等.土牛膝治疗急性咽喉炎的实验研究 [J].现代中西医结合杂志，2009（33）：4073-4074.

[4] 李伟平，何良艳，马哲龙，等.土牛膝多糖抗炎镇痛作用的研究 [J].中华中医药学刊，2012（4）：747-749.

[5] 吴霞，吴旭，冯长江，等.蜕皮甾酮对急性肺损伤大鼠肺组织超微结构及 IL-10 mRNA 表达的影响 [J].感染、炎症、修复，2012（4）：207-211，257.

[6] 马文杰，魏得良，黄志芳，等.土牛膝提取物对正常及四氧嘧啶糖尿病模型小鼠血糖的影响 [J].当代医学，2010（30）：4-5.

[7] 曹维.蜕皮甾酮对实验性 2 型糖尿病大鼠内皮细胞功能和炎症因子的影响及其机制研究 [D].泸州：泸州医学院，2012.

[8] 刘智，陈渝杰，陈志，等.微透析法观察蜕皮甾酮对家兔蛛网膜下腔出血的作用 [J].中华神经外科疾病研究杂志，2011（1）：41-44.

[9] 刘智，冯华，朱刚，等.蜕皮甾酮及尼莫地平对家兔蛛网膜下腔出血的作用 [J].创伤外科杂志，2007（3）：245-247.

[10] 王志琴.齐墩果酸对血管紧张素 II 诱导乳小鼠心肌成纤维细胞增殖的影响及其机制 [D].泸州：四川医科大学，2015.

[11] 周云峰.蜕皮甾酮对兔实验性皮肤伤口的促愈合作用及其机制 [D].广州：南方医科大学，2010.

[12] 张琳琳，张素玲，张玉莲，等.齐墩果酸对快速老化小鼠海马神经元及 APP/PS1 基因表达的影响 [J].中国老年学杂志，2014（21）：6089-6091.

[13] 张明发，沈雅琴.齐墩果酸和熊果酸保肝药理作用的研究进展 [J].抗感染药学，2012（1）：13-19.

[14] 闫月乔，杨宇.齐墩果酸抗肿瘤作用机制的研究进展 [J].医学综述，2016（5）：914-917.

[15] 孟艳秋，聂慧慧，王晓晨，等.齐墩果酸衍生物的合成及抗肿瘤活性的研究 [J].药学学报，2011（10）：1215-1220.

[16] 张鹏霞，李鸿梅，陈东，等.齐墩果酸诱导人白血病 HL_{60} 细胞凋亡及细胞周期阻滞 [J].中国病理生理杂志，2008（10）：1909-1911.

[17] 张明发，沈雅琴.熊果酸和齐墩果酸抗脑瘤作用的研究进展 [J].药物评价研究，2016（1）：132-135.

[18] 黄敏珊，黄炜，吴其年，等．齐墩果酸诱导人乳腺癌细胞凋亡及与细胞内 Ca²⁺ 水平关系的研究 [J]．中国现代医学杂志，2004（16）：58-60，63.

[19] 张明发，沈雅琴．熊果酸和齐墩果酸抗皮肤癌与白血病药理作用的研究进展 [J]．抗感染药学，2012（3）：177-181.

[20] 张明发，沈雅琴．熊果酸和齐墩果酸抗性器官和呼吸系肿瘤作用 [J]．中国性科学，2011（12）：15-18，28.

[21] 张明发，沈雅琴．熊果酸和齐墩果酸的抗消化系肿瘤作用 [J]．上海医药，2011（12）：606-611.

15. 土知母

【苗族药名】 窝达尚

【品种来源】 鸢尾科植物鸢尾 *Iris tectorum* Maxim. 的根茎。全年均可采，挖出根状茎，除去茎叶及须根，洗净，晒干，切段备用，生用，亦用鲜品。别名蓠竹根、川射干、鸭儿参、铁扁担、鸢尾、乌园、乌鸢、紫蝴蝶、蓝蝴蝶、老鸦扇、蓠竹叶、九把刀、燕子花、蓠竹兰、蓠竹、蒲扇风、老君扇、扁柄草、铁扁担、交剪七、鲤鱼尾。

【化学成分】 川射干中起主要药理作用的是异黄酮类化合物，包括鸢尾甲黄素 A、鸢尾苷元、二氢山奈甲黄素、野鸢尾苷元、野鸢尾苷、鸢尾苷、鸢尾新苷 B、鸢尾苷元-7-O-葡萄糖-4-O-葡萄糖苷，鸢尾甲苷 A、二甲基鸢尾苷元、野鸢尾黄素、鸢尾甲黄素 B、5，7，4′-三羟基-6，3′-二甲氧基异黄酮。还有其他黄酮类化合物，如茶叶花宁、鼠李柠檬素、染料木素、鼠李秦素、kanzakiflavone-2、二茶叶花宁、aurantiamide acetate、十四酸、十四酸甲酯、射干醌、鸢尾烯、5-庚基二氢-2（3H）-呋喃酮、6-庚基四氢-2H-吡喃-2-酮、二十一烷、3-羟基-苯甲醛肟。此外还有正丁基-β-D-吡喃果糖苷、草夹竹桃苷、胡萝卜苷、β-谷甾醇和点地梅双糖苷等。

【中药性味】 味苦，性寒。

（1）《神农本草经》："味苦，平。"

（2）《名医别录》："有毒。"

（3）《证类本草》："味苦，平，有毒。"

（4）《千金翼方》："味苦，平，有毒。"

【中药归经】 归肺经。

（1）《雷公炮制药性解》："入肺、肝、脾三经。"

（2）《本草再新》："入心、肾二经。"

【中药功效】 消积，破瘀，行水，解毒，杀虫。

【苗药作用】

（1）治肝硬化腹水：鸢尾根茎 3g，生用切片，煎鸡蛋吃。吃后 1 小时可泻。（《万县中草药》）

（2）治食积饱胀：①土知母 3g。研细，用白开水或对酒吞服。（《贵阳民间药草》）。②土知母根适量。研粉。（《贵州民间方药集》）

（3）治食积、气积、血积：鸢尾根茎 9g，薏苡仁根 15g，刘寄奴 9g，水煎，以酒为引服；或研末，以酒调服。（《万县中草药》）

（4）治胃口臭：鸢尾根茎、栀子各 9g，鱼腥草 12g，水煎服。（《万县中草药》）

（5）治痞块：土知母（去皮，酒浸透，晒干）研末。第 1 次用 9g，合猪油煎鸡蛋吃；第 2 次用 9g，配隔山消 9g，煎鸡蛋吃；第 3 次用 9g，配隔山消、巴岩姜末各 6g，煎鸡蛋吃。（《贵州草药》）

（6）治咳嗽：土知母 3g，大山羊 9g，煎水，每日 3 次分服。（《常用民间草药手册》）

（7）治痈疮疖肿：鸢尾根茎适量研粉，凉开水调敷。（《广西本草编选》）

（8）治喉症、食积、血积：鸢尾根一至三钱。煎服。（江西《中草药学》）

（9）治水道不通：萹竹根（水边生，紫花者为佳），研自然汁一盏服，通即止药。不可便服补药。（《普济方》）

（10）治跌打损伤：鸢尾根一至三钱。研末或磨汁，冷水送服，故又名"冷水丹"。（江西《中草药学》）

【现代药理】

（1）抗肿瘤：川射干中鸢尾苷和鸢尾苷元对人胃癌细胞株 SGC_{7901} 的生长有一定的抑制作用，其中鸢尾苷作用强于鸢尾苷元，而鸢尾甲黄素 A 作用不显著。

（2）神经保护作用：川射干异黄酮类成分能清除体内自由基，起到抗氧化作用，其对脑缺血再灌注损伤的神经有明显保护作用。川射干异黄酮类成分中的鸢尾新苷 A 和鸢尾新苷 B，可能通过改善氧化/抗氧化失衡对缺血再灌注损伤神经起到保护作用，且保护作用有剂量依赖性。

（3）抑菌：通过体外抑菌法和体内抑菌法，发现射干提取物对大肠埃希菌、金黄色葡萄球菌、铜绿假单胞菌、停乳链球菌、肺炎链球菌均有抑制作用。

（4）对毛细血管通透性影响：川射干能够明显抑制组胺、醋酸所致小鼠皮肤或腹腔毛细血管通透性增高。

（5）解热：发热模型大鼠灌服川射干 8g/kg 后，大鼠体温下降，表明川射干具有一定的解热作用。鸢尾中提取的总黄酮对干酵母致大鼠体温升高有显著降低的作用，且呈量效依赖关系。

（6）抗炎：川射干乙醇提取物对巴豆油所致的小鼠耳肿胀炎性渗出、大鼠的透明质酸酶性足浮肿、大鼠甲醛性脚肿胀，以及棉球肉芽组织增生均有明显抑制作用。鸢尾中提取的总黄酮对醋酸致小鼠腹腔毛细血管通透性增高、二甲苯致小鼠耳廓肿胀、角叉菜胶致大鼠足肿胀、CMC 诱导白细胞游出和棉球肉芽肿均有明显的抑制作用。故川射干有较强的抗动物急性、慢性炎症的作用。

（7）镇痛、止咳：川射干提取物对醋酸及热板所致小鼠疼痛均有较好的抑制作用，但起效晚于吗啡。川射干提取物能明显减少浓氨水引起的小鼠咳嗽及枸橼酸诱发的豚鼠咳嗽次数。

【文献论述】

（1）《神农本草经》："主蛊毒邪气，鬼注，诸毒，破癥瘕积聚，去水，下三虫。"

（2）《分类草药性》："治食积，消饱胀，噙蛾子，并治跌打损伤。"

（3）《名医别录》："疗虫毒，杀鬼魅。"

（4）《证类本草》："鸢尾，味苦，平，有毒，主蛊毒邪气，鬼疰诸毒，破癥瘕积聚，大水，下三虫，疗头眩，杀鬼魅。唐本注云：根似高良姜，皮黄肉白，有小毒。嚼之戟人咽喉，与射干全别。陈藏器云：鸢尾，主飞尸，游蛊着喉中，气欲绝者。以根削去皮，纳喉中，摩病处，令血出为佳。"

（5）《神农本草经赞》："鸢尾，味苦平。主蛊毒邪气，鬼注诸毒，破癥瘕积聚，去水，下三虫。生山谷，乌鸢于止，挟势如飞，碧分尾断，黄裹头垂。殖区修短，壤异硗肥。纷敷花色，强利从违。吴普曰：一名乌鸢。大学：于止知其所止。诗：如飞如翰。苏恭曰：阔短不抽长茎，花紫碧色，根皮黄，肉白，左传，雄鸡自断其尾。韩保升曰：草名鸢尾，根名鸢头。李时珍曰：此即射干之苗，非别种也。肥地者，茎长根粗，瘠地者，茎短根瘦，其花自有数色。诸家皆是强分耳。"

（6）《贵州民间方药集》："健胃，消食积，顺气，缓下。治臌胀病。"

（7）《千金翼方》："主蛊毒邪气，鬼疰诸毒，破癥瘕积聚大水，下三虫。疗头眩，杀鬼魅。一名乌圆。生九疑山谷，五月采。"

【常治肿瘤】常用于胃癌、宫颈癌、肺癌、前列腺癌及乳腺癌等肿瘤。

【科学研究】

（1）潘静通过 MTT 比色法观察发现，从川射干中提取的异黄酮类成分对人胃癌细胞株 SGC_{7901} 的生长有抑制作用。川射干中鸢尾苷和鸢尾苷元均对人胃癌细胞株 SGC_{7901} 的生长有一定的抑制作用。对比川射干单体 A_3 和 A_9 对人胃癌细胞株 SGC_{7901} 增殖抑制的量效曲线发现，鸢尾苷的抑制作用强于鸢尾苷元，而鸢尾甲黄素 A 作用不显著。

（2）有研究者通过 MTT 比色法、ELISA 检测法和 Western Blot 检测法观察鸢尾黄素对人宫颈癌 Caski 细胞生长的影响，发现鸢尾黄素对体外人宫颈癌 Caski 细胞增殖有抑制作用，且与剂量相关。这可能与鸢尾黄素导致人宫颈癌 Caski 细胞中的环氧合酶-2（COX_2）蛋白含量下降，bax 蛋白的表达增强和 Bcl_2 蛋白的表达降低有关。

（3）国外有研究者通过体内实验发现，鸢尾黄素对前列腺癌细胞 LNCaP 有明显的抑制作用，其机制可能是通过调控多种基因表达实现的，通过调控这些基因表达，使鸢尾黄素具有抗增殖、促细胞凋亡、减少肿瘤侵袭的作用。

（4）有研究发现发现，鸢尾黄素对小鼠体内 Lewis 肺癌肿瘤细胞的生长有明显的抑制作用，抑制率为 30.8%。

（5）鸢尾中所含有的白藜芦醇、鸢尾黄素能够明显抑制人乳癌细胞 MCF_7 和 $T_{47}D$ 细胞的增殖。

（6）Morrissey 等通过体外实验发现鸢尾黄素对前列腺癌细胞株 $RWPE_1$ 有明显抑制作用，对雄激素依赖型前列腺癌细胞 LNCaP 和雄激素非依赖型前列腺癌细胞 PC_3 的增殖同样有抑制作用。

【用法用量】煎汤内服，6～15g。外用：适量，捣敷，或煎汤洗，或绞汁，或研末。

【使用注意】体虚便溏及孕妇忌服。

参考文献

[1] 张宏，甘雨，乔敏，等.射干提取物抑菌实验研究 [J].实验动物科学，2012（2）：5-7.

[2] 于颖.川射干异黄酮类化学成分的神经保护作用 [D].泰安：泰山医学院，2013.

[3] 潘静.川射干化学成分及体外抗肿瘤活性的研究 [D].武汉：湖北中医学院，2009.

[4] 吴泽芳，熊朝敏.射干与白射干、川射干（鸢尾）的药理作用比较研究 [J].中药药理与临床，1990（6）：28-30.

[5] 宁楠，刘亚灵，李利民，等.咽喉康胶囊对大鼠的解热作用 [J].华西药学杂志，2009（6）：681-682.

[6] 李利民，黄利，宁楠，等.咽喉康胶囊的抗炎作用研究 [J].中药药理与临床，2014（5）：125-127.

[7] 刘亚灵，宁楠，李利民，等.咽喉康胶囊的镇痛和止咳作用 [J].华西药学杂志，2007（6）：647-649.

[8] 刘桂莲.鸢尾黄素体外对人宫颈癌 Caski 细胞增殖的影响 [J].中国民康医学，2014（21）：6-7，80.

[9] Thelen P, Seseke F, Ringert R-H, et al. Pharmacological potential of phytoestrogens in the treatment of prostate cancer. [J]. Der Urologe. Section A, 2006, 45（2）：195-196, 197-201.

[10] Jung S H, Lee Y S, Lim S S, et al. Antioxidant activities of isoflavones from the rhizomes of Belamcanda chinensis on carbon tetrachloride-induced hepatic injury in rats. [J]. Archives of Pharmacal Research, 2004, 27（2）：184-188.

[11] Monthakantirat O, Deeknamkul W, Umehara K, et al. Phenolic constituents of the rhizomes of the Thai medicinal plant Belamcanda chinensis with proliferative activity for two breast cancer cell lines. [J]. Journal of Natural Products, 2005, 68（3）：361-364.

[12] Morrissey C, Bektic J, Spengler B, et al. PHYTOESTROGENS DERIVED FROM BELAMCANDA CHINENSIS, HAVE AN ANTIPROLIFERATIVE EFFECT ON PROSTATE CANCER CELLS IN VITRO [J]. Journal of Urology, 2004, 172（6）：2426-2433.

16. 土圞儿

【苗族药名】锐德棍

【品种来源】本品为豆科土圞儿属植物土圞儿 *Apios fortunei* Maxim.，以块根、叶和种子入药。秋季挖根，晒干。春季采叶，秋季收子，晒干。别名九牛子、九子羊、土蛋、地栗子、野凉薯、金线吊葫芦。

【化学成分】根含淀粉、生物碱，Pentadecanoic, 14-methyl-, methylester（14-甲基-15 酸甲酯）；9, 11-Octadecadienoic acid, methylester，（二烯十八酸甲酯）；Benzene, 1, 1'-（3-methyl-1-propene-1, 3-diyl）bis; arjunic acid；二十七烷酸甘油酯；β-谷甾醇；西瑞香素；胡萝卜苷。

【中药性味】味甘、微苦，性平。

（1）《贵州民间药物》："性平，味甘、微苦。"

（2）《全国中草药汇编》："甘、微苦，平。"

【中药归经】归脾、肺经。

【中药功效】清热解毒，理气散结。

【苗药作用】

（1）治小儿感冒，百日咳：土圞儿 12g，鸡胆汁 2 只，水煎取汤，加蜂蜜适量温服。（《中国民间生草药原色图谱》）

（2）治毒蛇咬伤：土圞儿 15~30g，捣烂敷伤口。如为蕲蛇、银环蛇咬伤，可加生半夏、生南星、蒲公英各 15，捣烂外敷。（《全国中草药汇编》）

（3）治无名肿毒：土圞儿磨汁搽患处。（《贵州民间药物》）

（4）治疝气：土圞儿 30g，小茴 6g，水煎服。（《贵州民间药物》）

（5）治瘰疬：土圞儿 30~60g，海带 9g，海藻 9g，玄参 9g，鸡蛋 3 枚，水煎连蛋服。（《湖南药物志》）

【现代药理】

（1）抗癌作用：研究发现土圞儿根中西瑞香素对肠癌细胞、胃癌细胞、白血病的抑瘤活性相对的较高，有一定的抑瘤作用，且成浓度依赖性。

（2）降血压降血脂作用：发现食用美洲土圞儿的块根对原发性高血压大鼠具有降低血压和血脂的作用。

（3）治疗百日咳作用：鲜土圞儿 10g，洗净切碎，放入碗中，加糖或蜂蜜 15~20g，水适量，放锅中蒸半小时左右，取汁或连渣分 3 次，1 天内服完（3 岁以下幼儿减半）。或预先配制成糖浆备用。治疗 141 例，痊愈（痉咳停止，逐渐由轻度干咳至终止）68 例（47.3%），好转（痉咳次数减少 2/3 左右，或明显减轻）63 例（43.7%），无效 13 例（占 9%）。见效最速在服药后 3 天，最迟约需 8 天左右。服药期间未见不良反应。

【文献论述】

（1）《贵州草药》：散积，理气，解毒，补脾。

（2）《贵州药植调查》：治蛇咬伤，并治疗癀，去毒。

（3）《全国中草药汇编》："清热解毒，化痰止咳。主治百日咳，感冒咳嗽，咽喉肿痛；外用治毒蛇咬伤，疮疡肿毒。"

【常治肿瘤】常用于艾氏腹水瘤、白血病、肝癌、肺癌等肿瘤。

【科学研究】

（1）西瑞香素具有抑制艾氏腹水瘤增殖的作用。

（2）有研究发现，西瑞香素有抑制小鼠淋巴白血病 P_{388} 瘤株的作用。

（3）有研究发现，西瑞香素可以通过抑制二氢叶酸还原酶、AMP 激酶及胸甘酸激酶等多位点作用，抑制肿瘤细胞株 DNA 和蛋白质的合成，发挥抗肿瘤的作用。

（4）有研究发现，西瑞香素能激活肝癌 Hep_{3B} 细胞株中的蛋白激酶 C（PKC）并诱导其从细胞质易位至细胞膜上，使细胞内的 PKC 水平下调，从而降低 HBsAg 的 mRNA 水平。

（5）有研究发现，西瑞香素可通过抑制人表皮样瘤 A_{431} 细胞中所特有的酪氨酸蛋白激酶的癌基因产物 erb-B 水平，发挥抑制人表皮样瘤 A_{431} 的作用。

（6）有研究发现，西瑞香素可以导致人肺腺癌细胞 $AGZY_{83-a}$、人喉癌细胞 HeP_2 和人肝癌细胞 $HepG_2$ 内的钙离子浓度明显升高，这三种抑制作用可能与细胞内的钙超载机制有关。

【用法用量】 内服：煎汤，9~15g，鲜品 30~60g。外用：适量鲜品，捣烂敷；或酒、醋磨汁涂。

【使用注意】 暂不明确。

参考文献

［1］ Iwai K，Matsue H. Ingestion of Apios americana Medikus tuber suppresses blood pressure and improves plasma lipids in spontaneously hypertensive rats ［J］. Nutrition research. 2007，27（4）：218-224.

［2］ 王心桃. 土圞儿治百日咳. ［J］. 药学通报，1960，5（7）：42-43.

［3］ 王冉冉. 土圞儿根化学成分研究 ［D］. 济南：山东中医药大学，2015.

［4］ Lee K. H，Tagahara K，Suzuki H，et al. Antitumor Agents 49 Tricin，Kaempferol-3-O-β-D-Glucopy-ranoside and（+）- Nortrachelogenin，Antileukemic principles From Wikstroemia indica. ［J］. Nat. prod，1981，44（12）：530-535.

［5］ Tang Yi-hong，Zhu Hai-yan，Zhang Yuan-yuan，et al. Determinaton of human plasma Protein binding ofbaicalinby ultrafiltrationand high-performance liquid chromatography ［J］. Biomed Chromatogr，2006，20（10）：1116-1119.

［6］ Hall I. H，Tagahara K，Lee K. H. Antitumor agents LⅢ：The effects of daphnoretin on nucleic acid and protein synthesis of ehrlich ascites tumor cells ［J］. pharm. Science，1982，71（12）：741-744.

［7］ Chen H. C，Chou C. K，Kuo Y. H，et al. Identification of aprotein kinase C（PKC）activator daphnore-tin that suppresses hepatitis Bvirus gene expression in human hepatoma cells ［J］. Biochem phamacol，1996，52（8）：1025-1032.

［8］ Li S. S，Gao Z，Feng X，Hecht S. M. Biscoumarin derivatives from Edgeworthia gardneri that inhibit the lyase activity of DNA polymerase beta ［J］. Nat prod，2004，67（9）：1608-1610.

［9］ Wang J. P，Raung S. L，Kuo，Y. H et al. Daphnoretin induced respiratory burst in rat neutrophils is probably mainly through protein kinase C activation ［J］. pharmacol. Mol. pharmacol Sect，1995，288（10）：341-348.

［10］ 杨振宇，郭薇，吴东媛，等，了哥王中西瑞香素的提取分离及抗肿瘤作用研究 ［J］. 天然产物研究与开发，2008，20（10）：522-526.

17. 土茯苓

【苗族药名】 薄丈达

【品种来源】 本品为百合科植物光叶菝葜 *Smilax glabra* Roxb. 的干燥根茎。秋末冬初采挖，除去芦头及须根，洗净泥沙，晒干，或切片晒干。别名禹余粮、白余粮、革禹余粮、刺猪苓、过山龙、硬饭、仙遗粮、土萆薢。

【化学成分】 根茎中含落新妇苷、黄杞苷、3-O-咖啡酰莽草酸、莽草酸、阿魏酸、β-谷甾醇、葡萄糖。

【中药性味】味甘、淡，性平。

（1）《本草图经》："味甘，性凉，无毒。"

（2）《滇南本草》："性平，味苦微涩。"

（3）《本草纲目》："甘淡，平，无毒。"

【中药归经】归肝、胃经。

（1）《本草纲目》："为阳明本药。"

（2）《本草通玄》："入胃、肝二经。"

（3）《本草再新》："入肝、脾二经。"

【中药功效】解毒，除湿，利关节。

【苗药作用】

（1）风湿疼痛：土茯苓 15g，八爪金龙 10g，四块瓦 10g，岩马桑 8g，炖猪蹄服。（《苗族医药学》）

（2）小便不利：土茯苓 30g，玉米须 15g，水煎服。（《中国苗族药物彩色图集》）

（3）治杨梅疮毒：土茯苓 50g 或 15g，水酒浓煎服。（《滇南本草》）

（4）治大毒疮红肿：土茯苓，为细末，好醋调敷。（《滇南本草》）

（5）治白喉：土牛膝根 30g，土茯苓 30g，水煎服。（《中国民间单验方》）

（6）治小便不通：土茯苓 20g，白茅根 20g，煎水，每日 1 剂，分 3 次服，每次服 20mL。（《贵州中药资源》）

（7）治病后体虚：土茯苓 65g，团鱼 1 个。团鱼去尽内杂（不洗），合药炖服。（《贵州中药资源》）

（8）治骨折：土茯苓 200g，打不死 250g，研粉，用酒炒后敷患处。（《贵州中药资源》）

【现代药理】

（1）抗炎及免疫抑制：土茯苓水提取物 100~200mg/kg 在抗原致敏及攻击后给药，均明显地抑制三硝基氯苯（picryl chloride）所致的小鼠接触性皮炎和羊细胞所致的足蹠炎症反应，以攻击后给药作用最强。土茯苓还明显抑制二甲苯所致的小鼠耳壳及蛋清所致的小鼠足跖炎症反应。土茯苓对小鼠抗羊红细胞（SRBC）抗体生成细胞无明显影响，但其溶血空斑明显地较对照组为大，同时血清溶血素水平未见降低，并呈增加趋势。以上结果表明，土茯苓对体液免疫无抑制作用，但可选择性地抑制细胞免疫反应。

（2）β-受体阻滞样作用：给兔灌喂土茯苓醋酸乙酯提取物 0.5g/kg，能防止静脉注射肾上腺素 50μg/kg 引起的心率加快、T 波倒置、室性期前收缩及快速性室性心率失常；离体大鼠心脏的心率和收缩振幅可因给予 1μg 异丙肾上腺素而迅速增加，当灌流液中加入土茯苓醋酸乙酯提取物，浓度大于 50mg/L 时可使心率逐渐减慢，收缩幅度逐渐降低；离体豚鼠左心房肌条实验中，土茯苓醋酸乙酯提取物 133~266mg/L 能使异丙肾上腺素的量效曲线平行右移，而对氯化钙的量效曲线无影响，此项作用特点与普萘洛尔相似。

（3）抗菌作用：用改良方法测定土茯苓水煎液（Ⅰ）对金黄色葡萄球菌等8种细菌的抗菌活性。结果为Ⅰ液对金黄色葡萄球菌、福氏痢疾杆菌、白喉杆菌、炭疽杆菌有极强的抑菌活性和很高的抑菌率；对大肠埃希菌、溶血链球菌、铜绿假单胞菌、鼠伤寒沙门菌的抑菌活性稍弱。结果表明Ⅰ液具有较强的抗细菌活性及较宽的抗菌谱。

（4）对脑缺血的保护作用：采用结扎小鼠双侧颈总动脉造成不完全脑缺血模型，分别测土茯苓苷在离体、在体情况下的抗脂质过氧化作用。结果表明，土茯苓苷可明显延长不完全脑缺血小鼠的平均存活时间，提高脑组织中超氧化物歧化酶活力，降低脑组织中脂质过氧化产物丙二醛含量，缩小脑梗死面积。离体研究也表明，土茯苓苷抗氧化作用极为明显。

（5）抗胃溃疡作用：制作以水浸应激、利血平、幽门结扎所致的实验胃溃疡小鼠模型，从不同角度观察土茯苓苷对胃黏膜的保护作用。实验结果表明，土茯苓苷能减少胃黏膜脂质过氧化反应，抗自由基损伤，促进胃液分泌，提高胃液 pH，从而不同程度保护胃黏膜，减少胃溃疡的发生。

【文献论述】

（1）《本草汇编》：病杨梅毒疮，药用轻粉，愈而复发，久则肢体拘挛，变为痈漏，延绵岁月，竟致废笃。唯锉土萆薢三两，或加皂苷、牵牛各一钱，水六碗，煎三碗，分三服，不数剂，多瘥。盖此疾始由毒气干于阳明而发，加以轻粉燥烈，久而水衰，肝挟相火来凌脾土，土属湿，主肌肉，湿热郁蓄于肌腠，故发为痈肿，甚则拘挛，《内经》所谓湿气害人皮肉筋骨是也。土萆薢甘淡而平，能去脾湿，湿去则营卫从而筋脉柔，肌肉实而拘挛痈漏愈矣。初病服之不效者，火盛而湿未郁也。此药长于去湿，不能去热，病久则热衰气耗而湿郁为多故也。

（2）《本草纲目》：土茯苓，有赤、白二种，入药用白者良。按《中山经》云：鼓镫之山有草焉，名曰荣草，其叶如柳，其本如鸡卵，食之已风，恐即此也。土茯苓能健脾胃，去风湿，脾胃健则营卫从，风湿去则筋骨利。

（3）《本草正义》：土茯苓，利湿去热，能入络，搜剔湿热之蕴毒。其解水银、轻粉毒者，彼以升提收毒上行，而此以渗利下导为务，故专治杨梅毒疮，深入百络，关节疼痛，甚至腐烂，又毒火上行，咽喉痛溃，一切恶症。

（4）《本草拾遗》：草禹余粮，根如盏连缀，半在土上，皮如茯苓，肉赤味涩，人取以当谷，不饥。调中止泄。

（5）《本草图经》：敷疮毒。

（6）《滇南本草》：治五淋白浊，兼治杨梅疮毒、丹毒。

（7）《本草纲目》：健脾胃，强筋骨，去风湿，利关节，止泄泻。治拘挛骨痛；恶疮痈肿。解汞粉、银朱毒。

（8）《本草正》：疗痈肿、喉痹，除周身寒湿、恶疮。

（9）《生草药性备要》：消毒疮、疔疮，炙汁涂敷之，煲酒亦可。

（10）《本草再新》：祛湿热，利筋骨。

（11）《陆川本草》：治脚气。

（12）广州部队《常用中草药手册》：治心胃气痛，肾炎。

（13）《江西草药》：杀虫解毒。治瘰疬，小儿疳积。

（14）《常用中草药彩色图谱》：治风湿性关节炎，腹痛，消化不良，膀胱炎。

【常治肿瘤】常用于食管癌、肝癌、艾氏腹水瘤、肉瘤等肿瘤。

【科学研究】

（1）采用土茯苓合剂（土茯苓、铁包金、薏苡仁等）治疗 28 例食管-贲门癌患者，结果为显效（从滴水不入，转为能进食半流质食物）。

（2）土茯苓体外诱导人肝癌细胞系 $HePG_2$ 细胞凋亡的实验，证明土茯苓具有诱导肝癌细胞凋亡的作用。

（3）土茯苓总皂苷对体外培养的艾氏腹水癌、肉瘤 S_{180}、肝癌（H_{22}）细胞均具有一定的毒性作用，对荷瘤小鼠 S_{180} 具有一定的抑制作用，但在体内却对艾氏腹水癌和 H_{22} 小鼠无明显抑制作用，实验结果表明，土茯苓总皂苷对 S_{180} 具有一定的选择抑制性。关于土茯苓对肿瘤的抑制机理还有待进一步研究。

【用法用量】内服：10~60g，煎汤。外用：适量，研末调敷。

【使用注意】肝肾阴虚者慎服。

参考文献

［1］徐兰芳．土茯苓合剂治疗食管贲门癌体会［J］．海峡药学，1997（3）：112.

［2］徐强，王蓉，徐丽华，等．土茯苓对细胞免疫和体液免疫的影响［J］．中国免疫学杂志，1993（1）：41-44.

［3］张克锦，周承明，艾尼瓦尔·吾买尔，等．赤土茯苓醋酸乙酯提取物对儿茶酚胺作用的研究［J］．中草药，1991，22（10）：460-462.

［4］纪莉莲，范怡梅．土茯苓体外抗菌活性实验［J］．中国生化药物杂志，2002（5）：239-241.

［5］丁岩，新华·那比，帕尔哈提，等．赤土茯苓苷对不完全脑缺血小鼠的保护作用［J］．中国新药杂志，2000（4）：238-239.

［6］杜鹏，薛洁，周承明，等．赤土茯苓苷对实验性胃溃疡的保护作用［J］．中草药，2000（4）：39-42.

［7］古丹．土茯苓诱导人肝癌细胞 $HepG_2$ 凋亡及其机制的实验研究［D］．广州：广州中医药大学，2005.

［8］邱光清，许连好，林洁娜，等．土茯苓总皂苷的抗肿瘤作用研究［J］．中药药理与临床，2001（5）：14-15.

18. 土荆芥

【苗族药名】加姜给

【品种来源】本品为藜科植物土荆芥的带果穗全草，拉丁植物动物矿物名为 *Chenopodium ambrosioides* L.，8 月下旬至 9 月下旬收割全草，摊放在通风处，或捆束悬挂阴干，避免日晒及雨淋。别名鹅脚草、红泽兰、天仙草、臭草、钩虫草、鸭脚草、香藜草、臭蒿、杀虫芥、藜荆芥、臭藜霍、洋蚂蚁草、虎骨香、虱子草、狗咬（扩黄）、火油草、痱子草、杀虫草、大本马齿苋。

【化学成分】含挥发油，如松香芹酮、土荆芥酮。叶含山奈酚-7-鼠李糖苷、土荆芥苷。果含山奈酚 3-鼠李糖-4'-木糖苷、山奈酚 3-鼠李糖-7-木糖苷、山奈酚、驱蛔素、异鼠李素、槲皮素、4-O-去甲相思子黄酮-7-O-α-L-鼠李糖-3'-O-β-D-吡喃木糖苷。

【中药性味】味辛、苦，性微温，大毒。

（1）《生草药性备要》："味辛，性温。"

（2）《江西中药》："辛凉 有小毒。"

（3）《广西药植图志》："味苦辛烈，性温，有毒。"

【中药归经】归脾经。

【中药功效】祛风除湿，杀虫止痒，活血消肿。

【苗药作用】

（1）治风湿痹证：鹅不食草 30g，土荆芥 30g，青木香 30g，花椒 30g，水煎，熏洗患处。（《中国民间单验方》）

（2）治皮肤湿疹：土荆芥 30g，杠板归 30g，水煎，洗患处。（《中国苗族药物彩色图集》）

（3）治下肤溃烂：土荆芥 30g，水煎，洗患处。（《中国苗族药物彩色图集》）

（4）治皮肤瘙痒，烂脚丫：土荆芥鲜品适量，捣烂取汁，搽患处。（《中国苗族药物彩色图集》）

（5）治钩虫病：鲜土荆芥 5kg，切碎，加水 1.5kg，水蒸气蒸馏，收集馏出液的上层金黄色液体，即为土荆芥油。成人每次服 0.8~1.2mL，儿童每岁 0.05mL。次晨服硫酸镁 20g。（《全国中草药汇编》）

（6）治脱肛、子宫脱垂：土荆芥鲜草 15g，水煎，每日服 2 次。（《湖南药物志》）

（7）治毒蛇咬伤：土荆芥鲜叶，捣烂，敷患处。

【现代药理】

（1）驱肠虫作用：驱蛔素对蛔虫先兴奋、后麻痹，最后产生不可逆性强直，被排出；对钩虫也有效，但稍差；对阿米巴痢疾亦有效，可用于慢性痢疾或带虫者。

（2）抗菌作用：土荆芥对鸟型结核杆菌在体内有轻度抑制作用，对真菌如发癣菌有良好的抑制作用，其强度弱于麝香草酚而强于水杨酸。

（3）抗疟原虫作用：驱蛔素 $1\mu mol/L$ 浓度对恶性疟原虫有抑制作用，$0.01\mu mol/L$ 浓度对滋养体有抑制作用。

【文献论述】

（1）《生草药性备要》：祛风止痛，宜煎水洗，小儿麻痘脱靥后洗之，胜过蚬水。

（2）《岭南采药录》：能除风热，杀虫，健胃，止痛。煎水洗皮肤疥癞。

（3）《贵州民间方药集》：可驱肠中寄生虫。外用治蛇虫咬伤。

（4）《江西中药》：适用于钩虫病，消化不良，胃肠充气及月经闭止，痛经。

【常治肿瘤】常用于乳腺癌及肝癌等肿瘤。

【科学研究】

（1）土荆芥总黄酮类化合物对 MCF_7 细胞增殖有显著的抑制作用，其抑制作用可能主要通过氧化损伤所致的细胞毒性实现。

（2）土荆芥挥发油能抑制人肝癌 $SMMC_{7721}$ 细胞生长，其机制可能与阻滞细胞周期，诱导细胞发生 Caspase 依赖性凋亡有关。

【用法用量】内服：煎汤，3~9g，鲜品 15~24g，或入丸、散；或提取土荆芥油，成人常用量 0.8~1.2mL，极量 1.5mL，儿童每岁 0.05mL。外用：适量，煎水洗或捣敷。

【使用注意】虚弱、营养不良者应慎用或减量。小儿较成人敏感。有肾、心及肝脏疾病或消化道溃疡者禁用。《福建民间草药》：凡患神经衰弱、心脏病、肾病及孕妇等忌服。

参考文献

[1] 张杜宇. 土荆芥总黄酮类化合物对人类乳腺癌细胞 MCF_7 抑制作用的研究［D］. 成都：四川师范大学，2014.

[2] 王亚男，朱晓换，马慧，等. 土荆芥挥发油诱导人肝癌 $SMMC_{7721}$ 细胞 Caspase 依赖性凋亡［J］. 中药材，2016（5）：1124-1128.

[3] Sollmann T. A Manual of pharmacology and its Application to Therapeutics and Toxicology 8th Ed，Philadelphia：W B Saunders Company，1957，226

[4] 冈崎宽藏，等. 药学杂志（日），1952，72（4）：561

[5] Maruzzella J C. Ind Pharm，1958，20（8）：235

[6] Pollack Y，et al. Parasitol Res，1990，76（7）：570

19. 土党参

【苗族药名】加欧屋

【品种来源】为桔梗科植物大花金钱豹 *Campanumoea javanica* Bl. *subsp. javanica* 与金钱豹 *Campanumoea javanica* Bl. 的根。秋季采挖根部，除去须根及杂质，洗净，晒干。

【化学成分】土党参 90% 乙醇提取物的醋酸乙酯萃取部位中分离得到 14 个化合物，分别鉴定为金钱豹苷、党参炔苷、4E，8E，12E-三烯-10-炔-1，6，7-十四烷三醇、9-（2-四氢吡喃）-8E-烯-4，6-二炔-3-壬醇、9-（2-四氢吡喃）-2E，8E-二烯-4，6-二炔-1-壬醇、叶黄素、（Z）-3-己烯-O-α-L-吡喃阿拉伯糖基-（1→6）-β-D-吡喃葡萄糖苷、3，4-二羟基苯甲酸、党参苷Ⅱ、zanthocapensol、蛇葡萄素、贝壳杉双芹素、β-脱皮甾酮、α-托可醌。

【中药性味】味甘，性平。

（1）《草木便方》："甘，平，温。"

（2）《广西中药志》："味甘微苦，性温，无毒。"

（3）《青藏高原药物图鉴》："甘、涩，温。"

（4）《中国苗族药物彩色图集》："性热，味甜。"

【中药归经】归脾、肺经。

《中华本草》："归脾、肺经。"

【中药功效】健脾益气，补肺止咳，下乳。

【苗药作用】

（1）治乳汁不通：土党参 10g，黄芪 10g，大枣 5 枚，炖猪脚服。（《中国苗族药物彩色图集》）

（2）治肺虚咳嗽：鲜土党参 50g，百部 9g，水煎服。（《全国中草药汇编》）

（3）治气虚乏力、脾虚泄泻：土党参 25 ~ 50g，山药、大枣各 9 ~ 15g，水煎服。（《中华本草·苗药卷》）

【现代药理】

（1）促进胃肠运动：土党参多糖具有促使小鼠吸收 D-木糖的功能，能提高小鼠的进食量，增加小鼠的体重率。给予土党参多糖后，对小鼠胃肠运动有促进作用。

（2）抗氧化：土党参多糖单组分具有体外抗氧化能力，CLP-1、CLP-2 土党参多糖对 DPPH·、·OH 和 O_2^-· 自由基均具有一定的清除能力，并与浓度呈一定量效关系。

（3）抗血管生成：土党参乙醇提取物表现出一定的抗血管生成活性。

（4）抗疲劳：土党参多糖能够提高小鼠运动耐力，具有延长小鼠运动时间的功能；有控制小鼠血乳酸含量升高的作用；可以改善小鼠机体对运动负荷的能力，具有明显降低大强度定量负荷运动后血清中尿素氮的作用，提高小鼠机体运动的适应能力，从而增加了实验小鼠的抗疲劳能力；具有增加肝糖原储量的功能。认为土党参多糖可以通过控制乳酸含量，抑制血清尿素氮的产生，增加机体抗疲劳能力的作用。

（5）提高耐缺氧能力：土党参多糖能够延长亚硝酸钠所致小鼠缺氧存活时间，能提高小鼠常压缺氧存活时间，降低小鼠的耗氧量，从而增强小鼠耐缺氧能力。实验说明土党参多糖能使缺血缺氧再灌注小鼠血红蛋白含量增加及其红细胞数量增加，从而促使小鼠载氧能力提高。

（6）改善学习记忆：NGF 活性的土党参多糖具有改善学习记忆的作用。其机理可能是土党参多糖通过促进神经元分化、修复等作用，促进、保护细胞生长、发育，加强细胞间的联系，使学习的信息得到巩固、再现。

【文献论述】

（1）《草木便方》："下乳。补土化痰能生金，益精养神安五脏，虚劳内伤真气生。"

（2）《民间常用草药汇编》："下乳，定喘，补气血。"

（3）《广西中药志》："润肺、生津。治脾肺气虚咳嗽及身体衰弱。"

（4）广州部队《常用中草药手册》："补虚益气。主治病后体虚，疲劳倦怠。多汗，食欲不振，心跳不宁。肺结核。夏季热。"

（5）《中国苗族药物彩色图集》："补气，止血，通乳。主治虚劳内伤，肺虚咳嗽，脾虚泄泻，乳汁不多，小儿遗尿。"

（6）《苗族医药学》："补气，通乳。治咳血，身体虚弱。"

（7）《青藏高原药物图鉴》："滋补，利尿，治肾炎，营养不良性水肿。"

（8）《湖北中草药志》："用于气虚乏力、脾虚久泻、食欲不振、神经衰弱、小儿遗尿、乳汁缺少、白带等症。"

（9）《福建药物志》："主治小儿疳积，痈疽难溃，毒蛇咬伤，遗精。"

（10）《全国中草药汇编》："补中益气，润肺生津。主治气虚乏力，脾虚腹泻，肺虚咳嗽，小儿疳积，乳汁稀少。"

【常治肿瘤】常用于肿瘤综合治疗后白细胞减少症、白血病等。

【科学研究】土党参多糖对环磷酰胺所致小鼠白细胞减少症有升高白细胞和促进小鼠骨髓造血功能的作用。

【用法用量】内服：15~30g，干品 9~15g，煎汤。外用：鲜品适量，捣烂敷。

【使用注意】无。

参考文献

［1］彭梅，姚佳，杨晓玲，等．土党参多糖促进小鼠胃肠运动的初步研究［J］．山地农业生物学报，2011，30（5）：461-463，467.

［2］陈致印，杨小斌，罗求实，等．土党参多糖分离纯化及抗氧化能力分析［J］．食品科技，2016，41（8）：185-190.

［3］杨大松，李资磊，王雪，等．土党参的化学成分及其抗血管生成活性研究［J］．中草药，2015，46（4）：470-475.

［4］彭梅，张振东，杨娟．土党参多糖对小鼠的抗疲劳作用［J］．食品科学，2011，32（19）：224-226.

［5］彭梅，张振东，杨娟．土党参多糖对小鼠耐缺氧能力的影响［J］．中国老年学杂志，2012，32（6）：1183-1185.

［6］张振东，杨娟，吴兰芳，等．神经营养因子样土党参多糖促进小鼠学习记忆作用的实验研究［J］．时珍国医国药，2011，22（8）：1845-1847.

［7］姚佳，杨晓玲，彭梅，等．土党参多糖对环磷酰胺所致小鼠白细胞减少症的影响［J］．山地农业生物学报，2011，30（4）：340-343.

20. 大枣

【苗族药名】比代

【品种来源】本品为鼠李科植物枣 *Ziziphus jujuba* Mill. 的干燥成熟果实。秋季果实成熟时采收，一般随采随晒。采用阴干的方法制干。其根、树皮亦入药。

【化学成分】含光千金藤碱、N-去甲基荷叶碱、巴婆碱、白桦脂酮酸、齐墩果酸、山楂酸，大枣皂式Ⅰ、Ⅱ、Ⅲ和酸枣皂苷 B，环磷酸腺苷和环磷酸鸟苷、果糖、葡萄糖、蔗糖、油酸、谷甾醇、豆甾醇等成分。

【中药性味】味甘，性温。

（1）《神农本草经》："味甘，平。"

（2）《本草经解》："气平，味甘，无毒。大枣气平，秉天秋收之金气；味甘无毒，得地中正之土味。气味升多于降，阳也。"

（3）《长沙药解》："味甘、微苦、微酸、微咸，气香。"

【中药归经】归脾、胃经。

（1）《雷公炮制药性解》："入心、脾二经。枣之入脾者，经所谓五味入口，甘先归脾是也。心则生脾者也，宜并入之。"

（2）《本草经解》："大枣秉天秋收之金气，入手太阴肺经；得地中正之土味，入足太阴脾经。"

（3）《长沙药解》："入足太阴脾、足阳明胃经。"

【中药功效】补脾胃，益气血，安心神，调营卫，和药性。

【苗药作用】《贵州中草药名录》："补脾益气，调和营卫。治血虚气弱，脾胃虚弱，泄泻。"

【现代药理】

（1）肿瘤抑制：新疆大枣对荷瘤小鼠体内肿瘤细胞的增殖有明显的抑制作用。

（2）造血功能：大枣多糖可显著改善放血和环磷酰胺并用所致大鼠气血双虚模型的全血细胞。

（3）抗凝血：大枣粗多糖能够显著延长人体血浆的部分凝血活酶时间（APTT），与浓度呈量效关系。

（4）提高免疫力：大枣多糖对免疫抑制模型小鼠低下的免疫功能有较好的提升作用，可促进脾细胞对 IL_2（免疫抑制小鼠脾细胞）的分泌和产生，提高其活性；降低血清可溶性 IL_{2R} 水平，间接提高 IL_2 活性的发挥。

（5）对肠道功能的影响：大枣多糖能够降低保育猪肠道食糜的酸度，抑制肠道大肠埃希菌的繁殖，促进肠道内双歧杆菌和乳酸杆菌的繁殖，仔猪肠绒毛长度增加，肠道隐窝深度变浅，肠道消化吸收能力提高。

（6）抗衰老：大枣中含有三萜皂苷类、黄酮类等抗氧化成分和维生素 C、维生素 E 等，拮抗自由基对机体的损伤，提高 Ca^{2+}-ATPase、Na^+-K^+-ATPase 活性，起到抗自由基和维持钙稳态的作用，有延缓衰老的作用，其中以大枣大剂量组效果最佳。

（7）修复肝损伤：大枣对 CCl_4 引起的小鼠急性肝损伤具有保护作用。

（8）抗缺氧：大枣发酵液能延长小鼠对缺氧的耐受时间，增加全血血红蛋白含量，有较好的抗缺氧作用。

（9）抗过敏：对大枣环磷酸腺苷提取物进行抗过敏活性评价，其透明质酸酶抑制率可达 96.2%±4.1%。

（10）抗氧化：大枣多糖的抗氧化性研究结果表明，大枣多糖样品液具有体外清除 O_2^- 和 -OH 的作用，在所作实验范围内，其最大清除率分别为 19.34% 和 47.30%，且对 -OH 的清除作用有明显的量效关系。

【文献论述】

（1）《注解伤寒论》：茯苓桂枝甘草大枣汤，大枣之甘，滋助脾土，以平肾气。十枣汤，益土而胜水。

（2）《本草纲目》：《素问》言枣为脾之果，脾病宜食之，谓治病和药，枣为脾经血分药也。若无故频食，则损齿，贻害多矣。

（3）《本草汇言》：沈氏曰：此药甘润膏凝，善补阴阳、气血、津液、脉络、筋俞、骨髓，一切虚损，无不宜之。如龙谭方治惊悸怔忡、健忘恍惚、志意昏迷、精神不守，或中气不和、饮食无味、百体懒重、肌肉瘦，此属心、脾二藏元神亏损之证，必用大枣治之。佐用陈皮，调畅中脘虚滞之痰。

（4）《药品化义》：大黑枣，助阴补血，入肝走肾，主治虚劳，善滋二便，凡补肝肾药中，如滋阴降火汤、茯苓补心汤、产后芎归调血饮、保胎丸、养荣丸、四神丸，俱宜为佐使，因性味甘温，尤能扶脾养胃耳。

（5）《本经逢原》：古方中用大枣，皆是红枣，取生能散表也。入补脾药，宜用南枣，取甘能益津也。

（6）《长沙药解》：大枣，补太阴之精，化阳明之气，生津润肺而除燥，养血滋肝而息风，疗脾胃衰损，调经脉虚芤。其味浓而质厚，则长于补血，而短于补气。人参之补土，补气似生血也；大枣之补土，补血以化气也，是以偏补脾精而养肝血。凡内伤肝脾之病，土虚木燥，风动血耗者，非此不可。而尤宜于外感发表之际，盖汗血一也。桂枝汤开经络而泄荣郁，不以大枣补其荣阴，则汗出血亡，外感去而内伤来矣。故仲景于中风桂枝诸方皆用之，补泻并行之法也。十枣汤、葶苈大枣数方悉是此意。唯伤寒荣闭卫郁，义在泄卫，不在泄荣，故麻黄汤不用也。

【常治肿瘤】 常用于胃癌、肝癌、肉瘤、白血病等肿瘤。

【科学研究】

（1）大枣多糖对 S_{180} 瘤细胞有直接和间接杀伤作用。直接作用主要包括影响肿瘤细胞膜的生化特性、影响细胞内信号传递途径、诱导细胞凋亡、抑制细胞代谢、直接抑制细胞增殖等途径，而间接作用主要是增强吞噬细胞的功能等。研究表明，大枣多糖浓度越高，抑瘤率越高；肿瘤细胞生长周期时间越短，裸鼠生存时间越长。

（2）大枣多肽裂解液对肉瘤、肝癌、胃癌细胞荷瘤小鼠肿瘤生长具有明显的抑制作用。能延长 S_{180} 荷瘤小鼠的生存时间，能增加荷瘤小鼠的免疫器官重量及吞噬功能，保护白细胞，促进 T 淋巴细胞转化增殖，提高小鼠的细胞免疫活性，有利于预防肿瘤患者因放化疗而引起的副作用，如白细胞减少及整体免疫机能下降等。

（3）大枣水提物对白血病 K_{562} 细胞的增殖及集落形成能力有显著的抑制作用，且其与硒酸酯多糖具有协同抗白血病的作用。

（4）大枣等补益为主的中药抗肿瘤作用有多种机制，通过改善免疫功能抑制肿瘤并防止转移是其中的主要机制。且大枣汁可使放疗所导致的大鼠胸腺和脾的萎缩显著减轻，使胸腺皮质增厚，脾小结增大，使放射所致的大鼠骨髓造血抑制减轻，促进骨髓有核增生。

（5）饮食大枣减轻了 DDT、氯氰菊酯、联苯菊酯等促肺癌剂抑制肺泡上皮原位的细胞间隙连接通讯（GJIC）的作用，避免致使调控细胞增殖的信号小分子不能在细胞间流通，导致增殖失去调控而异常加速。因此，大枣对抗了促癌剂的致癌作用。

【用法用量】 内服：9~15g，煎汤，或捣烂作丸。外用：煎水洗，或烧存性，研末调敷。

【使用注意】 凡有湿痰、积滞、齿病、虫病者，均不相宜。

（1）《本草经疏》：小儿疳病不宜食，患痰热者不宜食。

（2）《随息居饮食谱》：多食患胀泄热渴，最不益人。多食皆能生虫、助热、损齿、生痰。凡小儿、产后，及温热、暑湿诸病前后，黄疸、肿胀、疳积、痰滞，并忌之。

参考文献

[1] 朱虎虎，玉苏甫·吐尔逊，斯坎德尔·白克力. 新疆大枣的抗肿瘤作用 [J]. 中国实验方剂学杂志，2012，18（14）：188-191.

[2] 苗明三，苗艳艳，孙艳红. 大枣多糖对血虚大鼠全血细胞及红细胞 ATP 酶活力的影响 [J]. 中国临床康复，2006，10（11）：97-99.

[3] 王娜，冯艳风，范会平，等. 大枣粗多糖体外抗凝血活性的差异化研究 [J]. 中国食品学报，2013，13（12）：34-39.

[4] 苗明三. 大枣多糖对免疫抑制小鼠白细胞介素 2 及其受体水平的影响 [J]. 中国临床康复，2004（30）：6692-6693.

[5] 王留，王向国. 大枣多糖对保育猪肠道微生物菌群及肠道组织形态的影响 [J]. 养猪，2014（6）：7-8.

[6] 王建光，杨新宇，张伟，等. 大枣对 D-半乳糖致衰老小鼠钙稳态影响的实验研究 [J]. 中国老年学杂志，2004，24（10）：930-931.

[7] 苗明三，苗艳艳，魏荣锐. 大枣多糖对 CCl_4 所致大、小鼠肝损伤模型的保护作用 [J]. 中华中医药杂志，2011，26（9）：1997-2000.

[8] 张国辉，李硕，王晶，等. 大枣发酵液对小鼠抗缺氧能力的影响 [J]. 武警医学院学报，2012，21（5）：344-345.

[9] 王维有，曹晨晨，欧赟，等. 大枣中环磷酸腺苷的提取及体外抗过敏活性研究 [J]. 食品工业科技，2013，34（11）：49-52，282.

[10] 李志洲，陈均志. 大枣多糖的抗氧化性研究 [J]. 食品工业科技，2007，28（4）：115-117.

[11] 张仙土，付承林，陈灵斌，等. 大枣多糖对 S_{180} 瘤细胞杀伤性实验研究 [J]. 中国现代医生，2012，50（12）：20-21.

[12] 孙秀娥，曹柏营，昌友权，等. 大枣多肽裂解液抗肿瘤作用研究 [J]. 食品科学，2008，29（11）：597-600.

[13] 魏虎来，赵怀顺，贾正平. 大枣水提取物和有机硒化合物抗白血病作用的实验研究 [J]. 甘肃中医学院学报，1996（3）：35-38.

[14] 朱虎虎，康金森，玉苏甫·吐尔逊，等. 新疆大枣汁对放疗小鼠血象、骨髓、胸腺及脾脏的影响 [J]. 现代预防医学，2013，40（14）：2693-2696.

[15] 万隆，陈道亮. 大枣对抗促癌剂的作用 [J]. 福建中医药大学学报，2012，22（1）：44-45.

21. 大蓟

【苗族药名】 窝布坝溜（贵州黔东南）

【品种来源】 本品为菊科植物蓟 *Cirsium japonicum* Fisch. ex DC. 的干燥地上部分或根。夏、秋二季花开时采割地上部分，除去杂质，晒干。别名大刺儿菜、大刺盖、老虎䅟。

【化学成分】 新鲜叶含柳穿鱼苷。地上部分含有 φ-蒲公英甾醇乙酸酯、β-香树脂醇乙酸酯、三十二烷醇、豆甾醇、β-谷甾醇、柳穿鱼素。根含油，内有单紫杉烯、二氢单紫杉烯、四氢单紫杉烯、六氢单紫杉烯、1-十五碳烯、香附子烯、丁香烯、罗汉柏烯、α-雪松烯、顺式的 8，9-环氧-1-十七碳烯-11、13-二炔-10-醇。根中还含蒲公英甾醇乙酸酯、φ-蒲公英甾醇乙酸酯、菊糖。

【中药性味】 味甘、苦，性凉。

（1）《名医别录》："味甘，温。"

（2）《玉楸药解》："味苦，微温。"

（3）《日华子本草》："大蓟叶，凉。"

（4）《苗族药物集》："性冷，味苦。"

【中药归经】 归心、肝经。

（1）《滇南本草》："入肝、脾、肾三经。"

（2）《本草新编》："大、小蓟，入肺、脾二经。"

（3）《玉楸药解》："入足厥阴肝经。"

【中药功效】 凉血止血，散瘀解毒消痈。

【苗药作用】

（1）治无名肿毒：野葡萄根 20g，牛蒡子 20g，捣烂，炒热敷患处。（《苗族医药学》）

（2）治妇人红崩下血，白带不止：大蓟 15g，土艾叶 9g，白鸡冠花 9g，木耳 6g，炒黄柏 15g（如白带止，不用黄柏），引水酒煨服。（《中华本草·苗药卷》）

（3）治牙痛，口腔糜烂：大蓟根 30g。频频含漱。（《战备草药手册》）

【现代药理】

（1）抗肿瘤：大蓟总黄酮能诱导癌细胞的凋亡，从而达到抗肿瘤的作用。

（2）降压：适量的大蓟水煎剂灌胃高血压模型小鼠具有显著降压效应，对心脏和肾等内脏器官有较好的保护作用。

（3）止血：大蓟提取物确实可以缩短小鼠的凝血时间，并且与蒸馏水组比较，大蓟总浸膏中、高剂量组可以明显缩短小鼠的止血时间。实验结果表明，大蓟的止血药效作用主要集中在正丁醇萃取物部分。

（4）保肝：大蓟黄酮可以调高机体抗氧化能力，改善肝细胞变性、坏死及大量炎症细胞浸润等表现，具有对肝的保护作用，减轻肝组织的损伤。

（5）抗菌：大蓟提取物对供试的植物病原菌具有一定的抑菌活性，其中 50mg/mL

浓度石油醚提取物对石榴枯萎病菌的抑菌活性最高，抑制率达100%。80%大蓟乙醇提取液能有效抑制茄子黄萎病菌的生长。且大蓟提取液的质量浓度在1.0mg/mL时对苹果腐烂病菌和梨链格孢病菌有明显的抑制作用。大蓟正丁醇提取物对金黄色葡萄球菌、表皮葡萄球菌、炭疽芽胞杆菌、蜡样芽胞杆菌等4种革兰阳性菌有明显的抗菌活性。

（6）舒张血管：大蓟水提取物对胸主动脉环有舒张作用，可能是通过NO-鸟苷酸环化酶途径产生内皮依赖性的血管舒张作用。在离体条件下，大蓟水提取物对当苯肾上腺素（PE）预收缩的内皮完整动脉环都具有血管舒张作用，并对内皮完整血管的舒张作用明显强于去内皮血管。这表明大蓟对PE预收缩的血管舒张作用是内皮依赖性的。

【文献论述】

（1）《名医别录》："根养精保血，主女子赤白沃，安胎，止吐血、衄鼻，令人肥健。"

（2）《药性论》："止崩中血下，生取根捣绞汁，服半升许，多立定。"

（3）《本草经疏》：大蓟根禀土之冲气，兼得天之阳气，故味甘气温而无毒。《日华子》：凉，当是微寒。陶云有毒，误也。女子赤白沃，血热所致也。胎因热则不安。血热妄行，溢出上窍则吐衄。大蓟根最能凉血，血热解则诸证自愈矣。其性凉而能行，行而带补。补血凉血则荣气和，荣气和故令肥健也。

（4）《日华子》："能补养下气。叶治肠痈，腹藏瘀血，血运仆损，可生研，酒并小便任服；恶疮疥癣，盐研窨敷。"

（5）《滇南本草》："消瘀血，生新血，止吐血、鼻血，治小儿尿血，妇人红崩下血；生补诸经之血，消疮毒，散瘰疬结核，疮痈久不收口者，生肌排脓。"

（6）《本草蒙筌》："大蓟破血捷，消肿奇。吐衄唾咯立除，沃漏崩中即止。去蜘蛛、蝎子咬毒，平燃突痛甚，痈疽，并捣烂，绞浓汁半瓯，掺童便或醇酒饮下。仅理血疾，不治外科。"

（7）《玉楸药解》："回失红，行瘀血。大蓟亦行瘀血而敛新血，吐衄、崩漏、痈疽、跌打，及肠痈、血积、金疮、蛊毒、虫毒，俱治。"

（8）《医林纂要·药性》："坚肾水，去血热，泄逆气，治肠风、肠痈及妇人赤白沃，亦治吐蛔，能安胎。"

【常治肿瘤】常用于胃癌、肺癌、肝癌、子宫颈癌、乳腺癌、结肠癌、白血病等肿瘤。

【科学研究】

（1）大蓟对人白血病细胞K_{562}、肝癌细胞$HepG_2$、宫颈癌细胞Hela、胃癌细胞BGC_{823}、结肠癌细胞HT_{29}生长具有抑制作用。实验结果示，大蓟可使5种癌细胞形态发生皱缩、变圆、脱壁、裂碎等变化，生长受到明显抑制，高浓度组的平均抑制率均大于50%，抑制率最高可达81.73%；对它们的抑癌强度分别为：K_{562}>$HepG_2$>Hela>BGC_{823}>HT_{29}。

（2）大蓟提取物对Hep细胞毒性的研究表明：大蓟提取物能抑制Hep细胞的生长，并能提高Hep荷瘤小鼠的免疫功能等。以H_{22}和S_{180}为肿瘤模型，用大蓟水提物、醇提物和乙酸乙酯萃取物等抑制肿瘤的生长，乙酸乙酯萃取物的抑制作用最明显，其抑瘤率为 40.42%。且大蓟在民间验方多用于治疗癌症，如大蓟根、三白草根治肝癌；鲜大蓟叶与鸡蛋清搅拌后贴于患处，可治乳腺癌等。

（3）大蓟对肺癌 A_{549} 细胞增殖有一定的抑制作用。其化学成分，如石油醚层、乙酸乙酯层可显著抑制 A_{549} 细胞的增殖，并存在量效关系，药物浓度为 2mg/mL 时，抑制率分别达 93.57%、94.8%。

（4）大蓟总黄酮能够极为显著地提高肿瘤小鼠细胞产生 IL_1 和 IL_2 的转录水平，促进肿瘤小鼠 IL_1 和 IL_2 mRNA 的表达。而 IL_1 是由多种细胞产生、有多方面生物学功能的高活性细胞因子，是一种对机体免疫功能有影响的细胞因子。IL_2 是 15～17.2kDa 的糖蛋白，在抗肿瘤方面有着重要的作用。结果证明，剂量为 100mg/mL 的大蓟总黄酮与模型组相比，其腹腔巨噬细胞产生 IL-1 的能力差异极显著。

【用法用量】内服：5～10g，煎汤。外用：适量，捣敷。用于止血宜炒炭用。

【使用注意】虚寒出血、脾胃虚寒者禁服。

《品汇精要》："忌犯铁器。"

《本草经疏》："不利于胃弱泄泻及血虚极、脾胃弱不思饮食之证。"

《本朝求真》："若脾胃虚寒，饮食不思，泄泻不止者，切勿妄服。"

参考文献

［1］刘素君，郭红，潘明，等．大蓟总黄酮诱导肿瘤细胞凋亡作用的研究［J］．时珍国医国药，2010，21（2）：294-295．

［2］王振平，毕佳，陈忠科．大蓟水煎剂治疗小鼠高血压的研究［J］．山东大学学报（理学版），2011，46（7）：7-10．

［3］陈海芳，陈凯云，袁金斌，等．大蓟的止血活性药效初步研究［J］．中华中医药学刊，2010，28（7）：1458-1459．

［4］李敏．大蓟总黄酮抗氧化及保肝活性研究［D］．南京：南京农业大学，2012．

［5］魏朝霞，杨彩波，和慧，等．大蓟提取物对植物病原真菌的抑制活性［J］．云南农业大学学报（自然科学），2014，29（1）：140-143．

［6］杨风琴，叶莉，梁军，等．宁夏大蓟提取物不同极性部位对 4 种革兰阳性菌的体外抑菌活性研究［J］．包头医学院学报，2012，28（4）：15-16．

［7］李相伍，许东元，金政，等．大蓟水提取物对正常大鼠离体胸主动脉环的舒张作用及其机制［J］．四川中医，2009（9）：21-23．

［8］王振飞，李煜，戴宝贞，等．大蓟对 5 种癌细胞抑制作用的研究［J］．中华中医药学刊，2008，26（4）：761-762．

［9］刘素君．大蓟抗肿瘤成分的筛选及其用机制的研究［D］．成都：四川大学，2006：45-57．

［10］闫美娜．中药大蓟化学成分及其抗肺癌 A_{549} 细胞增殖作用研究［D］．北京：中央民族大学，2012：39-40．

［11］刘素君，周泽斌，胡霞，等．大蓟总黄酮对荷瘤小鼠白细胞介素-1 和白细胞介素-2 的影响［J］．时珍国医国药，2008，19（2）：335-337．

22. 大血藤

【苗族药名】那嘎青

【品种来源】 为木通科植物大血藤 Sargentodoxa cuneata（Oliv.）Rehd. EtWils. 的茎。生于杂木林下阴湿处，或沟边小丛林中。分布于湖南、四川、广西、云南、贵州等省区，8~9月采收，除去枝叶，洗净、切断、或切片，晒干，别名血藤、红皮藤、千年健、五花血藤、红藤、赤沙藤、活血藤。

【化学成分】 茎含鞣质。β-谷甾醇、β-胡萝卜苷、崩大碗酸、大黄素、大黄素甲醚、硬脂酸、毛柳苷、香草酸、原儿茶酸、右旋二氢愈创木脂酸、右旋丁香树脂二葡萄糖苷及对香豆酸-对羟基苯乙醇脂等。

【中药性味】 味苦，性平。

（1）《中华本草苗药卷》："性平，味苦。"

（2）《贵州草药》："性凉，味辛。"

（3）《常用民间草药手册》："微涩、苦、平。"

【中药归经】 归肝、大肠经。

（1）《四川中药志》："入肝、大肠经。"

（2）《中华本草苗药卷》："入肝、大肠经。"

（3）《中医初通》："苦、平。归大肠、肝经。"

【中药功效】 清热解毒，活血，祛风。

【苗药作用】

（1）治痢疾：大血藤15~20g，水煎服。（《贵州中药资源》）

（2）治跌打损伤：大血藤、骨碎补适量，共捣烂，敷伤处。（《湖南农村常用中草药手册》）

（3）治血崩：大血藤、仙鹤草、白茅根各15g，水煎服。（《湖南药物志》）

【现代药理】

（1）抗氧化和抗癌作用：所含木质素有较强的抗氧化和抗癌作用。

（2）镇静作用：注射液能明显降低小鼠的自主活动，增强戊巴比妥钠的催眠作用。

（3）抗病毒作用：大血藤中三萜皂苷展现出溶血和抗病毒活性。Ruecker 等研究发现，其在体内具有明显的抗病毒效应。

（4）抗炎免疫活性：汪克蕾等研究发现，大血藤复方通过调节局部免疫功能，降低前列腺组织中 TNF-α 和 IL_8 水平，减轻慢性非细菌性前列腺炎症状。

（5）抗菌作用：药材中的大黄素和β-谷甾醇均具有较强的抑菌活性。王宇歆等以总皂苷、绿原酸、没食子酸、生物碱、总黄酮为抑制的药效物质基础，经体外抗菌试验表明，大血藤制剂对大肠埃希菌、肺炎克雷伯杆菌、类肠球菌、铜绿假单胞菌、金黄色葡萄球菌的标准株和临床株的抑制作用最强，其中绿原酸和总皂苷的含量相对较多，抑菌效果明确。周静等研究表明，红藤绿原酸和总皂苷抑菌效果优于水煎剂，其中对类肠球菌的标准株和临床株抑制作用最强。

（6）对心血管系统的作用：0.5%水提醇沉液，对立体蟾蜍心脏有轻度抑制作用，表现在心缩力减弱、心率减慢、心输出量减少；注射液能直接扩张冠状动脉。大血藤水溶性提取物，给予心肌梗死家兔和狗，100mg/kg 静脉注射，能使已抬高的 ST 段显著下降，这说明其能减轻心肌梗死家兔和狗的心肌缺血程度，并能缩小心肌梗死范围和改善心肌梗死所致的心肌乳酸代谢紊乱。

【文献论述】

（1）《本草图经》："攻血，治血块。"

（2）《简易草药》："治筋骨疼痛，追风，健腰膝，壮阳事。"

（3）《中药志》："祛风通经络，利尿杀虫。治肠痈，风湿痹痛，麻风，淋病，蛔虫腹痛。"

（4）《湖南药物志》："通经补血，强筋壮骨，驱虫。治跌打损伤，风湿疼痛，血晕，血淋，筋骨疼痛，疮疖，血丝虫病。"

（5）《闽东本草》："治心腹绞痛，赤白痢疾。""孕妇不宜多服。"

（6）广州部队《常用中草药手册》："治肢节酸痛，麻木拘挛，水肿，血虚头昏。"

（7）《陕西中草药》："抗菌消炎，消肿散结，理气活血，祛风杀虫。治阑尾炎，月经不调，崩漏，小儿疳积，蛔虫、蛲虫症。"

（8）《贵州草药》："行血破滞，驱风除湿，补虚。"

（9）《苗族医药学》："消肿，止痛，补血。"

（10）《贵州中药资源》："活血通经，祛风除湿。治阑尾炎，经闭腹痛，风湿筋骨酸痛，四肢麻木拘挛，钩虫病，蛔虫病。"

（11）《中国苗族药物彩色图集》："消肿，止痛，补血。主治身体虚弱，风湿麻木，跌打损伤。"

（12）《植物名实图考》："今江西庐山多有之，土名大活血，蔓生，紫茎，一枝三叶，宛如一叶擘分，或半边圆，或有角而方，无定形，光滑厚韧。根长数尺，外紫内白，有菊花心。掘出曝之，紫液津润。浸酒一宿，红艳如血，市医常用之。"

【常治肿瘤】 常用于恶性肿瘤如肺癌、子宫颈癌、胰腺癌、肠癌、骨瘤、乳腺癌等肿瘤。

【科学研究】

（1）毛水春等发现，缩合鞣质 B_2 对小鼠乳腺癌（$tsFT_{210}$）细胞和 K_{562} 细胞均显示出显著的细胞周期抑制活性（G2/M 期），能作为新的细胞周期抑制剂。绿原酸对人慢性髓性白血病 K_{562} 细胞的半数抑制浓度（IC50）为 $97.2\mu g/mL$，N-（对羟基苯乙基）阿魏酸酰胺在 $100\mu g/mL$ 的浓度下对 K_{562} 细胞的增殖抑制率为 46.6%，均显示出显著的坏死性细胞毒活性。此外大血藤和牡丹皮用水煮醇沉方法制成的 20%"红丹液"灌入家兔腹腔，不仅有预防损伤性腹腔内粘连的效果，而且在体内有明显抗肿瘤的作用。

（2）大血藤对肺癌、子宫颈癌、胰腺癌、肠癌、乳腺癌有抑制作用。

（3）以细胞周期抑制、坏死性细胞毒活性为抗癌指标，采用硅胶、SephadexLH20、大孔树脂 HP20 等色谱方法，跟踪分离活性成分，利用理化性质及波谱方法鉴定了化学结构，用 SRB 法及流式细胞术评价其抗癌活性。结果，从大血藤茎中分离得到 7 个酚酸类化合物：3,5-O-二甲基没食子酸（1）、原儿茶酸（2）、绿原酸（3）、N-（对羟基苯乙基）阿魏酸酰胺（4）、对羟基苯乙醇（5）、（-）表儿茶素（6）、缩合鞣质 B_2

（7）。化合物 3 对人慢性髓性白血病 K_{562} 细胞的半数抑制浓度（IC50）为 $972\mu g/mL$，化合物 4 在 $100\mu g/mL$ 浓度下对 K_{562} 细胞的增殖抑制率为 46.6%。流式细胞术检测表明，化合物 7 对小鼠乳腺癌 $tsFT_{210}$ 细胞和 K_{562} 细胞均显示 G2/M 期抑制作用，为一新的细胞周期抑制剂。除化合物 2 外，其余 6 个化合物均为首次从该属植物中分离得到。

【用法用量】 内服：9~15g，煎汤，或酒煮、浸酒。外用：适量，捣烂敷患处。

【使用注意】 阴孕妇慎服。《闽东本草》：孕妇不宜多服。

参考文献

［1］韩桂秋，Michael N，Chang Sam-Bao Hwang. 红藤木质素的研究 ［J］. 药学学报，1986，21（1）：68-70.

［2］王兆金，王先荣，杨志华. 红藤化学成分的研究 ［J］ 中草药，1982，13（8）：7-9.

［3］汪克蕾，李淑芳，梁冰. 复方大血藤对大鼠慢性非细菌性前列腺炎的作用 ［J］. 贵阳医学院学报，2009，34（3）：304-307.

［4］毛水春，顾谦群，崔承彬，等. 中药大血藤中酚类化学成分及其抗肿瘤活性 ［J］. 中国药物化学杂志，2004，14（6）：326-330.

［5］鲍思伟，金则新，陈菜明. 天台山不同生境大血藤蛋白质、可溶性糖和脂肪含量的变化 ［J］. 西南民族学院学报（自然科学版），2003，29（1）：103-104.

［6］杨伟明，胡月光. 大血藤提取液和右旋糖酐对术后腹腔粘连的预防作用 ［J］. 医学理论与实践，1994（7）：10-11.

［7］胡月光，唐彦萍. 大血藤提取液腹腔灌注预防腹腔术后粘连的实验研究 ［J］. 遵义医学院学报，1993，16（2）：17-20.

［8］徐正莉. 陈伟隆临床运用大血藤验案 ［J］. 四川中医，2012，30（10）：117-118.

23. 山慈菇

【苗族药名】 比摇扁

【品种来源】 本品为兰科植物杜鹃兰 *Cremastra appendiculata*（D. Don）Makino 的假鳞茎。地生草本植物，假鳞茎聚生，近球形，粗13cm。花期56个月，生于山坡及林下阴湿处。夏、秋季采挖，除去茎叶、须根，洗净，蒸后，晾至半干，再晒干。别名杜鹃兰、鬼头蒜。

【化学成分】 杜鹃兰全草含杜鹃兰素（cremas-tosine）Ⅰ和杜鹃兰素Ⅱ、菲类、联苄类，此外还有少量苷类、木脂素类及黄烷类化合物。

【中药性味】 味甘、微辛，性寒，小毒。

（1）《中华本草苗药卷》："味甘、微辛，性寒，小毒。"

（2）《贵州中草药名录》："味甘，微辛，性寒。"

（3）《湖南药物志》："辛、涩、甘、凉。"

【中药归经】 归肝、脾经。

（1）《中国药典》："甘、微辛，凉。归肝、脾经。"

（2）《中华本草》："归肝、胃、肺经。"

（3）《中华本草·苗药卷》："甘、微辛，性寒，小毒。入热经。"

【中药功效】清热解毒，化痰散结。

【苗药作用】

（1）治食管癌：山慈菇、公丁香各9g，柿蒂5个，水煎服。（《湖北中草药志》）

（2）"清热解毒，软坚化瘀，治瘰疬，无名肿毒，肺脓疡，疔疮，跌仆损伤。"（《贵州中草药名录》）

【现代药理】

（1）治疗肝硬化：复方山慈菇片（每片含山慈菇粉0.1g，地鳖虫0.1g，穿山甲0.9g，蟅蛄0.6g），每日服药3次，每次5片。部分病例加服健脾益气之类的汤剂，以3个月为1个疗程。共治疗肝硬化10例。结果，所有患者经3个月的治疗，自觉症状明显改善，食欲增加，齿龈出血基本消失，腹胀及肝区不适也减轻。肝脾超声波复查变化不大，但有1例入院时脾大（肋下16.5cm），治疗后缩小（肋下9cm）。4例腹水症超声波复查有3例消失。值得注意的是，蛋白电泳和锌浊度有显著改变。检查10例血清蛋白电泳，其中有8例在治疗后清蛋白明显上升，有7例γ球蛋白明显下降，7例锌浊度有明显改善。香草酚絮状试验也有相应的好转。1例HbsAg阳性患者，经治疗后转阴。所有患者在接受本治疗过程中均未见有明显副反应。

（2）治疗食管贲门癌梗阻：治隔散（山慈菇200g，硼砂80g，硇砂、三七各20g，冰片30g，沉香50g。上药共研细末），每日4次，每次10g，10天为1个疗程。服完1个疗程后改为每日2次，每次10g，以巩固疗效。共治疗食管贲门癌梗阻118例。服药后，吞咽梗阻均有不同程度改善。其中64例显效（从滴水不入转为进流食或从流食转为普食，并维持在1个月以上者），38例有效（从滴水不入转为进流食，或从流食转为半流食，并巩固在15天以上者），16例无效（达不到上述指标），总有效率86.44%。治疗1个月后，对其中109例行食管X线摄片复查，结果，与治疗前X线片对比，食管腔狭窄有不同程度改善者102例；食管癌灶缩小12cm者29例，缩小2~4cm者35例。

（3）治疗宫颈癌：山慈菇、枯矾各18g，炙砒9g，雄黄12g，蛇床子、硼砂、冰片各3g，麝香0.9g。共研细末，用江米粉9g糊成长1cm、直径0.25cm的钉状制剂，名催脱钉。先以1:500新洁尔灭溶液灌洗阴道，对宫颈鳞状上皮细胞非典型增长、原位癌相局部病变不突出的浸润癌，用催脱钉12枚插入宫颈管；对菜花型病例，用催脱钉插入瘤体，两钉相间1cm，根据瘤体大小决定用钉数，多者可达1020枚。插钉后用撒有蜈蚣粉的带尾大棉球塞于宫颈表面，24小时后取出，隔日1次，每周3次，1个月为1个疗程。单以催脱钉治疗89例，辅加体外放疗7例。结果96例中近期治愈80例，占83.33%；未愈16例，占16.66%。对治愈的63例，随访5~9年未见复发。

【文献论述】

（1）《本草备要》："治痈疮疔肿、瘰结核（醋磨涂）。解诸毒、虫毒、蛇、虫、狂犬伤。"

（2）《本草便读》："杀蛊消痈。有毒而能解毒，行瘀散结。辛寒又带甘寒。山慈菇，辛寒有毒、散泻之品，只可用以外敷痈肿。然疔疮之证，各有成病之由，当详审用药。虽卒中闭证，亦不可浪投毒药，以攻击取祸也。即金灯花根如慈菇，唯外科发散药用之为多，服食方内，只玉枢丹用之，其余不多见也。"

（3）《本草撮要》："味甘微辛，有小毒，入足厥阴、少阳经，功专清热散结消肿，以醋磨涂良，并吐风狂痰涎。"

（4）《本草害利》："四月初，苗枯即掘取，叶如蒜，根如慈菇及小蒜，迟则苗腐难寻，去毛壳，今人俱称毛茹菇。"

（5）《本草求真》："山慈菇（专入肺），味苦微辛，气寒微毒，功专消结。故凡症患痈疽、无名疔肿、瘾疹恶疮、蛇虺齿伤、瘰结核等症，用此外敷（醋磨涂）固可解散，内服亦可调治，总为结毒散结之方。"

（6）《本经逢原》："山慈菇攻坚解毒，治痈肿、疮瘰、结核等证。紫金锭用之，亦是解诸毒耳。《丹方》治面上瘢痕，用山慈菇末，和轻粉、硼砂末各少许，先用碱水笔涂患处，次掺上药，太乙膏盖，日易一次，俟疙瘩消尽后，以鹰屎白、密陀僧末蜜水调敷，数日勿见风，日效。"

（7）《湖南药物志》："（用于）皮肤皲裂，跌打肿痛，淋巴结结核。"

（8）《湖南中草药志》："用于食管癌、痔疮。"

【常治肿瘤】　主要用于乳腺癌、甲状腺癌、宫颈癌、鼻咽癌、食管癌、胃癌等肿瘤。

【科学研究】

（1）慈菇-蜂房药对能够抑制 MDA-MB$_{231}$ 细胞的侵袭能力。

（2）山慈菇对甲状腺癌细胞株 SW$_{579}$ 细胞的增殖具有抑制作用。山慈菇对甲状腺癌细胞株 SW$_{579}$ 细胞的增殖具有抑制作用。山慈菇对甲状腺癌细胞株 SW$_{579}$ 细胞的增殖表现出低剂量兴奋效应。NIS 基因在甲状腺癌细胞株 SW$_{579}$ 细胞中低表达。山慈菇可使甲状腺癌细胞株 SW$_{579}$ 细胞中 NIS 基因表达上调。

（3）山慈菇对宫颈癌有治疗作用。

（4）山慈菇对宫颈癌细胞有抑制作用。

（5）慈菇对胃癌细胞有抑制作用。

（6）制作小鼠 H$_{22}$ 实体瘤肝癌模型，通过脾脏指数、胸腺指数分析其对小鼠免疫器官的影响，Elisa 检测血清白介素-2（IL$_2$）含量、肿瘤坏死因子（TNFα）含量，免疫组化法观察（Bcl$_2$）表达水平。山慈菇多糖的低、中、高剂量组抑瘤率分别为 43.74%、37.57%、30.76%；能增强血清中 IL$_2$、TNFα 活性；抗凋亡因子 Bcl$_2$ 的表达量不同程度地减少。山慈菇多糖对 H$_{22}$ 肝癌小鼠具有一定的肿瘤抑制作用，本次实验不体现剂量依赖性，显示山慈菇多糖无毒副作用，能增强机体的抗肿瘤能力，降低肿瘤的持续增殖能力。

（7）山慈菇多糖可以增强淋巴细胞增殖能力和巨噬细胞吞噬活性；同时，山慈菇多糖也可以抑制 S$_{180}$ 荷瘤小鼠的肿瘤生长，增加小鼠脾脏指数和胸腺指数。此外，山慈菇多糖还可以增加荷瘤小鼠 CD4＋、CD8＋T 细胞水平，提高 CD4＋/CD8＋比值及 IL$_2$、

TNF-a、IFN-γ 水平。结论认为，山慈菇多糖具有明显的抑瘤作用，其对肿瘤细胞生长的抑制作用与提高免疫能力有关。

【用法用量】内服：3~6g，煎汤，或磨汁；或入丸、散。

【使用注意】正虚体弱者慎服。

参考文献

[1] 屠伯言，徐正福，吴圣农，等. 复方山慈菇治疗肝硬化的临床疗效观察 [J]. 江苏中医杂志，1980，（3）：33.

[2] 马吉福. 浙江中医杂志，1989，（6）：246

[3] 刘长江. 应用中药催脱钉防治宫颈癌远期效果观察 [J]. 中华肿瘤杂志，1984，6（6）：450

[4] 刘琦程，旭锋张，新峰王，等. 山慈菇-蜂房药对抑制人乳腺癌 MDA-MB$_{231}$ 细胞体外侵袭转移的机理研究 [J]. 中药新药与临床药理，2014，4（25）：389-392.

[5] 吴俊林. 中药山慈菇对甲状腺癌细胞的增殖及 NIS 基因的影响 [D]. 南宁：广西医科大学，2014.

[6] 陈沛熙. 广东医家治疗鼻咽癌验方的收集整理与用药分析 [D]. 广州：广州中医药大学，2015.

[7] 李柳. 基于数据挖掘的周仲瑛教授治疗胃癌病案回顾性研究 [D]. 南京：南京中医药大学，2010.

[8] 徐小娟，蔡懿鑫，毛宇，等. 山慈菇多糖对荷 H$_{22}$ 肝癌小鼠的抗肿瘤机制研究 [J]. 视屏研究与开发，2015，31（7）.

[9] 姜爽，徐婧瑶，苏鑫，等. 山慈菇多糖的免疫调节及对小鼠骨肉瘤细胞 S$_{180}$ 体内生长抑制作用的研究 [J]. 视频科学，2017，28（4）.

24. 千里光

【苗族药名】窝与那

【品种来源】本品为菊科植物千里光 *Senecio scandens* Buch. -Ham. exD. Don 的全草。多年生攀援草本植物，根状茎圆柱形，木质，下有多条粗根及少量须根。多花期 10 月至翌年 3 月，果期 25 月。夏、秋季收割全草，洗净，晒干或鲜用。别名千里及、九里光、九里明。

【化学成分】全草含大量毛茛黄素、菊黄素及少量 β-胡萝卜素。还含氢醌、对-羟基苯乙酸、香草酸、水杨酸、焦粘酸。并含有千里光宁碱、千里光菲灵碱。此外还含挥发油、黄酮苷、鞣质等成分，花含类胡萝卜素。

【中药性味】味苦，性平。

（1）《中华本草》："茎圆柱形，细长，上部分枝，表面灰绿色或深棕色，具纵棱，基部木质，断面髓部白色。叶互生，多蜷缩，展平呈多边卵形或卵披针形，顶生伞房状头状花序，花黄色。气微，味苦。"

（2）《生草药性备要》："味涩苦，性平，微寒，无毒。"

（3）《中药大辞典》："苦，寒。"

【中药归经】归肺、肝、大肠经。

《本草图经》："归肺、肝、大肠经。"

【中药归经】清热解毒，明目退翳，杀虫止痒。

【苗药作用】

(1)《苗医药》：全草治眼红肿辣痛，流泪。

(2)《苗药集》：叶主治眼红肿辣痛，流泪，雷公症，高热。

(3)《湘蓝考》：全草治风热感冒，目赤肿痛，泄泻痢疾，皮肤湿疹，疮疖。

(4)《民族药志三》：全草治感冒发热、全身疼痛。

【现代药理】

(1) 抗癌：杨华等将分得的4种倍半萜对两种癌细胞株（人肝癌细胞 $SMMC_{7721}$，人卵巢癌细胞 HO_{8910}）进行活性筛选试验，7β，11-环氧-9α，10α-环氧-8-羟基艾里莫芬烷和7（11）-烯-9α，10α-环氧-8-羟基艾里莫芬烷均具有较好的抗癌活性。

(2) HIV 抑制作用：研究表明，千里光水提液对 HIV-1 病毒有一定程度的抑制作用。

(3) 抗氧化及自由基清除活性：扩散板法和永停滴定法筛选发现，千里光有较强的抗氧化活性。Liu 等研究结果表明，千里光水提液能够有效抑制大鼠红细胞溶血及大鼠脑、肾匀浆脂质过氧化作用，具有很高的超氧阴离子和羟自由基清除活性，仅有较小的促氧化作用。

(4) 抗滴虫作用：试管实验证明，千里光煎剂对人阴道滴虫有抑制作用，且在临床上应用广泛。

(5) 千里光具有广谱抗菌作用：全草、酚酸类成分、黄酮提取物对金黄色葡萄球菌、肠炎沙门菌、炭疽杆菌、溶血性链球菌、白喉杆菌、大肠埃希菌、变形杆菌、痢疾杆菌、淋球菌、耐药性肺炎链球菌等显示不同程度的抑制作用，但对脆弱性杆菌活性较低。张文平等研究显示，不同剂量的千里光组对实验菌均有抑制作用，并呈一定的量效关系，千里光对大肠埃希菌 R 质粒体内消除作用强于体外，含药血清消除作用强于水浸液；千里光总黄酮对多种炎症模型均有明显的对抗作用，为千里光抗炎作用的主要有效部位。

【文献论述】

(1)《本草拾遗》：主疫气，结黄，疟瘴，蛊毒，煮服之吐下，亦捣敷疮，虫蛇犬等咬伤处。

(2)《本草图经》：与甘草煮作饮服，退热明目。花、叶：治眼有效。

(3)《滇南本草》：洗疥癞癣疮，去皮肤风热。

(4)《本草纲目》：同小青煎服，治赤痢腹痛。

(5)《生草药性备要》：治疳疔，消热毒，治小儿胎毒，黄脓白泡，敷毒疮，捣汁和猪胆熬膏，擦腐烂患疮，生肌去腐。

(6)《百草镜》：治目不清，去红丝白障，迎风流泪。

(7)《采药志》：治时疫，赤鼻，聤耳，火眼，诸疮疖肿毒破烂及鹅掌风。合千里光膏，点赤眼，贴杨梅疮。

（8）《本草纲目拾遗》：明目，去星障。煎汤浴疮疡。狗咬，以千里膏掺粉霜贴之。治蛇伤。

（9）《植物名实图考长编》：李时珍以千里光、千里急并为一种，极确。唯黄花演花与此草同而叶异。南安人以其花洗目，呼为黄花母，云有毒，不可入口，非此草也。

（10）《滇南本草图谱》：《滇本草》出自九里光，治症略同于《本草拾遗》之千里及，而《图考》千里及条云：滇医以洗疮毒，正与《滇本草》合。与今湘、赣之九里明、滇之九里光，形状、治症均同，《图考》所图尤肖。据此，诸名之为一物，而此物必是本种，可无疑义。'光''明'义同，'千''九'音近，而'及''急''及'，并从一声转讹，以'及'为正，喻其恢复目力，可及千里也。

（11）《四川中药志》：杀虫止痒。治瘰疬及一切皮肤痒疹（外洗）。

（12）广州部队《常用中草药手册》：治咽喉肿痛。

（13）《贵州草药》：清热解毒，祛风除湿。治风热感冒、急性风湿关节痛、无名肿毒、痔疮、肾囊风、湿疹。

【常治肿瘤】常用于胃癌、乳腺癌、肝癌、黑色素瘤、腹水癌等肿瘤。

【科学研究】

（1）用 MTT 法测定千里光总黄酮对人肝癌细胞株 $SMMC_{7721}$、人胃癌细胞株 SGC_{7901} 和人乳腺癌细胞株 MCF_7 的生长抑制情况；采用细胞体外病变效应（CPE）法检测千里光总黄酮在人宫颈癌 HeLa 细胞中对人呼吸道合胞病毒（RSV）的抑制作用。结果，千里光总黄酮对 $SMMC_{7721}$、SGC_{7901} 和 MCF_7 三种瘤株生长的半数抑制浓度分别为 $48.73\mu g/mL$、$61.32\mu g/mL$ 和 $31.26\mu g/mL$；千里光总黄酮半数中毒浓度为 $0.29mg/mL$，抑制 RSV 的半数有效浓度为 $38.3\mu g/mL$，治疗指数（TI）为 7.6。结论，千里光总黄酮体外具有明显的抗肿瘤和抗病毒活性。

（2）观察千里光碱脂质体对黑色素瘤 B_{16} 细胞周期和超微结构的影响。采用流式细胞仪和电子显微镜观察黑色素瘤 B_{16} 细胞周期和超微结构的变化。结果，千里光碱可以阻滞细胞周期，抑制肿瘤细胞 DNA 合成，促进细胞凋亡，改善黑色素瘤细胞的超微结构。结论，千里光碱可能是通过阻滞细胞周期、促进细胞凋亡来改变肿瘤细胞超微结构，从而发挥抑制肿瘤的作用。

（3）从猪屎豆属的响铃豆（*Crotalaria albida*）和菽麻（*C. juncea*），以及千里光属的菊状千里光（*Senecio Chrysanthemoides*）、密花千里光（*S. densiflorus*）、雅古山千里光（*S. jacquemontianus*）和红脉千里光（*S. ru finervis*）6 种植物中，以石油醚和甲醇连续提取得到 6 种相应提取物。实验结果表明，这 6 种提取物与环磷酰胺（CTX）联合应用均可增强 CTX 的抗癌作用，延长实验性腹水癌 S_{180} 小鼠存活期。

【用法用量】外用：15~30g，适量，煎水洗；或熬膏搽；或鲜草捣敷；或捣取汁，点眼。

【使用注意】千里光副作用小，仅对个别患者服药后有恶心，食欲减退，大便次数增多等现象。极少数患者可发生过敏性药疹，应用抗过敏药物即可好转。

禁忌：中寒泄泻者勿服。

参考文献

[1] 江苏新医学院. 中药大辞典（上册）[J]. 上海：上海科学技术出版社，1990：214.

[2] 王雪芬，屠殿君. 九里明化学成分的研究 [J]. 药学学报，1980，15（8）：503.

[3] BatraV，etal. CurrSci，1977，46（5）：141.

[4] 杨华，王春明，贾忠建. 千里光种四个新倍半萜的结构 [J]. 化学学报，2001，59（10）：1686-1690.

[5] Collins RA，Ng TB，Fang WP，et al. A comparison of human immunodeficiency virus type 1 inhibition by partially purified aqueous extracts of Chinese medicinal herbs [J]. Life Science，1997，60（23）：345.

[6] Liu F，Ng TB. Antioxidative and free radical scavenging activities of selected medicinal herbs [j]. Life Science，2000，66（8）：725.

[7] 国家中医药管理局《中华本草》编委会. 中华本草 [M]. 上海：上海科学技术出版社，1999：1390.

[8] 张文平，陈惠群，张文书，等. 千里光总黄酮的抗炎作用研究 [J]. 时珍国医国药，2008，19（3）：605-607.

[9] 何忠梅，白冰，王慧，等. 千里光总黄酮体外抗肿瘤和抗病毒活性研究 [J]. 中成药，2010，12（32）：2045-2047.

[10] 成秉辰. 千里光碱脂质体对黑色素瘤 B_{16} 细胞周期和超微结构的影响 [J]. 实用肿瘤学杂志，2007，21（6）：547-550.

[11] 麦军利，任明. 猪屎豆属和千里光属植物提取物与环磷酰胺对实验性肿瘤的协同作用 [J]. 国外医学（药学分册）；1987（5）.

25. 千金子

【苗族药名】锐柳绕

【品种来源】本品为大戟科植物续随子 *Euphorbia lathyris* L. 的干燥成熟种子。南方7月中下旬，北方8~9月上旬，待果实变黑褐色时采收，晒干，脱粒，扬净，再晒至全干。别名菩萨豆、续随子、拒冬实、联步、拒冬子、滩板救、看园老、百药解。

【化学成分】种子含脂肪油48%~50%，油中含多种脂肪酸，主要有油酸89.2%、棕榈酸5.5%、亚油酸0.4%、亚麻酸0.3%等，油中还含菜油甾醇、豆甾醇、β-谷甾醇、△7-豆甾醇、6，20-环氧千金藤醇-5，15-二乙酸-3-苯乙酸酯（即酯L1），曾命名为千金子甾醇、巨大戟萜醇-20-棕榈酸酯、7-羟基-千金藤醇-二乙酸-二苯甲酸酯（即酯L2）、巨大戟萜醇-1-H-3，4，5，8，9，13，14-七去氢-3-十四酸酯、千金藤醇-3，15-二乙酸-5-苯甲酸酯（即酯L3）、千金藤醇-3，15-二乙酸-5-烟酸酯（即酯L8），巨大戟萜醇-3-棕榈酸酯（即酯L5），17-羟基岩大戟-15，17-二乙酸-3-O-桂皮酸酯（即酯L7a），17-羟基-异千金藤醇-5，15，17-三-O-乙酸-3-O-苯甲酸酯（即酯L7b），7-羟基千金藤醇-5，15-二乙酸-13-苯甲酸酸-7-烟酸酯（即酯L9）及三十一烷等。种子还含瑞香素、马栗树皮苷、千金子素及异千金子素。

【中药性味】味辛，性温，有毒。

(1)《开宝本草》："辛，温，有毒。"

(2)《本草再新》："辛，温，无毒。"

(3)《本草撮要》："辛，温，有毒。"

【中药归经】归肺、胃、膀胱经。

(1)《本草求真》："入胃。"

(2)《本草再新》："入肺、胃二经。"

(3)《本草撮要》："入手、足阳明、太阳经。"

【中药功效】逐水消肿，破癥杀虫。

【苗药作用】

(1)治积聚癥块及涎积等：续随子三十枚（去皮），腻粉二钱，青黛（炒）一钱匕（研）。上三味，先研续随子令烂；次下二味，合研匀细，以烧糯米软饭为丸，如鸡头大。每服先烧大枣一枚，剥去皮核，烂嚼，取药一丸，椎破，并枣同用，冷腊茶清下。服后便卧，并不搜搅，至中夜后，取下积聚恶物为效。（《圣济总录》）

(2)治水气：联步一两，去壳研，以纸裹，用物压出油，重研末，分作七服。每治一人，只可一服，丈夫生饼子酒下，妇人荆芥汤下。凡五更服之，至晚自止，后以厚朴汤补之，频吃益善。仍不用吃盐、醋一百日。（《斗门方》）

(3)治阳水肿胀：续随子（炒，去油）二两，大黄一两。为末，酒、水丸绿豆大。每服以白汤送下五十丸，以去陈莝。（《摘元方》）

(4)治小便不通，脐腹胀痛不可忍：续随子（去皮）一两，铅丹半两。上二味，先研续随细，次入铅丹，同研匀，用少蜜和作团，盛瓷罐内密封，于阴处掘地坑埋之，上堆冰雪，唯多是妙，腊月合，至春末取出，研匀，别炼蜜丸如梧桐子大。每服十五丸至二十丸，煎木通汤下，不拘时，甚者不过再服。要效速，即化破服。病急旋合亦得。（《圣济总录》）

(5)解一切药毒，恶草、菰子、菌蕈、金石毒，吃自死马肉、河豚发毒，时行疫气，山岚瘴疟，急喉闭，缠喉风，脾病黄肿，赤眼疮疖，冲冒寒冒，热毒上攻，或自缢死、落水、打折伤死，但心头微暖，未隔宿者，痈疽发背未破，鱼脐疮，诸般怒疮肿毒，汤火所伤，百虫、犬、鼠、蛇伤，打扑伤折：文蛤三两（淡红黄色者，捶碎，洗净），红芽大戟一两半（洗净），山茨菇二两（洗），续随子一两（去壳秤，研细，纸裹，压去油，再研如白霜），麝香三分（研）。上将前三味焙干，为细末，入麝香；续随子研令匀，以糯米粥为丸，每料分作四十粒。（内服）用生姜、蜜水磨一粒灌之，（外用）水磨涂。（《外科精要》）

(6)治黑子，去疣赘：续随子熟时坏破之，以涂其上，便落。（《普济方》）

(7)治蛇咬肿毒，闷欲死：重楼六分，续随子七颗（去皮）。二物捣筛为散，酒服方寸匕，兼唾和少许，敷咬处。（《海上集验方》）

【现代药理】

(1)抗癌作用：试验采用噻唑蓝（MTT）比色法，选用小鼠移植性肿瘤，考察千金子甲醇提取物抗肿瘤活性及其量效关系。实验结果表明，千金子甲醇提取物对人宫颈癌细胞（Hela）、人红白血病细胞（K_{562}）、人单核胞性白血病细胞（U_{937}）、人急性淋巴细胞性白血病细胞（HL_{60}）和人肝癌细胞（$HepG_2$）均有明显的抑制作用，呈现量效关系，随剂量增大疗效增加。

（2）致泻作用：千金子脂肪油中的千金子甾醇，既是千金子中的有毒成分，也是有效成分，刺激胃肠蠕动，可导致峻泻，强度为蓖麻油作用的3倍。

（3）镇静催眠作用：白瑞香素与巴比妥类药物有协同作用，可镇静催眠，临床可用于外科手术麻醉。瑞香素为千金子镇痛作用的有效成分，其治疗指数20.9虽略低于磷酸可待因，但仍较安全。

（4）祛斑美白作用：酪氨酸激酶在酪氨酸转化为黑色素的过程中起着重要作用。七叶内酯为千金子中抑制酪氨酸激酶作用的有效物质，主要分布在乙酸乙酯相中，其IC50值为0.103mg/mL。

（5）抗炎作用：千金子有效成分瑞香素、秦皮乙素具有一定抗炎作用，等剂量下，瑞香素抗炎作用稍弱于水杨酸钠。

（6）毒性：千金子所含有毒成分包括千金子甾醇、殷金醇棕榈酸酯等，对胃肠道有强烈刺激作用，且对中枢神经系统有毒，临床多服或误服可引起中毒。

【文献论述】

（1）《本草纲目》："续随子与大戟、泽漆、甘遂茎叶相似，主疗亦相似，其功皆长于利水，唯在用之得法，亦皆要药也。"

（2）《本草经疏》："续随子，味辛气温，而其性有毒，实攻击克伐之药也。长于解蛊毒，以致腹痛胀满，攻积聚，下恶滞物，及散痰饮。至于妇人月闭、癥瘕、疝癖、瘀血、大小肠不利诸病，则各有成病之由，当求其本而治，不宜概施。盖此药之为用，乃以毒攻毒之功也。"

（3）《蜀本草》："治积聚痰饮，不下食，呕逆及腹内诸疾。"

（4）《日华子本草》："宣一切宿滞，治肺气水气，敷一切恶疮疥癣。"

（5）《开宝本草》："主妇人血结月闭，癥瘕疝癖，瘀血蛊毒，心腹痛，冷气胀满；利大小肠。"

（6）《本草备要》："千金子，治癥瘕痰饮，冷气胀满，蛊毒鬼疰，利大小肠，下恶滞物，涂疥癣疮。"

（7）《景岳全书·本草正》："千金子，能逐瘀血，消痰饮食积，癥瘕疝癖，除蛊毒鬼疰，水气冷气，心腹胀满疼痛，腹内诸疾，利大小肠，祛恶滞，及妇人血结血闭瘀血等证。"

（8）《本草述》："千金子，所在皆有，南中尤多，入药以南产者为胜。苗如大戟，初生一茎，叶在茎端，叶复生茎，茎复生叶，转展叠加，宛如十字，作花亦类大戟，但从叶中抽干并结实耳。"

【常治肿瘤】 常用于宫颈癌、食管癌、皮肤癌、白血病、肺癌、结肠癌、乳腺癌、胃癌等肿瘤。

【科学研究】

（1）采用噻唑蓝染色法（MTT），选用人宫颈癌（Hela）细胞和人白血病（K_{562}）细胞株，进行镜下观察，发现千金子提取物在体外有显著的抗肿瘤作用，抑瘤率与给药剂量呈正相关。

（2）采用极性梯次提取与硅胶柱层析分离，对其不同极性段的提取物和分离物进行了体内（小鼠移植性肿瘤）、体外（噻唑蓝染色法）抗肿瘤活性研究，发现千金子的丙酮、氯仿段提取物对人肝癌 $HepG_2$、白血病 K_{562} 和淋巴瘤 U_{937} 细胞株具有抑制作用，对在体的 S_{180}、EAC 疗效明显，千金子中还存在有多种细胞毒物质，其物质有抗肿瘤作用。

（3）千金子二萜醇体外对人肾癌 7860 细胞和小鼠肾癌 renca 细胞的生长有明显抑制作用，对人肾癌 7860 细胞生长的抑制率达 76.03%，对小鼠肾癌 renca 细胞生长的抑制率为 64.65%，以上两种细胞体外生长被显著抑制，说明千金子二萜醇是一种有临床应用前景的抗肿瘤中药提取物。

（4）千金子素 L3 对人结肠癌 LoVo 细胞、人肺癌 A_{549} 细胞和人乳腺癌 MCF_7 细胞具有较强抑制作用。

（5）千金子素 L1 可增加长春新碱致 K_{562}/ADR 细胞凋亡中天冬氨酸蛋白水解酶-3的活化和多聚 ADP-核糖聚合酶的裂解。千金子素 L1 还可增加长春新碱致 K_{562}/ADR 细胞凋亡中细胞色素 C 的释放和 Caspase-9 的活化，而 Caspase-8 的活化则被 P-gp 抑制，千金子素 L1 增强长春新碱抗肿瘤作用，是通过抑制 P-gp 的药物外排作用、提高肿瘤细胞内药物浓度、促进长春新碱经线粒体途径诱导细胞凋亡的敏化程度实现的。

【用法用量】内服：1~2g，制霜入丸、散。外用：适量，捣敷或研末醋调涂。

【使用注意】中气不足，大便溏泄及孕妇忌服。

参考文献

[1] 黄晓桃，黄光英，薛存宽，等．千金子甲醇提取物抗肿瘤作用的实验研究［J］．肿瘤防治研究，2004，31（9）：556-558.

[2] 宋卫国，孙付军，张敏，等．千金子和千金子霜及其主要成分泻下作用研究［J］．中药药理与临床，2010，26（4）：40-42.

[3] 王正平，高燕，赵渤年．千金子的化学成分及药理作用研究进展［J］．食品与药品，2014（1）：58-61.

[4] 余霞，张卫明，孙力军．千金子不同极性部位对酪氨酸酶活性的影响［J］．中国野生植物资源，2011，30（2）：51-53.

[5] 黄泰康．常用中药成分与药理手册［M］．北京：中国医药科技出版社，2004.

[6] 余霞，张卫明，石雪萍，等．高速逆流色谱法分离纯化续随子种子中的七叶内酯［J］．色谱，2010，28：809-812.

[7] 高学敏，钟赣生．实用中药学［M］．北京：中国中医药出版社，2006：335.

[8] 张书勤，薛存宽，何学斌，等．千金子提取物体外抗肿瘤作用的实验研究［J］．中国药师，2010（10）：1443-1445.

［9］ 薛存宽，孔彩霞，黄晓桃，等．千金子提取物抗肿瘤作用的实验研究［J］．中国中西医结合杂志，2004（S1）：166-169.

［10］ 赵俊峰，杨旭凯，郑少斌，等．千金子二萜醇对人肾癌7860细胞和小鼠肾癌renca细胞体外生长的抑制作用［J］．中国老年学杂志，2016（23）：5818-5819.

［11］ Zhang JY, Liang YJ, Chen HB, et al. Structure identification of Euphorbia factor L3 and its induction of apoptosis through the mitochondrial pathway［J］. Molecules, 2011, 16（4）：3222-3231.

［12］ 王丽丽，郭菲，胡乃合，等．千金子抗肿瘤作用研究进展［J］．山东中医药大学学报，2016，40（1）：83-86.

26. 川乌头

【苗族药名】 包家利幼

【品种来源】 本品为毛茛科植物乌头 *Aconitum carmichaeli* Debx.（栽培品）的块根。夏至至小暑间挖出全株，除去地上部茎叶，然后将子根（附子）摘下，与母根（川乌头）分开，去净须根，抖净泥土，晒干。别名弯考喽、负郎、噶更、乌喙、奚毒、即子、鸡毒、毒公、耿子。

【化学成分】 块根（母根）含乌头碱、次乌头碱、中乌头碱、塔拉胺、消旋去甲基衡州乌药碱、异塔拉定、新乌宁碱、准噶尔乌头碱、附子宁碱、去甲猪毛菜碱、异飞燕草碱、苯甲酰中乌头碱、多根乌头碱、森布星A、森布星B、14-乙酰塔拉胺、脂乌头碱、脂次乌头碱、脂去氧乌头碱、脂中乌头碱、北草乌碱、川附宁、3-去氧乌头碱、惰碱、荷克布星A及荷克布星B、尿嘧啶、乌头多糖A、乌头多糖B、乌头多糖C、乌头多糖D。

【中药性味】 味辛，性热，有毒。

（1）《医学启源》："气热，味大辛。"

（2）《主治秘要》："性热，味辛甘。"

（3）《东医宝鉴》："性大热，味辛甘，有大毒。"

（4）《医家心法》："辛，温，大毒。"

（5）《长沙药解》："味辛苦，性温。"

【中药归经】 归心、肝、脾、肾经。

（1）《要药分剂》："入脾、命门二经。"

（2）《本草撮要》："入手厥阴、少阴经。"

（3）《本草述》："阳也，浮也，入手足太阴少阳经"

【中药功效】 祛风除湿，温经，散寒止痛。

【苗药作用】

（1）治痈攻肿，若有息肉突出者：乌头五枚，以苦酒三升，渍三日，洗之，日夜三四度。（《古今录验》）

（2）治风寒湿痹、麻木不仁：川乌（生，去皮尖为末）。用香熟白米粥半碗，药末四钱，同米用漫火熬熟，稀薄，不要稠，下姜汁一茶脚许，蜜三大匙，搅匀，空腹啜

之，温为佳。如是中湿，更入薏苡仁末二钱，增米作一中碗服。（《本事方》）

（3）治口眼歪斜：生乌头、青矾各等分。为末，每用一字，吸入鼻内，取涕吐涎。（《箧中秘宝方》）

（4）治阴毒伤寒，手足逆冷，脉息沉细，头痛腰重：川乌头（炮）、干姜各半两。上二味同为粗散，炒令转色，放冷，再捣细末，每服一钱，水一盏，盐一捻，煎半盏，去滓，温服。（《博济方》）

（5）治腹中雷鸣，脐下疞撮疼痛：苍术（东流水浸十日，去黑皮，片切，焙）半斤，乌头（米泔浸五日，逐日换泔，炮裂，去皮脐），青橘皮（汤浸去白，焙）各三两，蜀椒（口开者，烧砖令红，以醋泼砖，安椒，盖出汗，取红用）三两，青盐（研）一两。上五味，捣罗四味为末，与盐拌匀，炼蜜和丸，捣一千杵，丸如梧桐子大，每服二十丸，空心食前盐酒下。（《圣济总录》）

（6）治痈疽肿毒：川乌头（炒）、黄柏（炒）各一两。为末，唾调涂之，留头，干则以米泔润之。（《僧深集方》）

（7）治脾寒疟疾：川乌头大者一个（炮良久，移一处再炮，凡七处，炮满，去皮脐），为细末，作一服。用大枣七个，生姜十片，葱白七寸，水一碗，同煎至一盏。疾发前，先食枣，次温服。（《苏沈良方》）

【现代药理】

（1）抗癌作用：用荧光染色法观察乌头碱及不同组成对 Hepa1$_6$ 肝癌细胞凋亡的影响，用 MTT 法观察乌头碱及不同组成对 Hepa1$_6$ 肝癌细胞、脾细胞增殖的影响及脾细胞杀伤 Hepa1$_6$ 肝癌细胞的作用；观察乌头碱对荷瘤 C57 小鼠的抑瘤率及免疫的影响，研究发现乌头碱有直接抗肿瘤效应。

（2）镇痛作用：乌头碱类生物碱为川乌镇痛的有效成分，川乌水煎液能延长小鼠扭体潜伏期，显著减少冰醋酸所致小鼠扭体次数，明显提高小鼠热板痛阈值。乌头碱能够作用于肾上腺素，阻碍神经细胞正常传导，减少对疼痛因子感知能力，乌头碱缓解晚期癌痛患者有效率达 80%。

（3）抗炎作用：不同比例制川乌与水牛角配伍后，可明显抑制鸡蛋清和巴豆油分别致小鼠足趾肿胀和耳肿胀，且川乌可明显抑制二甲苯致小鼠耳肿胀。

（4）调节免疫作用：蜜煮川乌能抑制 H$_{22}$ 荷瘤小鼠 B 细胞增殖，促进 T 细胞增殖，增强腹腔巨噬细胞吞噬活性；制川乌增强免疫调节可能是通过增加细胞因子和抑制类风湿因子途径实现的。

（5）扩张血管作用：静脉注射乌头总生物碱能引起麻醉猫冠状动脉血流量增加，一般较原水平可增加 70%～200%，且该作用与心率、血压无关。纯乌头碱虽有扩张血管作用，但不及乌头总生物碱显著。

（6）强心作用：乌头碱可促进窦房和房室传导，增强心肌收缩力，减少心肌耗氧，增加冠脉血流，双向调节心律。

【文献论述】

（1）《医学启源》："川乌，疗风痹半身不遂，引经药也。"

（2）《主治秘要》："除寒一也，去心下坚痞二也，温养脏腑三也，治诸风四也，破聚滞气五也，感寒腹痛六也。"

（3）《长沙药解》："乌头，温燥下行，其性疏利迅速，开通关腠，驱逐寒湿之力甚捷，凡历节、脚气、寒疝、冷积、心腹疼痛之类并有良功。制同附子，蜜煎取汁用。"

（4）《本经疏证》："乌头之用，大率亦与附子略同，其有异者，亦无不可条疏而件比之也。夫附子曰主风寒咳逆邪气；乌头曰中风恶风，洗洗出汗，咳逆邪气。明明一偏于寒，一偏于风，一则沉着而回浮越之阳，一则轻疏而散已溃之阳，于此见附子沉、乌头浮矣。附子曰除寒湿踒躄拘挛，膝痛不能行步，乌头曰除寒湿痹，一主治踒，一主治痹，踒躄拘挛，是筋因寒而收引，阳气柔则能养筋，又何患其不伸。寒湿痹是气因邪而阻闭，阳气强则能逐邪，又何患其不开，于此见附子柔、乌头刚矣。夫唯其沉方能柔，唯其散则为刚。沉而柔者无处不可到，无间不可入；散而刚者无秘不可开，无结不可解。故附子曰破癥坚积聚血瘕，乌头曰破积聚寒热，于此可见其一兼入血、一则止及气分矣。"

（5）《珍珠囊》："去寒湿风痹、血痹。李杲：除寒湿，行经，散风邪，破诸积冷毒。王好古：补命门不足，肝风虚。"

（6）《王氏究原方》："性轻疏，温脾去风。"

（7）《本草纲目》："助阳退阴，功同附子而稍缓。"

（8）《本草述》："开胃下气，止呕吐及育肠气。"

【常治肿瘤】常用于肝癌、宫颈癌、肺癌、口腔癌、胃癌等消化道肿瘤等肿瘤。

【科学研究】

（1）采用 MTT 比色法，分别测定 VCR、乌头碱对 KBV_{200} 细胞毒效应，结果表明乌头碱具有逆转耐长春新碱的口腔癌细胞 KBV_{200} 肿瘤细胞多药耐药作用。

（2）通过体外细胞增殖检测试验，观察乌头散中药材不同提取物对肝癌细胞系（$SMMC_{7721}$）、乳腺癌细胞（MCF_7）、肺癌细胞系（A_{549}）、宫颈癌细胞系（Hela）和胃癌细胞系（SGC_{7901}）肿瘤细胞生长的抑制作用，结果表明，生川乌、制川乌、黄柏70%醇提物及黄柏水提物对 A_{549} 和 Hela 具有明显的抑制生长作用。

（3）采用斑蝥刺激皮泡法检测巨噬细胞吞噬率（PR）及吞噬指数（PI），结果说明，肿瘤患者化疗同时，应用乌头注射液可提高巨噬细胞功能，增强机体免疫力。

（4）肌内注射乌头提取精制的乌头注射液，可抑制癌瘤生长和癌细胞自发转移，临床治疗晚期胃癌等消化系统恶性肿瘤效果较好。

（5）乌头类中药抗肿瘤作用的重要靶点可能是 ras 基因及 MEK/MAPK/Ras/Raf 信号级联通路，体外培养大鼠视网膜神经细胞，分别以 0.5% 的乌头碱、新乌头碱和次乌头碱作用于细胞 5 分钟后，以流式细胞仪检测，发现乌头碱、次乌头碱和新乌头碱可抑制细胞增殖活动，显著降低 ras 基因表达量。

（6）观察乌头注射液联合顺铂+5-Fu（FP 方案）治疗消化道恶性肿瘤的近期疗效

与不良反应发现，乌头注射液作为消化道恶性肿瘤化疗的重要辅助用药，联合 FP 方案化疗具有显著协同、增效、减毒作用，可改善患者生活质量，且不良反应轻微。

【用法用量】 内服：3~9g，煎汤或研末；或入丸、散。

【使用注意】 内服须炮制后用；入汤剂应先煎 1~2 小时，以减低其毒性。外用适量，研末撒或调敷。阴虚阳盛、热证疼痛及孕妇禁服。反半夏、瓜蒌、天花粉、川贝母、浙贝母、白蔹、白及。酒浸、酒煎服易致中毒，应慎服。

参考文献

［1］钱珍. 附子多糖联用乌头碱对肝细胞肝癌的作用及机理初步研究［D］. 南京：南京中医药大学，2015.

［2］张宏，彭成. 川乌煎煮时间、剂量与药效的相关性研究［J］. 中药药理与临床，2006，22（5）：30-32.

［3］韩旭，侯娅婕. 乌头碱药理作用及毒性研究进展［J］. 中国处方药，2014（12）：149-150.

［4］王华灵，韩培秀，徐世明，等. 乌头碱对癌症疼痛的治疗效果［J］. 中国中西医结合杂志，1994（4）：219.

［5］毛小平，杨红松，陈凌云，等. 制川乌、水牛角配伍的实验研究［J］. 云南中医学院学报，1998，21（10）：17-18.

［6］杨蕾，陈裕明，刘启福，等. 川乌饮片急毒及药效学的实验比较［J］. 北京中医药大学学报，1997，20（2）：20-21.

［7］刘曦，李飞，张莉. 蜜煮川乌对 H_{22} 荷瘤小鼠免疫功能影响的实验研究［J］. 北京中医药大学学报，2004，27（2）：68-70.

［8］李晋奇，彭成. 制川乌配伍白芍的增效作用及其作用机理［J］. 华西药学杂志，2007，22（2）：144-148.

［9］李石蓝. 乌头、附子的药理与毒理［J］. 陕西医学杂志，1979（3）.

［10］吴红金，张颖莉. 参附注射液对实验性心力衰竭大鼠血浆凋亡相关因子的影响［J］. 中西医结合心脑血管病杂志，2009，7（8）：926-928.

［11］刘雪强，陈信义，王玉芝，等. 乌头碱逆转 KB_（V_{200}）细胞多药耐药性体外研究［J］. 中国中医基础医学杂志，2004（10）：55-57.

［12］郑蕾，古米兰·司迪克，张彦民. 乌头散的抗肿瘤活性研究［J］. 中药材，2013（8）：1301-1304.

［13］王纯，陈光义. 乌头注射液对肿瘤化疗患者巨噬细胞功能的影响［J］. 医药导报，2001（10）：618.

［14］Yang S, et al. Progress in Studies on Chemical Constituents and Pharmacological Functions of Aconitum L. Plants［J］. J Yunnan Agric Univ，2007，22：293-295，298.

［15］饶朝龙，彭成. 乌头类生物碱对 ras 基因表达影响及其抗肿瘤分子机制研究［J］. 现代预防医学，2010（6）：1098-1100，1103.

［16］王龙，孟志雄. 乌头注射液联合 FP 方案治疗消化道恶性肿瘤疗效观察［J］. 甘肃医药，2009（4）：297-299.

27. 小蓟

【苗族药名】窝布坝那

【品种来源】本品为菊科刺儿菜属植物刺儿菜 *Cephalanoplos segetum* （Bunge）Kitam. ［*Cirsium segetum* Bunge］ 的干燥地上部分（带花全草），根状茎亦可入药。夏季采收带花全草，去杂质，鲜用或晒干。别名刺儿菜、刺菜、曲曲菜、青青菜、荠荠菜、刺角菜、白鸡角刺、小鸡角刺、小牛扎口、野红花、代架、蛙修该、茹丑。

【化学成分】带花全草含芸香苷、原儿茶酸、绿原酸、咖啡酸、氯化钾、蒙花苷（即刺槐苷，也即刺槐素-7-鼠李糖葡萄糖苷）、刺槐素、酪胺、蒲公英甾醇、φ-蒲公英甾醇乙酸酯、三十烷醇、β-谷甾醇、豆甾醇。

【中药性味】味甘，性凉。

（1）《日华子本草》："凉，无毒。"

（2）《本草汇言》："味甘微苦，气寒，无毒。"

（3）《本草撮要》："味甘温。"

【中药归经】归肝、脾经。

（1）《本草通玄》："入脾、肝二经。"

（2）《本草新编》："入肺、脾二经。"

（3）《本草撮要》："入足厥阴经。"

【中药功效】凉血，祛瘀，止血。

【苗药作用】

（1）治心热吐血口干：生藕汁、生牛蒡汁、生地黄汁、小蓟根汁各二合，白蜜一匙。上药相和，搅令匀，不计时候，细细呷之。（《太平圣惠方》）

（2）治舌上出血，兼治大衄：刺蓟一握，研，绞取汁，以酒半盏调服。如无生汁，只捣干者为末，冷水调下三钱匕。（《圣济总录》）

（3）治呕血、咯血：大蓟、小蓟、荷叶、扁柏叶、茅根、茜草、山栀、大黄、牡丹皮、棕榈皮各等分。烧灰存性，研极细末，用纸包，碗盖于地上一夕，出火毒，用时先将白藕汁或萝卜汁磨京墨半碗，调服五钱，食后下。（《十药神书》）

（4）治下焦结热血淋：生地黄（洗）四两，小蓟根、滑石、通草、蒲黄（炒）、淡竹叶、藕节、当归（去芦，酒浸）、山栀子仁、甘草（炙）各半两。上细切，每服四钱，水一盏半，煎至八分，去滓温服，空心食前。（《济生方》）

（5）治崩中下血：小蓟茎、叶（洗，切）研汁一盏，入生地黄汁一盏，白术半两，煎减半，温服。（《千金要方》）

（6）治妇人阴痒：小蓟煎汤，日洗三次。（《广济方》）

（7）疗疖疮：外用小蓟制成的膏剂治疗疖疮，疗效显著，且不刺激皮肤，易于清洗。

【现代药理】

（1）抗癌作用：小蓟水提液可使人肝癌细胞 $HepG_2$、白血病细胞 K_{562}、胃癌细胞

BGC_{823}、宫颈癌细胞 Hela 四种癌细胞形态发生皱缩、变圆、脱壁、裂碎等变化，明显抑制生长，抑制率最高可达 86.03%。

（2）止血作用：小蓟主要通过收缩局部血管、抑制纤溶而发挥止血效应。实验发现小蓟的总黄酮和正丁醇萃取物具有显著止血作用。

（3）抗氧化作用：小蓟冠毛既有可能是黄酮类成分的脂溶性自由基清除物，又有可能是多糖的水溶性自由基清除物。小蓟冠毛提取物对羟基自由基、超氧阴离子自由基均有明显清除作用，且水提取物对羟基自由基的清除效果最好。

（4）消炎作用：小蓟醇提物可能通过抑制 NO/NOS 通路，降低败血症大鼠心脏、血浆和腹主动脉 IMD 水平，发挥其抗菌消炎的能力。

（5）降糖作用：小蓟总黄酮提取物可降低糖化血清蛋白水平、血糖，降低胆固醇、高密度脂蛋白、甘油三酯、低密度脂蛋白含量，升高肝糖原含量，从而改善机体的脂代谢紊乱；促进胰岛素分泌和肝糖原的合成，增加 H_2O_2、GSH-PX 含量，增强 SOD 的活性，升高 Bcl_2 含量，降低 CAT、NO 含量，降低血清中 MDA 水平，降低 ROS 水平，降低 NOS 活力，降低表达细胞色素 C 的 mRNA 含量，降低 BAX 含量，以改善机体氧化应激程度。

（6）抗突变作用：小蓟可对心脏起兴奋作用，有升高血压、强心及收缩血管作用，具有一定的抗突变能力。

【文献论述】

（1）《食疗本草》："取菜煮食之，除风热。根，主崩中，又女子月候伤过，捣汁半升服之。金疮血不止，按叶封之。夏月热，烦闷不止，捣叶取汁半升服之。"

（2）《本草拾遗》："破宿血，止新血，暴下血，血痢（痢，一作崩），金疮出血，呕吐等，绞取汁温服；作煎和糖，合金疮及蜘蛛蛇蝎毒，服之亦佳。"

（3）《日华子本草》："根，治热毒风并胸膈烦闷，开胃下食，退热，补虚损。苗，去烦热，生研汁服。"

（4）《本草图经》："生捣根绞汁服，以止吐血、衄血、下血。"

（5）《本草纲目拾遗》："清火疏风豁痰，解一切疔疮、痈疽、肿毒。"

（6）《医学衷中参西录》："小蓟，山东俗名姜姜菜，'姜'字当为'蓟'字之转音；奉天俗名枪刀菜，因其多刺如枪刀也。其根与茎皆可用，而根之性尤良。剖取鲜者捣烂，取其自然汁，开水服之。若以入煎剂，不可久煎，宜保其新鲜之性，约煎四五沸即取汤饮之。又其茎中生虫即结成疙瘩，状如小枣，其凉血之力尤胜。若取其鲜者十余枚捣烂，开水冲服，以治吐血、衄血之因热者尤效。用时宜取其生农田间嫩而白者。"

（7）《本草求原》："大蓟、小蓟二味根、叶，俱苦甘气平，能升能降，能破血，又能止血。小蓟则甘平胜，不甚苦，专以退热去烦，使火清而血归经，是保血在于凉血。"

（8）《本草汇言》："沈则施云：按二蓟，治血止血之外无他长，不能益人。如前人云'养精保血，补虚开胃'之说，不可依从。"

【常治肿瘤】常用于肝癌、胃癌、宫颈癌、白血病等肿瘤。

【科学研究】

（1）刺儿菜提取物处理肝癌 BEL_{7402} 细胞后，肿瘤细胞出现细胞核碎裂、核质固缩、细胞膜突出形成质膜小泡等凋亡细胞形态学变化。

（2）细胞形态观察和活细胞计数方法，研究小蓟提取液对人白血病细胞 K_{562}、肝癌细胞 $HepG_2$、宫颈癌细胞 Hela、胃癌细胞 BGC_{823} 生长的抑制作用。结果表明小蓟提取液可使四种癌细胞发生皱缩、变圆、脱壁、碎裂等形态变化，生长受到明显抑制，抑制率最高可达 88.27%。说明小蓟有确切的抑癌作用。

（3）有研究治疗妇科肿瘤阴道出血 16 例，其中直肠癌转移肿瘤 8 例，宫颈癌转移肿瘤 6 例，外阴癌 4 例，年龄 40～68 岁，肿瘤均为菜花样赘生物，最大为 5cm×8cm，最小为 3cm×4cm，病理类型大部分为鳞癌，少数为腺癌，选取新鲜小蓟 4～5 棵，洗净，在器皿中捣烂，用时注意不要用纱布包装，因小蓟有倒刺，纱布孔隙较大，极易刺伤患者。用黑色致密清洁棉布（最好高压清毒）包好，敷在出血部位，30～60 秒出血部位很快停止出血，一般 1 次即可，如有复发，用上述方法继续治疗。

（4）研究表明，使用补髓生血解毒汤（党参、熟地黄各 30g，黄芪 20g，黄精 30g，甘草 15g，山药、枸杞子各 20g，桑葚 30g，桃仁 10g，陈皮 15g，小蓟 30g，白花蛇舌草、半枝莲 40g，红花 10g，鸡血藤 30g，龟甲 20g，阿胶 15g）联合诱导治疗急性早幼粒细胞白血病。观测临床症状、血液生化指标、骨髓象、不良反应发现，补髓生血解毒汤具有调节机体整体状态、改善化疗不良反应作用。

【用法用量】内服：5～10g，煎或捣汁。外用：适量，捣敷。

【使用注意】脾胃虚寒而无瘀滞者忌服。

参考文献

[1] 李丹，吴莲波，吴秉纯．中药小蓟的药理作用研究进展 [J]．黑龙江中医药，2010（3）：46-47.

[2] 李煜，王振飞，贾瑞贞．小蓟水提液对 4 种癌细胞生长抑制作用的研究 [J]．中华中医药学刊，2008（2）：274-275.

[3] 杨星昊，崔敬浩，丁安伟．小蓟提取物对凝血、出血及实验性炎症的影响 [J]．四川中医，2006，24（1）：17-19.

[4] 梁倩倩，丁玲强，焦扬，等．小蓟抗氧化作用的研究 [J]．河西学院学报，2008，24（5）：45-47.

[5] 王振飞．大蓟、小蓟、地榆提取液对四种癌细胞抑制作用的研究 [D]．呼和浩特：内蒙古大学，2007：20.

[6] 乔建荣，梁颖，杨晓玲，等．小蓟醇提物对败血症休克大鼠血浆 Intermedin 的影响 [J]．时珍国医国药，2015（1）：62-64.

[7] 王倩．小蓟总黄酮对大、小鼠糖尿病模型的影响 [D]．郑州：河南中医学院，2015：20.

[8] 陈毓，丁安伟，杨星昊，等．小蓟化学成分药理作用及临床应用研究述要 [J]．中华中医药学刊，2005，23（4）：614-615.

[9] 李桂凤，马吉祥，李传胜，等．刺儿菜提取物抗 BEL_{7402} 肿瘤细胞活性的研究 [J]．营养学报，

2008，30（2）：174-176.

[10] 李煜，王振飞，贾瑞贞．小蓟提取液对四种癌细胞生长抑制作用的研究 [J]．中医药学报，2007，35（5）：12-14.

[11] 姜海萍，张爱玉．小蓟治疗外阴肿瘤出血 18 例 [J]．中国社区医师（综合版），2005（17）：31.

[12] 王真，刘宝文．补髓生血解毒汤降低化疗诱导急性早幼粒细胞白血病毒副反应临床观察 [J]．实用中医内科杂志，2013（10）：63-65.

28. 小血藤

【苗族药名】咪沙

【品种来源】本品为茜草科植物茜草 *Rubia cordifolia* L. 的根，为多年攀援草本植物，常见生长于山坡、林缘、丛林下，于春、秋季采挖，洗净，晒干，别名钻骨风、八仙草、血糊藤、钻石风等。

【化学成分】主要成分含有蒽醌及其苷类化合物，如茜草素、1，3，6-三羟基-2-甲基蒽醌-3-O-新橙皮糖苷；萘醌类化合物，如去氧 α-拉帕醌、萘氢醌；环己肽类化合物；多糖类、微量元素等。

【中药性味】味苦，性寒。

（1）《中国药典》："苦，寒。"

（2）《中药大辞典》："苦，寒。"

（3）《中华本草》："苦，寒。"

【中药归经】归肝经。

（1）《中国药典》："归肝经。"

（2）《中药大辞典》："归肝经。"

（3）《中华本草》："归肝，心经。"

【中药功效】凉血止血，活血化瘀，消肿止痛。

【苗药作用】

（1）凉血止血，祛瘀生新。（《贵州草药》）

（2）调经，补血，止血。治月经不调，体虚血少，红崩。（《中国苗族药物彩色图集》）

【现代药理】

（1）抗肿瘤：茜草提取物，如环己肽类化合物，能抑制肿瘤细胞的增殖，诱导细胞凋亡，发挥抗肿瘤作用。研究发现，茜草根甲醇提取物的氯仿部分可抑制人肝癌细胞株 Hep$_{3B}$细胞分泌乙型肝炎表面抗原（HBsAg），而不显示细胞毒性。

（2）止血：研究发现茜草液能延长凝血酶原时间，缩短凝血酶时间和活化部分凝血活酶时间。实验给家兔灌胃适量茜草温浸液 2~4 小时或腹腔注射同等剂量的茜草液后 30~60 分钟，均有明显促进血液凝固作用。

（3）抗炎，抗感染：大叶茜草素能降低炎性介质，具有调节炎症相关信号通路的潜力。且对多种致病菌有一定抑制作用，如大肠埃希菌、金黄色葡萄球菌等。茜草抑菌途径可能是通过诱导菌体产生降解细胞壁和细胞膜的酶，提高细胞膜的通透性，使细胞内容物泄漏，导致菌体不能正常生长繁殖。

（4）免疫调节：茜草乙醇提取物能够提高巨噬细胞的数目和吞噬能力，及免疫球蛋白水平。同时有动物实验表明，茜草双酯能降低小鼠血清溶血酶水平，使掺入（^{3}H）TdR 的全血白细胞吞噬白葡萄球菌的能力下降，并能降低脾溶血空斑细胞的溶血能力及溶血素的产生，抑制脂多糖（LPS）诱导的小鼠 B 细胞的转化和植物凝集素（PHA）诱导的 T 淋巴细胞转化。

（5）抗氧化：茜草乙醇提物能够提高超氧化物歧化酶和过氧化氢酶的活力，以及还原型谷胱甘肽的含量，抑制脂质过氧化，从而减轻氧化损伤。

（6）其他：茜草提取物还有升白细胞、刺激机体造血、抗辐射、止咳化痰、保护神经等作用。

【文献论述】

（1）《草木便方》：“生心血，散瘀活血，透关节，治跌打损伤血胀，四肢筋骨风毒。”

（2）《分类草药性》：“治风湿麻木，筋骨疼痛。涂鱼口肿毒。”

（3）《药鉴》：“茜草，疗中多蛊毒，治跌扑损伤。吐下血如烂肝，凝积血成瘀块，虚热崩漏不止，劳伤吐衄时来，室女经滞不行，妇人产后血晕，治之皆愈。大都皆血家药也，故血滞者能行之，血死者能活之。痘家红紫干枯者，用之于活血药中甚妙。外症疮疖痈肿者，用之于排脓药中立效。其曰除乳结为痈者何？盖乳者血之所为也，用此剂以行之，则血行而痈自散矣。”

（4）《医林纂要·药性》：“茜草，色赤入血分，泻肝则血藏不瘀，补心则血用而能行，收散则用而不费；故能剂血气之平，止妄行之血而祛瘀通经，兼治痔瘘疮疡扑损。”

（5）《药义明辨》：“茜草，入肝与心包经，二经滞血为病宜此。方书用以疗吐血、衄血及尿血、泻血、诸热证，意主于从治而导瘀耳，非谓其性凉能止动血也。”

（6）《本草经疏》：“茜草，行血凉血之要药也。非苦不足以泄热，非甘不足以活血，非咸不足以入血软坚，非温少阳之气不足以通行，故主痹及疸。疸有五，此其为治，盖指蓄血发黄，而不专于湿热者也。痹者血病。行血软坚则痹自愈。甘能益血而补中，病去血和，补中可知矣。苦寒能下泄热气，故止内崩及下血除热，故益膀胱。跤跌则瘀血，血行则跤跌自安。凉无病之血，行已伤之血，故治蛊毒。”

（7）《重庆草药》：“行气，活血。治跌打损伤，劳伤吐血，经闭。”

（8）《陕西中草药》：“活血调经，散瘀消肿，理气止痛。治月经不调，白带，劳伤，跌打损伤，疮疖疝气，肺脓疡。”

【常治肿瘤】常用于肝癌、胃癌、宫颈癌、神经胶质瘤、肾癌、肺癌、白血病等肿瘤。

【科学研究】

（1）氧自由基过度产生是人体产生癌变的重要原因，丙二醛（MDA）能刺激细胞过度生长，导致肿瘤形成。蒽醌具有一定的抗氧化作用。实验证明茜草蒽醌对人肝癌 $SMMC_{7721}$ 细胞具有一定的抗氧化作用，能增加肝癌 $SMMC_{7721}$ 细胞 SOD（超氧化物歧化酶）活力，降低 MDA（丙二醛）活力。

（2）有实验发现，茜草提取物质在浓度 $0.2 \sim 1.0g/L$ 范围内对胃癌 MGC_{803} 细胞株有抑制增殖作用，且呈浓度依赖性；并具有诱导细胞凋亡作用，肿瘤细胞凋亡率随药物浓度增高而上升。Bcl-2 是凋亡抑制基因，茜草提取物作用于胃癌 MGC_{803} 细胞 48 小时后，Bcl-2 基因蛋白阳性表达率明显下降。故认为茜草提取物对胃癌 MGC_{803} 细胞株具有诱导凋亡和抑制增殖作用，其诱导凋亡作用可能与下调凋亡抑制基因 Bcl-2 的表达有关。

（3）实验通过小鼠 U_{14} 宫颈癌实体瘤检测茜草醇提取物的抑瘤作用，结果发现茜草醇提取物对小鼠血液血液系统、肝功能、肾功能没有影响，且茜草醇提取物灌服剂量为 500mg/kg 和 1000mg/kg 能不同程度抑制小鼠 U_{14} 宫颈癌实体瘤的生长，延长 U_{14} 小鼠的生存时间，阻止肿瘤细胞于 G1 期，所以茜草醇提取物对小鼠 U_{14} 宫颈癌具有一定抑制作用，其机制可能与抑制肿瘤细胞周期有关。

（4）研究观察茜草对人神经胶质瘤 U_{87} 细胞生长的影响及作用机理，结果发现茜草能有效抑制人神经胶质瘤 U_{87} 细胞在体外的生长活力，作用呈现一定剂量依赖和时间依赖，且醇提优于水提。其作用机制可能与细胞周期阻滞，Caspase-3 活化，影响氧化-还原平衡、DNA 损伤及修复、细胞内丙酮酸代谢有关。

（5）实验用 22 例肾癌患者的癌组织以观察茜草对肾癌组织抑制作用，结果发现，实验小鼠从开始服用茜草至实验结束，茜草对肾癌组织有显著的抑制作用，肿瘤平均消退率为 27.6%，其肿瘤抑制作用与药物剂量呈正相关。

【用法用量】 内服：$10 \sim 15g$，水煎；或入丸、散；或浸酒。

【使用注意】 脾胃虚寒及无瘀滞者慎服。

参考文献

［1］贵州省中医研究所. 贵州草药［M］. 贵州：贵州人民出版社，1970.

［2］汪毅. 中国苗族药物彩色图集［M］. 贵州：贵州科学技术出版社，2002.

［3］樊中心. 茜草中的抗癌成分［J］. 国外医学（中医中药分册），1997，19（4）：3-5.

［4］单鸣秋，陈星，李娟，等. 茜草与茜草炭对大鼠急性血瘀模型的影响比较研究［J］. 中国中药杂志，2014，39（3）：493-497.

［5］宋善俊，王辨明，沈迪，等. 茜草对动物凝血过程的影响及作用机理［J］. 武汉医学院学报，1979（2）：86-88.

［6］Morita H，Nishino H，Nakajima Y，et al. Oxomollugin, a potential inhibitor of lipopolysaccharide-induced nitric oxide production including nuclear factor kappa B signals［J］. J Nat Med, 2015, 69（4）：608-611.

［7］Zhu ZG，Jin H，Yu PJ，et al. Mollugin inhibits the inflammatory response in lipopolysaccharide-stimulated RAW264. 7 macrophages by blocking the Janus kinase-signal transducersand activators of transcription signaling pathway［J］. Biol Pharm Bull, 2013, 36（3）：399-406.

［8］李海峰，肖凌云，张菊，等. 茜草化学成分及其药理作用研究进展［J］. 中药材，2016，39（6）：1433-1436.

［9］Lodi S, Sharma V, Kansal L. The protective effect of Rubiacordifolia against lead nitrate-induced immune response impairment and kidney oxidative damage［J］. Indian J Pharmacol, 2011, 43（4）：441-444.

［10］杨胜利，刘发. 茜草双酯的免疫抑制作用［J］. 中国药理学通报，1996，12（5）：447-448.

［11］李鹏，胡正海. 茜草的生物学及化学成分与生物活性研究进展［J］. 中草药，2013，44（14）：2009-2014.

［12］王艳双，罗速. 茜草蒽醌对肝癌 $SMMC_{7721}$ 细胞抗氧化作用［J］. 山东医药，2010，50（48）：45-46.

［13］朴成哲，孙东植，宋京郁. 茜草提取物对胃癌 MGC_{803} 细胞株的诱导凋亡及抗增殖作用［J］. 延边大学医学学报，2008，31（4）：261-264.

［14］栗坤，王淑香，赵海峰. 茜草醇提物对小鼠 U_{14} 宫颈癌抑制作用的研究［J］. 黑龙江医药科学，2008，31（6）：1-3.

［15］李晓芸，卞卡. 茜草对人神经胶质瘤 U_{87} 细胞的生长及丙酮酸代谢的影响［J］. 中药新药与临床药理，2016，27（2）：171-180.

［16］雷建平，李炎唐，孙仲诒. 茜草对小鼠肾包膜下移植人肾癌组织的抑制作用观察［J］. 中国中西医结合外科杂志，2000，6（3）：49-50.

29. 小青藤香

【苗族药名】 孟脑雄石

【品种来源】 本品为防己科植物轮环藤 *Cyclea racemosa* Oliv 的根，缠绕藤本，全年可采，见于路边、山野砂土中。分布于湖北、四川、贵州和广西等地。别名青藤、滚天龙、青藤细辛、山豆根等。

【化学成分】 根主要成分含有双苄基异喹啉生物碱、海岛轮环藤酚碱型生物碱、阿朴菲类生物碱、原小檗碱类生物碱等生物碱、胡萝卜苷、槲皮素、9-（呋喃核糖）嘌呤等。

【中药性味】 味辛苦，性微温，小毒。

（1）《中药大辞典》："性温，味苦辛。"

（2）《中华本草》："性微温，苦辛，小毒。"

（3）《贵州草药》："性温，味苦、辛。"

【中药归经】 归心、肺、胃经。

（1）《中华本草》："心，肺，胃经。"

（2）《中国药典》："肺，胃经。"

（3）《要药分剂》："心，肺，大肠经。"

【中药功效】 理气止痛，解蛇毒。

【苗药作用】

（1）治妇女心气痛。（《贵州民间药物》）

（2）治蛇咬伤。（《贵州民间药物》）

（3）治胃气痛。（《贵州草药》）

（4）治发痧肚痛。（《中华本草·苗药卷》）

（5）治疗癀。（《中华本草·苗药卷》）

【现代药理】

（1）抗肿瘤：小青藤香中的异喹啉生物碱成分具有抗肿瘤作用。其具有抑制细胞周期、诱导细胞凋亡的作用，如研究证明，小檗碱可以通过阻滞细胞周期、激活细胞因子、抑制线粒体呼吸等方式来诱导细胞凋亡而抗肿瘤，对肝癌、胃癌等多种肿瘤具有抑制作用。

（2）肌松作用：轮环藤属植物中的生物碱的碘甲烷化盐、氯烷化盐具有肌松作用，属于非去极性型肌松剂。

（3）抗疟疾作用：实验证明，轮环藤属植物根中萃取的生物碱具有抗疟疾作用。

（4）抑制胃酸分泌、抗溃疡：有研究证明，轮环藤属植物根的醇提物对幽门结扎老鼠的胃蛋白酶、胃液和胃酸的分泌有着明显抑制作用。对于乙醇或乙醇联合消炎痛引起的消化性溃疡具有预防作用，能够明显提高用乙醇处理过的小鼠的胃蛋白和过氧化氢酶的浓度。

（5）对心血管作用：轮环藤属植物中的双苄基异喹啉生物碱具有抗心律失常、抗心悸缺血、扩血管降压等作用。其作用机制与抑制离子通道、抑制负性频率和负性传导、提高心肌舒张期兴奋阈值、延长心悸有效不应期等有关。

（6）其他：实验发现，轮环藤属植物能够抑制肾小管的扩张、肾上皮细胞的退化，并且抑制与草酸钙形成有关的炎性细胞的深入，能够抑制肾结石的形成。具有抗疲劳作用。还有一定的镇静作用。

【文献论述】

（1）《本草纲目拾遗》：粤东小录：藤产东莞，微细如发，直起数丈，无一节，常飞越数树，如千百游丝牵缀，红者名红龙须，紫者名紫龙须，有五色，然生无根蒂，以秽物投之即消释，不知所去。土人以其液和细土锻石，涂罊糖釜，其坚如铁，虽猛火不裂。其花与子皆入药。浸酒服，补筋骨，祛风解毒，能循脉络，无微不到。药性考：五色龙须藤，细如发，生无根蒂，挂树长发。

（2）《中药大辞典》：顺气止痛，解蛇毒。治心胃气痛，发痧，腹痛腹泻，蛇咬伤。

（3）《中华本草》：理气止痛，除湿解毒。主胸脘胀痛，腹痛吐泻，咽喉肿痛，毒蛇咬伤，狗咬伤，痈疽肿毒，外伤出血。

（4）《全国中草药汇编》：清热解毒，利尿止痛。主治咽喉炎，白喉，扁桃体炎，尿路感染及结石，牙痛，胃痛，风湿骨痛。外治痈疮，无名肿痛，毒蛇咬伤。

（5）《中药词典》：理气止痛，除湿解毒。主胸脘胀痛，腹痛吐泻，咽喉肿痛，毒蛇咬伤，狗咬伤，痈疽肿毒，外伤出血。

（6）《贵州民间中药》：顺气止痛，解蛇毒。

（7）《贵州中草药名录》：解毒散寒，理气止痛。治疗风寒湿痹，消化不良，腹泻，毒蛇咬伤。

（8）《贵州民间药物》：治胃气痛：小青藤香二钱，青木香、木姜子、茴香根各一钱。共研末，每用一钱半，以温酒冲服。治消化不良，腹痛腹泻：小青藤香二钱。煎水服，一日二次。治发痧肚痛：小青藤香研末，用酒或开水送服。成人每次五分至一钱，小儿每次三分。治蛇咬伤：小青藤香一钱。捣烂，敷患处。治疗癀：小青藤香二至五钱。煎水服。

【常治肿瘤】 常用于星形细胞瘤、脑胶质母细胞瘤、白血病、子宫内膜癌、皮肤癌、结肠癌、胃癌、肺癌、宫颈癌等肿瘤。

【科学研究】

（1）小青藤香中含有的双苄基异喹啉生物碱具有抑制肿瘤作用。其能通过影响细胞周期，通过线粒体和死亡受体途径诱导细胞凋亡，对胃癌、肝癌、宫颈癌细胞有杀伤作用。实验证明，小檗碱能够抑制胃癌 MGC_{803} 细胞，并诱导其凋亡，小檗碱能将 MGC_{803} 细胞阻滞于 G0/G1 期，并能通过降低 CD44V6 来发挥抗肿瘤作用。青藤碱能作用于肝癌 $HepG_2$ 细胞，阻滞细胞周期停于 G1 和 G2 期，并上调凋亡基因 Bcl-2 和 Fas 的表达水平。

（2）小青藤香中含有小檗碱类生物碱。实验证明，N-乙酰化转移酶（NAT）可使芳香胺类化合物产生致癌作用，而小檗碱可以呈浓度依赖性非竞争性抑制人类星形细胞瘤和脑胶质母细胞瘤 NAT 活性、信使 RNA NAT 水平及 2-氨基芴-DNA 复合物的形成，发挥抗肿瘤作用。

（3）有实验证实，小檗碱可协同肿瘤坏死因子相关凋亡诱导配体，诱导急性淋巴母细胞白血病细胞凋亡，其机制可能与抑制核因子 kB/p65 的表达和 Caspase-3、Caspase-8 的剪切活化有关。

（4）研究证明，肿瘤相关巨噬细胞可以促进人子宫内膜癌细胞增殖，而小檗碱对体外共培养肿瘤相关巨噬细胞和人子宫内膜癌细胞有抑制作用，同时小檗碱可以通过干预肿瘤相关巨噬细胞形成而发挥抗肿瘤作用。

（5）有实验显示，细胞凋亡过程中会出现 DNA 损伤诱发的聚腺苷二磷酸核糖聚合酶（聚 ADP 核糖聚合酶）高表达，而小檗碱能激活 ADP 核糖聚合酶诱导的皮肤鳞癌 A_{431} 细胞和结肠癌细胞凋亡。

【用法用量】 内服：煎汤，5~6g；研末，1.5~3g。外用：适量，研末调敷。

【使用注意】 胃热者慎服。

参考文献

[1] 贵州省中医研究所. 贵州民间药物［M］. 贵州：贵州人民出版社，1965.

[2] 贵州省中医研究所. 贵州草药［M］. 贵州：贵州人民出版社，1970.

[3] 邱德文，杜江. 中华本草·苗药卷［M］. 贵州：贵州科学技术出版社，2005.

[4] 常铠麟，陈鹰翔，赵思伟，等. 异喹啉类生物碱抗肿瘤作用机制研究进展［J］. 黑龙江科技信息，2013（2）：53-54.

［5］张蓓蓓．轮环藤属植物的药理活性研究进展［J］．海峡药学，2016，28（5）：37-39.

［6］Shine V，Latha PG，Shyarnal S. Gastric Antisecretory and Antiulcer Activities of Cyclea Paltet（LAM.）Hook. F. & Thoms. In rats［J］. Journal of Ethnopharmacology，2009，125：350-355.

［7］郭治彬，付金国．小檗胺的心血管药理作用研究进展［J］．中国中西医结合杂志，2005，25（8）：765-768.

［8］Sam Kieley，Roil Dwivedi，Manoj Monga. Ayurvedic Medicine and Renal Calculi［J］. Journal of Endourology，2008，22（8）：1613-1616.

［9］娄金丽，邱全瑛，林洪生，等．小檗碱对人胃癌细胞增殖、细胞周期及 CD44V6 表达的影响［J］．中国免疫学杂志，2004，20（5）：315-317.

［10］龚立，高永翔．青藤碱诱导肝癌细胞凋亡的实验研究［J］．成都中医药大学学报，2007，30（3）：38-39，47.

［11］Wang DY，Yeh CC，Lee JH，et al. Berberine inhibited arylamine N-acetyltransferase activity and gene expression and DNA adduct formation in human malignant astrocytoma G9T/VGH and brain glioblastoma multiforms GBM_{8401} cells.［J］. Neurochem Res，2002，27（9）：883-889.

［12］张小玲，胡群，宋艳清，等．小檗碱增强 TRAIL 诱导白血病细胞凋亡［J］．中国医院药学杂志，2007，27（1）：27-30.

［13］李军，薛晓鸥，刘小丽，等．小檗碱对与肿瘤相关巨噬细胞共培养的人子宫内膜癌 Ishikawa 细胞株的作用［J］．北京中医药大学学报，2011，37（7）：448-452.

［14］李健，郝钰，张玉丽，等．小檗碱对 CT26 皮下移植瘤组织中肿瘤相关巨噬细胞的影响［J］．中国组织化学与细胞化学杂志，2011，20（3）：203-206.

［15］Mantena SK，Sharma SD，Katiyar SK. Berberine inhibits growth，induces G1 arrest and apoptosis in human epidermoid carcinoma A_{431} cells by rrgulating Cdki-Cdk-cyclin cascade，disruption of mitochondrial membrane potenial and cleavage of caspase 3 and PARP［J］. Carcinogenesis，2006，27（10）：2018-2027.

［16］Chidambara Murthy KN，Jayaprakasha GK，Patil BS. The natural alkaloid berberine targets multiple pathways to induce cell death in cultured human colon cancer cell［J］. Eur J Pharmacol，2012，688（3）：14-21.

30. 马勃

【苗族药名】 勾西斗

【品种来源】 本品为灰包科脱皮马勃属植物脱皮马勃 *Lasiosphaera fenzlii* Reich. 腐寄生真菌的近成熟子实体。生于山地腐植质丰富之处。分布于河北、内蒙古、陕西、甘肃、新疆、安徽、江苏、湖北、湖南、贵州等省区。别名青马疕、马屁勃、马疕苗、灰菇、马屁包、牛屎菇、灰包菌等。

【化学成分】 主要成分含有（22E，24R）-麦角甾-7，22-二烯-3β-醇、麦角甾-7，22-二烯-3，6-二酮、麦角甾-5α，8α-环二氧-6，22-二烯-3β-醇、麦角甾-5，7，22-三烯-3-醇、麦角甾-7，22-二烯-3-酮、硬脂酸等。

【中药性味】 味辛，性平。

（1）《名医别录》："味辛，平，无毒。"

（2）《医林纂要》："辛咸，平。"

（3）《全国中草药汇编》："辛，平。"

【中药归经】归肺经。

（1）《本草纲目》："肺经。"

（2）《中药大辞典》："肺经。"

（3）《中华本草》："肺经。"

【中药功效】清肺利咽，解毒止血。

【苗药作用】

（1）清肺利咽，解毒，止血。主治喉痹咽痛，咳嗽失音，吐血，衄血，无名毒疮。（《贵州中草药名录》）

（2）治外伤出血。（《中国苗族药物彩色图集》）

（3）治冻疮。（《中国苗族药物彩色图集》）

（4）治溃破疖疮。（《苗族医药学》）

【现代药理】

（1）抗肿瘤：黄文琴采用MTT法，测定从脱皮马勃中分离到的化合物Ⅱ、Ⅵ对红白血病细胞 K_{562} 和肺癌细胞 A_{549} 的增殖抑制作用。结果显示化合物Ⅱ在50μg/mL时对 K_{562} 细胞具有较好的增殖抑制作用，增殖抑制率达64%。化合物Ⅱ、Ⅵ在50μg/mL时对 K_{562} 和 A_{549} 细胞的抑制作用较低。实验证明化合物Ⅱ、Ⅵ均具有抑制肿瘤细胞增殖的作用。

（2）止血：高云佳等采用家兔体外凝血实验、过瓷板针挑法、试管法观察凝血时间和血浆复钙时间等指标，以研究脱皮马勃止血的有效部位。结果显示，脱皮马勃的乙酸乙酯部位和正丁醇部位凝血时间和复钙时间与空白对照组比较显著缩短（$P<0.01$），有较好的止血作用。乙酸乙酯组和正丁醇组的凝血时间均比生理氯化钠溶液组明显降低，说明脱皮马勃可能是通过影响内源性凝血系统起到促凝作用；乙酸乙酯组和正丁醇组使复钙时间明显缩短，说明其有体外促凝作用。所以脱皮马勃醇提液的乙酸乙酯部位和正丁醇部位是其止血有效部位。

（3）抗炎、止咳：左文英等通过实验，将10只小鼠灌服马勃混悬液3g/kg（含生药），连续6日。末次给药后40分钟，在每只小鼠右耳涂二甲苯0.02mL，左耳涂蒸馏水，1小时后处死小鼠，剪下耳片，将两耳称重，发现左耳较右耳重。另取豚鼠10只，灌服马勃混悬液3g/kg（含生药），给药连续4日。末次给药40分钟后迅速腹腔注射200g/L乌拉坦1g/kg麻醉动物，采取机械性刺激气管法引起动物咳嗽，在生理记录仪上记录咳嗽反射，通过比较咳嗽反射曲线的变化，发现马勃能不同程度延长豚鼠咳嗽潜伏期。综上，通过炎症模型实验，可以看出马勃能显著抑制二甲苯所致小鼠耳壳肿胀，通过机械性刺激致咳实验模型，可以看出马勃能够不同程度延长豚鼠咳嗽潜伏期。

【文献论述】

（1）《本草从新》：每见用寒凉药敷疮者，虽愈而热毒内攻，变生他病，为害不小，唯马勃辛平而散，甚为稳妥。张寿颐：马勃，《别录》虽止治恶疮马疥，盖既能散毒，又能燥湿，以疗湿疮，固得其宜，故弘景亦谓敷诸疮甚良。今人用以为金疮止血亦效。寇宗奭治喉痹咽疼，盖既散郁热，亦清肺胃，确是喉症良药。东垣普济消毒饮用之，亦是此意。内服外敷，均有捷验，诚不可以微贱之品而忽之。

（2）《名医别录》："马勃，生园中久腐处""主恶疮、马疥"。

（3）陶弘景："俗呼马勃是也。紫色虚软，状如狗肺，弹之粉出""敷诸疮"。

（4）《本草衍义》："去膜，以蜜揉拌，少以水调呷，治喉闭咽痛。"

（5）《本草纲目》："凡用以生布张开，将马勃于上摩擦，下以盘承，取末用。"

（6）《圣济总录》：马勃丸方。马勃、白矾灰、恶实（炒）、陈橘皮（汤浸，去白焙，各半两）。上四味，捣研为末，浆水和丸，如樱桃大，含化咽津，又一方，无陈橘皮。治骨鲠在喉中不出。

（7）《本草从新》：轻，解热，外用敷疮。辛，平。轻虚。清肺解热，散血止嗽。治喉痹咽痛（吹喉中，良，或加白矾或硝，扫喉取吐痰愈），鼻衄失音。外用敷诸疮良（每见用寒凉药敷疮者，虽愈而热毒内攻，变生他病，为害不小。此药辛平而散，甚为稳妥）。生湿地朽木上，状如肺肝，紫色虚软，弹之粉出，取粉（久嗽不止，马勃为末，蜜丸梧子大，每服二十丸，白汤下，即止。妊娠吐衄不止，马勃末，浓米饮服半钱）。

（8）《本草纲目》："清肺，散血热，解毒。""能清肺热咳嗽，喉痹，衄血，失音诸病。"

（9）《玉楸药解》："治骨鲠吐血。"

【常治肿瘤】 常用于治疗肝癌、神经胶质瘤、白血病、肺癌、宫颈癌、乳腺癌、肉瘤等肿瘤。

【科学研究】

（1）脱皮马勃所含的小分子化合物Ⅱ、Ⅵ对 K_{562} 和 A_{549} 细胞均有不同程度的增殖抑制作用，化合物Ⅱ在 $50\mu g/mL$ 时对 K_{562} 细胞的增殖抑制率高达 64.1%，而对 A_{549} 的抑制作用较弱，在实验最大浓度时对细胞的增殖抑制率仅为 24.7%。

（2）有实验利用人肝癌细胞 Bel_{7402}、人神经胶质瘤细胞 C_6 来研究马勃中的六种化合物的抗肿瘤作用。结果显示化合物Ⅰ对 Bel_{7402} 和 C_6 有较明显的抑制作用，抑制作用随浓度的增大而增大；化合物Ⅳ对 Bel_{7402} 有较弱的抑制作用，抑制作用随浓度的增大而增大，但对 C_6 没有作用；化合物Ⅴ对 C_6 有较弱的抑制作用，对 Bel_{7402} 则没有作用。

（3）有实验利用 MTT 法研究马勃多糖对宫颈癌细胞（Siha）和乳腺癌细胞（MDA）体外增殖的抑制作用。结果显示马勃醇沉多糖在 $250\mu g/mL$ 时对 Siha 细胞具有最高抑制率 52.6%；醇溶多糖在 $250\mu g/mL$ 时对 MDA 的抑制率达到 80.4%。所以，马勃多糖对 Siha 及 MDA 肿瘤细胞具较好的抑制作用。

（4）有实验探讨马勃酸性多糖 CGP-Ⅱ抗 S_{180} 肉瘤的作用及体外抗氧化作用。结果显示 CGP-Ⅱ糖醛酸含量为 17.2%，200mg/（kg·d）剂量组多糖对 S_{180} 肉瘤的抑瘤率为 48.4%，CGP-Ⅱ具有一定的 DPPH 自由基清除能力和氧自由基吸收能力。所以酸性多糖 CGP-Ⅱ具有一定的抗肿瘤活性及体外抗氧化作用。

【用法用量】内服：1.5~6g，煎汤，或入丸、散。外用：研末撒，调敷，或作吹药。

【使用注意】《饮片新参》："风寒劳咳失音者忌用。"

参考文献

［1］贵州省中医研究所．贵州中草药名录［M］．贵州：贵州人民出版社，1988.

［2］汪毅．中国苗族药物彩色图集［M］．贵州：贵州科学技术出版社，2002.

［3］田兴秀．苗族医药学［M］．云南：云南民族出版社，1995.

［4］黄文琴．脱皮马勃抗肿瘤活性研究［J］．当代医学，2010，16（34）：34-35.

［5］高云佳，赵庆春，闵鹏，等．脱皮马勃止血有效部位的实验研究［J］．解放军药学学报，2010，26（6）：548-550.

［6］左文英，尚孟坤，揣辛桂．脱皮马勃的抗炎、止咳作用观察［J］．河南大学学报（医学版），2004，41（3）：65.

［7］崔磊，宋淑亮，孙隆儒．脱皮马勃化学成分研究及抗肿瘤活性的初筛［J］．中药材，2006，29（7）：703-705.

［8］赵友生，王进平，宋爱荣，等．马勃多糖提取及体外抗肿瘤研究［J］．中国现代应用药学，2012，29（7）：574-578.

［9］武翠玲，万兵，李钰娜．马勃多糖CGP-Ⅱ抗S_{180}肉瘤及体外抗氧化研究［J］．长治医学院学报，2016，30（3）：169-171.

31. 马齿苋

【苗族药名】窝咪仰

【品种来源】本品为一年生肉质草本马齿苋科植物马齿苋 *Portulaca oleracea* L. 的全草。通常会在夏、秋季节茎叶茂盛时割取全草，洗净泥土后用沸水略烫，晒干备用。

【化学成分】文献报道，全品主要含有大量的去甲肾上腺素和多种钾盐，如氯化钾、硝酸钾、硫酸钾等。此外，还含多巴胺、草酸、葡萄糖等。另据报道，全草显生物碱、黄酮、强心苷的反应。

【中药性味】味酸，性寒。

（1）陶弘景："小酸。"

（2）《唐本草》："味辛，寒，无毒。"

（3）《本草经疏》："味辛苦，气寒，无毒。"

（4）《中华本草》："酸，性寒。"

【中药归经】归大肠、肝、脾经。

（1）《滇南本草》："入胃。"

（2）《得配本草》："入手太阳、阳明经。"

（3）《本草再新》："入肝、脾二经。"

【中药功效】清热解毒，散血消肿。

【苗药作用】

（1）治无名肿毒：鲜马齿苋适量，捣绒包患处。（《贵州草药》）

（2）治腹泻、腹痛：马齿苋鲜品 30g，水煎服。（《贵州中药资源》）

（3）治小儿腹泻：鲜马齿苋 20g，水煎内服。（《苗族医药学》）

【现代药理】

（1）抗肿瘤作用：研究表明，马齿苋中所含的多糖可抑制肝癌细胞 SMMC$_{7721}$ 的生长，并与剂量呈正相关；此外，马齿苋多糖还可通过增强机体免疫功能和直接抑制肿瘤细胞的分裂而起到抑制肿瘤增殖的作用。

（2）抗菌作用：研究报道，马齿苋具有较广的抗菌作用，但与不同提取方法所得有效成分密切相关，如马齿苋乙醇提取物对大肠埃希菌、伤寒、副伤寒杆菌、痢疾志贺菌等有较强的抑制作用。水煎剂对宋氏志贺菌、痢疾志贺菌、福氏志贺菌均有抑制作用。

（3）抗炎作用：马齿苋水提取物中所含的去甲肾上腺素可作用于血管内皮上的 α- 受体，从而起到收缩血管、抑制毛细血管通透性、减少淤血、减轻炎症作用。

（4）对平滑肌的作用：马齿苋茎中含的无机钾盐对动物子宫平滑肌有明显的兴奋作用，而叶中所含有的无机成分则具有相反的作用。如马齿苋沸水提取物可使豚鼠离体平滑肌张度增加，而阿托品则可轻微阻断其作用。

（5）对骨骼肌的作用：文献报道，马齿苋水提取物对离体和在体骨骼肌均有使其舒张的作用。

（6）抗缺氧作用：马齿苋乙醇提取物中总黄酮能显著缩短小鼠缺氧惊厥时间，延长其存活率，可能是与促进小鼠无氧酵解酶的活性、抑制心肌线粒体磷脂的脂质过氧化和改善呼吸链酶的活性有关。

（7）其他作用：马齿苋所含的多种化学成分具有抗过敏反应、增强免疫作用、降血脂作用、降糖作用。

【文献论述】

（1）《本草拾遗》：“止消渴。”

（2）《本草经疏》：“营气不从，逆于肉里，乃生痈肿。”

（3）《本草纲目》：“散血消肿，利肠滑胎，解毒通淋，治产后虚汗。”

（4）《素问玄机原病式》：“马齿苋辛寒，能凉血散热，故主癥结，痈疮疔肿，内外施之皆得也。辛寒通利，故寒热去，大小便利也。苦能杀虫，寒能除热，故主杀诸虫，去寸白，止渴；辛寒能散肺家之热，故主目盲白翳也。”

（5）《本草正义》：“最善解痈肿热毒，金疮流血，诸淋，破血癖癥瘕，则不独治痈肿，兼能消瘀。而湿热可泄，又兼能入血破瘀，故亦治赤带。濒湖谓散血消肿，利肠滑胎，解毒通淋，又无一非寒、滑二字之成绩也。”

（6）《食疗本草》：“明目，亦治疳痢。”

（7）《唐本草》：“主诸肿瘘疣目，捣揩之；饮汁主反胃诸淋，金疮血流，破血瘕癖，小儿尤良；用汁洗紧唇、面疱、马汗、射工毒，涂之瘥。孟诜：湿癣白秃，以马齿膏和灰涂效。治疳痢及一切风，敷杖疮。”

（8）《蜀本草》：“主尸脚、阴肿。”

（9）《开宝本草》："主目盲白瞖，利大小便，破癥结痈疮。又烧为灰，和多年醋滓，先灸丁肿，以封之，即根出。生捣绞汁服，当利下恶物，去白虫。"

（10）《日用本草》："凉肝退翳。"

（11）《滇南本草》："益气，清暑热，宽中下气，润肠，消积滞，杀虫，疗疮红肿疼痛。"

（12）《生草药性备要》："治红痢症，清热毒，洗痔疮疳疔。"

（13）《经效产宝》："治产后血痢，小便不通，脐腹痛。"

（14）《千金要方》："治痈久不瘥：马齿苋捣汁，煎以敷之。"

（15）《肘后方》："治蜈蚣咬伤：马齿苋汁涂之。"

【常治肿瘤】常用于肠癌、食管癌等肿瘤。

【科学研究】

（1）马齿苋多糖对人肝癌细胞株 $SMMC_{7721}$ 的增殖具有一定的抑制作用。虽然马齿苋多糖对人肝癌细胞株和 BEL_{7402} 的增殖具有一定的抑制作用，但对小鼠结肠癌细胞株 $CoCon_{26}$ 无明显的抑制作用。由此提示，马齿苋多糖的抗肿瘤作用具有一定的选择性。

（2）研究表明，马齿苋脂肪酸对 Hep_2 细胞增殖有抑制作用。

（3）王晓波等发现，马齿苋中所含的多糖可通过提高小鼠免疫功能，从而对 S_{180} 荷瘤小鼠的肿瘤有显著的抑制作用。此外，马齿苋中所含的甜菜红素对小鼠 S_{180} 肉瘤亦具有明显的抑制作用，并对化疗药物 CTX 抗 S_{180} 小鼠引起的毒副反应起到增效减毒的作用。

（4）田光辉等发现，马齿苋粗多糖有明显的抗肿瘤活性，而对实验菌株的抑制和灭活作用却不明显。

（5）研究表明，马齿苋粗多糖对荷瘤小鼠免疫器官的重量及荷瘤小鼠体液免疫、细胞免疫功能具有明显的提高作用。并且这一作用与马齿苋粗多糖抗作用密切相关。

（6）马齿苋活性成分能选择性地杀伤癌细胞，如马齿苋脂肪酸对 Hep_2 细胞有相应的抑制作用；马齿苋多糖对 Hela 细胞有较强的杀伤作用；马齿苋生物碱对离体培养的 A_{549} 肺癌细胞、Hep_2 细胞和 Hela 细胞的增殖均具有明显抑制作用；马齿苋黄酮对 RD 细胞有很强的抑制作用，并存在浓度剂量效应，高浓度时抑制作用强。以上说明，马齿苋不同的活性成分对不同肿瘤细胞株的敏感性不尽相同，具有明显的选择性。

【用法用量】内服：煎汤，10~15g，鲜品 30~60g。外用：绞汁捣敷，或烧灰研末调敷，或煎水洗。

【使用注意】《本草经疏》："凡脾胃虚寒、肠滑作泄者勿用；煎饵方中不得与鳖甲同入。"

参考文献

［1］丁怀伟，姚佳琪，宋少江. 马齿苋的化学成分和药理活性研究进展［J］. 沈阳药科大学学报，2008（10）：831-838.

［2］崔曼，尹苗，安利国. 马齿苋多糖的抗肿瘤活性［J］. 山东师范大学学报（自然科学版），2002，

17 (1)：73.

[3] 赵旭功，吴经纬，张西荣，等．马齿苋的药理研究及临床应用 [J]．山东医药工业，2002，21
(4)：34-35.

[4] 范红艳，关丽萍，张红英．马齿苋水提取物对小鼠急性炎症的影响 [J]．延边大学医学学报，
2006，29（3）：184.

[5] Methi S：马齿苋对离体豚鼠标本的药理作用研究 [J]．国外医药（中医中药分册），1989，11
(1)：57.

[6] Okwuasaba F．马齿苋提取物对离体骨骼肌的作用 [J]．国外医药（中医中药分册），1988，10
(5)：41.

[7] 董立巍，王万银，岳义田，等．马齿苋总黄酮抗小鼠缺氧作用及其机制研究 [J]．中西医结合学
报，2005：3（6）：450.

[8] 王国玉，王浩宇，佟继铭．马齿苋的化学成分与药理作用研究现状 [J]．承德医学院学报，2012
(1)：82-85.

[9] 王晓波，姜红，王本华，等．马齿苋多糖对肿瘤细胞的体内外抑制作用 [J]．中国公共卫生，
2005，21（12）：1485.

[10] Funahashi H，Satake M，Hasan S，et al. Opposing effects of n-6 and n-3 polyunsaturated fatty acids
on pancreatic cancer growth [J]. Pancreas. 2008，36（4）：353.

[11] 王晓波，刘殿武，王立芹，等．马齿苋多糖对 S_{180} 荷瘤小鼠免疫功能的影响 [J]．天然产物研究
与开发，2005（4）：453-456.

[12] 杨桂芹，王长泉．马齿苋甜菜红素抗肿瘤实验研究 [J]．时珍国医国药，2010（2）：388-390.

[13] 田光辉，刘存芳．马齿苋提取物的生物活性研究 [J]．食品科技，2008（3）：171-173.

[14] 赵蕊，高旭，邵兴月．马齿苋多糖对荷瘤小鼠机体免疫调节作用的研究 [J]．黑龙江畜牧兽医，
2014（21）：157-160.

[15] 牛广财，李世燕，朱丹，等．马齿苋多糖 POP II 和 POP III 的抗肿瘤及提高免疫力作用 [J]．食
品科学，2017（3）：201-205.

[16] 李玉萍，曾宪伟，叶军，等．马齿苋活性成分体内外抗癌作用的初步筛选 [J]．时珍国医国药，
2009（11）：2726-2728.

32. 马鞭草

【苗族药名】加洛根

【品种来源】本品为马鞭草科植物马鞭草 *Verbena officinalis* L. 的地上干燥部分，全
草或带根全草。6~8 月花开时采收，除去泥土杂质，晒干。

【化学成分】全草含马鞭草苷、桃叶珊瑚苷、戟叶马鞭草苷、β-谷甾醇、羽扇豆
醇、熊果酸、蒿黄素。叶中含腺苷、马鞭草新苷、β-胡萝卜素。根和茎中含水苏糖。

【中药性味】味苦，性凉。

(1)《蜀本草》："味苦，微寒，无毒。"

(2)《药性论》："味苦，有毒。"

(3)《本草图经》："味甘苦，微寒，有小毒。"

(4)《日华子本草》："味辛，凉，无毒。"

【中药归经】归肝、脾经。

（1）《雷公炮制药性解》："入肝、脾二经。"

（2）《本草再新》："入肝、肾二经。"

（3）《得配本草》："入手阳明、足厥阴经血分。"

【中药功效】清热解毒，活血通经，利水消肿，截疟。

【苗药作用】

（1）治肝炎：栀子7颗，马鞭草50g，车前草25g，山栀茶50g，水煎，分3次服，每日1剂。（《贵州中药资源》）

（2）治腹痛：马鞭草15g，煎水服。（《苗族医药学》）

（3）治筋骨疼痛：鲜马鞭草20g，捣烂敷患处。（《苗族医药学》）

【现代药理】

（1）抗肿瘤作用：马鞭草醇提液（EVO）对人绒毛膜癌JAR细胞增殖有明显独特的抑制作用，且对人绒毛膜癌细胞质中表皮生长因子受体的表达也有明显抑制作用。马鞭草水提取物和EVO均可明显抑制荷瘤小鼠体内肿瘤的增殖，但同时对荷瘤小鼠的体重增长和脾脏有降低作用。

（2）消炎止痛作用：研究表明，马鞭草中所含的石氯仿、油醚、甲醇提取物均有抗炎活性，其中氯仿提取物的活性最强。马鞭草的水及醇提取物对滴入家兔结膜囊内的芥子油引起的炎症都有消炎作用。

（3）免疫活性：马鞭草EVO对小鼠T淋巴细胞增殖能力具有明显的增强作用，而对小鼠吞噬细胞功能则具有明显抑制作用。提示马鞭草醇提物具有增强小鼠T、B细胞免疫功能和抑制小鼠吞噬细胞功能的作用，这可能与该药抗炎、抗感染、抗癌等作用有关。

（4）抗早孕的作用：文献报道，马鞭草提取液能明显抑制细胞生长及激素分泌，使微绒毛明显减少、染色质固缩，减少HCG分泌量。此外，马鞭草抗早孕作用可能是通过抑制蜕膜细胞生长、促进凋亡而实现的。

（5）抗微生物活性：马鞭草全草煎剂对金黄色葡萄球菌、福氏痢疾杆菌、白喉杆菌有抑制作用。马鞭草水煎剂能杀死钩端螺旋体。马鞭草苷对金黄色葡萄球菌、溶血链球菌、大肠埃希菌、铜绿假单胞菌、伤寒杆菌、福氏痢疾杆菌、志贺痢疾杆菌、流感杆菌等有抑制作用。此外，马鞭草对甲型流感病毒（68-1株）、副流感病毒仙台株有抑制作用。马鞭草中的总黄酮对革兰阴性和革兰阳性微生物都有抑制作用。

（6）其他作用：马鞭草水煎剂有镇咳作用，马鞭草分离得到的化合物littoachalcone促进神经生长因子介导的轴突生长，马鞭草苷对交感神经末梢在小量时有兴奋作用、大量时有抑制作用。

【文献论述】

（1）《名医别录》："主下部䘌疮。"

（2）《日华子本草》："通月经，治妇人血气肚胀，月候不匀。"

（3）《本草经疏》："马鞭草，本是凉血破血之药……血热之极，兼之湿热，故血污浊而成疮，且有虫也。血凉热解，污浊者破而行之，靡不瘥矣。陈藏器谓其破血杀虫，亦此意耳。"

（4）《本草拾遗》："主癥癖血瘕，久疟，破血。作煎如糖，酒服。"

（5）《本草衍义补遗》："治金疮，行血，活血。"

（6）《本草纲目》："捣涂痈肿及蠼螋尿疮，男子阴肿。"

（7）《生草药性备要》："活血通经。能去脓毒，洗痔疮毒，退上部火，理跌打。"

（8）《分类草药性》："去小便血淋肿痛。"

（9）《天宝本草》："利小便，平肝泻火。治赤疮，火眼。"

（10）《中华本草》：主治感冒发热，咽喉肿痛，牙龈肿痛，黄疸，痢疾，血瘀经闭，痛经，癥瘕，水肿，小便不利，疟疾，痈疮肿毒，跌打损伤。

（11）《现代实用中药》："根用于赤白痢疾、慢性疟疾、水肿、臌胀等。并有泻下作用。"

（12）《江苏验方草药选编》："治伤风感冒流感：鲜马鞭草一两五钱，羌活五钱，青蒿一两。上药煎汤二小碗，一日二次分服，连服二至三天。咽痛，加鲜桔梗五钱。"

（13）《补缺肘后方》："治卒大腹水病：鼠尾草、马鞭草各十斤，水一石，煮取五斗，去滓更煎，以粉和为丸，服如大豆大二丸，加至四五丸。禁肥肉，生冷勿食。"

（14）《药性论》："破腹中恶血，杀虫：马鞭草生捣，水煮去滓，煎如饴，空心酒服一匕。"

（15）《太平圣惠方》："治妇人月水滞涩不通，结成癥块，腹肋胀大欲死：马鞭草根苗五斤，细锉，以水五斗，煎至一斗，去滓，别于净器中熬成膏，每于食前，以温酒调下半匙。"

【常治肿瘤】常用于肝癌、人绒毛膜癌等肿瘤。

【科学研究】

（1）马鞭草醇提液对人绒毛膜癌 JAR 细胞增殖有明显抑制作用，对 JAR 细胞质中 EGFR 的表达也有明显抑制作用。

（2）马鞭草萃取氯仿部位对 JAR 细胞具有明显的抑制作用，其诱导细胞凋亡的机制与 Fas L 的表达下调、Bax 表达水平增加和 Bcl-2 表达水平下降有关。

（3）鞭草萃取氯仿部位的 4'-甲醚-黄芩素（4-MS）能抑制人绒毛膜癌 JAR 细胞的增殖，诱导凋亡，阻滞细胞生长于 G2/M 期，并与抑制 Survivin 抗凋亡活性、激活 p38 MAPK 信号通路、活化 Caspase-3 密切有关。

（4）4-MS 对人绒癌 JAR/VP16 耐药细胞株有一定抑制作用，其可显著抑制耐药性人绒毛膜癌裸鼠移植瘤体积的增长，改善荷瘤鼠生存质量并延长裸鼠存活时间。

（5）徐华娥等研究发现，马鞭草醇提液能够显著增加联合紫杉醇抗肿瘤活性。

（6）曹志然等研究发现，不管是马鞭草水提取物还是醇提取物，与对照组比较，均可明显抑制荷瘤小鼠体内肿瘤的生长，同时对荷瘤小鼠的体重增长和脾重有降低作用。

（7）沙滩马鞭草琨类提取物 16#化合物对 HeLa 细胞的生长有明显的抑制作用，其作用是由诱导 HeLa 细胞凋亡引起的。

(8) 马鞭草醇提物对小鼠 IL-2 生物活性的影响进行了研究，发现该药对机体的抗感染、抗肿瘤作用可能与其增强小鼠 T、B 细胞功能使免疫增强作用有关。

【用法用量】 内服：煎汤，15~30g，鲜品 30~60g；或入丸、散。外用：适量，捣敷；或煎水洗。

【使用注意】 孕妇慎服。

(1)《本草从新》："疮证久而虚者，斟酌用之。"

(2)《本草经疏》："病人虽有湿热血热证，脾阴虚而胃气弱者勿服。"

参考文献

[1] Liu Z，Cao G，Cong XD. Research progress on chemical compositions and quality control of Verbena officinalis L [J]. Asia-Pacific Tradit Med（亚太传统医药），2011，7（10）：186-188.

[2] 徐珊，焦中秀，徐小晶，等. 马鞭草醇提液对绒毛膜癌 JAR 细胞增殖及表皮生长因子受体表达的影响 [J]. 中国药科大学学报，2000，31：281-284.

[3] 徐华娥，袁红宇，欧宁. 马鞭草醇提液小剂量时能显著增加紫杉醇的抗肿瘤活性 [J]. 南京医科大学学报（自然科学版），2008，10：1275-1278.

[4] Deepak M，Sukhdev S. Handa. Antiinflammatory activity and chemical composition of extracts of verbena offcinalis L [J]. Phytotherapy Res，2000，14：463-465.

[5] 王文佳，王平，俞琦，等. 马鞭草醇提物免疫活性的初步研究 [J]. 贵阳中医学院学报，2008，30：17-18.

[6] 徐昌芬，卢小东，焦中秀，等. 马鞭草抗早孕作用机理的初步研究 [J]. 南京医科大学学报，1998，18：402-406.

[7] 张曙萱，王海琦，欧宁. 马鞭草提取液对体外培养人早孕蜕膜细胞的影响 [J]. 中国天然药物，2004，2：242-246.

[8] Hernbndez NE，Tereschuk ML，Abdala LR. Antimicrobial activity of flavonoids in mediciral plants from Taft Del Valle（Tucumán，Argentina）[J]. J Ethnopharmacol，2000，73：317-322.

[9] 陈兴丽，孟岩，张兰桐. 马鞭草化学成分和药理作用的研究进展 [J]. 河北医药，2010（15）：2089-2091.

[10] 张立平，夏邦亮，罗莉，等. 马鞭草 C 部位诱导人绒毛膜癌 JAR 细胞凋亡的分子机制研究 [J]. 中国肿瘤临床，2005，32（19）：1089-1092.

[11] 王家俊，罗莉，张立平，等. 马鞭草 C 部位使人绒癌 JAR 细胞阻滞于 G2/M 期并诱导细胞凋亡 [J]. 南京医科大学学报，2004，24（6）：598-601.

[12] 杨最素，罗莉，朱利群，等. 4'-甲醚-黄芩素诱导绒毛膜癌 JAR 细胞凋亡的实验研究 [J]. 中草药，2007，38（8）：1203-1206.

[13] 冯播，徐昌芬. 马鞭草 C 部位单体 4'-甲醚-黄芩素对人绒毛膜癌细胞增殖的抑制作用 [J]. 中国肿瘤生物治疗杂志，2008，15（5）：444-447.

[14] Xu Shan，Chen Qi，Xu Changfen. Effective component from verbena officinalis L. inhibits proliferation and induces apoptosis of human choriocarcinoma JAR cells [J]. J Reprod Med，2005，14（11）：12-18.

[15] 徐珊, 罗莉, 朱利群, 等. 4'-甲醚-黄芩素对绒癌耐药细胞株多药耐药性的逆转作用研究 [J]. 生物化学与生物物理进展, 2006, 33 (11): 1061-1073.

[16] 朱利群, 徐珊, 罗莉, 等. 马鞭草有效成分对人绒毛膜癌耐药细胞株 JAR/VP16 的逆转作用研究 [J]. 南京医科大学学报 (自然科学版), 2007, 27 (5): 419-423.

[17] 李卓, 徐珊, 徐昌芬. 4'-甲醚-黄芩素对耐药性人绒毛膜癌体内逆转作用的研究 [D]. 南京: 南京医科大学, 2008.

[18] 曹志然, 戎瑞雪, 王蓓, 等. 马鞭草提取物对荷瘤小鼠抑瘤作用的实验研究 [J]. 河北职工医学院学报, 2008, 25 (2): 8-11.

[19] 吴佳梅. 沙滩马鞭草提取物对 HeLa 细胞的生长抑制及诱导凋亡作用的实验研究 [D]. 沈阳: 中国医科大学, 2010.

[20] 陈丽花, 李志军, 王定勇, 等. 马鞭草抗乙肝有效部位化学成分研究 [J]. 广东药学院学报, 2009, 23 (5): 242-244.

[21] 王文佳, 王平, 俞琦, 等. 马鞭草醇提物对小鼠 IL-2 生物活性的影响 [J]. 甘肃中医学院学报, 2008, 25 (2): 14-15.

33. 飞龙掌血

【苗族药名】 嘎龚布梭学嘎八

【品种来源】 本品为芸香科飞龙掌血属植物飞龙掌血 *Toddalia asiatica* (L.) Lam., 以根或叶入药。通常在夏、秋采叶; 根全年均可采收, 洗净, 鲜用或切段晒干备用。

【化学成分】 根主要含白屈菜红碱、小檗碱及飞龙掌血默碱等生物碱。另含香豆精类去二羟基飞龙掌血内酯, 挥发油中含飞龙掌血双香豆精等。此外, 本品还含 β-谷甾醇和树脂等。

【中药性味】 味辛、微苦, 性温, 小毒。

(1)《贵州草药》:"辛, 温。"

(2)《全国中草药汇编》:"辛、微苦, 温。"

(3)《陕西中草药》:"涩辛, 平。"

(4)《东北常用中草药手册》:"甘, 平。"

(5)《贵阳民间药草》:"辛苦, 温, 无毒。"

【中药归经】 归脾经、胃经。

《中华本草》:"肝、肺经。"

【中药功效】 散瘀止血, 祛风除湿, 消肿解毒。

【苗药作用】

(1) 以苗药见血飞为主药的系列组方制剂治疗 2 例白血病患者, 疗效佳。

(2) 治跌打损伤: 飞龙掌血 15g, 岩马桑 15g, 樟树根皮 10g, 党参 15g, 大血藤 15g, 鸡血藤 15g, 八角枫根皮 8g, 泡白酒内服。(《苗族医药学》)

【现代药理】

(1) 抗肿瘤作用: 在 Iwasaki 等研究中发现, 飞龙掌血根茎乙醇提取物对 10 种肿瘤细胞具有选择性细胞毒活性作用, 且从中分离得到二氢光叶花椒碱 (dihydronitidine)

对人肺腺癌 A_{549} 细胞可选择性地诱导其凋亡。

（2）抗炎镇痛作用：研究发现，用飞龙掌血乙醇提取物和乙酸乙酯提取物喂食注射 II 型牛胶原蛋白引起的关节炎小鼠，有缓解其爪和关节的肿胀作用。这一作用机理得到组织病理学的验证。

（3）抗氧化作用：田春莲等研究表明，飞龙掌血根中的多糖有清除羟基自由基和 DPPH 自由基的作用。

（4）心血管保护作用：飞龙掌血水提取物 F01 对于异丙肾上腺素所致的心肌过度兴奋、垂体后叶素引起的冠状动脉收缩、冠脉结扎所致的冠脉阻塞所造成的急性心肌缺血均有相应的保护作用。

（5）抗菌作用：测试飞龙掌血叶片中不同溶剂提取物的抗菌、抗真菌活性作用，发现其乙酸乙酯提取物对于革兰阳性和阴性菌及真菌均有明显的抑制活性。

（6）止血作用：根茎的乙醇、正丁醇、乙酸乙酯的提取物可缩短小鼠的凝血时间，而乙醇和正丁醇提取物可明显降低小鼠的血小板数。水提物则具有抗凝血作用。

（6）其他作用：根茎、果实及叶片的有机溶剂和水提取物及光叶花椒碱具有不同程度的抗疟活性。此外，乙醇提取物具有体外抗病毒作用。飞龙掌血叶片具有抗氧化及降脂作用。飞龙掌血素或可防治骨质疏松症。

【文献论述】

（1）《分类草药性》："散血破气，治风湿筋骨疼痛，吐血不止。"

（2）《贵州民间药物》："散瘀，解表。治伤风咳嗽，腹绞痛。"

（3）《贵州草药》："驱风，散寒。"

（4）《四川常用中草药》："治痛经，经闭，血块，劳伤吐血，风湿麻木，筋骨疼痛。"

（5）《广西药植名录》："治眼红肿、翳膜。"

（6）《陕西中草药》："舒筋活血，止血，消肿，镇痛。治跌打损伤，外伤出血，瘀血肿痛。治吐血、衄血：见血飞三钱，红白二丸一钱，白茅根五钱。共研细末，童便为引，水煎服。治崩漏：见血飞、陈艾各三钱，陈棕炭、百草霜各四钱。水煎服，白糖为引。"

（7）《全国中草药汇编》："治风湿性关节炎：飞龙掌血、薜荔、鸡血藤、菝葜各 18g，威灵仙 9g。浸白酒 500mL。每服 30~60mL，每日 3 次。"

（8）《贵阳民间药草》："治跌打损伤：见血飞 9g，月月红根 6g，牛膝 9g。共研末，用酒为引。或见血飞三钱，月月红根二钱，牛膝三钱。共研末，用酒引。如头部损伤，加羌活二钱、藁本二钱。"

（9）《四川中药志》："治血滞经闭：见血飞 60g，大血藤 60g，川牛膝 60g，红花 15g，泡酒。每服 5~15g。治劳伤吐血，瘀滞崩漏：见血飞 30g。水煎，加童便服。"

（10）《东北药植志》："止血。"

（11）《黑龙江中药》："用于月经不调，妇女血病。"

（12）《东北常用中草药手册》："治月经不调，崩漏，肺结核咯血，尿血。"

【常治肿瘤】常用于肺癌、胃癌、肝癌等肿瘤。

【科学研究】

（1）飞龙掌血总生物碱对多种肿瘤细胞具有抑制作用，抗肿瘤作用明显。其作用机制可能与诱导细胞凋亡有关。

（2）Mu-rakami 等也提出，飞龙掌血中所含香豆素衍生物 Auraptene（AUR）对啮齿类动物的皮肤癌、食管癌和结肠癌有疗效，并指出 AUR 对于引起白细胞生物化学响应是一种有效的试剂，其作用机制以抑制与癌症发生相关的发炎为基础。

（3）Vázquez 等研究发现，从飞龙掌血中分离出来的 6 个异戊烯取代的香豆素类成分中，其中飞对于 U_{937} 细胞的细胞毒活性及抑制增殖活性最强的是飞龙掌血素（toddaculin）。进一步研究证明，飞龙掌血素具有双重作用，在药物浓度在 $50 \mu mol/L$ 时则促使其细胞分化，而在 $250 \mu mol/L$ 时则可诱导 U_{937} 细胞凋亡。

（4）飞龙掌血根的醇提物和水提物均有镇痛效果，且醇提物镇痛效果好于水提物。其机制可能与降低前列腺素 E_2 和一氧化氮含量，增加血清中 β 内啡肽含量，以及上调 β-EP 受体表达，下调 PGE_2 受体表达有关。

（5）研究发现，飞龙掌血中总提取物及石油醚、正丁醇、乙酸乙酯和水相萃取物均有一定清除羟基自由基和 DPPH 自由基的能力，说明其有抗氧化的作用。

（6）飞龙掌血水提取物 F01 有降低大鼠的血压作用；在离体实验中，对因 KCl 等引起收缩的平滑肌有舒张作用，其相关机制可能与抑制钙内流有关。

（7）飞龙掌血根皮乙醇提取物，浓度在 $7.5 g/L$ 时对体外白色念珠酵母菌有抑制作用，而在浓度为 $15 g/L$ 起到杀菌作用。其相关机制可能是通过干扰或抑制毒性因子 PDE2 和 SNF2 转录过程的表达，从而抑制致病性菌丝形态的形成及破坏菌细胞壁的完整性而实现的。

（8）飞龙掌血根茎中分离得到的簕钩内酯（aculeatin）可提高胰岛素的敏感性，促进 3T3-L1 前脂肪细胞分化成脂肪细胞。

【用法用量】内服：煎汤，或浸酒，或入散剂，9~15g。外用：适量，鲜品捣敷；干品研末撒或调敷。

【使用注意】孕妇忌用。

参考文献

[1] 石磊，李东，康文艺. 飞龙掌血化学成分和药理作用研究进展 [J]. 中国药房，2011（7）：666-668.

[2] 云雪林. 苗药飞龙掌血的药理作用和临床应用研究进展 [J]. 中国民族医药杂志，2012，18（7）：58-60.

[3] Iwasaki H, Oku H, Takara R, et al. The tumor specific cytotoxicity of dihydronitidine from Toddalia asiatica（L.）Lam.[J]. Cancer Chemother Pharmacol, 2006, 58（4）：451-459.

[4] Iwasaki H, Okabe T, Takara K, et al. Tumorselective cytotoxicity of benzo [C] phenanthridine deriva-

tives from Toddalia asiatica（L.）Lam.［J］. Cancer Chemother Pharmacol, 2010, 65（4）：719-726.

［5］Yang K, Tong L, Chen CX, et al. Therapeutic effects of extracts from Radix Toddaliae Asiaticae on collagen-induced arthritis in BALB/c mice［J］. J Ethnopharmacol, 2013, 146（1）：355-362.

［6］田春莲，蒋凤开，文赤夫. 飞龙掌血多糖清除自由基活性的研究［J］. 食品工业科技, 2011, 32（11）：106-108.

［7］何小萍，任先达. 飞龙掌血水提物对垂体后叶素所致大鼠缺血心肌的保护作用［J］. 中国病理生理杂志, 1998, 14（3）：283-286.

［8］任先达，何小萍. 飞龙掌血水提物对异丙肾上腺素致大鼠心肌缺血的保护作用［J］. 暨南大学学报（医学版）, 1998, 19（2）：22-25.

［9］何小萍，任先达. 飞龙掌血水提物对大鼠实验性心肌梗死的保护作用［J］. 暨南大学学报（医学版）, 1999, 20（4）：15-18.

［10］Duraipandiyan V, Ignacimuthu S. Antibacterial and antifungal activity of flindersine isolated from the traditional medicinal plant, Toddalia asiatica（L.）Lam.［J］. J Ethnopharmacol, 2009, 123（3）：494-498.

［11］黄江红，谢楷标，邓永福，等. 飞龙掌血提取物止血作用初步研究［J］. 浙江中医杂志, 2013, 48（10）：773-774.

［12］石磊，姬志强，顾海鹏，等. 飞龙掌血对家兔血浆复钙时间的影响［J］. 中国药师, 2014, 17（2）：194-196.

［13］Orwa JA, Ngeny L, Mwikwabe NM, et al. Antimalarial and safety evaluation of extracts from Toddalia asiatica（L.）Lam.（Rutaceae）［J］. J Ethnopharmacol, 2013, 145（2）：587-590.

［14］Gakunju DMN, Mberu EK, Dossaji SF, et al. Potent antimalarial activity of the alkaloid nitidine, isolated from a Kenyan herb-al remedy［J］. Antimicrob Agents Chemother, 1995, 39（12）：2606-2609.

［15］栗世铀，乔延江，肖培根，等. 飞龙掌血抗 A 型流感病毒活性的鉴定［J］. 中国中药杂志, 2005, 30（13）：998-1001.

［16］Irudayaraj SS, Sunil C, Duraipandiyan V, et al. In vitro antioxidant and antihyperlipidemic activities of Toddalia asiatica（L.）Lam. leaves in Triton WR-1339 and high fat diet induced hyper-lipidemic rats［J］. Food Chem Toxicol, 2013, 60：135-140.

［17］Watanabe A, Kumagai M, Mishima T, et al. Toddaculin, isolated from Toddalia asiatica（L.）Lam., inhibited osteoclastogene-sis in RAW 264 cells and enhanced osteoblastogenesis inMC3T3-E1 cells［J］. PLoS One, 2015, 10（5）：127-158.

［18］范圣洁. 飞龙掌血总生物碱有效部位的制备及抗肿瘤作用研究［D］. 上海：上海中医药大学, 2011.

［19］Murakami A, Nakamura Y, Tanaka T, et al. Suppression by citrus auraptene of phorbolest er-andendotoxin-induced inflammatory respo nses：role of attenuation of leukocyteactivation［J］. Carcinogenesis, 2000, 21（10）：1843-1850.

［20］Vázquez R, Riveiro ME, Vermeulen M, et al. Toddaculin, anatural coumarin from Toddalia asiatica, induces differentia-tion and apoptosis in U-937 leukemic cells［J］. Phytomedicine, 2012, 19（8-9）：737-746.

［21］陆怡，朱元璋，郭晨旭，等. 飞龙掌血提取物的镇痛作用及相关机制研究［J］. 上海中医药杂

志，2015，49（7）：82-86.

[22] 陈小雪，龙盛京．飞龙掌血提取物体外抗氧化活性研究［J］．西北药学杂志，2013，28（1）：27-29.

[23] 任先达．飞龙掌血水提物的扩血管作用及原理初探［J］．暨南大学学报，1990，11（2）：29-35.

[24] 许颖，郭靖玉，刘学，等．飞龙掌血乙醇提取物对白色念珠菌抑菌作用的研究［J］．中国实验方剂学杂志，2012，18（10）：270-274.

[25] Watanabe A, Kato T, Ito Y, et al. Aculeatin a coumarin derived from Toddalia asiatica（L.）Lam. enhances differentiation and lipolysis of 3T3-L1 adipocytes［J］. Biochem Biophys Res Commun, 2014, 453（4）：787-792.

34. 天麻

【苗族药名】 洋芋有

【品种来源】 本品为兰科植物天麻 *Gastrodia elata* Bl. 的干燥块茎。春季 4~5 月间采挖为"春麻"；立冬前 9~10 月间采挖为"冬麻"，质量较好。挖起后趁鲜洗去泥土，用清水或白矾水略泡，刮去外皮，水煮或蒸透心，切片，摊开晾干。别名赤箭、木浦、明天麻、定风草根、白龙皮。

【化学成分】 天麻中含量较高的主要成分是天麻苷（gasTCMLIBodin），也称天麻素，其化学组成为对-羟甲基苯-β-D-吡喃葡萄糖苷（p-hydroxymethylphenyl-β-D-glucopyranoside）；另含天麻醚苷（gasTCMLIBodioside），其化学组成为-4-羟苄基-醚-单-β-D-吡喃葡萄糖苷［bis-（4-hydroxybenzyl）ether-mono-β-D-glucoyranoside］。

【中药性味】 味甘，性平。

（1）《神农本草经》："味辛，温。"

（2）《药性论》："无毒。味甘，平。"

（3）《医学启源》："气平，味苦。"

【中药归经】 归肝经。

（1）《本草纲目》："入肝经气分。"

（2）《雷公炮制药性解》："入肝、膀胱二经。"

（3）《本草新编》："入脾、肾、肝、胆、心经。"

【中药功效】 平肝息风止痉。

【苗药作用】

（1）治头晕欲倒、偏正头痛：天麻 15g，川芎 60g，研末，炼蜜为丸，每丸 5g，饭后服 1 丸。（《中国苗族药物彩色图集》）

（2）治头晕、胃痛：天麻 15g，水煎服。（《苗族医药学》）

（3）治头痛久不愈：板蓝根 15g，天麻 9g，蔓荆子 13g，川芎 9g，木贼 9g，黑大豆 30g（炒半熟）。共研细末，每服 9g，用水冲服，每日 2 次。（《贵州中药资源》）

【现代药理】

（1）抗肿瘤作用：天麻素能显著增强长春新碱对 $Walker_{256}$ 荷瘤大鼠的抗肿瘤疗效。

（2）镇痛、镇静及催眠作用：天麻抑制中枢多巴胺（DA）、去甲肾上腺素（NA）能对神经末梢 DA 和 NA 进行重摄取和储存，从而使脑内 DA 及 NA 含量降低，进而产生镇痛、镇静及催眠作用。

（3）抗惊厥、抗焦虑：天麻素能够抑制海马内 GAP-45 的过度表达，抗癫痫、抗惊厥形成。

（4）保护神经细胞：天麻素可拮抗兴奋性氨基酸神经毒性，具有对谷氨酸致培养皮层神经细胞损伤的保护作用。

（5）抑制炎症：天麻素对急、慢性炎症均有明显的抑制作用，并且天麻素在低剂量时抑制效果好。

（6）提高巨噬细胞的吞噬能力：天麻素在一定程度上可促进淋巴细胞的增殖，明显提高靶细胞的吞噬能力。

（7）免疫增强作用：天麻是补益药物，具有扶正固本作用，现代药理研究表明天麻可增强机体免疫功能。

（8）抑菌作用：天麻多糖对大肠埃希菌、根霉、金黄色葡萄球菌有明显抑制作用，对肠炎沙门菌和枯草芽孢杆菌也有一定抑制作用。

【文献论述】

（1）《本草正义》：天麻气味，古皆称其辛温，盖即因于《本草经》之赤箭，而《开宝》、甄权诸家，称其主诸风湿痹、冷气瘫痪等证，皆因'辛温'二字而来，故视为驱风胜湿、温通行痹之品。然洁古诸家又谓其主虚风眩晕头痛，则平肝息风，适与祛风行痹宣散之法相背。使其果属辛温宣散，则用以治虚风之眩晕头痛，宁不助其升腾而益张其焰？何以罗天益且谓眼黑头眩，风虚内作，非天麻不能治？从此知果是风寒湿邪之痹着瘫痪等症，非天麻之所能奏效也。盖天麻之质，厚重坚实，而明净光润，富于脂肪，故能平静镇定，养液以息内风，故有定风草之名，能治虚风，岂同诳语。今恒以治血虚眩晕及儿童热痰风惊，皆有捷效，故甄权以治语多恍惚、善惊失志，东垣以治风热、语言不遂，皆取其养阴滋液而息内风。盖气味辛温之说，本沿赤箭之旧，实则辛于何有，而温亦虚言。

（2）《本草衍义》：天麻，用根，须别药相佐使，然后见其功，仍须加而用之，人或蜜渍为果，或蒸煮食，用天麻者，深思之则得矣。

（3）《本草纲目》：天麻，乃肝经气分之药。《素问》云'诸风掉眩，皆属于木'。故天麻入厥阴之经而治诸病。按罗天益云：眼黑头旋，风虚内作，非天麻不能治。天麻乃定风草，故为治风之神药。今有久服天麻药，遍身发出红丹者，是其祛风之验也。

（4）《本草新编》：天麻，能止昏眩，疗风去湿，治筋骨拘挛瘫痪，通血脉，开窍，余皆不足尽信。然外邪甚盛，壅塞经络血脉之间，舍天麻又何以引经，使气血攻补之味，直入于受病之中乎？总之，天麻最能祛外束之邪，逐内避之痰，而气血两虚之人断不可轻用之耳。

（5）《药性论》：治冷气顽痹，瘫缓不遂，语多恍惚，多惊失志。

（6）《开宝本草》：治头风，主诸风湿痹，四肢拘急，小儿惊痫，除风气，利腰膝，强筋力。

（7）《本草汇言》：主头风，头痛，头晕虚旋，癫痫强痉，四肢挛急，语言不顺，一切中风，风痰。

（8）《神农本草经》：主恶气，久服益气力，长阴肥健。

【常治肿瘤】 常用于胃癌、乳腺癌、肝癌、宫颈癌等肿瘤。

【科学研究】

（1）天麻素可降低人胃癌SGC_{7901}细胞的活力并增加细胞的凋亡，可能具有抗肿瘤的作用。

（2）天麻素能显著增强长春新碱对$Walker_{256}$荷瘤大鼠的抗肿瘤疗效，并且呈剂量依赖性。

（3）天麻多糖能抑制肝癌H_{22}细胞的增殖，与环磷酰胺联用可降低环磷酰胺对免疫系统的伤害。

（4）天麻素能够改善硬膜外麻醉下宫颈癌根治术患者的认知功能障碍，降低血清$S100\beta$蛋白浓度水平，提高免疫功能，且安全性较高。

【用法用量】 内服：3~9g，煎汤；或入丸、散，研末吞服。

【使用注意】 气血虚甚者慎服。

参考文献

[1] 李余星，江永祥，郑军，等．天麻素对长春新碱抗肿瘤作用的影响［J］．时珍国医国药，2016（12）：2866-2869.

[2] 鞠桂春．天麻及其制剂的药理作用和临床应用研究进展［J］．中国药业，2008，17（1）：64-66.

[3] 岑信钊．天麻的化学成分与药理作用研究进展［J］．中药材，2005，28（10）：958-962.

[4] 薛柳华，唐一鹏，孙承琳，等．天麻素对缺血再灌注神经细胞膜的保护作用［J］．北京中医药大学学报，1998，21（3）：18.

[5] 冯宇，章海锋，傅明亮，等．黄绿密环菌生物合成的天麻素抗炎及免疫调节活性评价［J］．中国食品学报，2011，11（7）：41-44.

[6] 黄秀兰，孟庆勇．天麻注射液对小鼠脾淋巴细胞转化的影响［J］．广西中医药，2003，26（2）：52-54.

[7] 陈维红，罗栋．天麻素、天麻多糖药理作用研究进展［J］．中国药物评价，2013，30（3）：132-134，141.

[8] 季蒙蒙，杨金伟，杜斌，等．天麻素对胃癌细胞活力和凋亡的影响［J］．现代生物医学进展，2015，15（13）：2421-2424.

[9] 王强，张沂，李佳，等．天麻多糖通过影响小鼠免疫系统抑制肿瘤生长［J］．免疫学杂志，2014，30（6）：566-568.

[10] 朱彬，田华，曹晓霞，等．天麻素对全麻宫颈癌根治术患者术后认知功能及S-100β影响［J］．现代生物医学进展，2015，15（27）：5281-5284.

35. 天冬

【苗族药名】正加欧确

【品种来源】本品为百合科植物天门冬 *Asparagus cochinchinensis*（Lour.）Merr. 的块根。秋、冬采挖，但以冬季采者质量较好。挖出后洗净泥土，除去须根，按大小分开，入沸水中煮或蒸至外皮易剥落时为度。捞出浸入清水中，趁热除去外皮，洗净，微火烘干或用硫黄熏后再烘干。别名大当门根、天门冬。

【化学成分】含多种螺旋甾苷类化合物天冬苷-Ⅳ～Ⅶ（Asp-Ⅳ～Ⅶ）、天冬酰胺、瓜氨酸、丝氨酸等近 20 种氨基酸，以及低聚糖Ⅰ～Ⅶ；并含有 5-甲氧基-甲基糠醛（5-methoxy-methylfurfural）。

【中药性味】味甘、苦，性寒。

（1）《神农本草经》："味苦，平。"

（2）《名医别录》："甘，大寒，无毒。"

（3）《滇南本草》："性寒，味甘微苦。"

【中药归经】归肺、肾经。

（1）《汤液本草》："入手太阴、足少阴经。"

（2）《本草经解》："入手太阴肺经、手少阴心经。"

【中药功效】滋阴，润燥，清肺，降火。

【苗药作用】

（1）治肺痨咳嗽：①鲜天冬绞取汁，澄清除渣，慢火熬成膏，每日空腹温酒调服 1～2 匙。（《苗族医药学》）②多儿母（天冬）、百部、地骨皮各 15g，麦冬 9g，折耳根 30g，煨水或炖肉吃。（《贵州草药》）

（2）治咽喉肿痛：天冬、麦冬各 15g，见风青 20g，八爪金龙 10g，水煎服。（《中国苗族药物彩色图集》）

（3）治疝气：鲜天冬（去皮）15～30g，水煎，对酒为引，内服。（《云南中草药》）

【现代药理】

（1）抗肿瘤作用：天冬胶可以诱导肿瘤细胞凋亡，具有较好的栓塞和抗肿瘤作用，天冬胶和化疗药同用具有协同作用，增加了抗肿瘤作用。

（2）抗菌免疫和抗衰老作用：天冬根甲醇提取物对大肠埃希菌和志贺痢疾杆菌等显示相当强的抗菌活性。

（3）镇咳祛痰：经动物试验验证，天冬有镇咳和祛痰作用。

（4）抗溃疡和抗腹泻作用：天冬 75% 醇提物具有很强的抑制溃疡形成的作用，天冬的抗炎作用是其抗腹泻的作用机制之一。

（5）对心脑血管、血糖的作用：天冬氨酸钾镁盐对急性心肌缺血有明显对抗作用，天冬提取液中某些成分可作为一种血压稳定剂。

【文献论述】

（1）《本草汇言》：天门冬，润燥滋阴、降火清肺之药也。统理肺肾火燥为病，如肺热叶焦，发为痿痹，吐血咳嗽，烦渴传为肾消，骨蒸热劳诸证，在所必需者也。前人有谓除偏痹、强骨髓者，因肺热成痿，肾热髓枯，筋槁不荣而成偏痹者也。天门冬阴润寒补，使燥者润，热者清，则骨髓坚强，偏痹可利矣。然必以元虚热胜者宜之。

（2）《本草衍义》：天门冬，治肺热之功为多，其味苦，但专泄而不专收，寒多人禁服。

（3）《药性论》：主肺气咳逆，喘息促急，除热，通肾气，疗肺痿生痈吐脓，治湿疥，止消渴，去热中风，宜久服。

（4）《日华子本草》：镇心，润五脏，益皮肤，悦颜色，补五劳七伤，治肺气并嗽，消痰、风痹热毒、游风、烦闷吐血。

（5）《本草纲目》：润燥滋阴，清金降火。

（6）《千金要方》：治虚劳绝伤，老年衰损羸瘦，偏枯不随，风湿不仁，冷痹，心腹积聚，恶疮，痈疽肿癞，亦治阴痿、耳聋、目暗。

（7）《名医别录》：保定肺气，去寒热，养肌肤，益气力，利小便，冷而能补。

（8）《本草正义》：天门冬肥厚多脂，《本经》虽曰苦平，其实甚甘，气薄味厚，纯以柔润养液为功。《本经》主暴风，盖指液枯内动之风而言，滋润益阴，则风阳自息，此即治风先治血之义。痹亦血不养筋之病，正与风燥相因而至，故治风者亦能治痹，非以祛外来之风痹。

【常治肿瘤】 常用于胶质瘤、白血病、肝癌等肿瘤。

【科学研究】

（1）非洲天冬提取物 WADM-3 可靶向杀伤胶质母细胞瘤干细胞。

（2）天冬总皂苷提取物下调 Bcl-2 mRNA 的表达、诱导人早幼粒白血病细胞株 HL_{60} 凋亡，可能是其治疗白血病的机制之一。

（3）天冬脱蛋白多糖在高浓度情况下，可以抑制 $SMMC_{7721}$ 人肝癌细胞生长。

【用法用量】 内服：6~15g，煎汤；熬膏，或入丸、散。外用：适量，鲜品捣敷或捣烂绞汁涂。

【使用注意】 虚寒泄泻及风寒咳嗽者禁服。

《本草正》：虚寒假热，脾肾溏泄最忌。

参考文献

［1］邢东炜．肝动脉注射天冬胶的抗肿瘤实验研究［A］//中国中西医结合学会医学影像专业委员会．第十次全国中西医结合影像学术研讨会暨全国中西医结合影像学研究与诊断学习班资料汇编［C］．中国中西医结合学会医学影像专业委员会，2009：1．

［2］Mandal SC, Nandy A, Pal M, et al. Evaluation of antibacterial activity of Asparagus racemosus root［J］. Phytother Res, 2000, 14 (2)：118-119.

［3］程志红，余伯阳．天门冬属植物中的甾体皂苷及药理作用［J］．国外医药（植物药分册），2001，16 (6)：247-253.

［4］欧立军，叶威，白成，等. 天门冬药理与临床应用研究进展［J］. 怀化学院学报，2010，29（2）：69-71.

［5］赵明. 我国天门冬研究的概况及展望［J］. 内江师范学院学报，2005，20（6）：52-55.

［6］张明发，沈雅琴，朱自平，等. 辛温（热）合归脾胃经中药药性研究（Ö）抗溃疡作用［J］. 中国中药杂志，1997，22（11）：691-693.

［7］严兰珍. 非洲天门冬提取物 WADM-3 对胶质瘤干细胞杀伤作用的研究［D］. 昆明：云南中医学院，2016.

［8］黄懿，杜浩，王季石，等. 贵州产天冬总皂苷提取物对人早幼粒白血病细胞株 HL_{60} 的影响［J］. 中国实验方剂学杂志，2014，20（2）：137-139.

［9］张闽光，陈刚，刘力. 天冬多糖的提取及其对人肝癌 $SMMC_{7721}$ 细胞生长影响的研究［J］. 介入放射学杂志，2011，20（6）：465-469.

36. 天花粉

【苗族药名】真花休

【品种来源】本品为葫芦科植物栝楼 *Trichosanthes kirilowii* Maxim. 或双边栝楼 *Trichosan thes rosthornii* Herms 的干燥根。秋、冬二季采挖，洗净，除去外皮，切段或纵剖成瓣，干燥。别名栝楼根、萎根、白药、瑞雪。

【化学成分】从鲜根汁中分离出天花粉蛋白，得到多种氨基酸：α 羟甲基丝氨酸、天冬氨酸、瓜氨酸、丝氨酸、谷氨酸、苏氨酸等，以及肽类、核糖、木糖、阿拉伯糖、葡萄糖、半乳糖等；根含具有降血糖作用的多糖：栝楼根多糖 A、B、C、D、E；根茎含具有抗癌和免疫活性的多糖，系由葡萄糖、半乳糖、果糖、甘露糖、木糖和小量蛋白质组成。鲜根还含 7-豆甾烯-3β-醇（stigmasta-7-豆甾烯-3β-醇-3-O-β-D-吡喃葡萄糖苷、泻根醇酸、葫芦苦素 B 及 D、23，24-二氢葫芦苦素 B 等。

【中药性味】味苦、甜，性凉。

（1）《神农本草经》："味苦，寒。"

（2）《名医别录》："无毒。"

（3）《本草纲目》："甘微苦酸，微寒。"

【中药归经】归肺、胃经。

（1）《雷公炮制药性解》："入肺、心、脾、胃、小肠五经。"

（2）《本草经解》："入足少阴肾经、足太阳膀胱经、手少阴心经。"

【中药功效】生津，止渴，降火，润燥，排脓，消肿。

【苗药作用】

（1）治高热口渴：苦瓜萎根、鸭跖草各 30g，煨水服。

（2）治慢性肝炎：苦瓜萎根 15g，酸汤梗 30g，杉树油 6g，煨水服。（《贵州草药》）

【现代药理】

（1）抗肿瘤作用：穿膜肽修饰天花粉蛋白可显著提高其抗肿瘤作用。

（2）对免疫系统的作用：天花粉蛋白同时具有免疫抑制和免疫刺激的作用。

（3）抗菌及抗病毒作用：天花粉热提取物可作用于病毒的吸附和穿入过程。

（4）对血糖的作用：天花粉的凝集素能够降低血糖。

【文献论述】

（1）《本经逢原》：栝蒌根，降膈上热痰，润心中烦渴，除时疾狂热，祛酒瘅湿黄，治痈疡解毒排脓。《本经》有补虚安中续绝伤之称，以其有清胃祛热之功，火去则中气安，津液复则血气和而绝伤续矣。其性寒降，凡胃虚吐逆，阴虚劳嗽误用，反伤胃气，久必泄泻喘咳，病根愈固矣。

（2）《神农本草经》：主消渴，身热，烦满，大热，补虚安中，续绝伤。

（3）《本草汇言》：汗下之后，亡液而作渴者不可妄投；阴虚火动，津液不能上承而作渴者，不可概施。

（4）《本草纲目》：栝楼根，味甘、微苦、酸，酸能生津，故能止渴润枯，微苦降火，甘不伤胃，昔人只言其苦寒，似未深察。

（5）《本草求真》：天花粉，较之瓜蒌，其性稍平，不似蒌性急迫，而有推墙倒壁之功也。至《经》有言安中续绝，似非正说，不过云其热除自安之意。

（6）《名医别录》：除肠胃中痼热，八疸身面黄，唇干，口燥，短气。通月水，止小便利。

（7）《滇南本草》：治痈疮肿毒，并止咳嗽带血。

（8）《医林纂要》：补肺，敛气，降火，宁心，兼泻肝郁，缓肝急，清膀胱热，止热淋小便短数，除阳明湿热。

【常治肿瘤】 常用于胃癌、乳腺癌、肺癌、肝癌、子宫颈癌、卵巢癌、直肠癌、白血病等肿瘤。

【科学研究】

（1）天花粉蛋白能够抑制胃癌细胞的生长。

（2）天花粉蛋白可抑制乳腺癌肿瘤生长，实验进一步证实天花粉蛋白可以逆转ERa基因的高甲基化，使ERa mRNA和蛋白重新表达。

（3）天花粉蛋白通过抑制JNK通路的活化调控肺癌A_{549}细胞Caspase-3 mRNA表达，从而诱导细胞凋亡。

（4）天花粉蛋白能够抑制肝癌增殖与转移。

（5）天花粉蛋白是可通过激活Caspase-3通路而诱导宫颈癌细胞发生凋亡。

（6）天花粉对卵巢癌患者红细胞天然免疫黏附肿瘤细胞的能力有增强作用。

（7）天花粉能够干预结直肠癌患者化疗前后血糖代谢水平。

（8）天花粉蛋白以不同的作用机制杀伤白血病细胞，根据不同的细胞类型分别表现为诱导细胞凋亡和阻滞细胞生长周期的作用。

【用法用量】 内服：10~15g，煎汤；或入丸、散。外用：研末撒或调敷。

【使用注意】 脾胃虚寒大便滑泄者忌服。

参考文献

［1］梁剑铭，曾峰，陈应之，等 . 低分子量鱼精蛋白介导的天花粉蛋白的抗肿瘤应用［J］. 广州中医

药大学学报，2014（5）：780-785.

[2] 周广宇，李洪军.天花粉蛋白对免疫系统的作用 [J].医学综述，2000，9：418-420.

[3] 丁媛媛，刘晶星，陈淑云.天花粉热提取物抗柯萨奇B组病毒感染的研究 [J].上海第二医科大学学报，2002，22（1）：22-25.

[4] 李晓芳，叶小利，李平，等.天花粉降血糖活性成分的分离和活性观察 [J].中成药，2011，33（12）：2175-2178.

[5] 徐振武，章永平，乔敏敏，等.天花粉蛋白抗胃癌作用研究-72hr体外细胞毒作用和负人胃癌裸鼠体内抑瘤试验 [J].胃肠病学和肝病学杂志，1998，1：69-73.

[6] 丁波泥.天花粉蛋白抑制乳腺癌生长及逆转 ERα 基因甲基化的研究 [D].长沙：中南大学，2008.

[7] 庄静，汪丛丛，吕庆亮，等.天花粉蛋白介导入肺癌 A₅₄₉ 细胞 Caspase-3 表达及相关 JNK 信号通路的研究 [J].中国中医基础医学杂志，2014，6：826-828.

[8] 孙健.天花粉蛋白干预肝癌转移及增殖的实验研究 [D].上海：复旦大学，2003.

[9] 谭寒星，黄利鸣，王艳林，等.天花粉蛋白对子宫颈癌 Hela 细胞 Survivin 基因的影响 [J].中华中医药杂志，2011，11：2702-2705.

[10] 郭峰，钱宝华，花美仙，等.天花粉对卵巢癌患者红细胞天然免疫活性促进作用的实验研究 [J].中南药学，2004，2（6）：329-331.

[11] 张炜炜.天花粉干预结直肠癌化疗后血糖代谢的临床研究 [D].南京：南京中医药大学，2012.

[12] 王媛媛，欧阳东云，郑永唐.天花粉蛋白体外抗人白血病和淋巴瘤细胞的作用机制 [J].中国实验血液学杂志，2007，15（4）：729-732.

37. 天南星

【苗族药名】垮败有

【品种来源】本品为天南星科植物天南星 *Arisaema erubescens*（Wall.）Schott.、异叶天南星 *Arisaema heterophyllum* Blume. 或东北天南星 *Arisaema amurense* Maxim. 的干燥块茎。秋、冬二季茎叶枯萎时采挖，除去须根及外皮，干燥。别名南星、白南星、山苞米、蛇包谷、山棒子。

【化学成分】生物碱类：已从叶半夏中分离到32个生物碱结晶，其中15个化合物为环二肽类化合物。苷类：从掌叶半夏、螃蟹七、东北南星和异叶南星中分离到胡萝卜苷。甾醇类：从掌叶半夏、东北南星和异叶南星中分离到 β-谷甾醇，从螃蟹七中分离到 β-谷甾醇、豆甾醇，从曲序南星中分离到豆甾醇、谷甾醇、菜油甾醇、胆甾醇、n-链醇等。其他：天南星块茎中含有多种有机酸，从掌叶半夏、螃蟹七、日本南星中得到安息香酸、琥珀酸、棕榈酸、硬脂酸等。天南星中还含有 D-葡萄糖、D-甘露醇、赤鲜醇、蔗糖等糖类。天南星还含有植物凝集素、微量元素等。

【中药性味】味苦、辛，性温，有毒。

（1）《神农本草经》："味苦，温。"

（2）《吴普本草》："岐伯、桐君：辛，有毒。"

（3）《履巉岩本草》："温，有小毒。"

【中药归经】归肺、肝、脾经。

（1）《本草纲目》："手、足太阴。"

（2）《本草通玄》："肺、脾、肝。"

（3）《本草新编》："入脾、肺、心三经。"

【中药功效】 燥湿化痰，祛风定惊，消肿散结。

【苗药作用】

（1）治火腿、白口疮：生天南星、生大黄各 16g，共研末，醋调敷脚心。（《贵州民间方药集》）

（2）治手指发炎、毒蛇咬伤：天南星适量，捣烂外敷。

（3）治麻风皮痒：生天南星适量，磨酒外搽患处。

【现代药理】

（1）抗肿瘤作用：天南星常被用作为抗癌组方药物，用于治疗肺癌、鼻咽癌、食管癌、胃癌、宫颈癌、颅内肿瘤、恶性淋巴瘤、皮肤鳞癌等，取得良好的效果。

（2）抗惊厥作用：天南星超临界 CO_2 乙醇萃取物对不同惊厥动物模型具有对抗作用。

（3）镇静作用：天南星煎剂分别给家兔、大鼠腹腔注射，均有明显的镇静作用。也可以延长戊巴比妥促小鼠的睡眠时间。

（4）抗氧化作用：天南星醇提取液能够抑制亚油酸自动氧化，还能增强小鼠血液中谷胱甘肽过氧化物酶和过氧化氢酶活性。

（5）抗凝血作用：凝血实验表明，胆南星除外的各南星炮制品的水浸液有延长小鼠凝血时间的显著性作用。

（6）抗心律失常作用：天南星中的生物碱对离体犬的心房和乳头肌收缩力及窦房结频率均有抑制作用。

【文献论述】

（1）《本草纲目》：虎掌天南星，味辛而麻，故能治风散血；气温而燥，故能胜湿除涎；性紧而毒，故能攻积拔肿而治口㖞舌糜。杨士瀛《直指方》云：诸风口噤，宜用南星，更以人参、石菖蒲佐之。南星得防风则不麻，得牛胆则不燥，得火炮则不毒。

（2）《本草汇言》：天南星，开结闭，散风痰之药也。但其性味辛燥而烈，与半夏略同，而毒则过之。半夏之性，燥而稍缓；南星之性，燥而颇急。半夏之辛，劣而能守；南星之辛，劣而善行。若风痰湿痰，急闭涎痰，非南星不能散。

（3）《本草衍义补遗》：天南星，欲其下行，以黄柏引之。

（4）《药性论》：治风眩目转，主疝瘕肠痛，伤寒时疾，强阴。

（5）《开宝本草》：主中风，除痰，麻痹，下气，破坚积，消痈肿，利胸膈，散血堕胎。

（6）《神农本草经》：主心痛，寒热，结气，积聚，伏梁，伤筋，痿，拘缓，利水道。

（7）《本草经疏》：半夏治湿痰多，南星主风痰多，是其异矣。

（8）《日华子本草》：主蛇、虫咬、疥癣恶疮。

【常治肿瘤】 常用于肝癌、肉瘤、胃癌、白血病、宫颈癌、肺癌等肿瘤。

【科学研究】

（1）天南星提取物（95%醇提取）对肝癌 $SMMC_{7221}$ 细胞有明显的抑制作用，其机制可能与凋亡通路中起关键作用的 Caspase 通路有关。

（2）天南星醇提物对体内移植的小鼠肉瘤株（S_{180}）和小鼠肝癌细胞株（H_{22}）具有抑制肿瘤细胞增殖活性的显著作用，且不会使小鼠脾细胞增殖。

（3）生南星水煎剂在体外作用于缺氧的胃癌 BGC_{823} 细胞，能抑制缺氧诱导胃癌细胞的侵袭力，抑制作用与药物干预时间和药物浓度成正比，并且能降低缺氧诱导因子 -1α（HIF-1αmRNA）及蛋白表达。

（4）相同浓度天南星醇提物和水提物对体外人红白血病细胞株 K_{562}、人胃癌细胞株 BGC_{823}、人宫颈癌细胞 HeLa 有明显的抑制肿瘤细胞株增殖反应的作用，且前者的作用大于后者。

（5）中药天南星提取液对人肺癌 A_{549} 细胞具有体外增殖抑制作用。

（6）天南星多糖和顺铂对乳腺癌 $MDA-MB_{231}$ 细胞的增殖、凋亡及上皮间质转化均有一定的作用，可抑制 PI3K/Akt 信号通路的激活，且二者联合作用时效果更好。

【用法用量】 内服：3~9g，一般炮制后用。外用：生品适量，研末以醋或酒调敷患处。

【使用注意】 阴虚燥痰及孕妇忌服。

参考文献

［1］王芹，许玲，焦丽静，等．天南星抗肿瘤及镇痛作用研究进展［J］．上海中医药杂志，2013（7）：103-105.

［2］杨蓉，王明正，成银霞．天南星超临界 CO_2 乙醇萃取物抗惊厥作用的实验研究［J］．中西医结合心脑血管病杂志，2013，11（6）：736-738.

［3］杨宗辉，尹建元，魏征人．天南星提取物诱导人肝癌 $SMMC_{7221}$ 细胞凋亡及其机制的实验研究［J］．中国老年学杂志，2007，27（1）：142.

［4］张企兰，郑英，张如松．虎掌南星、白附片抗氧化作用实验研究［J］．中草药，1996，27（9）：544-546.

［5］杨中林．天南星各种炮制品的药效学初步研究［J］．中国药科大学学报，1998，29（5）：342-344.

［6］韦英杰，杨中林．天南星研究进展［J］．时珍国医国药，2001，12（3）：264-267.

［7］张志林，汤建华，陈勇，等．中药天南星醇提物抗肿瘤活性的研究［J］．陕西中医，2010，31（2）：242-243.

［8］毛竹君，张慈安，武峰，等．生半夏、南星水提物对人胃癌 BGC_{823} 细胞的侵袭力及 HIF-1αmRNA 蛋白表达的影响［J］．现代生物医学进展，2011，11（10）：1861-1864.

［9］杨国平，吕小满，甘平，等．天南星提取物对小鼠 S_{180} 肉瘤的抑制作用研究［J］．时珍国医国药，2011，22（3）：752-753.

[10] 张岩，王帅，包永睿，等．天南星提取液抗肺癌细胞活性研究 [J]．中国当代医药，2013，20（12）：80-81.

[11] 邱丽敏，姜爽．天南星多糖联合顺铂对乳腺癌 MDA-MB$_{231}$细胞增殖、凋亡及上皮间质转化的影响 [J]．中药材，2016，39（3）：630-633.

38. 元宝草

【苗族药名】锐对陇

【品种来源】本品为金丝桃科金丝桃属植物元宝草 *Hypericum sampsonii* Hance 的全草。夏秋采收，洗净晒干或鲜用。别名相思、灯台、双合合、对月草、大叶对口莲、穿心箭等。

【化学成分】含鞣质及小连翘碱（Hypecorine）、小连翘次碱（Hypecorinine），金丝桃属素（Hypericin）、蟛蜞菊内酯、去甲基蟛蜞菊内酯、欧妥吉素、欧妥吉酮等。

【中药性味】味苦、辛，性凉。

（1）《本草从新》："辛，寒。"

（2）《四川中药志》："味苦，性平，无毒。"

（3）《湖南药物志》："苦，寒，有毒。"

【中药归经】归肝、脾经。

《四川中药志》："入肝、脾二经。"

【中药功效】痛经活血，止血生肌，清热解毒，祛风通络。

【苗药作用】

（1）治痢疾：元宝草 10g，水煎服。（《中国苗族药物彩色图集》）

（2）治吐血，流鼻血：对叶草（元宝草），白茅根各 30g，水煎服。（《贵州草药》）

（3）治老年支气管炎：果上叶 10g（鲜），元宝草 10g（鲜），爬地香 10g，黄草 10g，水煎浓缩，加蜂蜜，日服 2 次。（《贵州中药资源》）

【现代药理】

（1）抗肿瘤作用：元宝草氯仿部位提取物能够诱导核受体 RXRα 由细胞核转移到细胞质，引起细胞凋亡，具有广阔的抗癌前景。

（2）抗菌作用：元宝草分离到的化合物 7-epickisianone 具有抗菌作用。

（3）抗炎作用：元宝草分离得到化合物 sampsonol C 和 sampsonol F 具有抗炎活性。

（4）抗氧化作用：元宝草中的化合物能够很好地抑制黄嘌呤氧化酶的活性。

【文献论述】

（1）《本草从新》：补阴。治吐血，衄血。

（2）《湖南药物志》：治疮疖肿毒，蛇咬伤。

（3）《贵州民间方药集》：治冷宫黑经；又镇咳，止盗汗。

（4）《百草镜》：治跌仆闪腰挫疼，痈毒。

（5）《分类草药性》：治痒子；去瘀血，生新血。治月经不调。

（6）《植物名实图考》：治乳痈。

（7）《简易草药》：治痧症。

（8）《草木便方》：止血，定痛，利便，通经，下乳，催生。

【常治肿瘤】 常用于肺癌、白血病、乳腺癌、肝癌、结肠癌、肾癌、胃癌等肿瘤。

【科学研究】

（1）元宝草的氯仿萃取部位含有可结合 RXRα 并抑制 RXRα 转录活性的有效成分，从而引起肺癌细胞 H_{460} 的凋亡。

（2）元宝草的一类化合物能够抑制白血病细胞活性。

（3）元宝草中提取的化合物 sampsonol A 和 sampsonol B 表现出较显著的抗乳腺癌、肝癌等几种癌细胞活性。

（4）M. A. 等人发现元宝草化合物中 1，3，5，6-tetrahydroxyxanthone 有抗 HT_{29}（人结肠癌细胞）细胞株活性的作用。

（5）郑清明对元宝草总提取物分别用二氯甲烷、乙酸乙醋、正丁醇进行萃取，结果二氯甲烷部位对人肾癌细胞增殖抑制有效。

（6）元宝草萃取物对人 $NIH-H_{460}$（肺癌细胞）、MGC_{803}（胃癌细胞）及 $SMMC_{7721}$（肝癌细胞）均有较好的抑制增殖活性作用，其抑制作用依赖于 RXRα 水平高低。

【用法用量】 内服：干品 9~15g，鲜品 30~60g。外用：适量，鲜品洗净捣敷，或干品研末外敷。

【使用注意】

（1）《四川中药志》：无瘀滞者忌服，孕妇慎用。

（2）《泉州本草》：多服破气，令人下利。

参考文献

[1] 亓建斌，王力，陈超，等. 针对 RXRα 的元宝草抗肿瘤活性成分研究 [J]. 天然产物研究与开发，2008（1）：129-130，69.

[2] Xiao, ZY, Zeng YH, Mu Q, et al. Polyisoprenylated benzoylphloroglucinol derivatives from Hypericum sampsonii [J]. J Nat Prod, 2007, 70 (11): 1779-1782.

[3] Xin WB, Jin GL, Qin LP., et al. Two Unusual Phenolic Substances and One New Xanthone from Hypericum sampsonii [J]. Helv. Chim. Acta., 2011, 94 (4): 686-692.

[4] Ueno, A., Mizutani, M., Noro, T., etal. Inhibitors Of Xanthine Oxidase from Anthyrium Mesosorum [J]. Chem. Pharm. Bull., 1984, 32 (6): 4455—4459.

[5] 韩春兰，孙德福，吴道军，等. 元宝草以 RXRα 为靶点诱导肺癌细胞凋亡. 武警医学，2007，18（10）：729-732.

[6] Hong D, Yin JF, Lu P, et al. Sulfonated xanthones from Hypericum sampsonii [J]. Phytochemistry, 2004, 65 (18): 2595-2598.

[7] Shoer MA, Suwanborirux K, Casscdy JM, et al. Xanthones and Vismiones from Psorospermum Febrifugum [J]. Phytochemistry, 1993, 34 (5): 1413-1420.

［8］郑清明．元宝草及同属植物的生药学研究［D］．上海：第二军医大学，2005.

［9］宦丽君．元宝草化学成分及生物活性研究［D］．武汉：湖北大学，2014.

39. 无花果

【苗族药名】阿娘本整有

【品种来源】本品为桑科植物无花果 *Ficus carica* L. 的干燥花托。秋季采收，采下后反复晒干。本品易霉蛀，须贮藏于干燥处或石灰缸内。别名文先果、奶浆果、树地瓜、映日果、明目果、密果。

【化学成分】含枸橼酸、延胡索酸（fumaric acid）、琥珀酸、丙二酸、脯氨酸、草酸、苹果酸、莽草酸（shikimic acid）、奎尼酸（quinic acid）、生物碱、苷类、糖类、无花果朊酶（ficin）等。

【中药性味】味甘，性平。

（1）《滇南本草》："苦，有小毒。"

（2）《本草纲目》："甘，平，无毒。"

（3）《随息居饮食谱》："甘，寒。"

【中药归经】归肺、胃、大肠经。

《本草汇言》："入手足太阴、手阳明经。"

【中药功效】润肺止咳，健脾开胃，解毒消肿。

【苗药作用】

（1）治支气管炎、久咳：无花果 15g，调冰糖服。（《中国苗族药物彩色图集》）

（2）治痔疮：①鲜无花果生吃；或干无花果适量，猪大肠一段，水煎服。（《中国苗族药物彩色图集》）②奶浆果枝（无花果）及果 90g，煨水服。（《贵州草药》）③鲜鹅不食草 60g，无花果 25g，煎水，先熏后洗。（《贵州中药资源》）

（3）治缺乳：①无花果 60g，奶浆藤 30g，炖猪脚服。（《中国苗族药物彩色图集》）②奶浆果（无花果）5 个，阳雀花根 30g，炖肉吃。（《贵州草药》）

【现代药理】

（1）抗肿瘤作用：无花果中提取、分离和纯化，得到了均一性无花果多糖 $FCPS_3$，对 $HepG_2$ 细胞和 SGG901 细胞具有更强的体外抗肿瘤活性。

（2）抗菌作用：无花果干对金黄色葡萄球菌、大肠埃希菌及沙门菌等致病菌有抑菌作用。

（3）降血糖作用：无花果叶提取物降血糖机制可能与其改善机体氧化应激状态有关。

（4）无花果叶提取物具有良好的镇静、催眠和抗惊厥作用。

（5）无花果具有降血脂的作用。

【文献论述】

（1）《云南中草药》：健胃止泻，祛痰理气。治食欲不振，消化不良，肠炎，痢疾，咽喉痛，咳嗽痰多，胸闷。

（2）《滇南本草》：敷一切无名肿毒、痈疽、疥癞、癣疮、黄水疮、鱼口便毒、乳结、痘疮破烂，调芝麻油搽之。

（3）《江苏植药志》：鲜果的白色乳汁外涂去疣。

（4）《便民图纂》：治咽喉疾。

（5）《医林纂要》：益肺，通乳。

（6）《本草纲目》：治五痔，咽喉痛。

（7）《随息居饮食谱》：清热，润肠。

（8）《食物本草》：开胃，止泄痢。

【常治肿瘤】常用于胃癌、肺癌、肝癌、胶质瘤、皮肤癌、膀胱癌等肿瘤。

【科学研究】

（1）无花果枝提取物能够通过诱导胃癌 BGC_{823} 细胞凋亡，从而抑制其体外的生长与增殖。

（2）无花果提取物对人肺癌细胞的增殖有显著的抑制作用，其作用机制可能与诱导肿瘤细胞凋亡有关。

（3）无花果叶提取物能够通过激活 Caspase-3 和 p53，诱导肝癌 $HepG_2$ 细胞凋亡，从而抑制其体外的生长与增殖。

（4）无花果含药血清对 C6 胶质瘤有十分确切的治疗作用，并可以抑制胶质瘤细胞的生长，促进 C6 胶质瘤细胞的凋亡。

（5）体外癌细胞抑瘤率活性测试表明，无花果叶抽提物（主要为补骨脂素、佛手柑内酯）对表皮癌、膀胱癌、肝癌均有显著疗效。

【用法用量】内服：9～15g；或生食鲜果。外用：适量，煎水洗；研末调敷或吹喉。

【使用注意】脑血管意外、脂肪肝、正常血钾性周期性麻痹等患者不宜食用；大便溏薄者不宜生食。

参考文献

[1] 郭润妮，倪孟祥. 无花果多糖体外抗氧化及抗肿瘤活性研究［J］. 化学与生物工程，2015（3）：49-52.

[2] 郭紫娟，张凤英，董开发，等. 无花果干提取液抑菌活性的研究［J］. 江西农业大学学报，2011，35（5）：0999-1005.

[3] 许秋霞，张吟，黄丹丹，等. 无花果叶提取物对糖尿病大鼠血糖及抗氧化能力的影响［J］. 福建医科大学学报，2013，47（3）：146-149.

[4] 曾艳平，平洁，汪晖，等. 无花果叶提取物的镇静催眠作用［J］. 武汉大学学报（医学版），2008，29（6）：763-765.

[5] 杨莉芬，唐清秀. 陇南无花果降血脂作用的实验研究［J］. 卫生职业教育，2007，29（7）：110-111.

[6] 解美娜；李锋杰. 无花果枝提取物体外诱导胃癌 BGC_{2823} 细胞凋亡的研究［J］. 天然产物研究与开发，2010（12）：219-222.

［7］刘军，张百江．无花果提取物对肺癌细胞增殖及凋亡影响的初步观察［J］．中华肿瘤防治杂志，2008，15（9）：665-667．

［8］解美娜，庄文欣．无花果叶超声提取物体外诱导肝癌 HepG$_2$ 细胞凋亡［J］．生命科学研究，2010，14（6）：523-527．

［9］韩涛．无花果含药血清对 C6 胶质瘤细胞抑制作用及凋亡的影响［D］．济南：山东中医药大学，2009．

［10］尹卫平，陈宏明，王天欣，等．无花果抽提物抗肿瘤成分的分析［J］．新乡医学院学报，1995，12（4）：317-318．

40. 木瓜

【苗族药名】正发秋

【品种来源】本品为蔷薇科植物贴梗海棠 *Chaenomeles speciosa*（Sweet）Nakai 的干燥近成熟果实。夏、秋二季果实绿黄时采收，置沸水中烫至外皮灰白色，对半纵剖，晒干。别名贴梗海棠、铁脚梨、皱皮木瓜、宣木瓜。

【化学成分】含苹果酸、酒石酸、枸橼酸、皂苷及黄酮类，鲜果含过氧化氢酶（catalase），种子含氢氰酸。

【中药性味】味酸、涩，性温。

（1）《雷公炮炙论》："香，甘酸。"

（2）《名医别录》："味酸，温，无毒。"

（3）《药品化义》："味酸，性凉。"

【中药归经】归肝、脾经。

（1）《雷公炮制药性解》："入肺、脾、肝三经。"

（2）《本草经疏》："入足太阴、阳明，兼入足厥阴经。"

（3）《本草正》："入脾、肺、肝、肾四经。"

【苗药作用】

（1）治风湿筋骨疼痛：木瓜、木通、狮子草、阎王刺、五香血藤、香樟根、牛膝各 15g，水煎服。（《常用民间草药手册》）

（2）治脚转筋：木瓜 1 个，水煎服。（《苗族医药学》）

（3）治腹泻：木瓜 15g，铁苋菜 15g，水煎服。（《中国苗族药物彩色图集》）

【现代药理】

（1）抗肿瘤作用：腹腔注射木瓜水浸液，对小鼠艾氏腹水癌、淋巴肉瘤 I 号和肉瘤 S$_{180}$ 均有明显抑制作用。

（2）抗炎镇痛作用：木瓜籽中分离得到的多糖、苷类、黄酮类都有抗感染、镇痛作用。

（3）祛风湿作用：木瓜苷具有抗炎和免疫调节的功能，并且通过 G 蛋白-AC-cAMP 滑膜细胞跨膜信号转导途径，对胶原性关节炎大鼠有治疗的作用。

（4）降血脂作用：木瓜含有抗氧化活性的氨基酸、SOD、过氧化氢酶、过氧化物酶等，具有清除自由基、抗脂质过氧化作用等。

（5）延缓衰老作用：木瓜超氧化物歧化酶可降低自由基对人体的毒害，具有延缓机体衰老的作用。

（6）免疫调节作用：木瓜中所含的糖类物质主要是多糖，多具有免疫调节活性。

【文献论述】

（1）《本草纲目》：木瓜所主霍乱、吐利、转筋、脚气，皆脾胃病，非肝病也。肝虽主筋，而转筋则由湿热、寒湿之邪袭伤脾胃所致，故筋转必起于足腓，腓及宗筋皆属阳明。木瓜治转筋，非益筋也，理脾而伐肝也，土病则金衰而木盛，故用酸温以收脾胃之耗散，而借其走筋以平肝邪，乃土中泻木以助金也。木平则土得令而金受荫矣。

（2）《本草拾遗》：下冷气，强筋骨，消食，止水痢后渴不止，作饮服之。又脚气冲心，取一颗去子，煎服之，嫩者更佳。又止呕逆，心膈痰唾。

（3）《得配本草》：血为热迫，筋转而痛，气为湿滞，筋缓而软，木瓜凉血收脱，故可并治。

（4）《雷公炮炙论》：调营卫，助谷气。

（5）《本草新编》：木瓜，但可臣、佐、使，而不可以为君，乃入肝益筋之品，养血卫脚之味，最宜与参、术同施，归、熟（地）并用。

（6）《名医别录》：主湿痹邪气，霍乱大吐下，转筋不止。

（7）《海药本草》：敛肺和胃，理脾伐肝，化食止渴。

（8）《日用本草》：治脚气上攻，腿膝疼痛，止渴消肿。

【常治肿瘤】常用于肝癌、肉瘤、白血病、艾氏腹水癌等肿瘤。

【科学研究】

（1）木瓜总黄酮可以抑制 PD-1 与 PD-L1 的结合，同时可降低肝癌细胞表面 PD-L1 的表达，从而促进机体对肿瘤的免疫应答，最终达到抑制肿瘤生长、提高肿瘤鼠存活率的作用。

（2）腹腔注射木瓜水浸液，对小鼠艾氏腹水癌、淋巴肉瘤 I 号和肉瘤 S_{180} 均有明显抑制作用。

（3）木瓜总苷可抑制大鼠嗜碱性白血病-2H3（RBL-2H3）细胞脱颗粒释放 β-己糖胺酶。

（4）木瓜中的苹果酸钾盐与反丁烯二酸对小白鼠艾氏腹水癌有较高抑制率。

【用法用量】内服：5~10g；或入丸、散。外用：煎水熏洗。

【使用注意】

（1）《食疗本草》：不可多食，损齿及骨。

（2）《医学入门》：忌铅、铁。

（3）《本草经疏》：下部腰膝无力，由于精血虚、真阴不足者，不宜用。伤食脾胃未虚、积滞多者，不宜用。

参考文献

［1］王志芳．皱皮木瓜中齐墩果酸和熊果酸测定、提取及抗肿瘤活性研究［D］．武汉：华中农业大

学，2006.

［2］ Kostova I, Iossifova T. Chemical components of Fraxinus species ［J］. Fitoterapia, 2007, 78（1）：85-1061.

［3］ Qun Chen, Wei Wei. Effects and mechanisms of glucosides of chaenomeles speciosa on collagen-induced arthritis in rats ［J］. International Immunopharmacology, 2003, 3（4）：593-6081.

［4］ Wang SM, He ZF, Yu JP. Analysis of nutritional components of C. S inensis ［J］. Acta Nutrimenta Sinica, 2000, 22（2）：190-192.

［5］ 曾小威，李世刚，喻玲玲，等. 木瓜中单体化合物及其药理作用的研究进展 ［J］. 中国药房，2016, 27（1）：101-104.

［6］ 刘爱华，田慧群，覃晓琳，等. 木瓜总黄酮抗肿瘤活性研究 ［J］. 中国药房，2014, 7：599-601.

［7］ 贾云莉，李世刚，柳蔚，等. 资木瓜总苷对大鼠嗜碱性白血病-2H3 肥大细胞脱颗粒的作用 ［J］. 医药导报，2016, 35（8）：819-822.

［8］ 上海市化工七#二一工人大学第四期中草药短训班工农兵学员. 木瓜抑制艾氏腹水癌有效成分的研究（初报）［J］. 中草药通讯，1976, 7（6）：15-16.

41. 木鳖

【苗族药名】正维污

【品种来源】本品为葫芦科植物木鳖子 *Momordica cochinchinensis*（Lour.）Spreng. 的成熟种子。9~11 月果实成熟时采摘，剖开果实，晒至半干，剥取种子；或装入盆钵内，待果皮近于腐败时将果皮弄烂，用清水淘洗，除去瓤肉及外膜，取出种子，晒干或烘干。别名番木鳖、狗屎瓜、漏苓子、臭屎瓜、糯饭果、老鼠拉冬瓜。

【化学成分】含木鳖子酸（momordic acid）、丝石竹皂苷元（gypsogenin）、齐墩果酸（oleanolic acid）、α-桐酸（α-elaeostearic acid）、气基酸、甾醇。

【中药性味】味苦、微甘，性温，有毒。

（1）《类证本草》："味甘，温，无毒。"

（2）《开宝本草》："甘，温，无毒。"

（3）《本草纲目》："苦微甘，有小毒。"

【中药归经】归肝、脾、胃经。

（1）《得配本草》："入手阳明经。"

（2）《本草再新》："入脾、肾二经。"

（3）《本草撮要》："入足厥阴经。"

【中药功效】消肿散结，祛毒。

【苗药作用】

（1）治头痛、神经痛：用木鳖块根适量，煎水洗浴。

（2）治无名肿毒、痈疽疔肿：用木鳖子磨水或磨醋涂患处。

（3）治跌打肿痛：捣烂调酒敷患处。（《中国苗族药物彩色图集》）

【现代药理】

（1）抗肿瘤作用：木鳖子的水提物（CMSWE）和醇提物（CMSEE），对 4 种不同组织来源的肿瘤细胞（人肺癌细胞 A_{549}、乳腺癌细胞 MDA-MB231、食管癌细胞 TE_{13}、黑色素瘤 B_{16}）进行生长抑制研究，结果表明，CMSEE 对 4 种肿瘤细胞的生长均有显著的抑制作用。

（2）对心血管的作用：木鳖子的水浸出液、乙醇水浸出液和乙醇浸出液对狗、猫及兔等动物有降压作用。但毒性比较大，无论静脉或者肌内注射，动物均于数日内死亡。木鳖子皂苷于大鼠静脉注射，致血压暂时下降、呼吸短暂兴奋、心搏加快。

（3）对肠管的作用：木鳖子皂苷对离体兔十二指肠呈抑制作用，而对豚鼠回肠则呈加强乙酰胆碱的作用，拮抗罂粟碱的作用，高浓度时引起不可逆性缩。

（4）抗炎作用：大鼠口服或皮下注射木鳖子皂苷，能显著抑制角叉菜胶引起的足踝浮肿。

（5）抗病毒作用：在单磷酸阿糖腺苷交联物及植物毒素蛋白抗乙型肝炎病毒的体外研究中发现，木鳖子素 5～40mg/mL 有轻度到明显抗病毒的作用，对 HBsAg 域 HBeAg 的治疗指数分别达到 2.6 和 5.9，有望研制成抗乙肝病毒的靶向药物。

（6）抗菌杀螨作用：木鳖子水煎液对白色念珠菌具有一定的抑制作用，最低抑菌浓度为 2.5mg/mL，抑菌效价为 50mg/mL。木鳖子 0.1g/mL 的丙酮提取物对孢子萌发有抑制作用，抑制率在 75% 以上。木鳖子汤剂及粉剂均可抑制葡萄球菌及化脓链球菌的生长，但无杀菌作用。木鳖子煎剂对嗜热链球菌及人蠕形螨也有一定作用。

（7）毒性作用：木鳖子水、醇浸液静脉或肌内注射，动物均于数日内死亡。小鼠静脉注射木鳖子皂苷半数致死量为 32.35mg/mL，腹腔注射则为 37.34mg/mL。有人认为木鳖子的毒性成分是木鳖子皂苷。木鳖子水煎剂长期给药可以造成大鼠肝、肾损伤，血中 ALT 及 BIL 含量显著升高，血糖下降。

【文献论述】

（1）《日华子本草》：醋摩消肿毒。

（2）《开宝本草》：主折伤，消结肿恶疮，生肌，止腰痛，除粉刺野黯，妇人乳痈，肛门肿痛。

（3）《本草纲目》：治疮积痞块，利大肠泻痢，痔瘤瘰疬。

（4）《本草备要》：泻热，外用治疮，利大肠，治泻痢疳积。瘰疬疮痔，乳痈，蚌毒。消肿追毒。

（5）《本草求原》：治一切寒湿郁热而为痛风瘫痪。行痹、痿厥、脚气、挛症、鹤膝。

（6）《本草经疏》：木鳖子，为散血热、除痈毒之要药。夫结肿恶疮、肛门肿痛、妇人乳痈等证，皆血热所致。折伤则血亦瘀而发热。甘温能通行经络，则血热散，血热散则诸证无不瘳矣。其止腰痛者，盖指湿热客于下部所致，而非肾虚为病之比也，用者详之。味虽甘而气则大温，《本经》虽云无毒，然亦未免有毒，但宜外用，匆宜内服。

（7）《本草正》：木鳖子，有大毒，《本草》言其甘温无毒，谬也，今见毒狗者，能毙之于顷刻，使非大毒而有如是乎？人若食之，则中寒发噤，不可解救，若其功用，则唯以醋磨，用敷肿毒乳痈、痔漏肿痛及喉痹肿痛。用此醋漱于喉间，引痰吐出，以解热毒，不可咽下。或同朱砂、艾叶卷筒熏疥，杀虫最效，或用熬麻油，擦癣亦佳。

【常治肿瘤】 常用于黑色素瘤、胃癌等肿瘤。

【科学研究】

（1）木鳖子醇提物较水提物抗肿瘤的作用更强，尤其对黑素瘤 B_{16} 细胞抑制作用最明显。

（2）裸鼠体内动物实验表明，木鳖子醇提物 A 对人胃癌 MKN_{45} 有明显的抑瘤作用。

【用法用量】 内服：0.6~1.2g；多入丸、散。外用：适量，研末调醋敷，磨汁涂，煎水熏洗。

【使用注意】 孕妇及体虚者禁服。

参考文献

［1］赵连梅，韩丽娜，单保恩，等．木鳖子提取物体外抗肿瘤活性的初步研究［J］．癌变·畸变·突变，2010，22（1）：19-23.

［2］阚连娣，胡全，巢志茂，等．木鳖子脂肪油不皂化物质的化学成分研究［J］．中国中药杂志，2006，31（17）：1441-1444.

［3］杨仓良．毒药本草［M］．北京：中国中医药出版社，1998：1037.

［4］杨生，黄继强，梁勇，等．单磷酸阿糖腺苷交联物及植物毒素蛋白抗乙型肝炎病毒的体外研究［J］．解放军医学杂志，1995，20（3）：196.

［5］欧阳录明，黄晓敏，吴兴无，等．中草药体外抗白色念珠菌的实验研究［J］．中国中医药信息杂志，2000，7（3）：26.

［6］张应烙，尹彩萍，赖伟明，等．10种中药提取物的离体抑菌活性测定［J］．河南农业科学，2005，6：98.

［7］张应烙，尹彩萍．15种中药提取物对几种植物病源菌抑菌活性的初步研究［J］．西北农林科技大学学报（自然科学版），2005，1：78.

［8］吴国娟，张中文，李焕荣，等．中草药对奶牛乳房炎6种致病菌的抑菌效果观察［J］．北京农学院学报，2003，3：33.

［9］宋晓平，于三科，张为民，等．杀螨植物药及其有效部位的离体筛选研试验［J］．西北农林科技大学学报（自然科学版），2002，30（6）：69.

［10］袁方曙，郭淑玲，于安坷，等．杀人体蠕形螨中药筛选试验研究［J］．中国病原生物学杂志，1993，3：15.

［11］于智敏，王克林．常用有毒中药的毒性分析与配伍宜忌［M］．北京：科学技术文献出版社，2005：202.

［12］松田久司．皂苷类功能的开发：齐墩果酸糖苷的胃黏膜保护作用（日）［J］．国外医学（中医中

药分册），1999，21（4）：56.

[13] 向丽华，陈燕萍，张智，等.24味有毒中药长期毒性实验对大鼠脏器指数的影响［J］.中国中医基础医学杂志，2006，12（1）：47.

[14] 张智，闪增郁，向丽华，等.24味有毒中药长期给药对大鼠血液生化学指标的影响［J］.中国中医基础医学杂志，2005，11（12）：918.

[15] 韩丽娜.木鳖子醇提物抑制小鼠黑素瘤 B₁₆细胞增殖及其机制的实验研究［D］.石家庄：河北医科大学，2011.

[16] 潘乐.LC-MS 法辅助木鳖子抗肿瘤活性提取物的筛选及研究［D］.上海：复旦大学，2010.

42. 木槿皮

【苗族药名】都茶绿棍

【品种来源】为锦葵科植物木槿 *Hibiscus syriacus* L. 的干燥树皮，川槿皮药材来源为木兰科植物长梗南五味子 *Kadsura longipedunculata* Finet et Gagnep. 的干燥根皮。春、夏砍伐茎枝，4~5月剥取茎皮，9~10月剥取根皮，晒干。别名都茶绿棍。

【化学成分】茎皮含辛二酸、黄酮、1-二十八醇、β-谷甾醇、1，22-二十二碳二醇、白桦脂醇、古柯三醇、壬二酸；又含脂肪酸，包括肉豆蔻酸、棕榈酸、月桂酸，另含铁屎米酮。根皮含鞣质和黏液质。

【中药性味】味甘、苦，性平微寒。

（1）《本草拾遗》："平，无毒。"

（2）《日华子本草》："凉。"

（3）《本草蒙筌》："味苦，气平，无毒。"

（4）《本草纲目》："甘，平，无毒。"

（5）《南宁市药物志》："辛，平，有小毒。"

【中药归经】归大肠、肝、脾经。

（1）《得配本草》："入手阳明、太阳经。"

（2）《会约医镜》："入心、肺、脾、胃四经。"

（3）《本草撮要》："入手足太阴、厥阴经。"

【中药功效】清热利湿解毒，杀虫止痒。

【苗药作用】

（1）《贵州中药资源》："清热除湿，解毒止痒。治肠风泻血，痢疾，脱肛，白带，疥癣，烫伤，痈肿。"

（2）《贵州草药》："除湿清热，补肝。"

（3）《中国苗族药物彩色图集》："清热，利湿，解毒，止痒。主治痢疾，带下，痔疮，手足癣。"

（4）《中国中药资源志要》："清热，利湿，解毒，止痒。用于黄疸，痢疾，肠风泻血，肺痈，肠痈，带下病，痔疮，脱肛，阴囊湿疹，疥。"

【现代药理】

（1）抗肿瘤作用：木槿皮原儿茶酸可望成为一种预防癌细胞增殖的化学物质。可作为人白血病细胞 HL_{60} 细胞凋亡的诱导剂。研究发现，木槿皮提取成分对人体肺癌细胞（A_{549}）和乳房癌细胞（MCF_7）表现出强的细胞毒性，可用于抗肺癌、乳腺癌等肿瘤。

（2）消炎抗菌：木槿根、皮可治皮癣和脚癣。符诗聪等对木芙蓉有效成分的抗炎实验研究初步报道表明，木芙蓉叶有效成分具有较好的抑制特异性炎症肿胀的作用。

（3）抗氧化：从木槿树根皮中分离出的 2 个五环三萜咖啡酸酯对脂质过氧化有抑制作用。能显著抑制鼠肝微粒体脂质过氧化，另外分离到的 2 个木脂素也具有抗氧化作用。对体外乳鼠心肌细胞损伤有保护作用。另外，一些酚类衍生物经测定对鼠肝微粒体过氧化有显著对抗作用。

（4）抗生育：实验结果表明，此提取物对小鼠胚胎发育有明显的抑制作用，并对小鼠离体子宫平滑肌有较强的收缩作用。但对小鼠的怀孕率无明显影响。扶桑花醚溶成分具有抗早孕的作用，该成分经纯化鉴定为一种扶桑甾醇氧化物，用该结晶进行离体人绒毛膜组织实验和小鼠离体子宫实验，结果表明，扶桑甾醇氧化物具有显著的抗生育活性。

（5）解痉止痛：木槿鲜花 95% 乙醇提取物所含的蒽醌和糖具有抗痉挛活性。

（6）降血脂血糖：口服木槿花的乙醇提取物会显著降低由链脲霉素诱发的糖尿病鼠的血糖水平，还能降低糖尿病鼠的总胆固醇和三酰甘油。

【文献论述】

（1）《本草拾遗》："止肠风泻血，痢后热渴，作饮服之，令人得睡，并炒用。"

（2）《本草纲目》："治赤白带下，肿痛疥癣，洗目令明，润燥活血。"

（3）《医林纂要》："补肺渗湿，去热，安心神，通利关节。治肺痈，肠痈，衄血，消渴，心烦不眠。"

（4）《饮片新参》："治黄疸。"

（5）《陕西中药志》："煎液可洗，治痔疮。"

（6）《救急方》："槿皮或叶煎汤熏洗，后以白矾、五倍末敷之，治疗脱肛。"

（7）《纂要奇方》："治赤白带下。槿根皮二两，切，以白酒一碗半，煎一碗，空心服之。"

（8）《王仲勉经验方》："治头面钱癣。槿树皮为末，醋调，重汤炖如胶，敷之。"

（9）《扶寿精方》："治牛皮癣。川槿皮一两，半夏五钱，大枫子仁十五个。上锉片，河、井水各一碗，浸露七宿，取加轻粉一钱，任水中，以秃笔蘸涂疮上，覆以青衣，夏月治尤妙。但忌浴数日，水有臭涎更效。"

（10）《养生经验合集》："治牛皮癣癞。川槿皮一斤，勿见火，晒燥磨末，以好烧酒十斤，加榆面四两，浸七日为度，不时蘸酒搽擦。二三十年者，搽一年断根。如无川槿，土槿亦可代之。"

（11）《简便单方》："治癣疮。川槿皮煎，入肥皂浸水，频频擦之；或以槿皮浸汁磨雄黄（擦之）。"

（12）《本草汇言》："木槿皮善治疥癣，虫蚀诸肿痛且痒。"

【常治肿瘤】常用于胃癌、乳腺癌、肺癌、肝癌、子宫颈癌、神经瘤母细胞、艾氏腹水瘤、肉瘤、卵巢癌、皮肤癌、中枢神经癌、直肠癌、白血病等肿瘤。

【科学研究】

（1）木槿皮原儿茶酸可以通过抑制癌细胞增殖机制达到抗肿瘤的作用，故木槿皮原儿茶酸可望成为一种预防癌细胞增殖的化学物质。

（2）在治疗白血病方面，木槿皮亦起到一定的作用，可以诱导人白血病细胞 HL_{60} 细胞凋亡，故可作为人白血病细胞 HL_{60} 细胞凋亡的诱导剂。

（3）其有效成分对人体肺癌细胞（A_{549}）和乳房癌细胞（MCF_7）表现出强的细胞毒性。

（4）从木槿皮中分离出的 2 个三萜化合物，3β，23，28 - trihydroxy - 12 - oleanene - 23 - caffeate 和 3β - 23，28 - trihydroxy - 12 - oleanene - 3β caffeate，前者对人体癌细胞（$ACHN$、SW_{620}、HCT_{15}、SF_{539}）有显著细胞毒性；后者对人体癌细胞（SW_{620}、HCT_{15}）有显著细胞毒性。

（5）PAB 能显著抑制宫颈癌 HeLa 细胞端粒酶的活性，且在一定浓度范围内，PAB 对宫颈癌 HeLa 端粒酶活性的抑制作用呈剂量和时间依赖性，还发现 PAB 具有阻滞宫颈癌 HeLa 细胞周期的作用。

（6）PAB 能在体外抑制宫颈癌 HeLa 细胞增殖，诱导其凋亡。并且有效抑制宫颈癌细胞的侵袭和转移。

（7）新近研究还发现，土荆皮总萜可抑制肿瘤血管生成，PAB 对卵巢肿瘤可能也具有潜在的治疗和预防作用。

（8）如果在卵巢癌的放疗（化疗）期间及放疗（化疗）后，辅助以 PAB 的治疗，不仅有助于提高肿瘤患者的治疗效果，还可以预防卵巢癌的复发。

（9）木槿皮中含有古柯三醇，具有抑制肿瘤细胞增长的作用。

【用法用量】内服：3~9g，煎汤。外用：适量，酒浸搽擦或煎水熏洗。

【使用注意】本品苦寒，脾胃虚弱者慎用，无湿热者不宜服。

参考文献

［1］Tseng TH, Hsu JD, Lo MH, et al. Inhibitory effect of Hibiscus protocatechuic acid on tumor promotion in mouse skin ［J］. Cancer Letters, 1998, 126（2）：119.

［2］Tseng TH, Kao TW, Chu CY, et al. Induction of apoptosisby Hibiscus protocatechuic acid in human leukemia cells via reduction of retinoblastoma phosphorylation and Bcl-2 expression ［J］. Biochemical Pharmacology, 2000, 60（3）：307.

［3］Wu PL, Chuang TH, He CX, et al. Cytotoxicity of phenyl-propanoid esters from the stems of Hibiscus taiwanensis ［J］. Bioorganic and Medicinal Chemistry, 2004, 12（9）：2193.

［4］符诗聪，张凤华，史炜镔，等 . 木芙蓉有效成分的抗炎实验研究初步报道 ［J］. 上海第二医科大

学学报，2001，21（1）：14.

［5］ Yun BS, Ryoo IJ, Lee IK, et al. Two Bioactive Pentacyclic trit-erpene esters from the root bark of Hibiscus syriacus ［J］. J NatProd, 1999, 62（5）：764.

［6］ Lee SJ, Yun YS, Lee IY, et al. An antioxidant lignan and other constituents from the root bark of Hibiscus syriacus ［J］. Planta Med, 1999, 65（7）：658.

［7］ 张家新，余传林，刘菊芳. 玫瑰茄提取物对体外乳鼠心肌细胞损伤的保护作用 ［J］. 第一军医大学学报，1992，12（3）：243.

［8］ Seca AM, Silva AM, Silvertre AJ, et al. Phenolic constituents from the core of Kenaf（Hibiscus cannabinus）［J］. Phytochemistry, 2001, 56（7）：759.

［9］ 江燕，赵翠兰，李开源，等. 扶桑花提取物的抗早孕作用研究 ［J］. 中国民族民间医药杂志，2001，51（4）：226.

［10］ Kasture VS, Chopde CT, Deshmukh VK. Anticonvulsive activity of Albizzia lebbeck, Hibiscus rosa sinesis and Butea mono-sperma in experimental animals ［J］. Journal of Ethnopharmacology, 2000, 71（1-2）：65.

［11］ Linn. ethanol flower extract on blood glucose and lipid profilein streptozotocin induced diabetes in rats ［J］. Journal of Ethnopharmacology, 2003, 89（1）：61.

［12］ Yun BS, RYOO IJ, Lee IK, et al. Two bioactive pentacyclictriterpene esters from the root bark of Hibiscus syriacus ［J］. JNat Prod, 1999, 62（5）：764.

［13］ 胡云，侯丽辉，吴效科，等. 土荆皮酸对 HeLa 细胞端粒酶活性和细胞周期的影响 ［J］. 中国妇幼保健，2008，8（23）：1130-1131.

［14］ 胡云，吴效科，侯丽辉. 土荆皮酸诱导宫颈癌细胞系 HeLa 凋亡的实验研究 ［J］. 中国中西医结合杂志，2010，30（7）：720-722.

［15］ 胡云，李克深，吴效科，等. 土荆皮酸对宫颈癌 HeLa 细胞侵袭转移及基质金属蛋白酶表达的影响 ［J］. 解放军医学杂志，2008，10（33）：1242-1243.

［16］ 代勇，赵因，徐世军，等. 土槿皮总萜抑制新生血管形成作用研究 ［J］. 中药药理与临床，2007，23（4）：29-31.

［17］ 胡云，李克深，毛东伟，等. 土荆皮酸对人卵巢癌细胞端粒酶活性及有关基因的影响 ［J］. 解放军预防医学杂志，2007，25（1）：31-33.

43. 毛大丁草

【苗族药名】加巴喽龚旧

【品种来源】毛大丁草为菊科毛大丁草属植物毛大丁草 *Gerbera piloselloides*（L.）Cass. 的全草。夏、秋采收，洗净，鲜用或晒干。别名巴地香、小一枝箭、一枝香、兔耳风、锁地虎等。别名加巴喽龚旧。

【化学成分】含酚类、苷类、还原糖、挥发油、黏胶及叶绿素、紫花前胡苷元、熊果酚苷、醌醇、异彩山柑子萜醇和五环三萜类化合物。

【中药性味】味苦、辛，性平。

（1）《天宝本草》："辛，温。"

（2）《广西中药志》："味苦、微甘、辛，性平，无毒。"

（3）《中华本草》："平，无毒。"

【中药归经】归肺，肾经。

（1）《四川中药志》："入肝、肺二经。"

（2）《闽东本草》："入脾、肾、膀胱三经。"

（3）《中华本草》："归肺，肾。"

【中药功效】清热解毒，宣肺止咳，行气活血。

【苗药作用】

（1）消食作用："治小儿食积。"《植物名实图考》

（2）止咳："散寒，治咳嗽，风湿。"《分类草药性》

（3）治痈疽："治痈疽，发背。"《天宝本草》

【现代药理】

（1）抗肿瘤作用：对小鼠 HepA 实体瘤的抑制作用，对人肝癌 $HepG_2$ 细胞 p53 和 Bcl-2 基因表达有很大影响。

（2）止咳、化痰：毛大丁草抑制窒息反应 ED 5018g/kg，提示该药虽可能有一定的"平喘"作用，但远不及镇咳作用强。进一步研究证明，毛大丁草所含熊果苷及其苷元鸡纳酚具镇咳作用。

（3）解痉止痛：本品所含紫花前胡苷元的异构体可降低血压，对氯化钡引起的大鼠离体肠管痉挛有抑制作用。

（4）研究者采用硅胶、大孔吸附树脂层析法分离纯化、薄层色谱及光谱法进行结构鉴定，结果从乙醇提取物中的正丁醇萃取部分提取出 6 个化合物，其结构鉴定为熊果苷（Ⅰ）、瑞香素-8-O-葡萄糖苷（Ⅱ）、2，6-二甲氧基-4-羟基苯酚-1-O-葡萄糖苷（Ⅲ）、1，4-二羟基-2，6-二甲氧基苯-4-O-葡萄糖苷（Ⅳ）、丁香酸葡萄糖苷（Ⅴ）、marmesinin（Ⅵ），具有抗肿瘤作用。

（5）研究运用 Discovery Studio3.5 软件的反向找靶（Target Fishing）功能模块，结合蛋白质数据库（PDB database）对毛大丁草（Gerbera piloselloides L.）中所提取的化学成分（包括一些新发现的化合物）进行抗肿瘤和抗癌活性的验证，并利用分子对接技术考察化合物与受体之间的匹配情况。结果表明提取的化合物与具有抗癌和抗肿瘤作用的药效团的匹配值都非常高，表明该植物具有较高的抗肿瘤及抗癌活性，为少数民族药用植物抗肿瘤和抗癌药物的研发提供理论基础。

【文献论述】

（1）《植物名实图考》："治小儿食积。"

（2）《分类草药性》："散寒，治咳嗽，风湿。"

（3）《天宝本草》："治痈疽，发背。"

（4）《民间常用草药汇编》："宣肺气，发汗，散寒消风，止咳定喘，止百日咳。"

（5）《江西民间草药》："偏头痛，齿痛，小儿高热烦渴、急惊风，水煎服。疗疮，敷患处。"

（6）《四川中药志》："治阴虚白带，梦遗精滑，面部浮肿。并外涂巴骨流痰。"

（7）《闽南本草》："去湿，行气，利水，通经破瘀。治水肿，胀满，疝气，偏坠，黄胖，经闭，食积，腰胯酸痛，小便不通。"

（8）《中华本草》："清热解毒，宣肺止咳，行气活血。主伤风咳嗽，胃脘胀痛，泄泻，痢疾，水肿，淋浊，疮疖肿毒，跌打肿痛，毒蛇咬伤。"

（9）《贵阳民间药草》："治伤风咳嗽。毛大丁草二钱，虎耳草二钱。煎水，一次服。

（10）《贵阳民间药草》：治咳嗽哮喘。毛大丁草一两，蒸蜂蜜吃。"

（11）《贵阳民间药草》："治肺痈。毛大丁草二两。水酒各半煎服。"

（12）《闽东本草》："治水肿。毛大丁草、披地挂、红糖各一两，酒四两。上药二味，用清水二碗，煎成一碗，然后加糖，酒炖服。每天一剂，连服三日。"

（13）《闽东本草》："治尿道炎、小便淋血。鲜毛大丁草一两。洗净煎汤，冲冰糖，口服。"

【常治肿瘤】 常用于肝癌、胃癌、肺癌等肿瘤。

【科学研究】

（1）研究发现毛大丁草化学成分对小鼠 HepA 实体瘤具有抑制作用。

（2）其对肝癌的抗肿瘤作用可能与其抑制人肝癌 $HepG_2$ 细胞 p53 和 Bcl-2 基因表达有很大影响。

（3）遵义医学院药理组研究表明：毛大丁草有镇咳、祛痰作用，半数最低有效剂量分别为 1.56g/kg、12.5g/kg。ED_{50} 相当于 $139.34\pm8.0g/kg$。张世武等人研究表明毛大丁草抑制窒息反应 ED_{50} 为 18g/kg，提示该药虽可能有一定的平喘作用，但远不及镇咳作用强。进一步研究证明，毛大丁草所含熊果苷及其苷元鸡纳酚具镇咳作用。熊果苷的镇咳活性在一定范围内与剂量成正比。其苷元鸡纳酚需要剂量更小，其作用机理很可能是选择性抑制"咳嗽中枢"而发挥镇咳作用。动物实验表明，熊果苷毒性很低。

（4）毛大丁草经水提醇沉再纯化得到毛大丁草多糖，按小鼠白细胞（WBC）水平将 50 只染苯小鼠模型随机分为 5 组，每组 10 只。其中设毛大丁草多糖 50mg/kg、100mg/kg、200mg/kg 共 3 个剂量组；重组人粒细胞集落刺激因子（rh G-CSF，为临床常用升白细胞药。以其作为阳性对照）处理组 1 组；模型对照组 1 组（生理盐水）；另将同批未染苯小鼠 10 只设为正常对照组。各组均按 10mL/（kg·d）的注射量分别给予腹腔注射不同药物，连续 2 周。毛大丁草多糖低、中、高剂量组分别予腹腔注射不同浓度的毛大丁草多糖液，1 次/日，6d/w；rh G-CSF 组腹腔注射 rh G-CSF（μg/kg），1 次/日，3 日结果提示毛大丁草多糖对苯中毒小鼠有明显的升高白细胞的作用，并且可显著减轻苯的骨髓和免疫毒性。

【用法用量】 内服：6~15g，煎汤，鲜品 30~60g。外用：适量，捣敷。

【使用注意】 无特殊。

参考文献

［1］唐小江，黄华容，方铁铮，等．毛大丁草醇提物的抗肿瘤作用及其分子机理研究［J］．中药药理

与临床，2003（2）：24-25.

［2］李淑媛，等．熊果苷镇咳作用的实验观察［J］．遵义医学院学报，1980，3（3）：77-78.

［3］李淑媛，等．熊果苷镇咳作用的实验研究［J］．药学通报，1982，17（12）：16-18.

［4］罗迎春，孙庆文．贵州民族常用天然药物（第二卷）［M］．贵阳：贵州科学技术出版社，2013.

［5］高学敏．中国中草药彩色图鉴·第1卷（精华版）．北京：中医古籍出版社，2012.

［6］肖瑛，李建北，丁怡．毛大丁草化学成分的研究［J］．中草药杂志，2003（2）：109-111.

［7］杨立勇，梁光义，张永萍．毛大丁草化学及药理研究进展［J］．贵阳中医学院学报，2011（1）：71-73.

［8］唐小江，黄华容，方铁铮，等．毛大丁草醇提物的抗肿瘤作用及其分子机理研究［J］．中药药理与临床，2003（2）：24-25.

［9］理学组．毛大丁草镇咳、祛痰作用的实验研究［M］．医药科技资料，1977（9）：31-33.

［10］张世武，等．毛大丁草"平喘"作用的实验观察［J］．遵义医学院学报，1980，4（1）：7-8.

［11］彩凤．毛大丁草多糖C（Gcp）对苯中毒小鼠的升白作用及其机制研究［D］．太原：山西医科大学基础医学院，2006.

44. 牛蒡子

【苗族药名】 窝相学

【品种来源】 本品为菊科植物牛蒡 *Arctium lappa* L. 的干燥成熟果实。秋季果实成熟时采收果序，晒干，打下果实，除去杂质，再晒干。别名大力子、恶实。

【化学成分】 果实含牛蒡苷，水解生成牛蒡苷元及葡萄糖，又含罗汉松脂酚、络石苷元、倍半木质素。种子含牛蒡苷，牛蒡酚A、B、C、D、E、F、H。又含脂肪油，其中脂肪酸成分有花生酸、硬脂酸、棕榈酸和亚油酸。

【中药性味】 味辛苦，性凉。

（1）《名医别录》："味辛，平。"

（2）《本草拾遗》："味苦。"

（3）《医学启源》："《主治秘要》：辛，温。"

（4）《药品化义》："辛，性寒。"

【中药归经】 归肺、胃经。

（1）《本草经疏》："入手太阴、足阳明经。"

（2）《药品化义》："入肝、肺二经。"

（3）《本草乘雅》："此秉风大动摇之用，故抽水土之力独胜。味辛气平，为风木乃制为用矣。"

【中药功效】 疏散风热，宣肺透疹，消肿解毒。

【苗药作用】

（1）治久病体虚：鲜牛蒡子，炖肉服食。（《中国苗族药物彩色图集》）

（2）治小儿发热咳嗽：牛蒡子10g，蛇莓10g，蜂蜜15g，水煎内服。

（3）治便秘：牛蒡子10g，青木香8g，水煎内服。（《苗族医药学》）

（4）治小儿感冒发热：牛蒡子6g，杨柳尖15g，水灯草6g，葱头3个，煎水服。

（5）透疹：牛蒡子、山春柳、土升麻、葛根、牛毛毡各 6g，煎水服。如咳嗽，加苏叶 6g。（《常用民间草药手册》）

【现代药理】

（1）抗肿瘤作用：牛蒡子苷能显著降低 PhIP 引起的乳腺癌。牛蒡子苷能显著降低结肠癌发病率。牛蒡子苷对胰腺癌细胞具有抑制作用。研究发现牛蒡子苷和苷元局部和口服给药，对小鼠皮肤癌均有明显的活性。对白血病细胞株 HL_{60} 有强的抑制活性，几乎和目前使用的抗白血病药物活性相当。

（2）预防猩红热：取牛蒡子炒研成粉，过筛储存备用。2~5 岁每次 1g，5~9 岁每次 1.5g，10~15 岁每次 2g，成人每次 3g，每日 3 次，饭后用温开水送服，共服 2 日。流行期间，除服药预防外，仍应注意控制传染源、切断传播途径等。临床观察 344 例，发病者 7 名；服药后 12 天内未发病者，计 327 例，占 98%。一般在接触后 3 日内服药，预防效果较佳，6 日后服药的预防效果不佳。如再次接触，需重新再服 1 次。

（3）对肺炎双球菌有显著抗菌作用：水浸剂对多种致病性皮肤真菌有不同程度的抑制作用。

（4）镇痛抗炎：牛蒡子水提取物和乙醇提取物可减少醋酸致小鼠扭体次数；牛蒡子水提取物和乙醇提取物在给药后 0.5、1、1.5 小时均能明显提高热板法小鼠的痛阈值；牛蒡子醇提取物明显减轻二甲苯致小鼠耳廓肿胀程度；牛蒡子水提取物和乙醇提取物在致炎后 0.5、1、2、4 小时均能显著抑制 10% 蛋清致小鼠足跖肿胀。

（5）抗氧化：牛蒡子的不同溶剂提取物均具有抗氧化活性。

【文献论述】

（1）《名医别录》："明目补中，除风伤。"

（2）《药性论》："除诸风，利腰脚，又散诸结节筋骨烦热毒。"

（3）《食疗本草》："炒过末之，如茶煎三匕，通利小便。"

（4）《本草拾遗》："主风毒肿，诸瘘。"

（5）《医学启源》："消利咽膈。《主治秘要》：润肺散气。"

（6）《本草纲目》："消斑疹毒。"

（7）《本草经疏》：恶实，为散风除热解毒之要药。辛能散结，苦能泄热，热结散则脏气清明，故明目而补中。风之所伤，卫气必壅，壅则发热，辛凉解散则表气和，风无所留矣。藏器：主风毒肿，诸瘘。元素：主润肺、散结气、利咽膈、去皮肤风、通十二经络者，悉此意耳。故用以治瘾疹、痘疮，尤获奇验。

（8）《药品化义》：牛蒡子能升能降，力解热毒。味苦能清火，带辛能疏风，主治上部风痰，面目浮肿，咽喉不利，诸毒热壅，马刀瘰疬，颈项痰核，血热痘，时行疹子，皮肤瘾疹，凡肺经郁火、肺经风热，悉宜用此。

（9）《本草求真》：牛蒡子，今人止言解毒，凡遇疮疡痛肿、痘疹等症，无不用此投治，然犹未绎其义。凡人毒气之结，多缘外感风寒，营气不从，逆于肉里，故生痈毒。牛蒡味辛且苦，既能降气下行，复能散风除热，是以感受风邪热毒而见面目浮肿，咳嗽痰壅，咽间肿痛，疮疡斑疹，及一切臭毒、痧闭、痘疮紫黑、便闭等症，无不借此表解里清。但性冷滑利，多服则中气有损，且更令表益虚矣。至于脾虚泄泻，为尤忌焉。

（10）《本草正义》：牛蒡之用，能疏散风热，起发痘疹，而善通大便。苟非热盛，或脾气不坚实者，投之辄有泄泻，则辛泄苦降下行之力为多。洁古作温，景岳又谓其降中有升，皆非真谛。《别录》称其明目，则风热泄而目自明。补中者，亦邪热去而正自安。除风伤者，以风热言之也。其根茎，则濒湖《纲目》谓之苦寒，《别录》主治，皆除热通利之意。盖其功力，本与子相近，而寒凉疏泄之性过之，皆以清热泄导为治，凡非实火，未可妄投。凡肺邪之宜于透达而不宜于抑降者，如麻疹初起，犹未发泄，早投清降，则恒有遏抑气机反致内陷之虞。唯牛蒡则清泄之中自能透发，且温热之病，大便自通，亦可少杀其势，故牛蒡最为麻疹之专药。

【常治肿瘤】 常用于肝癌、肺癌、白血病、结直肠癌、食管癌、卵巢癌等肿瘤。

【科学研究】

（1）牛蒡子苷能显著保护 CCl_4 引起的肝癌。

（2）牛蒡子苷能显著降低 PhIP 引起的乳腺癌。

（3）牛蒡子苷能显著降低结肠癌发病率。

（4）牛蒡子苷对胰腺癌细胞具有抑制作用。

（5）牛蒡子苷和苷元局部、口服给药对小鼠皮肤癌均有明显的活性。

（6）对白血病细胞株 HL_{60} 有强的抑制活性，几乎和目前使用的抗白血病药物活性相当。

（7）关于牛蒡子活性物质的研究主要集中在牛蒡子苷元上，有研究表明，牛蒡子苷抗癌效果没有牛蒡子苷元明显。

（8）现在人们的研究发现，牛蒡子苷元可以通过控制 VEGF 基因的表达而起到抗癌的作用。值得一提的是，俞强课题组在研究牛蒡子苷元的抗癌作用时发现，牛蒡子苷元在葡萄糖缺乏的情况下可以通过抑制线粒体的呼吸作用，降低 ATP 水平，提高活性氧族水平，导致癌细胞死亡。该理论的提出，开阔了药物抗癌作用机理研究的视野，说明某些药物可以通过抑制细胞代谢而起到抗癌的作用。

（9）研究表明，牛蒡子苷元的抗癌作用效果明显。牛蒡子苷元对皮肤癌、肝癌、鼻咽癌、人子宫内膜癌、前列腺癌、结肠癌、胰腺癌、肺癌都有一定的抑制效果，并且对白血病也有低毒性抗癌作用。特别是对肝癌的作用，牛蒡子苷元能够有效抑制肝癌细胞的黏附率、侵袭率和转移率，达到抗癌的效果。

（10）何凡等研究表明，牛蒡子苷元可通过抑制肿瘤血管的生成密度而抑制肿瘤的生长。

【用法用量】 内服：3~9g，煎汤，或入散剂。外用：煎水含漱。

【使用注意】《本草经疏》："痘疮家唯宜于血热便秘之证，若气虚色白、大便自利或泄泻者，慎勿服之。痧疹不忌泄泻，故用之无妨。痈疽已溃，非便秘不宜服。"

参考文献

［1］ Kim SH, Jang YP, Sung SH. Hepatoprotective dibenzylbutyrolactone lignans of Torreya nucifera against CCl_4-induced toxicity in primary cultured rat hepatocytes ［J］. Biol Pharm Bull, 2003, 26 (8): 1202-1205.

［2］ 姚向阳. 牛蒡子苷元抗肿瘤的分子机制研究 ［D］. 南京: 南京师范大学, 2011.

［3］ 郑国灿. 牛蒡子苷对胰腺癌细胞抑制作用及其作用机理的实验研究 ［J］. 时珍国医国药, 2008 (10): 2384-2386.

［4］ Takasaki M, Konoshima T, Komatsu K, et al. Anti-tumor-promoting activity of lignans from the aerial part of Saussurea medusa ［J］. Cancer Lett, 2000, 158 (1): 53-59.

［5］ Hirano T, Gotoh M, Oka K. Natural flavonoids and lignansare potent cytostatic agents against human leukemic HL-60 cells ［J］. Life Sci, 1994, 55 (13): 1061-1069.

［6］ 中药大辞典 ［M］. 北京: 中国中医药出版社, 2010: 87.

［7］ 高学敏. 中药学 ［M］. 北京: 中国中医药出版社, 2007: 71.

［8］ 黄少花, 黄礼德, 刘胜利, 等. 牛蒡子提取物镇痛抗炎作用的实验研究 ［J］. 右江民族医学院学报, 2012, 13 (12): 36-39.

［9］ 尹丹丹, 温新宝, 苗芳, 等. 牛蒡子提取物的抗氧化活性研究 ［J］. 西北农林科技大学学报, 2011, 4 (9): 20-24.

［10］ 吴平, 包可婷, 徐凯, 等. 牛蒡苷元抗肿瘤潜在靶点预测与验证 ［J］. 沈阳药科大学学报, 2016, 33 (6): 475-478.

［11］ 刘凌云, 郑光美. 普通动物学 ［M］. 4 版. 北京: 高等教育出版社, 2009: 20.

［12］ 黄栋栋, 孟易禹, 孙栋勋, 等. 牛蒡子苷元等诱导人鼻咽癌 CNE_1 细胞凋亡机器作用机制 ［J］. 中国病理生理杂志, 2016, 32 (1): 101-105.

［13］ 郑国灿, 王兵, 钱程佳, 等. 牛蒡子苷元对肝癌 $SMMC_{7721}$ 细胞增殖、凋亡的影响及机制探讨 ［J］. 山东医药, 2011, 51 (14): 13-15.

［14］ 李孝庆, 杨瑞仪, 刘杭伦, 等. 牛蒡子苷与苷元诱导人前列腺癌 PC_3 细胞非凋亡性死亡的研究 ［J］. 广西中医药大学学报, 2013, 30 (4): 537-541.

［15］ 俞强. 牛蒡子治疗肿瘤机制研究 ［J］. Biochemical Pharmacology, 2012, 84 (4): 468.

［16］ 徐军娟, 裘雅芬, 冯燕. 牛蒡子苷元对人 II 型子宫内膜癌细胞增殖抑制的研究 ［J］. 中国临床药理学杂志, 2016, 32 (12): 1112-1114.

［17］ 何凡, 孙小玲, 宿亚柳, 等. 牛蒡子苷元抗肿瘤血管生成作用研究 ［J］. 中药药理与临床, 2014, 30 (4): 19-23.

45. 月季花

【苗族药名】榜布仰

【品种来源】月季花又名月季红、月月红等, 是半常绿或常绿灌木蔷薇科 (*Rosaceae*) 蔷薇属 (*Rosa. L*) 植物月季 (*Rosa chinensis* Jacq.) 的干燥花蕾。

【化学成分】其主要成分为黄酮及其苷类、香豆素类、五环三萜类、甾体类、酯酸类、脂肪酸、鞣质、色素, 以及挥发油类化合物。

【中药性味】味甘,性温。

(1)《本草纲目》:"其味甘、性温,无毒。"

(2)《本草易读》:"甘温。"

(3)《本草蒙筌》:"甘、温。"

(4)《闽东本草》:"性平,味淡,无毒。"

【中药归经】归肝、肾经。

(1)《本草纲目》:"其味甘,性温,无毒,归肝、肾经。"

(2)《陕西中药志》:"入肝经。"

(3)《闽东本草》:"入肝、肾二经。"

【中药功效】活血调经,消肿解毒。

【苗药作用】

(1)治月经不调,血瘀经闭:月季花9g,鸡冠花10g,赤芍9g,水煎服。(《中国苗族药物彩色图集》)

(2)治妇女不孕:月季花6g,元宝草、连钱草、薏苡仁各9g,益母草、萱草根各15g,泡白酒500mL,早晚各服15mL。(《贵州草药》)

(3)治筋骨疼痛或骨折后遗疼痛:月季花烘干研末,每次3g,用酒吞服,服后卧床发汗。(《贵州草药》)

(4)治白带:月季花15g,冬瓜子30g,煎水加冰糖,每日3次分服。(《民间常用草药手册》)

(5)治月经不调:月季花、鸡冠花、赤芍适量,水煎取汁,用白酒冲服。(《苗族医药学》)

(6)治妇女癥块在腹:月季花、红花、益母草、连钱草、紫苏根各6g,茜草、紫菀各10g,土知母3g,泡酒500mL。(《贵州民间方药集》)

(7)治肺虚咳嗽咯血:月季花15g,煎水对冰糖服。(《湘西苗药汇编》)

【现代药理】

(1)将月季花的正丁醇部位及其梯度洗脱成分和所得的部分单体化合物作用于肿瘤细胞,研究其抗肿瘤作用,发现其对肝癌细胞有抑制作用。研究发现,槲皮素为抗癌剂,对肿瘤有预防及治疗的双重作用,对多种促癌剂和致癌剂(苯并芘、黄曲霉素等)有拮抗作用,并且可抑制多种恶性肿瘤细胞生长。槲皮素能明显抑制人体的胃癌细胞、肝癌细胞、肺癌细胞、卵巢癌细胞及乳腺癌细胞等的生长。槲皮素对皮下接种细胞的小鼠有一定抑制作用。芦丁能降低黄曲霉素及亚硝甲基二甲胺所引起的单链断裂。

(2)抗氧化:研究者利用不同的方法,观察月季花粗提物的抗氧化能力,发现酚类化合物具有较强的抗氧化及清除自由基的能力,而高含量的黄酮醇、水解单宁可能是影响其生物活性的重要组成成分。

(3)抗菌、抗病毒:月季花中含有黄酮类、没食子酸、鞣质类和色素类等。其中没食子酸有体外抗菌作用。

（4）增强免疫力：通过测定人体干细胞内离子浓度的变化、膜内蛋白磷酸化作用和蛋白激酶的转运，得出槲皮素可抑制蛋白激酶的转运及活性，强烈抑制离子的内流，进而抑制白三稀、组胺及前列腺素等介质的释放。

（5）对心血管系统的作用：槲皮素可激活血小板环氧化酶的活性，增强血管内血小板血栓处前列腺素的合成，进而抑制血小板的聚集，产生舒张血管的作用，对抗血栓的形成。

（6）降糖：月季花提取物能降低糖尿病动物的血糖值，能很好地保护由外源性一氧化氮引起的胰岛细胞的损伤，且与相应的剂量呈良好的相关性。

（7）增强机体免疫功能：月季花具有抗氧化的作用，同时也具有免疫增强作用，这主要是因为其含有具免疫调节作用的成分——槲皮素。槲皮素对机体细胞免疫功能有正向调节作用，能够增强细胞免疫功能。

（8）其他作用：月季花还有多种药理作用，如降低血管通透性、利尿作用等。

【文献论述】

（1）《本草纲目》："活血，消肿，敷毒。"

（2）《分类草药性》："止血。治红崩、白带。"

（3）《现代实用中药》："活血调经。治月经困难，月经期拘挛性腹痛，外用捣敷肿毒，能消肿止痛。"

（4）《泉州本草》："通经活血化瘀，清肠胃湿热，泻肺火，止咳，止血止痛，消痈毒。治肺虚咳嗽咯血，痢疾，瘰疬溃烂，痈疽肿毒，妇女月经不调。"

（5）《泉州本草》："治月经不调：鲜月季花，每次五至七钱，开水泡服，连服数次。"

（6）《泉州本草》："治肺虚咳嗽咯血：月季花合冰糖炖服。"

（7）《湖南药物志》："治筋骨疼痛，脚膝肿痛，跌打损伤：月季花瓣干研末，每服一钱，酒冲服。"

（8）《闽东本草》："治产后阴挺：月季花一两，炖红酒服。"

（9）《全国中草药汇编》："甘，温，归肝经。""活血调经，解毒消肿。"

（10）《陕西中药志》："入肝经。"

（11）《本草易读》："甘，温，无毒。活血消肿敷毒。瘰疬未破，用花二钱，沉香五钱，芫花炒三钱，入大鲫鱼腹中，以鱼肠封固，酒水煮熟食之。"

（12）《得配本草》："一名月月红，甘，温。活血，敷毒，治痘疮。触经秽而变色。采子含，痛牙立止。"

（13）《本经逢原》："甘温，无毒。发明：月季花为活血之良药。捣敷肿疡用之。痘疮触犯经月之气而伏陷者，用以加入汤药即起，以其月之开放，不失经行常度，虽云取义，亦活血之力也。"

【常治肿瘤】 常用于胃癌、肝癌、肺癌、乳腺癌、胰腺癌、食管癌、卵巢癌等肿瘤。

【科学研究】

（1）将月季花的正丁醇部位及其梯度洗脱成分和所得的部分单体化合物作用于肿

瘤细胞，研究其抗肿瘤作用。结果表明其对肝癌细胞有抑制的作用。

（2）研究发现，槲皮素为抗癌剂，对肿瘤有预防及治疗的双重作用，对多种促癌剂和致癌剂（苯并芘、黄曲霉素等）有拮抗的作用，并且可抑制多种恶性肿瘤细胞生长。

（3）槲皮素能明显抑制人体的胃癌细胞、肝癌细胞、肺癌细胞、卵巢癌细胞及乳腺癌细胞等的生长。

（4）月季花中富含黄酮类化合物，主要通过 3 种途径来达到抗癌、抗肿瘤作用，即抗自由基作用、直接抑制癌细胞生长和抗致癌因子等。

（5）槲皮素在毫摩尔浓度时就具有抗癌作用，是有效的自由基捕获剂和抗氧化剂，它对人卵巢癌、乳腺癌、白血病细胞、胃肠道肿瘤细胞均有增殖抑制作用。

（6）槲皮素体外对白血病细胞 HL_{60} 有抑制作用，且浓度在 $10 \sim 80 mol/L$ 之间表现出剂量相关的抑制作用，同时也发现槲皮素对白血病细胞 HL_{60} 的细胞周期有影响，使 $G2/M$ 期细胞数目增多，$G0-G1$ 期细胞减少。

（7）芹菜苷配基具有诱导 308 小鼠皮肤细胞和人白血病 HL_{60} 细胞周期停止于 $G2/M$ 期的作用，从而起到抑制肿瘤细胞增殖的作用，此作用在除去芹菜苷配基 24 小时后可被逆转。

（8）黄酮及黄酮衍生物对一些致癌因子有抑制作用或拮抗作用，研究结果证明，槲皮素能有效诱导微粒体芳烃羟化酶、环氧化物水解酶，使多环芳烃和苯并芘等致癌物质通过羟基化、水解失去致癌活性，起到抗癌的效果。

（9）另有研究表明，没食子酸也有一定的抗肿瘤作用。

（10）李文等采用四甲基偶氮唑盐比色法（MTr）测定没食子酸单独作用及没食子酸与顺铂、丁酸钠联合用药后对卵巢癌细胞株 $SKOV_3$ 的生长抑制率，发现没食子酸对卵巢癌 $SKOV_3$ 细胞具有较强的生长抑制作用，并具有诱导细胞凋亡的活性特征。

（11）也有研究表明，没食子酸可以抑制肥大细胞瘤的转移，从而延长患者的生存期，而槲皮素、芹菜苷和没食子酸等均能从月季花中分离得到。

【用法用量】内服：3～6g，煎汤或开水泡服。外用：适量，鲜品捣敷患处，或干品研末，调搽患处。

【使用注意】不宜久服。脾胃虚寒者及孕妇慎用。

参考文献

[1] 蔡元元. 月季花正丁醇部位的化学成分及抗肿瘤活性的研究 [D]. 郑州：郑州大学，2014.

[2] 毛雪石. 黄酮类化合物的抗肿瘤活性 [J]. 国外医学药学分册，1995，22（2）：93.

[3] 孔令泉. 槲皮素抗肿瘤作用的研究进展 [J]. 四川医学，1999，22（1）：5254.

[4] 高昕，王喜军. 黄酮类化合物抗肿瘤作用研究进展 [J]. 中医院信息，2005，5（22）：33-34.

[5] 张沛，谢敬兰，乐天斌，等. 月季花挥发油 GS/MS 的分析 [J]. 质谱学报，2009，30：49-50.

[6] 王艳芳，王新华，朱宇同，等. 槲皮素药理作用研究进展 [J]. 天然产物研究与开发，2003，2（15）：171-173.

[7] 胡迎芬，胡博路，孟洁，等．月季花抗氧化作用的研究［J］．食品工业科技，2000，21（4）：21-26.

[8] Kimata, Shichijo, Mura, et al. Erects of lueolin, quercetin and baicalin on immunoglobulin E-medlated mediator release from human cultured mast cells［J］. Clin Exp allergy, 2000, 30（4）：501-508.

[9] Gryghewskj RJ Korbut R, Robak J, et al. On the mechanism of antithrombotic action of flavonosids［J］. Biochem Pharmacol, 1987, 36（3）：317.

[10] Gryglew ski RJ, Korbut R, Robak J, et al. On the mechanism of antithrombotic action of flavonoids［J］. Biochem Pharmacol, 1987, 36（3）：317-322.

[11] 刘英发，王宪明，王敏伟．月季花水提物对外源性一氧化氮损伤的胰岛细胞的保护作用［J］．沈阳药科大学学报，2006，23（2）：109-112.

[12] 曹纬国，刘志勤，邵云，等．黄酮类化合物药理作用的研究进展［J］．西北植物学报，2003，23（12）：2241-2247.

[13] 张琼，徐明娟，宋亮年，等．槲皮素对人卵巢癌细胞系增殖的影响［J］．第二军医大学学报，1999，20（6）：380-382.

[14] Rodgers EH, Grant M H. The effect of the flavonoids quercetin, myticetin and epicatechin on the growth and enzyme activities of MCF7 human breat cancer cells［J］. Chem Biol Interact, 1998, 116（3）：213-228.

[15] 康铁邦，念慈．槲皮素对 HL_{60} 细胞周期的影响［J］．中国药理学与毒理学杂志，1998，12（3）：166-168.

[16] Kuo ML, Huang TS, Lin JK. Preferential requirement for protein tyrosine phosphatase activity in the 12-0-tetradecanoylphorbo1-13-acetate-induced differentiation of human colon cancer cells［J］. Biochem Pharmacol, 1995, 50（8）：1217-1222.

[17] Garcia-Closas R, Gonzalez CA, Agudo A, et al. Intake of specific carotenoids and flavonoids and the risk of gastric cancerin Spain［J］. Cancer Causes Control, 1999, 10（1）：71-75.

[18] 吕蔡．槲皮素的药理作用［J］．国外医药（植物药分册），2005，20（3）：108-112.

[19] Huang HY, Cha XL. Development in research of antitumor effect of flavones compounds［J］. Chin J New Drugs ClinRem, 2012, 21（7）：428-433.

[20] Ohno T, Inoue M, Ogihara Y. Cytotoxic activity of gallic acid against liver metastasis of mastocytoma cells P-815［J］. Anti-cancer Res, 2001, 21（61）：3875-3880.

[21] Kratz JM, Andrighetti, Frohner CR, et al. Evaluation of anti-HSV-2 activity of gallie acid and pentyl gallate［J］. Biol Pharm Bull, 2008, 31（5）：903-907.

[22] 李文，侯华新，吴华慧，等．没食子酸对卵巢癌 $SKOV_3$ 细胞的生长抑制作用及机制［J］．山东医药，2010，15（50）：43-44.

46. 乌梅

【苗族药名】 枝沟背

【品种来源】 为蔷薇科植物梅 *Prunus mume*（Sieb.）Sieb. et Zucc. 的干燥近成熟果实。夏季果实近成熟时采收，低温烘干后闷至色变黑。别名酸梅、黄仔、合汉梅、干枝梅。

【化学成分】 果实含枸橼酸、苹果酸、草酸、琥珀酸和延胡索酸，总酸量约4%～

5.5%，还含5-羟甲基-2-糠醛，为无色油状物。所含挥发性成分主要有苯甲醛、4-松油烯醇、苯甲醇和十六烷酸。乌梅仁含苦杏仁苷，乌梅中还含苦味酸和超氧化物歧化酶（SOD）。别名枝沟背。

【中药性味】味酸，性温。

（1）《神农本草经》："味酸，平。"

（2）《名医别录》："无毒。"

（3）《日华子本草》："暖，无毒。"

（4）《医学启源》："气寒，味酸。"

【中药归经】归肝、脾、肺、大肠经。

（1）王好古："入脾、肺二经血分。"

（2）《雷公炮制药性解》："入肺、肾二经。"

（3）《本草经疏》："入肝。"

（4）《药品化义》："入肺、胃、大肠三经。"

【中药功效】收敛生津，安蛔驱虫。

【苗药作用】

（1）"生津，除烦渴。治久疟，久泻，消渴。"（《中国苗族药物彩色图集》）

（2）"解热镇咳，生津敛肺，驱蛔。治肺虚久咳，糖尿病口渴，蛔积。"（《贵州中草药名录》）

（3）治久疟久泻：乌梅5粒，铁苋菜15g，委陵菜10g，水煎服。（《中国苗族药物彩色图集》）

（4）治疗习惯性便秘：乌梅5粒，海蚌含珠15g，委陵菜10g，水煎服。（《苗族医药学》）

（5）治脘腹臌胀：乌梅20~30g，水煎内服。（《贵州中药资源》）

【现代药理】

（1）抗肿瘤：乌梅对人子宫颈癌JTC-26株有抑制作用，抑制率在90%以上，以乌梅为主的复方对慢性粒细胞白血病等肿瘤有一定疗效。经体外抗肿瘤及体内免疫调节试验结果表明，乌梅具有抑制人原始巨核白血病细胞和人早幼粒白血病细胞生长的作用，其抗肿瘤作用机制可能是多种机制共同作用的结果。乌梅水煎剂对小鼠肉瘤、艾氏腹水癌有抑制作用。

（2）杀蛔虫：乌梅对蛔虫具有兴奋和刺激蛔虫后退的作用。如将乌梅煎剂加入置有蛔虫的1%盐水和0.1%碳酸氢钠溶液内，可见蛔虫活动增强。给狗通过胃管给予乌梅煎剂50g并收集其胆汁，在厌氧条件下，将蛔虫放入一直径0.3~0.5cm的胶管内，将胶管放入38℃的水盆内，从蛔虫头端向管内滴入收集的胆汁，结果可见大部分蛔虫从管内后退，有的蛔虫头从管内退出。也有报道取223种中药热水提取液进行体外试验，筛选具有杀肠虫作用的药物，发现乌梅有效。

（3）抗病原微生物作用：体外筛选发现，乌梅对多种致病菌有抑制作用，如痢疾杆菌、大肠埃希菌、伤寒杆菌、副伤寒杆菌、百日咳杆菌、脑膜炎双球菌等。对结核杆菌也有抑制作用，这一作用可能与所含枸橼酸和苹果酸有关。对某些致病性真菌如须疮癣、絮状表皮癣菌、石膏样小芽胞菌等也有抑制作用。

（4）钙离子拮抗作用：有较强的拮抗由钾离子引起的豚鼠结肠带收缩的活性，已分离出其活性成分是 5-羟甲基-2-糠醛。乌梅煎剂口服，对胆囊有轻微收缩作用。

（5）增强免疫力作用：小鼠玫瑰花环试验表明，乌梅对免疫功能有增强作用。

（6）保肝作用：慢性肝病内毒素血症时，高水平一氧化氮（NO）生成强氧化性的过氧亚硝酸，过氧亚硝酸通过诸多途径造成肝损伤，加重炎症反应和肝病进展。乌梅可降低血中 NO 浓度，保护肝功能。

（7）其他：抗纤维化、抗结石、镇静、抗惊厥等。

【文献论述】

（1）《神农本草经》："主下气，除热烦满，安心，肢体痛，偏枯不仁，死肌，去青黑痣、恶肉。"

（2）《名医别录》："止下痢，好唾口干，利筋脉，去痹。"

（3）陶弘景："伤寒烦热，水渍饮汁。"

（4）孟诜："大便不通，气奔欲死，以乌梅十颗，置汤中，须臾挼去核，杵为丸，如枣大，纳下部，少时即通。擘破水渍，以少蜜相和，止渴。霍乱心腹不安及痢赤、治疟，方多用之。"

（5）《本草拾遗》："去痰，主疟瘴，止渴调中，除冷热痢，止吐逆。"

（6）《日华子本草》："除劳，治骨蒸，去烦闷，涩肠止痢，消酒毒，治偏枯皮肤麻痹，去黑点，令人得睡。又入建茶、干姜为丸，止休息痢。"

（7）《本草图经》："主伤寒烦热及霍乱燥渴，虚劳瘦羸，产妇气痢等方中多用之。"

（8）《用药心法》："收肺气。"

（9）《本草纲目》："敛肺涩肠，治久嗽，泻痢，反胃噎膈，蛔厥吐利，消肿，涌痰，杀虫，解鱼毒、马汗毒、硫黄毒。"

（10）《本草求原》："治溲血、下血、诸血证，自汗，口燥咽干。"

（11）《本草求真》：乌梅，酸涩而温，似有类于木瓜，但此入肺则收，入肠则涩，入筋与骨则软，入虫则伏，入于死肌、恶肉、恶痣则除，刺入肉中则拔，故于久泻久痢、气逆烦满、反胃骨蒸，无不因其收涩之性，而使下脱上逆皆治。且于痈毒可敷，中风牙关紧闭可开，蛔虫上攻眩仆可治，口渴可止，宁不为酸涩收敛之一验乎。不似木瓜，功专疏泄脾胃筋骨湿热，收敛脾肺耗散之元，而于他症则不及也。但肝喜散恶收，久服酸味亦伐生气，且于诸症初起切忌。

【常治肿瘤】常用于胃癌、食管癌、子宫癌、肝癌、肺癌等肿瘤。

【科学研究】

（1）乌梅醇提物对 U_{937} 人体白血病细胞有很好的促凋亡作用，并且这种作用呈浓度依赖性，因此可将乌梅醇提作为潜在的化疗药物进行进一步的研究。

（2）以乌梅为主要组成的复方乌梅散具有体外抑制人胃癌细胞株 MGC_{803} 增殖、黏附、迁徙、侵袭的作用，且呈现剂量依赖性。下调裸鼠胃癌皮下移植瘤的 CXCR4、HIF-1α、VEGFA-224 基因表达，从而达到抑制胃癌转移的作用。

（3）郭继龙等采用小鼠移植肿瘤模型研究乌梅对小鼠 S_{180} 肉瘤的抑制作用，并以抑瘤率、胸腺指数、形态学观察考察乌梅等收涩中药对肿瘤生长的影响。结果表明，乌梅可以抑制实体瘤重量，增强免疫，减轻肿瘤恶化程度，对小鼠皮下移植肉瘤有明显抑制作用。

（4）冯建军等认为化疗合乌梅丸加减可稳定晚期乳腺癌患者的病情，改善其生活质量，对晚期乳腺癌患者远期生存具有一定价值。

（5）王萍等通过动物实验研究发现，乌梅丸及其拆方均可以在一定程度上抑制乳腺癌的增殖和转移。

（6）梁晓夏等认为，乌梅丸可增强免疫调节、抗诱变、抗促癌及抗氧化作用。

【用法用量】 内服：3~15g，煎汤，或入丸、散。外用：煅研干撒或调敷。

【使用注意】 有实邪者忌服。

参考文献

［1］沈红梅，程涛，乔传卓，等．乌梅的体外抗肿瘤活性及免疫调节作用初探［J］．中国中药杂志，1995（6）：365-368，384.

［2］季宇彬．抗癌中药药理与应用［M］．哈尔滨：黑龙江科学技术出版社，1999.

［3］Cheol P, Cheng YJ, Gi YK, et al. Induction of apoptosis by ethanol extract of Prunus mume in U_{937} human leukemia cells through activation of caspases［J］. Fond Chemistry, 2011, 10: 987-993.

［4］王智云，孙玉刚，王麟，等．乌梅的药理活性研究进展［J］．实用临床医药杂志，2015（19）：200-202.

［5］杨莹菲，胡汉昆，刘萍，等．乌梅化学成分临床应用及现代药理研究进展［J］．中国药师，2012（3）：415-418.

［6］张力．复方乌梅散抗肿瘤作用的实验研究［D］．南京：南京中医药大学，2013.

［7］郭继龙，苗宇船，关伟，等．5种收涩中药对小鼠 S_{180} 肉瘤抑制作用初步筛选［J］．山西中医学院学报，2012，13（6）：18.

［8］冯建军，赵建平，贾文魁，等．加减乌梅丸配合化疗治疗晚期乳腺癌疗效观察［J］．山西中医，2010，26（7）：37-38，40.

［9］王萍，杨海燕，施旻．乌梅丸对小鼠乳腺癌增殖转移及 Fas、Fas L 分子表达的影响［J］．江西中医药，2014，9：17-19.

［10］梁晓夏，张保国，刘庆芳．乌梅丸（汤）现代药效学研究［J］．中成药，2008，30（10）：121-123.

［11］张金付．乌梅丸方证研究［D］．南京：南京中医药大学，2010.

47. 水菖蒲

【苗族药名】 加保翁

【品种来源】 为天南星科植物菖蒲 *Acorus calamus* L. 的根茎。全国各省区均产，栽种 2 年后即可采收。全年均可采收，但以 8~9 月采挖者良。挖取根茎后，洗净泥沙，去除须根，晒干。别名泥昌、水昌、水宿、加保翁等。

【化学成分】 根茎、根、叶均含挥发油；鲜根茎的挥发油中，主成分为顺式甲基异丁香油酚、菖蒲大牻牛儿酮、异菖蒲烯二醇、菖蒲混烯、白菖烯、水菖蒲酮、γ-细辛又含肉豆蔻酸、棕榈酸、棕榈油酸、硬脂酸、油酸、亚油酸、花生酸等脂肪酸，麦芽糖、葡萄糖、果糖等糖类，β-谷甾醇。根含 13 种氨基酸，其中色氨酸是生成分。另含木犀草素 6，8-C-二葡萄糖苷。

【中药性味】 味辛、苦，性温。

（1）《湘西苗药汇编》："甘，平，无毒。"

（2）《贵州中草药名录》："味淡，性平。"

（3）《神农本草经》："菖蒲，一名昌阳，味辛，温。"

【中药归经】 归心、肝、胃经。

（1）《神农本草经》："归心、肝经。"

（2）《中华本草》："归心、肝、胃经，味辛苦，性温。"

（3）《湛南本草》："味辛苦，性温。"

【中药功效】 化痰开窍，除湿健胃，杀虫止痒。

【苗药作用】

（1）治痢疾：水菖蒲根 3g，冷开水吞服。（《贵州民间方药集》）

（2）治蛇风症：水菖蒲、鹿衔草、蛇泡草各 10g，煎水服。（《苗族医药学》）

（3）治心胃气痛：水菖蒲、万年荞各 10g，水煎服。（《中国苗族药物彩色图集》）

（4）治水肿：水菖蒲、商陆各 10g，水高粱、水冬瓜根皮各 31g，水煎服。

（5）治经期腹痛：水菖蒲、益母草、连钱草、紫苏梗、红花、月季花各 6g，小血藤 3g，泡酒内服。

（6）治月经不调：水菖蒲、月月红、杜仲、红鸡冠花各 3g，蒸酒 125mL 内服。（《贵州民间方药集》）

【现代药理】

（1）抗肿瘤：菖蒲属凝集素容易凝集兔、大鼠、豚鼠的红细胞，对小鼠脾细胞和人淋巴细胞表现出较强的促分裂作用，对神经氨酸酶作用后的绵羊、山羊和人类 ABO 血型的血红细胞有影响，并能显著抑制 J_{774} 巨噬细胞。菖蒲根茎甲醇提取物和水提取物通过洋葱根尖实验和四氮唑蓝复合物比色法检测细胞存活率，发现两者对人乳腺癌 MDA-MB-435S 具有抑制作用，对肝癌 Hep_{3B} 细胞有抑制作用。

（2）对中枢神经的系统作用：小鼠腹腔注射醇提取物对戊四氮引起的惊厥和死亡均有保护作用。细辛脑（Ⅰ）和 β-细辛脑（Ⅱ）也有加强戊巴比妥钠睡眠的作用，两者均无镇痛作用，β-细辛脑（Ⅱ）对小鼠电惊厥、戊四氮和印防己毒素引起的惊厥均有缓解作用。

（3）对心血管系统的作用：麻醉猫静脉注射 AC-E 可致血压下降，心率减慢，阻断迷走神经、交感神经和神经节对降压作用无影响。细辛脑和 β-细辛脑均表现出心脏抑制和降压作用。

（4）平喘、镇咳和祛痰作用：水菖蒲挥发油（AC-E）对组胺和乙酰胆碱混合液喷雾吸入引起的豚鼠哮喘发作有良好的平喘作用，腹腔注射 α-细辛脑对组胺引起的猫和豚鼠支气管收缩有松弛作用，α-细辛脑和 β-细辛脑能拮抗组胺、乙酰胆碱、5-HT 和氯化钡引起的离体肠管和气管的收缩。

（5）对平滑肌的解痉作用：AC-E 对离体肠管、子宫和气管平滑肌有松弛作用，并能拮抗乙酰胆碱和组胺产生的痉挛。肺灌流及离体气管链试验均证明 AC-E 具有扩张气管作用，但比肾上腺素弱。

（6）抗菌作用：AC-E 在体外对金黄色葡萄球菌、白色葡萄球菌、肺炎链球菌、粪链球菌、化脓性链球菌、大肠埃希菌、痢疾杆菌、伤寒杆菌、甲型副伤寒杆菌等有不同程度的抑制作用。提取挥发油后的水煎剂对金黄色葡萄球菌和肺炎链球菌也有较强抑制作用。

（7）其他作用：β-细辛脑对红蜻属昆虫具有抗性腺作用，是 1 种新型昆虫抗性腺药，可用于昆虫控制。

【文献论述】

（1）《本草图经》："水菖蒲，生溪涧水泽中甚多，叶亦相似，但中心无脊，采之干后轻虚多滓，殊不及石菖蒲，不堪入药用，但可捣末，油调涂疥瘙。今药肆所货，多以两种相杂，尤难辨也。"

（2）《本草衍义》："菖蒲，世又谓之兰荪，生水次，失水则枯，根节密者气味足。"

（3）《本草纲目》："此有二种：一种根大而肥白节疏者，白菖也，俗谓之泥菖蒲；一种根瘦而赤节稍密者，溪荪也，俗谓之水菖蒲。叶俱无剑脊。溪荪气味胜似白菖，并可杀虫，不堪服食。"

（4）《本草经集注》："在下湿地，大根者名昌阳，不堪服食。真昌蒲，叶有脊，一如剑刃，四月、五月亦作小厘花也。"

（5）《本草拾遗》："昌阳生水畔，人亦呼为菖蒲，与石上菖蒲有别，根大而臭，一名水菖蒲。"

（6）《本草图经》："菖蒲，春生青叶，长一二尺许，其叶中心有脊，状如剑，无花实，今以五月五日收之。"

（7）《本草纲目》："生于池泽，蒲叶肥根，高二三尺者，泥菖蒲，白菖也。"

（8）《本草汇言》："石菖蒲，利气通窍，如因痰火二邪为眚，致气不顺、窍不通者，服之宜然。若中气不足，精神内馁，气窍无阳气为之运动而不通者，屡见用十全大补汤奏功极多，石菖蒲不必问也。"

（9）《本草新编》："石菖蒲，必须石上生者良，否则无功。然止可为佐使，而不可为君药。开心窍必须佐以人参；通气必须君以苍术；遗尿欲止，非加参、芪不能取效；胎动欲安，非多加白术不能成功；除烦闷，治善忘，非以人参为君，亦不能两有奇验也。"

（10）《本经逢原》："菖蒲，心气不足者宜之，《本经》言补五脏者，心为君主，五脏系焉。首言治风寒湿痹，是取其辛温开发脾气之力。治咳逆上气者，痰湿壅滞之喘咳，故宜搜涤，若肺胃虚燥之喘咳，非菖蒲可治也。其开心孔、通九窍、明耳目、出音声，总取辛温利窍之力。又主肝虚、心腹痛、霍乱转筋，消伏梁癫痫，善通心脾痰湿可知。凡阳亢阴虚者禁用。以其性温，善鼓心包之火，与远志之助相火不殊，观《本经》之止小便利，其助阳之力可知。"

（11）《重庆堂随笔》："石菖蒲，舒心气、畅心神、怡心情、益心志，妙药也。清解药用之，赖以祛痰秽之浊而卫宫城，滋养药用之，借以宣心思之结而通神明。"

【常治肿瘤】 常用于乳腺癌、肝癌、白血病、胃癌、胰腺癌等肿瘤。

【科学研究】

（1）研究将水菖蒲提取物用于人乳腺癌 MDA-MB-435S，结果证明该提取物对人乳腺癌 MDA-MB-435S 具有抑制作用。

（2）研究发现，水菖蒲对肝癌 Hep_{3B} 细胞有抑制作用。

（3）水菖蒲的醇提物中单体化合物 Epieudesmin 可通过抑制小鼠白血病细胞和多种人源肿瘤细胞（$BXPC_3$、MCF_7、SF_{268} 和 DU_{145} 等）增殖来达到抗白血病的效果。

（4）从水菖蒲和石菖蒲中分离出两个新的凝集素，凝胶层析色谱法测定两者的分子质量分别是 56kDa 和 55kDa，菖蒲属凝集素容易凝集兔、大鼠、豚鼠的红细胞，对小鼠脾细胞和人淋巴细胞表现出较强的促分裂作用，对神经氨酸酶作用后的绵羊、山羊和人类 ABO 血型的红细胞有影响，并能显著抑制 J_{774} 巨噬细胞。

（5）菖蒲根茎甲醇提取物和水提取物通过洋葱根尖实验和四氮唑蓝复合物比色法检测细胞存活率，发现两者对人乳腺癌 MDA-MB435S 和肝癌 Hep3B 细胞有抑制作用。

（6）α-细辛醚对 SGC、D、Hela 等人癌细胞株有一定的抗癌活性，其抑制及杀伤作用不仅有药物浓度的依赖性，也有作用时间的依赖性，药物浓度越大、作用时间越长，则抑制及杀伤作用越大。

【用法用量】 内服：3~6g，煎汤或入丸、散。外用：适量，煎水洗或研末调敷。

【使用注意】 阴虚阳亢，汗多、精滑者慎服。

参考文献

［1］Bains J S, Dhuna V, Singh J, et al. Novel lectins from rhizomes of two Acorus species with mitogenic activity and inhibitory potential towards murine cancer cell lines［J］. Int J Immunop-harmacol, 2005, 5 (9)：1470-1478.

［2］Rajkumar V, Gunjan G, Kumar R A, et al. Evaluation of cytotoxic potential of Acorus calamus rhizome ［J］. Ethnobotanical Leaflets, 2009, 13 (7)：405-407.

［3］李娟，李顺祥，麻晓雪，等. 水菖蒲化学成分与药理作用的研究进展［J］. 中成药，2013 (8)：1741-1745.

［4］周晓坤. 水菖蒲内生菌的分离及其抑菌活性的研究［D］. 镇江：江苏大学，2010.

［5］姚英娟. 水菖蒲提取物杀虫活性及活性成分分析［D］. 武汉：华中农业大学，2008.

［6］王和宇，孙长波，张晶. 水菖蒲化学成分研究进展［J］. 中国实验方剂学杂志，2015 (8)：

219-221.

[7] 杨詹詹, 鲁道旺, 唐红. 水菖蒲的药理活性研究进展 [J]. 山东化工, 2016 (24): 64-65, 71.

[8] 胡伯渊, 纪耀沅. 水菖蒲抗癌活性研究——α-细辛醚对人癌细胞株的抗癌活性 [J]. 中西医结合杂志, 1986 (1-12): 480-484.

48. 玉米须

【苗族药名】阿女包儿

【品种来源】禾本科玉蜀黍属植物玉米 *Zea mays* L. 的花柱和花头。秋季收获玉米时采收, 晒干或烘干。别名玉蜀黍须、蜀黍须、阿女包儿。

【化学成分】含脂肪油 2.5%、挥发油 0.12%、树胶样物质 3.8%、树脂 2.7%、苦味糖苷 1.15%、皂苷 3.18%、生物碱 0.05%。还含隐黄素、抗坏血酸、泛酸、肌醇、维生素 K、谷甾醇、豆甾醇、苹果酸、柠檬酸、酒石酸、草酸等。

【中药性味】味甘, 性平。

(1)《滇南本草》:"性微温, 味甘。"

(2)《现代实用中药》:"甘, 平。"

(3)《四川中药志》:"性平, 味甘淡, 无毒。"

【中药归经】归膀胱、肝、胆经。

(1)《神农本草经》:"归肝、胆经。"

(2)《本草经集注》:"归肝、胆经。"

(3)《中华本草》:"归肝、胆、膀胱经。"

【中药功效】利尿, 泄热, 平肝, 利胆。

【苗药作用】

(1) 治急性肾炎: 玉米须 60g, 西瓜皮 30g, 蝼蛄 7 个, 生地黄 15g, 肉桂 1.5g, 水煎服。(《全国中草药汇编》)

(2) 治尿道感染: 玉米须 15g, 金钱草 45g, 萆薢 30g, 水煎服。(《贵阳市秘方验方》)

(3) 治肾炎、初期肾结石: 玉蜀黍须, 分量不拘, 煎浓汤服。(《贵阳市秘方验方》)

(4) 治急慢性肝炎: 玉米须、太子参各 30g, 水煎服, 每日 1 剂, 早晚分服。

(5) 治胆石症: 玉米须、芦根各 30g, 茵陈 15g, 水煎服, 每日 1 剂。(《全国中草药汇编》)

【现代药理】

(1) 抗肿瘤: 玉米须提取物在较低剂量即可显著延长 S_{180} 荷瘤鼠存活时间。研究者采用人肿瘤细胞株体外排染试验研究玉米须乙醇提取物的抗癌作用, 结果表明其能降低人白血病细胞 K_{562} 及胃癌细胞 SGC 的体外存活率。通过不同浓度的玉米须多糖对肝癌 $SMMC_{772}$ 细胞作用的试验, 表明其可抑制 $SMMC_{7721}$ 细胞的生长, HE 染色观察还表明其可抑制 $SMMC_{7721}$ 细胞的增殖, 诱导细胞凋亡。

(2) 利尿作用: 玉米须对人或家兔均有利尿作用, 可增加氯化物排出量, 但作用较弱。其水浸膏甲醇不溶部分经过透析者（甲）利尿作用最强，无论口服、皮下或静脉注射均有显著效果。利尿作用主要是肾外性的，对肾的作用很弱。

（3）降低血糖作用：玉米须的发酵制剂对家兔有非常显著的降低血糖作用。

（4）利胆、止血作用：玉米须制剂能促进胆汁排泄，降低其黏度，减少其胆色素含量，因而可作为利胆药用于无并发症的慢性胆囊炎、胆汁排出障碍的胆管炎患者。它还能加速血液凝固过程，增加血中凝血酶元含量，提高血小板数，故可作为止血药兼利尿药应用于膀胱及尿路结石。

（5）抗衰老作用：研究者采用1，1-二苯-2-苦肼基法和FRAP分析法测定了玉米须乙醇提取物的抗氧化活性，研究表明不同浓度玉米须乙醇提取物显示不同的抗氧化活性。

【文献论述】

（1）《滇南本草》："宽肠下气。治妇人乳结，乳汁不通，红肿疼痛，怕冷发热，头痛体困。"

（2）《岭南采药录》："和猪肉煎汤，治糖尿病。又治小便淋沥砂石，苦痛不可忍，煎汤频服。"

（3）《现代实用中药》："为利尿药，对肾脏病、浮肿性疾患、糖尿病等有效。又为胆囊炎、胆石、肝炎性黄疸等的有效药。"

（4）《民间常用草药汇编》："能降低血压，利尿消肿。治鼻血、红崩。"

（5）《河北药材》："治水肿性脚气。"

（6）《浙江民间草药》："开胃，平肝，祛风。"

（7）《四川中药志》："清血热，利小便。治黄疸、风热、出疹、吐血及红崩。"

（10）《全国中草药汇编》："治慢性副鼻窦炎。玉米须晒干、切丝，与当归尾干粉混合，入烟斗点燃，吸烟，每日5~7次，每次1~2烟斗。"

（11）《全国中草药汇编》："预防习惯性流产。在怀孕以后，每日取1个玉米的玉米须煎汤代饮，至上次流产的怀孕月份，加倍用量，服至足月时为止。"

【常治肿瘤】 常用于胃癌、肝癌、白血病、胰腺癌、乳腺癌等肿瘤。

【科学研究】

（1）玉米须提取物用于荷瘤小鼠，具有明显的抑瘤作用，其中对S_{180}作用显著，较低剂量即可显示明显作用；可延长S_{180}荷瘤鼠存活时间；同时可增加吞噬指数α、廓清指数K及胸腺系数；对体外淋巴细胞转化功能亦有增强作用。

（2）玉米须提取物具有明显的抗肿瘤活性。玉米须多糖呈剂量依赖和时间依赖的方式抑制$SMMC_{7721}$细胞的生长、繁殖，诱导细胞凋亡。

（3）范晓燕等通过研究玉米须多糖（SMPS）对肝癌$SMMC_{7721}$细胞Caspase-3和p53表达的影响发现，SMPS（20~80mg/L）作用于$SMMC_{7721}$细胞，随着时间和剂量的增加，Caspase-3和p53表达增高，呈一定浓度和时间依赖性。

（4）玉米须抗肿瘤主要原因可能是玉米须黄酮类化合物可以抗细胞增殖，诱导肿瘤细胞凋亡，干预细胞信号转录，增强抑癌基因活性及抑制癌基因表达。

【用法用量】内服：15~30g，煎汤，或烧存性，研末。外用：适量，烧烟吸入。

【使用注意】煮食去苞须；不作药用时勿服。

参考文献

[1] 昌友权，王维佳，杨世杰，等. 玉米须提取物抗肿瘤作用的实验研究 [J]. 营养学报，2005，27（6）：498-499.

[2] 马虹，高凌. 玉米须提取物 ESM 对 K_{562} 和 SGC 细胞的作用 [J]. 南京中医药大学学报，1998，14（1）：28.

[3] 吕冬霞，王晓丽，魏凤香，等. 玉米须多糖诱导人肝癌 $SMMC_{7721}$ 细胞凋亡的研究 [J]. 黑龙江医药科学，2006，29（4）：28.

[4] 窦传斌，杜娟，许启泰. 玉米须多糖的利尿作用研究 [J]. 河南大学学报，2007，26（3）：35.

[5] 洪秋菊，任远. 玉米须的化学成分与药理研究 [J]. 甘肃中医学院学报，2010（4）：74-77.

[6] 吕刚，李坦，申野，等. 玉米须、蚕茧提取物对实验性高血糖小鼠血糖水平的影响 [J]. 山东医药，2008，48（35）：35-36.

[7] 陈沛林，王新元，杨静. 玉米须煎剂治疗泌尿系结石49例疗效观察 [J]. 中国中西医结合肾病杂志，2009，10（3）：191.

[8] 方敏，宫智勇，王耀峰. 玉米须乙醇提取物体外抗氧化活性研究 [J]. 中国食物与营养，2008（4）：45.

[9] 郭志红，周鸿立. 玉米须黄酮类化学成分及药理作用研究进展 [J]. 中国实验方剂学杂志，2015（8）：222-225.

[10] 赵文竹. 玉米须功能因子活性评价及其降血糖机理研究 [D]. 长春：吉林大学，2014.

[11] 董晓宁，井玉红. 玉米须有效成分及疗效研究进展 [J]. 中国酿造，2013（10）：9-12.

[12] 刘平. 玉米须黄酮的提取分离及生物活性研究 [D]. 西安：陕西师范大学，2006.

[13] 王英平. 玉米须化学成分及其抗氧化作用研究 [D]. 长春：吉林农业大学，2004.

[14] 吕冬霞，王晓丽，魏凤香，等. 玉米须多糖诱导人肝癌 $SMMC_{7721}$ 细胞凋亡的研究 [J]. 黑龙江医药科学，2006，29（4）：28-29.

[15] 范晓燕，吕冬霞，金月霜，等. 玉米须多糖对人肝癌 $SMMC_{7721}$ 细胞 Caspase-3 和 p53 表达的影响 [J]. 黑龙江医药科学，2007，30（6）：3-4.

[16] 昌友权，王维佳，杨世杰，等. 玉米须提取物抗肿瘤作用的实验研究 [J]. 营养学报，2005，27（6）：498-501.

[17] 马虹，高凌. 玉米须提取物 ESM 对 K_{562} 和 SGC 细胞的作用 [J]. 南京中医药大学学报，1998，14（1）：29-30

[18] 李云霞，贺文智，索全伶，等. 黄酮类化合物活性及构效关系研究概况 [J]. 内蒙古石油化工，2004，30（2）：10-12.

49. 艾纳香

【苗族药名】档窝凯

【品种来源】艾纳香为菊科艾纳香 Blumea balsamifera （L.）DC. 植物的地上部分，药用为枝叶、嫩枝根，别名大风艾、大毛风、艾纳香冰片艾、家风艾、大毛药、大艾等。别名档窝凯。

【化学成分】 叶含（2R，3R）-二氢槲皮素 4′-甲基醚-二氢槲皮素 4′、7-二甲基醚、艾纳香内酯、艾纳香素、柳杉二醇，还含龙脑。

【中药性味】 味辛、苦，性温。

（1）《海药本草》：温平。

（2）《开宝本草》：味甘，温，无毒。

（3）《生草药性备要》：味苦，性温。

（4）《常用中草药手册》：辛，温。

【中药归经】 归胃，肝，肾经。

（1）《神农本草经》："归肝、肾经。"

（2）《本草经集注》："肝、肾。"

（3）《中华本草》："归肝、肾经。"

【中药功效】 祛风除湿，温中止泻，活血解毒。

【苗药作用】

（1）治口舌生疮：冰片、僵蚕、黄柏适量，共炒，研粉，涂患处。（《苗族医药学》）

（2）治咽喉肿痛：冰片 3g，八爪金龙 30g，研粉，每次 1g，含服。

（3）治目赤肿痛：冰片 1g，野菊花 10g，千里光 20g，水煎后三味药，加入冰片，洗眼。（《中国苗族药物彩色图集》）

（4）治流行性腮腺炎：冰片 1.5g，红饭豆 30 粒，乙醇浸泡一夜，捣烂敷患处。

（5）治刀伤出血：冰片 3g，见血飞 6g，研末混合，外敷伤口。

（6）治牙痛：冰片少许，苦金盆 0.3g，共研末，外用。

（7）治口腔炎：冰片 1.5g，蛇蜕 3g，紫苏 6g，炕干研末，外用。（《贵州民间方药集》）

（8）治痛经：大风艾根 9~12g，益母草 15g。水煎服。（《广西民间常用中草药手册》）

【现代药理】

（1）抗肿瘤：对人肺癌细胞株 A_{549} 细胞有一定的抑制作用，对人白血病细胞株 K_{562} 细胞有微弱的抑制作用。艾纳香氧杂蒽对所测试的肿瘤细胞均显示了一定的抑制活性，其中它对人白血病 HL_{60} 肿瘤细胞的 IC50 为 7.45μmol/L。以大鼠肝细胞无细胞毒性细胞（MCA-RH_{7777}）作为一个正常的细胞模型，通过诱导，细胞周期停滞在 C1 相。两个剂量对细胞周期数 E 和视网膜母细胞瘤（Rb）的磷酸化蛋白表达有时间依赖性，艾纳香的甲醇提取物（BME）对诱导的大鼠及人的肝癌细胞增殖具有抑制活性。艾纳香叶中分离出的艾纳香内酯 A、B、C 在 510μg/mL 时可抑制 Yoshida 肉瘤细胞生长。

（2）保肝作用：艾纳香素腹腔注射 185μg/kg 与 370μg/kg，可降低四氯化碳肝中毒大鼠血清 ALT（丙氨酸氨基转移酶）和肝中三酰甘油（甘油三酯），增加血清三酰甘油，β-脂蛋白和肝糖原，作用具有量效关系，艾纳香素还明显减少肝组织病理损伤。艾纳香素 0.65mg/kg、3.25mg/kg 腹腔注射，可降低硫代乙酰胺中毒小鼠血清 ALT 和肝中三酰甘油。同样剂量也可使四氧化碳中毒小鼠戊巴比妥钠睡眠时间缩短。提示艾纳香素有保肝作用。

（3）抗肥胖作用：艾纳香提取物可抑制脂质的积累和甘油 3-磷酸脱氢酶（GPDH）的活性。

（4）抗氧化作用：艾纳香二氢黄酮类化合物能抑制脂质过氧化及活性氧自由基的作用，对脂质过氧化损伤大鼠原代培养基肝细胞具有保护作用。

（5）其他作用：艾纳香提取物给动物注射可引起血压下降、血管扩张，抑制交感神经系统，可用于兴奋失眠或高血压患者。

（6）对免疫系统的影响：在化合物 48/80 诱导的大鼠肥大细胞释放组胺实验中，艾纳香叶的水或热甲醇提取物 $4\mu g/mL$ 对组胺释放的抑制率达 43%，$200\mu g/mL$ 时抑制率达 97%。

（7）抗菌活性：艾纳香精油成分具有抗菌活性。

【文献论述】

（1）《本草拾遗》：主癣。

（2）《海药本草》：主伤寒五泄，心腹注气，下寸白，止肠鸣；烧之辟温疫。

（3）《开宝本草》：去恶气，杀虫。主腹冷泄痢。

（4）《生草药性备要》：祛风消肿，活血除湿。治跌打，敷酒风脚。

（5）《岭南采药录》：疗四肢骨痛。

（6）《增广和剂局方药性总论》：味甘，温，无毒。去恶气，杀虫，主腹冷，泄痢。

（7）《开宝本草》：温中活血，祛风除湿，杀虫。治寒湿泻痢，腹痛肠鸣，肿胀，筋骨疼痛，跌打损伤，癣疮。

（8）《广东中药》：治肿胀，风湿性关节炎。大风艾、蓖麻叶、石菖蒲。煮水洗。

（9）《本草求原》：治蛇伤口不合。大风艾同鹿耳翎敷。

（10）《常用中草药手册》：治跌打损伤，疮疖痈肿，皮肤瘙痒。大风艾鲜叶捣烂外敷或煎水洗患处。

（11）《中华本草》：祛风除湿，温中止泻，活血解毒。主风寒感冒，头风头痛，风湿痹痛，寒湿泻痢，寸白虫病，毒蛇咬伤，跌打伤痛，癣疮。

【常治肿瘤】 常用于肺癌、乳腺癌、肝癌、子宫颈癌等肿瘤。

【科学研究】

（1）对人肺癌细胞株 A_{549} 细胞有一定的抑制作用，故可用于肺癌的治疗。

（2）艾纳香氧杂蒽对所测试的肿瘤细胞均显示了一定的抑制活性，其中它对人白血病 HL_{60} 肿瘤细胞的 IC50 为 $7.45\mu mol/L$，对人白血病细胞株 K_{562} 细胞有微弱的抑制，可用于白血病的治疗。

（3）艾纳香的甲醇提取物（BME）可用于诱导抑制大鼠及人肝癌细胞增殖。

（4）艾纳香内酯 A、B、C 用于抑制 Yoshida 肉瘤细胞生长。

（5）以大鼠肝细胞无细胞毒性细胞（MCA-RH$_{7777}$）作为一个正常的细胞模型，通过诱导，细胞周期停滞在 C1 相。两个剂量对细胞周期素 E 和视网膜母细胞瘤（Rb）的磷酸化蛋白表达有时间依赖性，艾纳香的甲醇提取物（RME）对诱导的大鼠和人肝癌细胞增殖具有抑制活性。研究结果表明 BME 可能具有对肝癌的治疗潜力和对增殖诱导配体细胞生长的抑制作用。

（6）目前从艾纳香中提取分离的多种黄酮类化合物被证明有抗癌作用。如 Saewan 等从艾纳香叶片中分离得到的 9 种黄酮类化合物中，有 6 种化合物对不同的癌症细胞具有显著的细胞毒性。

（7）Haswgawa 等从艾纳香中分离得到的一种二氢黄酮醇，可以去除白血病细胞凋亡配体的抑制作用。这一成果提示该化合物可以作为人类白血病细胞一种新的相关凋亡配体增强子来使用。

（8）此外，Norikura 等发现艾纳香甲醇提取物可以抑制鼠和人肝癌细胞的生长，并且无细胞毒性。这一发现为寻找新的治疗肝癌的药物提供了依据。艾纳香与其他药物配伍治疗癌症在临床上也有应用，如艾纳香与灵芝、牛樟芝等药物配伍可用于治疗肝癌，并已申请相关专利。

（9）艾纳香素是艾纳香中备受关注的一个二氢黄酮类成分。药理学研究发现，肿瘤坏死因子（tumor necrosis factor，TNF）及其配体（tumor necrosis factor-related apoptosis-inducing ligand，TRAIL）可以诱导肿瘤细胞的凋亡，而对正常细胞则无任何作用，但是肿瘤坏死因子配体 4（TRAIL-R1）和配体 5（TRAIL-R2）则是可逆转性的通道，其逆转直接会诱导抗肿瘤药物的失效。寻找具有天然拮抗肿瘤坏死因子配体 4（TRAIL-R1）和配体 5（TRAIL-R2）的通道成为研究中的热点。Hiroo 等对 150 余种天然产物的拮抗肿瘤坏死因子配体 4（TRAIL-R1）和配体 5（TRAIL-R2）活性进行了研究，表明艾纳香素具有较强的拮抗肿瘤坏死因子配体 4（TRAIL-R1）和配体 5（TRAIL-R2）活性的作用。推测当其与紫杉醇、长春碱、长春新碱等抗肿瘤药联合使用时，不仅可以减低抗肿瘤药的使用剂量，而且可以减少耐药性，提高成功率。以上的研究结果，为艾纳香在抗癌方面的应用提供了理论依据，为寻找新的抗癌前导药物、新的抗癌方剂提供了参考。

【用法用量】内服，15~30g，煎汤。外用：煎水洗或研末调敷。

【使用注意】阴虚血热者慎用。

参考文献

[1] 傅建，梁光义，李霞，等．黔产艾纳香黄酮类化学成分的研究［J］．贵阳中医学院学报，2013（3）：9-12.

[2] 曹家庆．滇桂艾纳香的化学成分研究［D］．沈阳：沈阳药科大学，2007.

[3] 梁会，曹佩雪，邱净英，等．艾纳香化学成分的研究［J］．时珍国医国药，2011（2）：308-309.

[4] 韦睿斌，庞玉新，杨全，等．艾纳香黄酮类化学成分研究进展［J］．广东药学院学报，2014（1）：123-127.

[5] 许实波，等. 艾纳香素对实验性肝损伤的保护作用 [J]. 中国药理学报，1993，14（4）：376.

[6] 韦睿斌. 艾纳香多酚提取工艺及其抗氧化活性研究 [D]. 广州：广东药学院，2015.

[7] 王嵩，赵永恒，周毅生，等. 艾纳香的研究进展及其研究价值探讨 [J]. 中国现代中药，2014（11）：953-956.

[8] 陈铭. 艾纳香的活性成分研究 [D]. 上海：上海交通大学，2009.

[9] 曹家庆. 滇桂艾纳香的化学成分研究 [D]. 沈阳：沈阳药科大学，2007.

[10] 谢月英，谢朋飞，黄宝优，等. 艾纳香属植物化学成分及药理活性研究概况 [J]. 中国现代中药，2016（8）：1071-1076，1083.

50. 石斛

【苗族药名】陇嘎宰访

【品种来源】为兰科植物金钗石斛 *Dendrobium nobile* Lindl. 或其多种同属植物的茎。全年均可采挖，但以秋后采挖者质量好。采回后如保存鲜用时，在春、秋季则应及时栽培于细沙石中，放置阴湿处，经常浇水使根部保持湿润。在冬天应平放于竹筐内，上盖蒲包，但应注意空气流通。干石斛一般系将鲜石斛剪去须根，洗净，晒干或烘干。别名吊兰、禁生、金钗花。

【化学成分】石斛的化学成分有生物碱类、联苄类、菲类、氨基酸、倍半萜类、多糖类等化学成分，研究发现其中的生物碱为本品的主要活性成分。

【中药性味】味甘、淡、微咸，性寒。

（1）《神农本草经》："味甘，平。"

（2）《吴普本草》："扁鹊：酸。李当之：寒。"

（3）《本草纲目》："甘淡微咸。"

【中药归经】归胃、肺、肾经。

（1）《本草纲目》："足太阴脾、足少阴右肾。"

（2）《雷公炮制药性解》："入胃、肾二经。"

（3）《本草经疏》："入足阳明、少阴，亦入手少阴。"

（4）《药品化义》："入肺、肾、胃三经。"

【中药功效】益胃生津，滋阴清热。

【苗药作用】

（1）治跌打损伤：小石斛、见血飞、矮陀陀、大血藤各10g，泡酒1000mL，每次服20mL。（《中国苗族药物彩色图集》）

（2）治雀目：石斛、淫羊藿各30g，苍术15g，共捣，研为细末，每次服6g，空腹用开水调服，每日3次。（《草木便方》）

（3）"滋阴清热，益胃生津。用于津伤阴亏，口干烦渴，食少干呕，病后虚热，目暗不明。"（《贵州苗族医药研究与开发》）

【现代药理】

（1）抗肿瘤作用：石斛水溶性多糖可显著抑制肿瘤的活性，亦有研究报道金钗石斛抗肿瘤的有效成分为菲醌类和联苄类，金钗石斛联苄类化合物对肺癌细胞有显著抑制作用。

（2）抗衰老：在金钗石斛对老龄小鼠抗氧化作用的实验研究中，发现超氧化物歧化酶、谷胱甘肽过氧化酶活力水平升高，而超氧化物歧化酶、谷胱甘肽过氧化酶可延缓衰老。

（3）增强免疫：免疫功能主要依赖于机体内的各种免疫器官和细胞，研究发现石斛能促进 $CD4^+T$ 细胞、$CD8^+T$ 细胞、B 细胞、NK 细胞、NKT 细胞、巨噬细胞等的增殖。金钗石斛多糖可通过对肿瘤坏死因子-α（TNF-α）、一氧化氮（NO）的抑制作用，从而发挥抗感染作用；迭鞘石斛中的多糖通过促进白细胞介素和干扰素的分泌增加，从而增强机体的免疫力。

（4）增强肠道功能：有报道称，金钗石斛能促进胃酸分泌，其机制可能是金钗石斛刺激胃窦黏膜 G 细胞，进而刺激了胃泌素的分泌增加，从而促进胃酸的分泌增加。

（5）抗白内障：研究发现金钗石斛生物碱具有较好的抗糖性白内障作用，不仅能够提高晶状体水溶性蛋白、GSH 含量及 T-SOD 活性，降低 MDA 的活性，还能逆转白内障晶状体中表达上调或下调的蛋白质。

（6）抗高血糖：有研究报道金钗石斛多糖与生物碱对肾上腺素性高血糖小鼠的血糖有抑制作用。

（7）抗高血糖：有研究报道金钗石斛多糖可以控制高脂血症。实验表明，金钗石斛多糖能够降低高脂血症大鼠血清 TC、TG，并能升高高脂血症大鼠血清 HDL-C。

【文献论述】

（1）《本草通玄》：石斛，甘可悦脾，咸能益肾，故多功于水土二脏。但气性宽缓，无捷奏之功，古人以此代茶，甚清膈上。

（2）《本草正》：石斛有二种，力皆微薄，圆细而肉实者，味微而甘淡，其力尤薄。《本草》云圆细者为上，且谓其益精强阴，壮筋补虚，健脚膝，驱冷痹，却惊悸，定心志。但此物性味最薄，扁大而松、形如钗股者，颇有苦味，用除脾胃之火、营中蕴热，其性轻清和缓，有从容分解之妙，故能退火、养阴除烦、清肺下气，亦止消渴热汗。而诸家谓其厚肠胃、健阳道、暖水脏，岂苦凉之性味所能也？不可不辨。

（3）《药品化义》：石斛气味轻清，合肺之性，性凉而清，得肺之宜。肺为娇脏，独此最为相配。主治肺气久虚，咳嗽不止，邪热痱子，肌表虚热。其清理之功，不特于此，盖肺出气，肾纳气，子母相生，使肺气清则真气旺，顺气下行，以生肾水，强阴益精。且上焦之势，能令肺气委曲下行，无苦寒沉下之弊。

（4）《本草求真》：石斛，入脾而除虚热，入肾而涩元气。但形瘦无汁，味淡难出，非经久熬，气味莫泄，故止可入平剂以治虚热。补性虽有，亦唯在人量病轻重施用可耳。

（5）《本草思辨录》：石斛，为肾药、为肺药、为肠胃药。《本经》强阴二字，足赅全量。所谓阴者，非寒亦非温，用于温而温者寒，用于寒而寒者温。《别录》逐皮肤邪热痱气，是温者寒也；疗脚膝疼冷痹弱，是寒者温也。要不出《本经》除痹、补虚二端。大凡证之恰合乎斛者，必两收除痹、补虚之益，若专以之除痹，专以之补虚，则当弃短取长，而制剂之有道可矣。

（6）《神农本草经》：主伤中，除痹，下气，补五脏虚劳羸瘦，强阴，久服厚肠胃。

（7）《本草衍义》：石斛治胃中虚热有功。《本草正义》：金石斛则躯干较伟，色泽鲜明，能清虚热，而养育肺胃阴液者，以此为佳。石斛（鲜石斛、干石斛）：石斛味甘，却惊定志，壮骨补虚，善驱冷痹。

【常治肿瘤】 常用于肝癌、肺癌、卵巢癌、宫颈癌、人体早幼粒细胞白血病、鼻咽癌等肿瘤。

【科学研究】

（1）从金钗石斛中分离出的石斛素、鼓槌联苄、金钗石斛提取物 TDB 可抑制人肝癌细胞株的增殖。

（2）石斛的乙醇提取物对 A_{549}（人体肺癌细胞）、$SKOV_3$（人体卵巢腺癌细胞）和 HL_{60}（人体早幼粒细胞白血病）具有显著的细胞毒作用。

（3）霍山石斛、铁皮石斛、金钗石斛和马鞭石斛水提物对 $HelaS_3$ 和 $HepG_2$ 细胞均有不同程度的抑制作用，且在一定范围内呈剂量和时间的依赖性，同时研究还表明，马鞭石斛水提物对 $HelaS_3$ 细胞的抑瘤效果较好；而金钗石斛水提物对 $HepG_2$ 细胞而言抑瘤效果较好。

（4）铁皮石斛多糖能较好地抑制人 $HepG_2$ 肝癌细胞，且呈一定的剂量依赖性，同时铁皮石斛多糖能有效地抑制小鼠 H_{22} 实体瘤的生长，延长 H_{22} 腹水瘤小鼠的生存时间。

（5）有报道称铁皮石斛对人鼻咽癌 CNE_1 和 CNE_2 细胞具有抑制增殖和诱导凋亡的作用，同时还能抑制鼻咽癌裸鼠 CNE_1 和 CNE_2 移植瘤的成长，其机制可能与 Bcl-xL、Mcl_1 蛋白下调、促进 Caspase-3 的活化等有关，并可能与死亡受体通路的细胞凋亡和线粒体通路的细胞凋亡均有关，其机制有待进一步研究。

（6）铁皮石斛确实具有抑制乳腺癌细胞增殖的作用。其机制可能与铁皮石斛下调乳腺癌细胞中多种 CDK 蛋白的表达水平有关。

（7）石斛中的重要活性成分毛兰素具有显著地抑制人肝癌细胞 $HepG_2$ 等的细胞增殖与克隆形成能力，且呈时间/剂量依赖关系，其机制可能是毛兰素通过下调肝癌 $HepG_2$ 细胞线粒体膜电位，改变 Bcl-2 家族促凋亡与抗凋亡蛋白的表达，触发 Caspase 级联反应，进而激活 PAPR，从而诱导细胞凋亡。

【用法用量】 内服：6~12g，煎汤（须久煎）；熬膏或入丸、散。

【使用注意】 鲜石斛清热生津力强，热津伤者宜之；干石斛用于胃虚夹热伤阴者为宜。温热病早期阴未伤者、湿温病未化燥者、脾胃虚寒者，均禁服。

《本草经集注》："陆英为之使。恶凝水石、巴豆。畏僵蚕、雷丸。"另《百草镜》："唯胃肾有虚热者宜之，虚而无火者忌用。"

参考文献

[1] 凌志扬，房玉良. 石斛的化学成分及药理作用 [J]. 中国当代医药，2012，19（5）：13-14.

［2］张晓敏，孙志蓉，陈龙，等．金钗石斛的化学成分和药理作用研究进展［J］．中国现代应用药学，2014，31（7）：895-899.

［3］Chatchai C，Varisa P，Boonchoo S，et al. A Bibenzyl from Dendrobium ellipsophyllum inhibits epithelial-to-mesenchymal transition and sensitizes lung cancer cells to anoikis［J］. Anticancer Research，2014，34（4）：1931-1938.

［4］宾捷，胡余明，尹进，等．金钗石斛对老龄小鼠抗氧化作用的实验研究［J］．实用预防医学，2010，17（6）：1063-1064.

［5］Lin J，Chang YJ，Yang WB，et al. The multifaceted effects of polysaccharides isolated from Dendrobium huoshanense on immune functions with the induction of interleukin-1 receptor antagonist（IL-1ra）in monocytes［J］. Plos One，2014，9（4）：e94040.

［6］李小琼，金徽，葛晓军，等．金钗石斛多糖对脂多糖诱导的小鼠腹腔巨噬细胞分泌 TNF-α、NO 的影响［J］．安徽农业科学，2009，37（28）：13634-13635.

［7］范益军，淳泽，罗傲雪，等．迭鞘石斛中性多糖 DDP1-1 的体内免疫活性［J］．应用与环境生物学报，2010，16（3）：376-379.

［8］陈少夫，李宇权，吴亚丽，等．石斛对胃酸分泌及血清胃泌素、血浆生长抑素浓度的影响［J］．中国中药杂志，1995，20（3）：181-182.

［9］魏小勇，龙艳．金钗石斛生物碱抗糖性白内障作用及蛋白质组学效应的实验研究［J］．天然产物研究与开发，2008，20（4）：617-621.

［10］李菲，黄琦，李向阳，等．金钗石斛提取物对肾上腺素所致血糖升高的影响［J］．遵义医学院学报，2008，31（1）：11-12.

［11］李向阳，龚其海，吴芹，等．金钗石斛多糖对大鼠高脂血症和肝脏脂肪变性的影响［J］．中国药学杂志，2010，45（15）：1142-1144.

［12］罗文娟，王光辉，张雪，等．金钗石斛茎提取物联苄类化合物对人肝癌高侵袭转移细胞株 FHCC-98 增殖的抑制［J］．中国组织工程研究，2006，10（43）：150-152.

［13］佚名．石斛地上部分的体内外抗肿瘤菲类化合物［J］．国外医学（中医中药分册），1996（2）.

［14］鲍丽娟，王军辉，罗建平．4 种石斛水提物对人宫颈癌 HelaS$_3$ 细胞和肝癌 HepG$_2$ 细胞的抑制作用［J］．安徽农业科学，2008（36）：15968-15970.

［15］陈栋才，林荣华，柳燕，等．铁皮石斛多糖抗肿瘤作用的研究［EB/OL］．北京：中国科技论文在线．

［16］邓鹏．铁皮石斛抗鼻咽癌的作用研究［D］．南宁：广西医科大学，2010.

［17］黄天睿．铁皮石斛对乳腺癌细胞增殖的抑制作用研究［D］．长春：吉林大学，2015.

［18］王晶．石斛活性成分毛兰素的化学合成、抗肝癌活性及靶标预测［D］．北京：中国科学院大学，2013.

51. 石榴

【苗族药名】阿龚石榴

【品种来源】为石榴科植物石榴 *Punica granatum* L. 的花、叶、果实、根及根皮。四季均可采挖，除去杂质，鲜用或晒干。花，5 月开花时采收，鲜用或烘干；叶，夏、秋季采收，洗净，鲜用或晒干；果实，9~10 月采收；果皮，秋季果实成熟、顶端开裂时采摘，除去种子及隔瓤，切瓣晒干，或微火烘干；根，秋季采挖，忌用铁器。别名安石榴、甘石榴、丹若、天浆、若榴等。

【化学成分】石榴的化学成分及含量根据其部位不同而不同。果汁、果皮、叶及树皮主要成分为鞣质类、黄酮类、生物碱、有机酸等；石榴子及其他部位则多含甾类、磷脂、三酰甘油等。除此之外，果实中还含有丰富的糖类、蛋白质、人体所需的各种氨基酸、微量元素及维生素等营养成分。

【中药性味】味酸涩、微苦，性温。

（1）《药性论》："味酸，无毒。"

（2）《滇南本草》："性寒，味酸涩。"

（3）《本草纲目》："酸涩，温，无毒。"

（4）《得配本草》："酸涩，平。"

【中药归经】归大肠、肾经。

（1）《雷公炮制药性解》："入大肠、肾二经。"

（2）《本草撮要》："入手太阴、足少阴经。"

【中药功效】杀虫、收敛、涩肠、止痢。

【苗药作用】

（1）治脱肛：石榴皮 10g，水煎洗。（《中国苗族药物彩色图集》）

（2）治蛲虫病：石榴皮、百部各 31g，水煎，晚用药水灌肠 1 次。（《贵州民间方药集》）

（3）治赤白带：石榴根适量，炙干，浓煎服。（《湘西苗药汇编》）。

【现代药理】

（1）抗肿瘤作用：研究发现石榴中的鞣花酸具有抗癌和抗氧化活性，且目前国外主要集中在对石榴中鞣花酸进行研究。

（2）抗氧化活性：石榴多酚中的鞣质类及鞣花酸具有抗氧化的作用，后者能够与金属离子螯合、与自由基发生反应；研究还发现，石榴皮提取物可清除多种自由基、提高抗氧化相关酶活性，从而具有抗氧化能力，并可增强血抗氧化防御体系功能，减少氧化低密度脂蛋白产生的氧化应激损伤。

（3）抑菌作用：石榴多酚有效部位的提取物对临床致病菌有很好的抑制作用，且呈现广谱抗菌特性。除了对志贺、施氏、福志、宋氏等 4 种痢疾杆菌及伤寒杆菌、大肠埃希菌、金黄色葡萄球菌等多种细菌均有抑制作用外，对临床上耐药菌株，如肠球菌 HH_{22}、屎肠球菌 06-1、大肠埃希菌 $ATCC_{25922}$、08-5（ESBLs）、肺炎克雷白杆菌 $ATCC_{700603}$、08-2（ESBLs）、阴沟肠杆菌 45301 等也有不同程度的抑制作用。

（4）降血压作用：研究发现，长期服用石榴汁可以控制高血压。以石榴皮水提物干预麻醉的家兔，发现 1mg/kg 石榴皮水提物具有明显降低家兔收缩压的作用，但对舒张压无效，同时研究还发现石榴皮水提物中含有大量的鞣质，这可能是其具有降压作用的影响因素。

（5）降血糖：石榴子具有较强的降糖效果，在观察石榴子水提物和醇提物对四氧嘧啶诱导糖尿病小鼠血糖的影响时，发现两者均能显著控制糖尿病小鼠血糖，并且石榴子水提物降糖效果优于醇提物。

【文献论述】

石榴皮：

（1）《药性论》："治筋骨风，腰脚不遂，步行挛急疼痛。主涩肠，止赤白下痢。取汁，止目泪下，治漏精。"

（2）《滇南本草》："治日久水泻，同炒砂糖煨服，又治痢脓血，大肠下血。""同马兜铃煎，治小儿疳虫。"

（3）《本草纲目》："止泻痢，下血，脱肛，崩中带下。"

（4）《本草从新》：能恋膈成痰，痢积未尽者，服之太早，反为害也。

石榴叶：

《滇南本草图说》：煎洗痘风疮及风癞。

石榴花：

（1）《分类草药性》：治吐血，月经不调，红崩白带。汤火伤，研末，香油调涂。

（2）《福建民间草药》：治齿痛，水煎代茶常服。

石榴根：

《上海常用中草药》：驱虫，收敛，治蛔虫、绦虫，肾结石，糖尿病，乳糜尿。

【常治肿瘤】 常用于前列腺癌、乳腺癌、宫颈癌、胃癌和结肠癌等肿瘤。

【科学研究】

（1）石榴提取物对前列腺癌具有抑制作用。研究还发现，如果将几种石榴化学成分协同用于前列腺癌的治疗，其效果比鞣花酸更好。

（2）石榴皮多酚在体外对前列腺癌 PC_3 细胞株有明显的生长抑制和诱导凋亡的作用，并存在时间和浓度的依赖。

（3）鞣花酸具有抑制乳腺癌细胞增殖的作用，且存在时间依赖性，同时还可以协同增加 GDC_{0941} 诱导的细胞凋亡，其机制可能是通过抑制 PI3K/AKT/mTOR 信号通路中 mTOR 的磷酸化实现的。

（4）石榴提取物具有显著抑制乳腺癌 MCF_7 细胞增长的作用。另有研究亦报道，石榴皮提取物对人乳腺癌细胞株 MCF_7、MDA-MB-231 的细胞增殖有较好的抑制作用，且呈现浓度和时间依赖性，并能诱导乳腺癌细胞株 MDA-MB-231 凋亡，同时还能影响其周期的分布。

（5）石榴皮多酚粗提物对人宫颈癌 HeLa 细胞的增殖和侵袭具有很强的抑制作用，抑制率随石榴皮多酚粗提物浓度增大而增强。

（6）石榴皮醇提物对胃癌 SCG_{7901} 细胞的增殖具有显著的抑制作用，且呈剂量依赖性，不同浓度的药物作用后，SCG_{7901} 细胞数目减少，部分细胞死亡，细胞核固缩。

（7）石榴皮中抗肿瘤活性有效成分是鞣质和萜类，可抑制细胞增殖，诱导细胞凋亡。研究发现，石榴皮中的鞣花酸对人宫颈癌细胞株 Hela 细胞、胃癌 BGC_{823} 细胞、结肠癌 SW_{480} 细胞增殖有一定程度的抑制作用。

（8）石榴皮粗提物在高浓度时对人源性结肠癌细胞 $Caco_2$ 细胞的增殖具有良好抑

制的作用。

【用法用量】 内服：3~6g，煎汤；或入散剂。外用：适量，研末撒或调敷。

【使用注意】 泻痢积滞未清者忌服。

参考文献

[1] 张倩，杜海云，陈令梅，等. 石榴化学成分及其生物活性研究进展 [J]. 落叶果树，2010，42
　　（6）：17-22.

[2] Okuda T，Yoshida T，Hatano T. Ellagitannins as active constituents of medicinal plants [J]. Planta
　　Medica，1989，55（2）：117-122.

[3] 李云峰. 石榴皮抗氧化物质提取及其抗氧化、抗动脉粥样硬化作用研究 [D]. 北京：中国人民解
　　放军军事医学科学院，2004.

[4] 陆雪莹，热依木古丽·阿布都拉，李艳红，等. 新疆石榴皮总多酚有效部位的抗氧化、抗菌及抗
　　肿瘤活性 [J]. 食品科学，2012，33（9）：26-30.

[5] 盛书娟，王玺德，崔希云，等. 石榴皮水提物对麻醉家兔血压及呼吸运动的影响 [J]. 时珍国医
　　国药，2012，23（3）：555-557.

[6] 李凤华，王寅，卢艳敏，等. 石榴子提取物对糖尿病小鼠降糖作用的研究 [J]. 中国果菜，2014
　　（12）：48-51.

[7] Lansky EP，Jiang W，Mo H，et al. Possible synergistic prostate cancer suppression by anatomically dis-
　　crete pomegranate fractions [J]. Investigational New Drugs，2005，23（1）：11-20.

[8] 王春梅，马桂芝，高晓黎，等. 石榴皮多酚对人前列腺癌 PC_3 细胞增殖及凋亡的影响 [J]. 西北
　　药学杂志，2013，28（3）：271-274.

[9] 石凌. 鞣花酸与 GDC-0941 对乳腺癌治疗的协同作用及机制探讨 [D]. 大连：大连医科大
　　学，2015.

[10] 王晓瑜. 新疆石榴果实提取物体外抗 MCF_7 人乳腺癌细胞作用的研究 [D]. 乌鲁木齐：新疆医
　　科大学，2008.

[11] 吴艾平. 石榴皮提取物抑制人乳腺癌细胞增殖作用的实验研究 [D]. 南京：南京中医药大
　　学，2010.

[12] 杨滨，李婉萍，娄晓明，等. 石榴皮多酚的提取及其对人宫颈癌 HeLa 细胞作用的研究 [J]. 山
　　东医药，2010，50（24）：50-51.

[13] 孙泽敏，徐先林，欧刚卫. 石榴皮醇提物对胃癌 SCG_{7901} 细胞增殖的影响 [J]. 现代医药卫生，
　　2015（6）：826-828.

[14] 陆雪莹，李艳红，阿吉艾克拜尔·艾萨，等. 石榴皮化学组分体外活性筛选及抗肿瘤机理的初
　　步研究 [J]. 时珍国医国药，2011，22（3）：599-601.

[15] 姜婧，高晓黎，马桂芝，等. 石榴皮提取物对 $Caco_2$ 细胞生长抑制作用实验 [J]. 医学综述，
　　2014，20（19）：3601-3603.

52. 松萝

【苗族药名】 各社被

【品种来源】 为松萝科松萝属植物节松萝（女萝、接筋草）*Usnea diffracta* Vain. 或

长松萝（蜈蚣松萝、天蓬草）*U. longissima* Ach.，以地衣体（叶状体）入药。全年可采，去杂质，晒干备用。别名长松萝、云雾草、海风藤、天棚草、龙须草、老君须。

【化学成分】本品主要含有地衣酸、地衣聚糖（地衣多糖、异地衣多糖和石耳多糖），此外还含有挥发油和糖类等。长松萝还含地衣甾醇、麦角甾醇等。

【中药性味】味苦、甘，性平。

（1）《神农本草经》："味苦，平。"

（2）《名医别录》："甘，无毒。"

（3）《陕西中草药》："味淡微苦，性凉。"

（4）《全国中草药汇编》："甘，平。有小毒。"

【中药归经】归心、肾、肺经。

（1）《中华本草》："入心、肾、肺经。"

（2）《四川常用中草药》："性寒，味甘，苦。入心、肾二经。"

【中药功效】祛痰止咳，清热解毒，除湿通络，止血调经，驱虫。

【苗药作用】

（1）治筋骨痛，风湿麻木：环裂松萝全草 30g，水煎服。（《湖南药物志》）

（2）主治痈肿疮毒，瘰疬，痰热温疟、咳喘、肺痨、吐血，便血，崩漏，月经不调，白带。（《中华本草·苗药卷》）

【现代药理】

（1）抗肿瘤作用：在松萝酸的提取和抗癌活性研究实验中，发现松萝酸粗品 3 个剂量组抑瘤率均大于 65%，且瘤块包膜完整，很少向周围组织浸润，表明松萝酸粗品具有较强的抑制小鼠 S_{180} 肉瘤的作用。

（2）对细菌毒素及噬菌体的影响：松萝酸有对抗细胞毒素及噬菌体的作用，研究报道 0.2%~0.4% 的松萝酸与破伤风毒素或白喉毒素混合，或在毒素注射后 10 分钟内注射，可使小鼠耐受 2 倍的毒素致死量。

（3）抗炎作用：松萝酸具有很强的抗炎作用，其机制可能与松萝酸能够抑制肿瘤坏死因子 α（TNF-α）的表达和抑制诱导型一氧化氮合酶（iNOS）的活性有关。

（4）抗氧化能力：研究发现，采用黄嘌呤-黄嘌呤氧化酶体系测定 PUS 对超氧阴离子自由基的清除作用，采用 Fenton 反应体系测定 PUS 对羟自由基的清除作用及其对羟自由基诱发的小鼠肝匀浆脂质过氧化反应的影响，结果发现长松萝多糖对超氧阴离子自由基及羟自由基均有清除作用，但对羟自由基诱发的小鼠肝匀浆脂质过氧化反应的抑制作用较弱。

（5）抗菌作用：松萝抗菌作用的主要活性物质为松萝酸，其抑菌范围较广，对结核杆菌及革兰阳性菌的抑制作用最强，对金黄色葡萄球菌及革兰阴性菌中的百日咳杆菌、枯草杆菌、肺炎杆菌、大肠埃希菌和变形杆菌亦有效。

（6）杀虫作用：国外研究报道，松萝酸还具有杀灭阴道滴虫、弓形虫的作用。

【文献论述】

（1）《神农本草经》：主嗔怒邪气，止虚汗，头风，女子阴寒肿痛。

（2）《名医别录》：疗痰热温疟，可为吐汤，利水道。

（3）《药性论》：治寒热，吐胸中客痰涎，去头疮，主项上瘤瘿。

（4）《日华子本草》：令人得眠。

（5）《本草纲目拾遗》：治蛇虎伤、汤火烙伤及顽疮等症。

（6）《陕西中草药》：止血生肌，止痛，清肝明目，退云翳，降血压，调经。治外伤出血，大便下血，急性结膜炎，角膜云翳，头痛，高血压，月经不调，崩漏，白带，痈肿，无名肿毒。

（7）《西藏常用中草药》：清热解毒，止咳化痰。治外伤感染，化脓性感染，毒蛇咬伤，肺结核咳嗽痰多，颈淋巴腺炎，乳腺炎。

（8）《全国中草药汇编》：清热解毒，止咳化痰。用于肺结核（多用松萝酸的钠盐），慢性支气管炎；外用治创伤感染，术后刀口感染，化脓性中耳炎，疮疖，淋巴结结核，乳腺炎，烧伤，子宫颈糜烂，阴道滴虫。

【常治肿瘤】常用于肝癌、乳腺癌、前列腺癌、黑色素瘤等肿瘤。

【科学研究】

（1）研究表明松萝酸对促癌剂诱发癌变具有较好抑制作用，并能通过诱导肿瘤细胞凋亡、抑制肿瘤细胞转移及肿瘤血管生成等途径发挥抗肿瘤作用。松萝酸对人肝癌 HepG 细胞和人乳腺癌 MCF_7 细胞株有显著抑制作用，且呈现出随着浓度的升高抑制率提高的趋势。

（2）体内、外实验均表明松萝酸具有显著的抗乳腺癌作用，其机制可能与松萝酸通过产生大量的活性氧，激活 JNK 蛋白，引起 Bcl-2、Bax 及细胞色素 c 的改变，最终通过线粒体介导的细胞凋亡途径诱导乳腺癌细胞死亡。

（3）松萝酸对体外培养前列腺癌 PC-3M 细胞具有抑制作用，降低肿瘤细胞增殖速度，具有显著抗肿瘤作用，并且存在剂量依赖的关系。

（4）研究报道，松萝醇提取物可用于黑色素瘤的防治，其机制可能与松萝醇提物通过阻断环磷酸腺苷（cAMP）信号通路，降低 B16-F1 细胞产生黑色素的能力有关。研究发现，地衣酸对前列腺癌 PC-3M 细胞体外培养具有抑制作用，并且随着地衣酸悬液浓度的增加，抑制作用也随之增强，存在剂量依赖的关系，该研究发现，地衣酸抑制细胞增殖可能与其抑制肿瘤细胞的 DNA 复制与 RNA 转录有关，进而诱导肿瘤细胞的凋亡。

（5）研究表明，地衣酸体外抗肿瘤的作用靶点主要在细胞的 RNA 转录，细胞在增殖过程中使 RNA 转录受到抑制，阻滞肿瘤细胞生长周期，从而导致肿瘤细胞凋亡。

【用法用量】内服：6~9g，煎汤。外用：适量，煎汤洗；或研末调敷。

【使用注意】服后有口干、头昏、胃部嘈杂感，停药后能自行消失。大剂量松萝酸及其钠盐的毒性主要损害心脏和肝，可引起心率减慢，血压下降。

参考文献

［1］李荣钦，苏印泉，玉泉幸一郎，等．松萝研究利用现状及前景［J］．西藏科技，2007（8）：

21-24.

［2］靳菊情，丁东宁，欧阳雪宇，等．松萝酸的提取和抗癌活性研究［J］．西北药学杂志，1996（5）.

［3］Huneck S. The significance of lichens and their metabolites［J］. The Science of Nature, 1999, 86（12）：559.

［4］Kumar KC, Müller K. Lichen metabolites. 2. antiproliferative and cytotoxic activity of gyrophoric, usnic, and diffractaic acid on human keratinocyte growth［J］. Journal of Natural Products, 1999, 62（6）：821.

［5］Cardarelli M, Serino G, Campanella L, et al. Antimitotic effects of usnic acid on different biological systems［J］. Cellular & Molecular Life Sciences Cmls, 1997, 53（8）：667-672.

［6］靳菊情，贺浪冲，李翠芹．Effect of usnic acid on TNF-α and no production in lipopolysaccharide-stimulated macrophages［J］. Journal of Pharmaceutical Analysis［药物分析学报（英文）］, 2006, 18（2）：153-156.

［7］边晓丽，靳菊情．长松萝多糖清除氧自由基和抗脂质过氧化反应的研究［J］．中药材, 2002, 25（3）：188-189.

［8］林源．松萝的研究现状［J］．中国药业, 2011, 20（19）：84-86.

［9］吴杰，丁东宁．雀石蕊体外杀阴道毛滴虫作用［J］．中国寄生虫学与寄生虫病杂志, 1995, 13（2）：126-129.

［10］Wu J, Yang SY, Cheng YB. The ultrastructure of toxoplasma gond II tachyzoites and the effect of usnic acid on it［J］. J Xi'an Med Univ, 1996, 8（1）：91-94.

［11］郝凯华，韩涛，胡鹏斌．松萝酸抗肿瘤作用的研究进展［J］．现代肿瘤医学, 2015（23）：3535-3537.

［12］拉喜那木吉拉．长松萝化学成分与药理活性研究［D］．长春：吉林农业大学, 2013.

［13］左舒婷．松萝酸通过ROS诱导乳腺癌细胞凋亡机制的实验研究［D］．长春：吉林大学, 2016.

［14］董玉，于宁，王洪军，等．松萝酸抑制前列腺癌PC-3M细胞增殖的生物学效应［J］．沈阳部队医药, 2007（1）：7-9.

［15］俞佳玲，刘志学．MC1R天然拮抗剂的高通量初步筛选［J］．上海大学学报（自然科学版）, 2008, 14（2）：215-220.

［16］孙艳，王洪军，张薇，等．地衣酸抑制前列腺癌PC-3M细胞增殖效应的初步探讨［J］．中国肿瘤生物治疗杂志, 2005, 12（4）：289-291.

［17］Campanella L, Delfini M, Ercole P, et al. Molecular characterization and action of usnic acid: a drug that inhibits proliferation of mouse polyomavirus in vitro and whose main target is RNA transcription. ［J］. Biochimie, 2002, 84（4）：329-334.

53. 一点红

【苗族药名】窝喃涌

【品种来源】为菊科植物一点红 *Emilia sonchifolia*（L.）DC. 的全草。夏、秋季采收，洗净晒干，或趁鲜切段，晒干。别名叶下红、羊蹄草、红背叶、紫背草。

【化学成分】本品主要含有生物碱、黄酮类、酚类、三萜类、氨基酸、微量氢氰酸、生物碱、酚类等活性物质，同时研究表明本品的新叶汁含有1%以上的β-谷甾醇。

【中药性味】味微苦，性凉。

（1）《岭南采药录》："味甘，性平。"

（2）《南宁市药物志》："苦，凉。"

（3）《广东中药》Ⅱ："性凉，味淡，无毒。"

【中药归经】归膀胱、大肠、肺经。

（1）《中华本草》：入肺、膀胱、大肠经。

（2）《广西中草药》：入膀胱、大肠、肺经。

（3）《中医大辞典》：入肺经。

【中药功效】清热解毒，散瘀消肿。

【苗药作用】

（1）治无名肿毒，对口疮：鲜一点红叶一握，加红糖捣烂敷贴，日换两次。（《福建民间草药》）

（2）治赤白痢症及远年便血：一点红和猪精肉，煎汤服之。（《岭南采药录》）

（3）治小儿疳积，一点红根 15g，蒸瘦猪肉吃。（《中华本草·苗药卷》）

【现代药理】

（1）抗肿瘤作用：一点红提取物对人体结肠癌 HT_{29} 细胞有显著抑制作用；亦有研究报道，一点红能通过细胞毒活性抑制肿瘤细胞 DL、EAC、L_{929} 的增殖。

（2）抗炎镇痛作用：一点红甲醇提取物具有显著抗炎镇痛作用。一点红甲醇提取物可显著抑制鸡蛋清性小鼠足趾肿胀，而地上部分的乙醇提物对福尔马林引起的疼痛反应表现出显著的抑制作用。

（3）抗氧化作用：一点红抗氧化作用的活性成分为其黄酮类化成分。

（4）抗菌作用：甲醇、乙醇、丙酮、乙酸乙酯及乙醚 5 种溶剂浸提一点红时，乙醇浸提一点红的抑菌效率最高；在对金黄色葡萄球菌、大肠埃希菌及枯草杆菌的抑菌实验中，一点红中的黄酮醇苷类成分展现出对金黄色葡萄球菌的抑制作用最强，其次是对大肠埃希菌及枯草杆菌的抑制作用。

（5）控制糖尿病：国外研究报道，一点红叶的氯仿-甲醇提取物可降低血糖，显示一定的抗糖尿病活性。

（6）毒性作用：对一点红醇提物进行的急性毒性实验表明，一点红无严重急性毒性反应。

（7）其他作用：亦有学者报道一品红提取物对肝有一定的保护作用，同时可增强免疫作用。但另一方面有学者认为其含有的吡咯里西啶类生物碱有肝毒性，因此对于一品红是否存在剂量与毒性的关系有待证实。

【文献论述】

（1）《岭南采药录》：治肠痔泻血，利小儿积虫，治五痔、开胃进食，解鱼毒。

（2）《植物名实图考》：紫背草，生南赣山坡。形全似蒲公英而紫茎，近根叶又微稀，背俱紫，梢端秋深开紫花，似秃女头花，不全放，老亦飞絮。功用同蒲公英。

（3）《陆川本草》：凉血消炎。治伤口感染红肿。

（4）《南宁市药物志》：止痛，消恶毒大疮，眼结膜炎。

（5）《广西中草药》对红背叶有如下的描述："解毒，除湿，止血，治痢疾、尿路结石或炎症、血崩、白带、风疹、疥疮、脚癣、龋齿痛、外伤出血。"

（6）《广西实用中草药新选》："抗菌消炎。治急性上呼吸道炎、肺炎、扁桃体炎、口腔溃疡、乳腺炎、慢性盆腔炎、痢疾、腹泻、毒蛇咬伤。"

（7）《广东中药》Ⅱ：清解大肠湿热，凉血生肌，消肿拔毒。治痢疾、脱肛（配火炭母）、麻疹后热毒内困、赤眼、疮疖肿毒、湿疹痒痛、乳疮（外洗或捣敷）、小儿生殖器红肿（外洗或内服）。

（8）《常用中草药彩色图谱》：治湿热腹泻，感冒发热，咽喉肿痛，口腔溃疡。

【常治肿瘤】常用于结直肠癌、Daltons 淋巴瘤、艾氏腹水癌、肝癌等肿瘤。

【科学研究】

（1）研究报道一点红中的 γ-蛇麻烯（γ-humulene）通过死亡受体-5（DR-5）调停细胞凋亡蛋白酶-8 和蛋白酶-3 的信号通道，抑制人体结肠 HT_{29} 活性，从而达到控制结肠癌复发的作用。

（2）一点红甲醇提取物具有细胞毒活性，对肿瘤细胞 Daltons 淋巴瘤、艾氏腹水癌、小鼠肺成纤维细胞（L_{929}）有显著抑制作用，对人体正常的淋巴细胞无影响，该提取物能显著延长患 EAC 肿瘤老鼠的寿命，延缓实验性肿瘤的发展，抑制 DNA 的合成。

（3）国外研究报道，一点红分离物中的萜类化合物对 Dalton 淋巴瘤腹水（DLA）细胞和胸腺细胞具有细胞毒性作用，从而诱导细胞凋亡，这种关系呈浓度和时间依赖，但不显示对巨噬细胞的细胞毒性，可作为抗癌药剂的潜在开发药品。

（4）通过对一点红进行乙醇提取和稀盐酸处理得到总生物碱初品，按照 pH 和极性由小到大的顺序分段，得到 11 个不同部位，并通过体外抗肿瘤活性实验研究发现，在低浓度时，pH 为 7 的部位对细胞株 $HepG_2$ 有增殖抑制活性，其余无效；在高浓度时，除 pH 为 8 部位对细胞株 $HepG_2$ 无作用，其余各部位对细胞株 $HepG_2$ 均有较好的增殖抑制活性；此外，在高浓度中，当 pH 为 5、7、9 三个部位时，对细胞株 Hep_{3B} 和耐药细胞株 $R-HepG_2$ 均有增殖抑制活性。

（5）一点红中抗氧化和抗炎作用的主要活性成分为黄酮类，研究亦证实黄酮类化合物具有抗肿瘤作用，如一点红总黄酮可抑制肿瘤细胞增殖活性，其机制可能与吗啡酚改变了特有的细胞凋亡有关。

【用法用量】内服：9~18g，煎汤或捣汁含咽。外用：适量，煎水洗或捣敷。

【使用注意】《广东中药》Ⅱ：使用本品时，孕妇慎用。

参考文献

［1］侯恩太，刘波，倪士峰，等．一点红的药学研究概况［J］．西北药学杂志，2009，24（5）：432.

［2］钟正贤，周桂芬，李燕婧．一点红提取物药理作用的实验研究［J］．云南中医中药杂志，2006，27（4）：36-37.

［3］Shylesh BS, Padikkala J. In vitro cytotoxic and antitumor property of Emilia sonchifolia,（L.）DC in mice［J］. Journal of Ethnopharmacology, 2000, 73（3）：495-500.

[4] Muko K N, Ohiri F C. A preliminary study on the anti-inflammatory properties of Emilia sonchifolia leaf extracts. [J]. Fitoterapia, 2000, 71 (1): 65-68.
[5] Couto VM, Vilela FC, Dias DF, et al. Antinociceptive effect of extract of Emilia sonchifolia in mice [J]. Journal of Ethnopharmacology, 2011, 134 (2): 348-353.
[6] Shylesh BS, Padikkala J. Antioxidant and anti-inflammatory activity of Emilia sonchifolia [J]. Fitoterapia, 1999, 70 (3): 275-278.
[7] 陈晓伟，韦媛媛，周吴萍，等．一点红不同溶剂浸提物的抑菌作用 [J]. 安徽农业科学，2008，36 (22): 9595-9596.
[8] 李军生，阎柳娟，苏辉武，等．一点红黄酮类化合物分离及其抗菌性能研究 [J]. 食品科学，2007，28 (9): 196-198.
[9] Monago CC, Ugbomeh PA. Antidiabetic Effect of Emilia Sonchifora in Dithizone Diabetic Rats [J]. Global Journal of Pure & Applied Sciences, 2004, 10 (1): 183.
[10] Couto VM, Vilela FC, Dias DF, Dos Santos MH, et al. Antinociceptive effect of extract of Emilia sonchifolia in mice [J]. Journal of Ethnopharmacology, 2011, 134 (2): 348-353.
[11] 汤俊，服部征雄．《中国药典》含吡咯里西啶生物碱的中药品种与用药安全 [J]. 药学学报，2011 (7): 762-772.
[12] Lan YH, Wu YC, Wu KW, et al. Death receptor 5 - mediated TNFR family signaling pathways modulate γ-humulene-induced apoptosis in human colorectal cancer HT_{29} cells [J]. Oncology Reports, 2011, 25 (2): 419.
[13] Shylesh BS, Ajikumaran NS, Subramoniam A. Induction of cell-specific apoptosis and protection from Dalton's lymphoma challenge in mice by an active fraction from Emilia sonchifolia [J]. Indian Journal of Pharmacology, 2005, 37 (4): 232-237.
[14] 倪小智．一点红多糖和生物碱的提取分离及生物活性研究 [D]. 南宁：广西大学，2013.
[15] 廖莉，罗建华，蒙春越，等．一点红总黄酮的提取及对羟自由基的清除作用研究 [J]. 时珍国医国药，2008，19 (2): 415-416.
[16] Cibin TR, Srinivas G, Devi DG, et al. Antioxidant and Antiproliferative Effects of Flavonoids from Emilia sonchifolia Linn on Human Cancer Cells [J]. International Journal of Pharmacology, 2006, 2 (5).

54. 石菖蒲

【苗族药名】阿尚兴

【品种来源】本品为天南星科植物石菖蒲 *Acorus tatarinowii* Schott 的干燥根茎。秋、冬二季采挖，除去须根及泥沙，晒干。别名菖蒲叶、山菖蒲、水剑草、香菖蒲、药菖蒲。

【化学成分】本品主要含有反式丁烯二酸、烟酸、对羟基苯甲酸、尿嘧啶、N-反式-对羟基苯乙基香豆酰胺、胸腺嘧啶、两型曲霉醌 A、丁二酸、石菖蒲醇、石菖蒲醇-12-β-D-葡萄糖苷、β-谷甾醇、2，5-二甲氧基对苯醌、5-羟甲基糠醛等。

【中药性味】味辛、苦，性温。

(1)《神农本草经》："辛，温。"

(2)《名医别录》："无毒。"

(3)《药性论》："味苦辛，无毒。"

【中药归经】归心、肝、脾经。

(1)《本草纲目》："手少阴、足厥阴。"

(2)《雷公炮制药性解》："入心、脾、膀胱三经。"

(3)《本草经解》："入足厥阴肝经、手太阴肺经。"

【中药功效】开窍，豁痰，理气，活血，散风，去湿。

【苗药作用】

(1)治蛇咬伤：石菖蒲适量，捣烂外敷。(《中国苗族药物彩色图集》)

(2)健脾消积，开窍散寒。(《苗族医药学》)

(3)久泻，精神失常。(《中国苗族药物彩色图集》)

【现代药理】

(1)抗肿瘤作用：石菖蒲能抑制癌细胞的增殖并诱导细胞凋亡，对胃癌、肠癌等肿瘤均有抑制作用。

(2)对神经系统的作用：镇静，抗惊厥。研究证明，石菖蒲挥发油具有镇静作用，还可减弱麻黄碱的中枢兴奋作用，同时石菖蒲挥发油、水煎剂、醇提物中的α-细辛醚有抗惊厥、兴奋、抗抑郁作用。实验证明，石菖蒲水煎剂对行为绝望动物抑郁模型有明显抗抑郁作用，其机理可能与石菖蒲中的α-细辛醚能提高小鼠全脑胆胺类物质5-羟色胺6-TH的含量有关。

(3)对心血管系统的作用：血管保护。β-淀粉样蛋白的沉积会对血管内皮细胞造成损伤，而石菖蒲中的β-细辛醚能减轻β-淀粉样蛋白对血管内皮细胞的痴呆损伤。石菖蒲挥发油、β-细辛醚能降低动脉粥样硬化大鼠的血脂水平，降低心肌组织损伤程度和坏死率，对心肌细胞具有保护作用；石菖蒲挥发油对乌头碱、肾上腺素及氯化钡诱发的心律失常有一定治疗作用。

(4)对呼吸系统的作用：石菖蒲挥发油主要成分能对抗组胺、乙酰胆碱，缓解支气管痉挛，对咳嗽中枢亦有较强抑制作用。同时可使痰瘀变稀，易于咳出。

(5)对消化系统的作用：有实验证明，石菖蒲对离体胃窦、幽门环形肌具有兴奋作用，还能抑制离体家兔肠管自发性收缩。石菖蒲挥发油中的β-细辛醚能缓解肠痉挛，增强大鼠在体肠管蠕动，促进胆汁分泌。

【文献论述】

(1)《本草纲目》：菖蒲气温，心气不足者用之，虚则补其母也。肝苦急，以辛补之是矣。

(2)《本草汇言》：石菖蒲，利气通窍，如因痰火二邪为眚，致气不顺、窍不通者，服之宜然。若中气不足，精神内馁，气窍无阳气为之运动而不通者，屡见用十全大补汤奏功极多，石菖蒲不必问也。

(3)《本草新编》：石菖蒲，必须石上生者良，否则无功。然止可为佐使，而不可为君药。开心窍必须佐以人参；通气必须君以苍术；遗尿欲止，非加参、芪不能取效；胎动欲安，非多加白术不能成功；除烦闷，治善忘，非以人参为君，亦不能两有奇验也。

（4）《本经逢原》：菖蒲，心气不足者宜之，《本经》言补五脏者，心为君主，五脏系焉。首言治风寒湿痹，是取其辛温开发脾气之力。治咳逆上气者，痰湿壅滞之喘咳，故宜搜涤，若肺胃虚燥之喘咳，非菖蒲可治也。其开心孔、通九窍、明耳目、出音声，总取辛温利窍之力。又主肝虚，心腹痛，霍乱转筋，消伏梁癫痫，善通心脾痰湿可知。凡阳亢阴虚者禁用，以其性温，善鼓心包之火，与远志之助相火不殊，观《本经》之止小便利，其助阳之力可知。

（5）《重庆堂随笔》：石菖蒲，舒心气、畅心神、怡心情、益心志，妙药也。清解药用之，赖以祛痰秽之浊而卫宫城，滋养药用之，借以宣心思之结而通神明。

【常治肿瘤】常用于治疗胃癌、结肠癌、脑神经胶质瘤、食管癌、急性髓性白血病、口腔癌等肿瘤。

【科学研究】

（1）实验证明，石菖蒲中的β-细辛醚能抑制 SCG_{7901}、BCG_{823}、MKN_{28} 等不同胃癌细胞的增殖，其机制可能与激活凋亡细胞 Caspase-3、Caspase-9、Bax、Bak，以及抑制抗凋亡细胞 Bcl-2、Bcl-xL、survivin 活性有关。

（2）石菖蒲中的β-细辛醚能降低 P-糖蛋白的表达和活性，可以逆转 P-糖蛋白介导的肿瘤多药耐药性，可以增强长春新碱对人结肠腺癌细胞 $Caco_2$ 的杀伤作用。

（3）有实验利用磺酰罗丹明 B（SRB）法用于比较石菖蒲挥发油对不同细胞系，如胶质细胞瘤细胞 U_{87}、U_{251}、A_{172}，以及小鼠胚胎成纤维细胞 NIH/3T3 的半数抑制浓度（IC50）。YO-PRO-1 与 PI 双染法用于检测细胞凋亡/坏死。结果显示，石菖蒲挥发油对 p53 野生型细胞 A_{172}、U_{87} 细胞半数抑制浓度小于 P53 突变型的 U_{251} 细胞，而且对正常成纤维细胞具有较小的毒性。YO-PRO-1 染色结果说明石菖蒲挥发油诱导细胞死亡的方式主要以凋亡的方式进行。研究表明中药石菖蒲挥发油具有显著抑制恶性神经胶质细胞的作用。

（4）石菖蒲中含有的α-细辛醚有促进人食管癌 Ec_{109} 细胞凋亡的作用，对其具有明显的增殖抑制作用。

（5）有研究表明，从石菖蒲中提取的姜黄素具有抑制肿瘤细胞增殖的作用，Yu 等认为，姜黄素可以下调 DNA 甲基转移酶 1 的表达来阻滞急性髓性白血病细胞的周期，亦证实姜黄素具有促进急性髓性白血病细胞系的凋亡。

（6）姜黄素可以促进口腔癌细胞中活性氧的产生，上调断裂 Caspase-3、Caspase-9、Cyt-c 和 Bax 蛋白，下调 Bcl-2 蛋白，表明姜黄素可通过内源性线粒体途径促进细胞凋亡。

【用法用量】内服：3~9g，煎汤，鲜品加倍；或入丸、散。外用：适量，煎水洗；或研末调敷。

【使用注意】阴虚阳亢、烦躁汗多、咳嗽、吐血、精滑者慎服。

参考文献

[1] 李广志，陈峰，沈连钢，等．石菖蒲根茎的化学成分研究［J］．中草药，2013，44（7）：808-811.

[2] 李海峰，石若娜，韩文静，等．石菖蒲药理作用及其机制的研究进展［J］．时珍国医国药，2016（11）：2728-2730.

[3] 中华本草编委会．中华本草·苗药卷［M］．贵阳：贵州科学技术出版社，2005.

[4] 刘国卿，蒋莹．几种中药挥发油的急性毒性及对戊巴比妥钠的协同作用［J］．中国药科大学学报（中文版），1989（1）．

[5] 周大兴，包祖晓，吴雄生，等．石菖蒲醇提取物的抗惊厥作用［J］．中国现代应用药学，1999，16（2）：19-21.

[6] 李明亚，陈红梅．石菖蒲对行为绝望动物抑郁模型的抗抑郁作用［J］．中药材，2001，24（1）：40-41.

[7] 江湧，何玉萍，方永奇．β-细辛醚对 Aβ 痴呆损伤过程中 ECV304 细胞黏附分子表达的影响［J］．中成药，2008，30（10）：1423-1427.

[8] 吴启端，方永奇，陈奕芝，等．石菖蒲挥发油及β-细辛醚对心血管的保护作用［J］．中药新药与临床药理，2005，16（4）：244-247.

[9] 曾南，王建，夏厚林，等．芳香开窍药药理作用研究进展［J］．中药药理与临床，2008，24（1）：76-79.

[10] 魏刚，方永奇，刘东辉，等．GC-MS 建立石菖蒲挥发油特征指纹图谱方法学研究［J］．中国中药杂志，2004，29（8）：764-768.

[11] 李伟，郑天珍，张英福，等．水菖蒲和石菖蒲对大鼠离体胃平滑肌条作用的比较［J］．甘肃中医学院学报，2000，17（4）：7-9.

[12] 叶佳琪．石菖蒲药理作用研究进展［J］．中医临床研究，2016，8（20）：145-146.

[13] 陈璐，齐红艺．中药石菖蒲挥发油抗恶性脑神经胶质瘤作用研究（摘要）［C］//中华中医药学会 2014 第七次临床中药学术研讨会论文集，2014.

[14] 陈璐，齐红艺．中药石菖蒲挥发油抑制神经胶质瘤细胞的 p53 特异性机制研究［C］//全国临床中药学学术年会，2015.

[15] 鲁光华，李玉洁，朱艳琴．α-细辛醚对人食管癌 Ec_{109} 细胞的体外抑制作用初探［J］．中国药理学通报，2012，28（1）：148.

[16] Yu J，Peng Y，Wu LC，et al. Curcumin Down-Regulates DNA Methyltransferase 1 and Plays an Anti-Leukemic Role in Acute Myeloid Leukemia［J］. Plos One，2013，8（2）：e55934.

[17] Chang PY，Peng SF，Lee CY，et al. Curcumin-loaded nanoparticles induce apoptotic cell death through regulation of the function of MDR1 and reactive oxygen species in cisplatin-resistant CAR human oral cancer cells.［J］. International Journal of Oncology，2013，43（4）：1141-1150.

55. 龙葵

【苗族药名】乌索欧

【品种来源】为茄科茄属植物龙葵 *Solanum nigrum* L.，以全草入药。夏秋采收，鲜用或晒干。别名龙葵草、天茄子、黑天天、苦葵、野辣椒、黑茄子、野葡萄。

【化学成分】本品中主要成分为生物碱类（茄碱、茄解碱；还含有澳洲茄碱、澳洲茄边碱、β-澳洲茄边碱、生物碱苷等），澳洲茄碱与澳洲茄边碱水解后的苷元是澳洲茄胺。除此之外，尚含多糖、维生素 A、维生素 C 等。

【中药性味】味苦，性寒。

（1）《唐本草》："味苦，寒，无毒。"

（2）《滇南本草》："性大寒，味苦。"

（3）《本草纲目》："苦、微甘，滑，寒，无毒。"

（4）《贵州草药》："性平，味辛、苦。"

【中药归经】归肺、肾经。

【中药功效】清热解毒；活血消肿。

【苗药作用】

（1）治癌症胸腹水：鲜龙葵 500g（或干品 120g），水煎服，每日 1 剂。（《全国中草药汇编》）

（2）治瘰疬：山海椒、桃树皮各等分，研末，调麻油，敷患处。（《贵州草药》）

（3）治恶疮和痈肿：龙葵全草适量，捣烂敷。（《苗族医药学》）

【现代药理】

（1）抗肿瘤作用：龙葵抗肿瘤的机制主要与龙葵碱有关，龙葵碱通过改变细胞膜的结构和功能，影响肿瘤细胞 DNA 和 RNA 的合成，以及改变细胞周期分布来抑制肿瘤。另一方面，可能与龙葵碱加快了红细胞的膜流动性，同时提高了红细胞对肿瘤细胞的免疫黏附作用，进而增强红细胞的免疫功能有关。

（2）抗炎、抗休克、抗过敏：主要与其含有的澳洲茄碱有关，因其具有可的松样作用，能降低血管通透性，抑制透明质酸酶的活性，对豚鼠过敏性、组胺性、小鼠烧伤性和胰岛素性休克均有保护作用，并可增加豚鼠及大鼠肾上腺中胆固醇和维生素 C 含量，降低肾上腺皮质功能。

（3）抗病原体：龙葵饮片煎剂对多种细菌如金黄色葡萄球菌、变形杆菌、大肠埃希菌等具有抑制作用。

（4）对心血管系统作用：龙葵煎剂及其醇提取物均具有降压作用，同时澳洲茄碱、澳洲茄胺皆有正性肌力作用。

（5）对呼吸系统作用：龙葵果及其提取物具有明显的祛痰镇咳作用。

（6）对泌尿系统作用：50%的龙葵醇提取物能显著抑制庆大霉素的细胞毒作用，并对羟基自由基具有显著的清除能力，而对肾的细胞具有保护作用。

（7）对神经系统作用：龙葵果醇提物具有镇静作用。

（8）保肝作用：龙葵糖蛋白通过提高肝药酶的活性，抑制体内 HMG-CoA 还原酶的活性，从而起到保护肝脏的作用。

【文献论述】

（1）《本草正义》：龙葵，可服可敷，以清热通利为用，故并治跌仆血瘀，尤为外科退热消肿之良品也。

（2）《唐本草》：龙葵，所在有之，即关、河间谓之苦菜者。叶圆，花白，子若牛李子，生青熟黑。但堪煮食，不任生啖。

（3）《注医典》："清热收敛。主治内外各种热性炎肿，舌炎，头痛，耳痛，腮腺炎，脑膜炎，眼部发炎，胃炎，肾炎等。"

（4）《本草纲目》："苦、微甘，滑，寒，无毒。""苗：食之解劳少睡，去虚热肿。治风，补益男子元气，妇人败血。消热散血，压丹石毒宜食之。"

（5）《贵州中草药名录》：清热解毒，散血消肿，抗癌。治痢疾，胃癌，疔疮痈肿，跌打损伤，扁桃体炎，九子疡，血崩，咳喘。

（6）《拜地依药书》："清热止痒，消肿软坚，燥湿敛疮，防腐除脓，生寒固精。主治各种热性皮肤瘙痒、痈肿、口渴、烧伤、化脓性天花、肿瘤、遗精等。"

（7）《滇南本草图说》：治小儿风邪，热症惊风，化痰解痉，亦治痘风疮，遍身风痒。疔，可攻能散。叶：洗疮。

（8）《本草图经》：龙葵，旧云所在有之，今近处亦稀，唯北方有之，北人谓之苦葵。叶圆，似排风而无毛，花白，实若牛李子，生青熟黑，亦似排风子。老鸦眼睛草生江、湖间，叶如茄子叶，故名天茄子。

【常治肿瘤】 常用于胃癌、肝癌、结肠癌、宫颈癌、乳腺癌等肿瘤。

【科学研究】

（1）龙葵多糖粗提物对人胃癌 MGC_{803} 细胞有显著抑制作用，且呈时间及浓度依赖性。

（2）通过体外培养人胃癌细胞 MGC_{803} 细胞，并于小鼠皮下种植，然后以龙葵碱不同剂量干预其生长，测量 7 日后小鼠体重净增长和瘤重，结果表明龙葵碱对荷瘤小鼠肿瘤生长有显著抑制作用，并能降低肿瘤对荷瘤小鼠体重增长的影响。

（3）龙葵可以显著抑制人结肠癌 RKO 细胞的增殖，同时还能降低 RKO 细胞黏附、移动及侵袭能力。

（4）龙葵多糖亚级分 1a（SNL-P1a）具显著的抑制小鼠宫颈癌（U_{14}）生长作用，其机制可能与其通过上调 Bax/Bcl-2 比例及上调 Caspase-3 蛋白表达有关。有报道称龙葵多糖具有抑制腹水型肿瘤 U_{14}（宫颈癌）生长、延长荷瘤小鼠存活时间的作用，其机制可能与激活机体内免疫系统的活动，从而调节细胞因子的分泌有关。

（5）龙葵多糖糖蛋白通过影响人乳腺癌 MCF_7 细胞内第二信使 Ca^{2+} 的浓度，并最终激活 Caspase-3 酶活性，进而诱导人乳腺癌 MCF_7 细胞凋亡，并且细胞凋亡随着药物剂量增加而增加。另有报道称龙葵多糖糖蛋白将细胞周期阻滞于 G2/M 期的机制可能与其能够上调人乳腺癌 MCF_7 细胞内 $CyclinB_1$ 和 CDK_1 蛋白的表达有关。

（6）研究显示，已从龙葵中分离得到约 87 个化学成分，大多为甾体类（甾体皂苷和甾体生物碱），也含有少量的有机酸、木脂素等成分，而龙葵具有抗肝癌、宫颈癌、结肠癌、乳腺癌等药理活性的有效成分为生物碱类、皂苷类及糖蛋白等。

【用法用量】 内服：15～30g，煎汤。外用：适量，捣敷或煎水洗。

【使用注意】 脾胃虚弱者勿服。过量中毒可引起头痛、腹痛、呕吐、腹泻、瞳孔散大、心跳先快后慢、精神错乱，甚至昏迷。

参考文献

［1］ 徐东花，于春月，韩成花．龙葵的化学成分及药理作用研究［J］．黑龙江中医药，2007（2）：46-47.

［2］ 安磊，唐劲天，刘新民，等．龙葵抗肿瘤作用机制研究进展［J］．中国中药杂志，2006，31（15）：1225-1226.

［3］ 季宇彬，万梅绪，高世勇，等．龙葵碱对荷瘤小鼠红细胞免疫功能的影响［J］．中草药，2007，38（3）：412-414.

［4］ 江苏新医学院．中药大辞典（上）［M］．上海：上海人民出版社，1977：630-631.

［5］ 《全国中草药汇编》编写组．全国中草药汇编（上册）［S］．北京：人民卫生出版社，1975：259.

［6］ 庞永峰，陈培丰．中药龙葵的化学成分及药理毒理研究进展［J］．山西中医，2011，27（1）：47-49.

［7］ Kumar VP, Shashidhara S, Kumar MM, et al. Cytoprotective role of Solanum nigrum, against gentamicin-induced kidney cell（Vero cells）damage in vitro［J］. Fitoterapia, 2001, 72（5）：481.

［8］ Perez RM, Perez JA, Garcia LM, et al. Neuropharmacological activity of Solanum nigrum fruit.［J］. Journal of Ethnopharmacology, 1998, 62（1）：43-48.

［9］ Lee SJ, Ko JH, Lim K, et al. 150 kDa glycoprotein isolated from Solanum nigrum Linne enhances activities of detoxicant enzymes and lowers plasmic cholesterol in mouse［J］. Pharmacological Research, 2005, 51（5）：399-408.

［10］ 常乐，刘艺．龙葵多糖对人胃癌 MGC_{803} 细胞增殖的影响［J］．牡丹江医学院学报，2012，33（4）：24-26.

［11］ 张卫东，周清波，吴恒梅，等．龙葵碱对人胃癌 MGC_{803} 小鼠皮下移植瘤抑制作用的研究［J］．医学信息，2013（21）：139.

［12］ 胡兵，安红梅，沈克平，等．龙葵对人结肠癌 RKO 细胞黏附、移动和侵袭的影响［J］．中药材，2013，36（6）：958-961.

［13］ 李健，李青旺，韩增胜，等．龙葵多糖亚级分 1a 提取及其抗宫颈癌活性的研究［C］//长沙：全国化学工程与生物化工年会，2010.

［14］ 李健，韩增胜，李青旺．龙葵多糖抗肿瘤和免疫调节作用的研究［J］．安徽农业科学，2008，36（33）：14589-14590.

［15］ 孙海波．龙葵多糖糖蛋白诱导人乳腺癌 MCF_7 细胞凋亡的研究［D］．哈尔滨：哈尔滨商业大学，2012.

［16］ 季宇彬，高世勇，邹翔，等．龙葵多糖糖蛋白对人乳腺癌 MCF_7 细胞周期的影响［J］．中国科技论文在线，2013.

［17］ 赫军，周畅钧，马秉智，等．龙葵的化学成分及抗肿瘤药理活性研究进展［J］．中国药房，2015，26（31）：4433-4436.

56. 号筒杆

【苗族药名】锐偏连

【品种来源】罂粟科博落回属植物博落回 *Macleaya cordata*（Willd.）R. Brown，以全草入药。秋季采收，晒干。别名落回、号筒杆、号筒青、勃勒回、心形博落回、三钱三、黄薄荷、山号筒、喇叭筒。

【化学成分】号筒杆又名博落回，其主要成分为生物碱（苯骈菲啶、异喹啉类和托品类），此外还含有甾体、萜类、糖、多糖及其苷类、强心苷、香豆素内酯及其苷、皂苷、黄酮及其苷、挥发油类等多种成分。

【中药性味】味辛、苦，性寒，有毒。

（1）《本草拾遗》："有大毒。"

（2）《四川中药志》："苦辛，温，有大毒。"

（3）《湖南药物志》："辛涩，寒，有小毒。"

【中药归经】归心、肝、胃经。

【中药功效】祛风解毒，散瘀消肿。

【苗药作用】

（1）治疗关节痛：号筒杆、透骨香各等量，水煎外洗。（《中国苗族药物彩色图集》）

（2）治脱肛、子宫脱垂：号筒杆茎，烧成炭（存性），研末 0.6g，枯矾 1 份，调菜油涂患处。（《贵州草药》）

（3）杀虫散瘀，止痛解毒。治疗各种疥癣、顽癣、疔疮、跌打损伤。（《中国苗族药物彩色图集》）

【现代药理】

（1）抗肿瘤作用：从博落回中提取的 6-甲氧基二氢血根碱对 MCF_7 及 SF_{268} 细胞株具有显著的细胞毒活性。

（2）抗菌作用：博落回抗菌作用的有效活性成分为其生物碱，其煎剂抗菌谱广，对革兰阳性菌、阴性菌及钩端螺旋体均具有较强的抑制作用。

（3）杀虫作用：博落回对阴道滴虫有强大的杀伤作用，将滴虫与博落回浸膏相接触，滴虫立刻被全部杀死。另有研究报道，博落回含有的生物碱（血根碱、白屈菜红碱及博落回碱）对线虫亦有杀伤作用，同时还有防植物霉菌作用。

（4）杀蛆作用：博落回是我国民间常用的杀蛆青草药，其历史由来已久。临床实验发现，博落回中的生物碱可杀死蝇蛆，并能抑制蝇卵孵化。

（5）改善肝功能、增强免疫力：博落回增强免疫的作用主要是对 T 淋巴细胞和 B 淋巴细胞功能的刺激作用。对多种药物所致的急性肝损伤，博落回有良好的改善肝功能、有效保护细胞膜、抑制肝纤维化的作用。对慢性肝损伤模型，博落回能显著降低血清 LDH 水平，减少模型动物死亡率，纠正肝纤维化所致血清 A/G 比值异常。在对唾液酸和肝羟脯氨酸的作用方面，博落回作用优于护肝片，说明博落回可有效保护细胞膜，抑制肝纤维化。

（6）其他作用：博落回所含白屈菜红碱有止咳、平喘、镇痛作用，血根碱能抑制胆碱酯酶活性，还能加强心脏活动、刺激唾液分泌，并具有利尿、外周抗肾上腺素交感作用。

【文献论述】

（1）《本草纲目拾遗》：博落回，生江南山谷。茎叶如蓖麻，茎中空，吹作声如博落回。折之有黄汁，药人立死，不可入口也。

（2）《江西民间草药》："治臁疮、顽癣、白秃子，以叶浸醋内七八日，杵烂敷患处，一日一换。"

（3）《贵州中草药名录》：散瘀止痛，清热解毒。治跌打损伤，骨折，顽癣，子宫脱垂，汗斑。

（4）《湖南药物志》："祛风解毒，行气消肿，杀虫。"

（5）《本草拾遗》：治恶疮，瘰根，赘瘤，白癜风，蛊毒，溪毒：博落回、百丈青、鸡桑灰等分，研为末，敷患处。

（6）《江西医药》：治指疔。博落回（连梗带叶）一把，水煎熏洗约十五分钟，再将煎过的叶子贴患指，日二至三次。早期发炎者，如此反复熏洗，外贴三至六次愈。如已化脓，则须切开排脓，不适宜本药。

（7）《江西民间草药验方》：治臁疮。博落回全草，烧存性，研极细末，撒于疮口内，或用麻油调搽，或同生猪油捣和成膏敷贴。治蜈蚣、黄蜂咬伤。取新鲜博落回茎，折断，黄色汁液流出，以汁搽患处。

【常治肿瘤】常用于肝癌、结肠癌、肺癌、胃癌、宫颈癌等肿瘤。

【科学研究】

（1）在观察博落回总碱（tapp）的体内外抗肿瘤活性作用试验中，通过方法 MTT 法检测 TAPP 体外对人肝癌 Hep_{3b} 细胞、小鼠 H_{22} 肝癌细胞的抑瘤作用，结果表明在体外有明显的细胞毒性作用，可抑制 Hep_{3b}、H_{22} 细胞增殖，且呈剂量依赖性，在体内，博落回总碱可抑制 H_{22} 细胞皮下移植瘤的生长。研究发现博落回生物碱可通过对胃泌素的调节，进而抑制人肝癌 $HepG_2$ 细胞的生长。

（2）用不同浓度的血根碱分别处理结肠癌 $Caco_2$ 细胞和肺癌 A_{549} 细胞 24 小时，MTT 法测定细胞活力，流式细胞技术检测细胞凋亡百分率，结果不同浓度的血根碱对结肠癌 $Caco_2$ 细胞和肺癌 A_{549} 细胞的生长均有明显的抑制作用，促进肿瘤细胞凋亡百分率，呈现出一定的剂量依赖性。

（3）从博落回中提取的 2 个主要活性成分血根碱（San）和白屈菜红碱（Che）对 3 种肿瘤细胞（肺癌细胞 A_{549}、结肠癌细胞 HCT_8、肝癌细胞 Bel_{7402}）均有不同程度的抑制作用，其机制可能与这 2 种活性成分 San 和 Che 具有诱导人体端粒 DNA 形成 G-四链体结构的能力有关，从而抑制端粒酶活性，达到抑制肿瘤细胞增殖的作用。

（4）在观察白屈菜红碱（che lerythrine）对人胃癌 BGC_{823} 细胞的增殖抑制和诱导凋亡作用研究中，通过 MTT 实验检测白屈菜红碱对细胞生长的抑制率，实验结果表明白屈菜红碱抑制 BGC_{823} 细胞的生长，诱导细胞凋亡的作用，并且呈时间、浓度依赖的关系。另有实验证明博落回总生物碱对人胃癌 SGC_{7901} 细胞亦具有抑制作用。

（5）血根碱通过调节细胞凋亡和细胞周期阻滞，抑制受照后的人类宫颈癌 Hela 细胞生长和转移；同时血根碱还可增加宫颈癌 Hela 细胞对放射治疗的敏感性，其机制可能与血根碱明显降低细胞周期调节相关蛋白 cyclin B 和抑凋亡蛋白 Bcl-2 的表达水平，增加了促凋亡蛋白 Bax 和 Caspase-3 的表达水平有关。

【用法用量】外用：适量，捣敷；煎水熏洗或研末调敷。

【使用注意】本品有毒，禁内服。口服易引起中毒，轻者出现口渴、头晕、恶心、呕吐、胃烧灼感及四肢麻木、乏力；重者出现烦躁、嗜睡、昏迷、精神异常、心律失常而死亡。

参考文献

[1] 邹惠亮. 博落回化学成分研究 [D]. 广州：暨南大学，2015.

[2] 邹惠亮，李红斑，余绍福，等. 博落回的生物碱成分及细胞毒活性研究 [J]. 中国中药杂志，2015，40（3）：458-462.

[3] 上海中药研究所. 博落回的抑菌试验及动物试验 [R]. 1977.

[4] 解放军 366 医院妇产科. 号筒杆治疗滴虫性阴道炎的疗效观察 [J]. 新医学，1971（6-7）：45.

[5] Newman SE, Roll MJ, Harkrader RJ. naturally occurring compound for controlling powdery mildew of greenhouse roses [J]. Hortscience，1999，34（4）：686-689.

[6] 张世宣. 博落回植物及其生物碱杀蛆作用的初步研究报告 [J]. 中国中药杂志，1957，3（2）：58.

[7] 杨军，刘信顺，安徽省药品检验所. 博落回的药效研究 [J]. 中药材，1999（2）：82-85.

[8] 杨军衡，汪葵，Yang Junheng，等. 中药博落回的药理实验研究 [J]. 中国野生植物资源，2011，30（6）：60-62.

[9] 吴茂旺，朱建华. 博落回药理研究与应用概况 [J]. 现代中药研究与实践，2002，16（3）：46-48.

[10] 庞建新，马仁强，刘兰梅，等. 博落回总碱对肝癌细胞的毒性作用和体内抗肿瘤作用 [J]. 南方医科大学学报，2005，25（3）：325-328.

[11] 李杰. 博落回生物碱对猪肠上皮细胞增殖作用及胃泌素表达的影响研究 [D]. 长沙：湖南农业大学，2014.

[12] 杜先华，黄松，冯泓瑞，等. 博落回提取物血根碱对肿瘤细胞增殖及凋亡的影响 [J]. 时珍国医国药，2014（12）：2860-2861.

[13] 杨舒，刘岩，杨千帆，等. 博落回抗肿瘤作用及诱导人体端粒 DNA 形成 G-四链体分子机制研究 [J]. 中草药，2011，42（4）：738-742.

[14] 宗永立，刘艳平. 白屈菜红碱对人胃癌 BGC_{823} 细胞的增殖抑制和凋亡诱导作用 [J]. 中草药，2006，37（7）：1054-1056.

[15] 朱艳华，王超，阎雪莹. 博落回总碱对 SGC_{7901} 细胞毒性的研究 [J]. 中华中医药学刊，2013（3）：475-476.

[16] 徐加英，樊赛军，焦旸，等. 血根碱对人类宫颈癌 Hela 细胞放射敏感性影响及其机制的研究 [C] //中国核学会"三核"论坛中国放射医学教育五十年暨中国毒理学会放射毒理委员会第八次全国会议，2010.

57. 田基黄

【苗族药名】锐缪嫩

【品种来源】为藤黄科金丝桃属植物田基黄 *Hypericum japonicum* Thunb. 的干燥全

草。春、夏季开花时采收全草，晒干或鲜用。别名地耳草、蛇查口、合掌草、跌水草、七寸金、寸金草、田边菊、痧子草、小王不留行、细叶黄、红孩儿、观音莲、小元宝草、黄花仔、禾霞气、小对叶草、降龙草、八金刚草等。

【化学成分】 田基黄的主要化学成分为黄酮类化合物及其衍生物、双苯吡酮类化合物及其衍生物、间苯三酚类化合物及其衍生物，亦含有少量挥发性成分和有机酸类物质。

【中药性味】 味甘、苦，性凉。

（1）《生草药性备要》：味苦、甜，性平。

（2）《四川中药志》：味苦，性寒，无毒。

（3）《贵州中草药名录》：味苦，性平。

【中药归经】 归肺、肝、胃经。

《中华本草》：入肺、肝、胃经。

【中药功效】 清热利湿，解毒，散瘀消肿。

【苗药作用】

（1）治急性黄疸型肝炎：田基黄10g，泡开水代茶饮。（《中国苗族药物彩色图集》）

（2）治毒蛇咬伤：田基黄适量，捣烂外包患处。（《中国苗族药物彩色图集》）

【现代药理】

（1）抗肿瘤活性：田基黄对人舌癌细胞株TSCCa的生长有明显的抑制作用。田基黄能够抑制人低分化鼻咽癌细胞株CNE_2细胞的增殖。田基黄对人鼻咽癌细胞系CNE细胞有显著抑制作用，并且杀伤作用随浓度增加而加强。

（2）抑菌作用：田基黄总黄酮提取物对大肠埃希菌、枯草芽孢杆菌及金黄色葡萄球菌都具有良好的抑菌活性，同时还具有较强的耐热性能。

（3）免疫活性：田基黄通过显著提高外周血中性粒细胞（PMN）吞噬率而改善提高大鼠全身的特异性和非特异性细胞免疫功能。

（4）保肝作用：研究发现，田基黄中的3个黄酮类化合物：异槲皮苷、槲皮苷、田基黄苷均能有效降低CCl_4和D-Gal所致的大鼠血清ALT和AST水平，同时对ANIT所致的小鼠血清总胆红素升高有明显的抑制作用。

（5）抗病毒作用：田基黄提取物能有效控制乙型肝炎模型鸭血清中DHBV-DNA滴度，降低HBsAg水平及AST和ALT活性，从而抑制肝细胞的变性、坏死及炎症细胞浸润。

（6）抗氧化作用：田基黄苷能明显抑制胆总管结扎诱导的肝纤维化大鼠血清TBIL、DBIL、ALT、AST、PC-Ⅲ、HA、LN的水平，降低肝组织中Hyp的含量。同时，还能提高肝组织SOD、GSH-Px的活性，降低肝组织MDA及血清中TNF-α的含量。

（7）抗痛风作用：田基黄提取物具有减轻痛风的作用。通过建立高尿酸血症模型，观察田基黄对尿酸所致大鼠足爪肿胀、尿酸诱导家兔急性关节炎、小鼠扭体反应及小鼠耳郭肿胀的影响，表明田基黄能较好抑制大鼠足爪肿胀，减轻尿酸所致家兔急性关节炎炎症，降低血尿酸值，有一定的抗炎作用，但镇痛效果不显著。

（8）止血作用：李建良等研究发现田基黄具有止血作用，对各种内脏出血效果显著，3 天即可治愈。

（9）抗疟作用：地耳草素 A 和 B 可显著抑制鼠疟原虫。

【文献论述】

（1）《生草药性备要》："治酒病，消肿胀，敷大恶疮，理痔疮肿。"

（2）《中国苗族药物彩色图集》："除湿，解毒，活血。主治黄疸肝炎，蛇虫咬伤，月经不调。"

（3）《分类草药性》："解一切蛇虫毒，清火，止泄泻，刀伤用良。"

（4）《云南中草药选》："（红孩儿）清热解毒，润肺止咳，散瘀消肿。治感冒、急性支气管炎、肺炎。"

（5）《广西植物名录》："（观音莲）全株：清热祛湿，活血散瘀。治跌打。"

（6）广州部队《常用中草药手册》："清热解毒，渗湿利水，消肿止痛。治急慢性肝炎、早期肝硬化、肝区疼痛、阑尾炎、疔肿痈疽、毒蛇咬伤、跌打扭伤。"

（7）《贵州中药资源》："清热解毒，祛风除湿，利肝胆，破瘀消积，杀虫。治肝炎，蛇伤，吐血，月经不调，急性眼结合膜炎，痈肿疮毒。"

（8）《贵州中草药名录》："渗湿利胆，活血散瘀。治黄疸、肝炎、月经不调、疝气痛、跌打损伤、产后腹痛、阑尾炎、疮疖。"

【常治肿瘤】 常用于舌癌、鼻咽癌、肝癌、喉癌及宫颈癌等肿瘤。

【科学研究】

（1）通过体外细胞毒试验（MTT 法）和电镜观察，研究田基黄对人舌癌细胞株 TSCCa 的细胞毒作用，结果证实田基黄对人舌癌细胞株 TSCCa 的生长有显著抑制作用，并且其抑制作用随浓度的增加而加强。

（2）将浓度为（0、25、100、400）mg/mL 的田基黄与 CNE_2 细胞作用（24、48、72）小时，用 SRB 法检测田基黄对 CNE_2 细胞的生长抑制率，该实验结果表明田基黄对 CNE_2 细胞的生长抑制率随药物浓度和作用时间的增加而增强。

（3）通过体外培养人肝癌细胞株 $HePG_2$，用 MTT 法和流式细胞术（FCM）检测田基黄提取物及其含药血清作用于 $HepG_2$ 达 24 小时后的细胞增殖情况。结果表明田基黄能有效地抑制 $HepG_2$ 细胞增殖，而田基黄治疗肝癌的机制可能就与其抑制 $HepG_2$ 细胞增殖有关。

（4）在研究田基黄石油醚提取物与 5-氟尿嘧啶（5-Fu）联用对人肝癌 $HepG_2$ 细胞作用过程中，证实田基黄石油醚提取物及 5-Fu 均对人肝癌 $HepG_2$ 细胞有生长抑制作用，并且具有协同增效的作用。

（5）田基黄对人喉癌 Hep_2 和人宫颈癌 Hela 细胞株的生长均有一定的抑制作用，并且其抑制及杀伤作用出现具有药物及时间的依赖性，这可能和线粒体超微结构严重受损有关。

（6）通过体外培养实验发现，从田基黄中提取的小麦黄素和异巴西红厚壳素对 Bel_{7402}、Hela、Colo、A_{549}、SGC_{7901} 和 Heps 均有显著抑制作用。

（7）通过建立荷 H_{22} 型肝癌小鼠移植瘤模型，发现田基黄提取液对小鼠 H_{22} 肝癌移植瘤的生长有不同程度的抑制作用，同时能增加荷瘤小鼠体重、改善生存质量、增强机体免疫功能；对氟尿嘧啶的增效作用不明显，但对其有一定程度的减毒作用。

【用法用量】内服：15～30g，煎汤。外用：适量，捣烂外敷，或煎水洗。

【使用注意】泄泻者及孕妇慎用。另《贵州民间药物》载，使用降龙草时，应忌酸冷食物。

参考文献

[1] 陈天宇，余世春. 田基黄化学成分及药理作用研究进展 [J]. 现代中药研究与实践，2009（2）：78-80.

[2] 金辉喜，李金荣. 田基黄对人舌癌细胞株 TSCCa 细胞毒作用的研究 [J]. 临床口腔医学杂志，1997（1）：19-20.

[3] 肖大江，朱国臣，王亚平，等. 田基黄对人鼻咽癌细胞株 CNE_2 细胞生长抑制的体外实验 [J]. 现代肿瘤医学，2008，16（1）：15-16.

[4] 肖大江，朱国臣，王晓岚，等. 田基黄、冬凌草甲素对人鼻咽癌细胞系 CNE 细胞毒作用的研究 [J]. 齐齐哈尔医学院学报，2005，26（12）：1396.

[5] 李雪峰，符智荣，魏燕，等. 田基黄总黄酮提取物的抑菌性能研究 [J]. 应用化工，2014，43（3）：432-434.

[6] 周小玲，柯美珍，宋志军. 田基黄对大鼠呼吸道及全身免疫功能的影响 [J]. 广西医科大学学报，2001，18（2）：211-212.

[7] 李沛波，王永刚，吴钉红，等. 田基黄中三个黄酮类化合物保肝退黄作用的实验研究 [J]. 中山大学学报（医学科学版），2007，28（1）：40-43.

[8] 李沛波，杨翠平，王永刚，等. 田基黄提取物抗鸭乙型肝炎病毒作用的实验研究 [J]. 中药材，2011，34（6）：956-958.

[9] 李沛波，杨翠平，王永刚，等. 田基黄苷抗大鼠肝纤维化作用的实验研究 [J]. 中药材，2011，34（3）：424-428.

[10] 夏隆江，余晓红. 田基黄抗痛风的实验研究 [J]. 中国药房，2007，18（24）：1858-1861.

[11] 陈丽云，覃松海. 田基黄及其注射液的研究进展 [J]. 中药材，2002，25（7）：525-528.

[12] 林久茂，王瑞国，陈旭征，等. 田基黄对人肝癌细胞 $HepG_2$ 增殖的影响 [J]. 中药药理与临床，2007，23（5）：136-137.

[13] 杨立芳，雷彩霞，韦玉环，等. 田基黄石油醚提取物与 5-Fu 联用对 $HepG_2$ 细胞增殖及凋亡的影响 [J]. 中成药，2014，36（9）：1798-1803.

[14] 黎七雄，孙忠义，陈金和. 田基黄对人喉癌 Hep_2 和人宫颈癌 Hela 细胞株生长的抑制作用 [J]. 华西药学杂志，1993（2）：93-94.

[15] 熊丽. 田基黄抗肿瘤活性成分与含量测定方法研究 [D]. 沈阳：沈阳药科大学，2008.

[16] 蔡娜. 田基黄抗小鼠肝癌作用及对肿瘤耐药和药物代谢相关基因表达影响的实验研究 [D]. 福州：福建中医药大学，2012.

58. 白及

【苗族药名】比狗

【品种来源】本品为兰科植物白及 *Bletilla striata*（Thunb.）Reichb. f. 的干燥块茎。夏、秋二季采挖，除去须根，洗净，置沸水中煮或蒸至无白心，晒至半干，除去外皮，晒干。别名白根、地螺丝、白鸡儿、白鸡娃、连及草、羊角七。

【化学成分】块茎含联苄类化合物：3，3′-二羟基-2′，6′-双（对-羟苄基）-5-甲氧基联苄、2，6-双（对-羟苄基）-3′，5-二甲氧基-3-羟基联苄、3，3′-二羟基-5-甲氧基-2，5′，6-三（对-羟苄基）联苄、3，3′，5-甲氧基联苄、3，5-二甲基联苄。新鲜块茎另含白及甘露聚糖。

【中药性味】味苦、甘，性凉。

（1）《神农本草经》："味苦，平。"

（2）《吴普本草》："神农、黄帝：辛。李氏：大寒。雷公：辛，无毒。"

（3）《名医别录》："辛，微寒，无毒。"

（4）《脾胃论》："苦、甘，微寒，性涩。"

【中药归经】归肺、肾经。

（1）《本草纲目》："入肺。"

（2）《本草再新》："入肺、肾二经。"

（3）《神农本草经》："归肺、肝、胃经"。

【中药功效】收敛止血，消肿生肌。

【苗药作用】

（1）治肺痨吐血：白及 60g，百合 60g，红糖 30g。药先煎，后入红糖熬成胶状，每服 1 茶匙。（《湘西苗药汇编》）

（2）治胃痛：鸡蛋壳 15g，救必应 9g，白及 9g，石菖蒲 3g。共研细粉，每日服两次，饭后服。（《常用中草药手册》）。

（3）治外伤出血：鲜白及适量，捣烂外敷患处。（《中国苗族药物彩色图集》）

（4）治肺痨、咯血：白及 15g，研末，童便吞服，每日 3 次，每次 3g。久服有效。（《贵州民间方药集》）

【现代药理】

（1）抗癌：白及多糖腹腔注射，连续 15～27 日，对小鼠子宫颈癌（U_{14}）、大鼠瓦克癌（W_{256}）、小鼠艾氏腹水癌实体型、小鼠肝癌、肉瘤有抑制作用。

（2）保护胃黏膜：白及多糖具有增强胃黏膜屏障和防御功能、减少攻击因子对胃黏膜损伤及增强自由基清除能力的作用。

（3）抗菌：白及根中的联菲及双氢菲类化合物对枯草杆菌、金黄色葡萄球菌、白色念珠菌 ATTC1 057 及发癣菌 QM248 均有抑制作用。

（4）止血：白及多糖能明显缩短正常小鼠的出血时间（BT）和凝血时间（CT），具有促进止血、凝血作用。

【文献论述】

（1）《本草纲目》："白及，性涩而收，故能入肺止血，生肌治疮也。"

（2）《本草经疏》："白及，苦能泄热，辛能散结。痈疽皆由荣气不从，逆于肉里所生；败疽伤阴死肌，皆热壅血瘀所致，故悉主之也。胃中邪气者，即邪热也；贼风痹缓不收，皆血分有热，湿热伤阴之所生也，入血分以泄热，散结逐腐，则诸证靡不瘳矣。"

（3）《本草汇言》："白及，敛气，渗痰，止血，消痈之药也。此药质极黏腻，性极收涩，味苦气寒，善入肺经。凡肺叶破损，因热壅血瘀而成疾者，以此研末日服，能坚敛肺藏，封填破损，痈肿可消，溃败可托，死肌可去，脓血可洁，有托旧生新之妙用也。如肺气郁逆，有痰有火有血，迷聚于肺窍气管之中，此属统体一身气道之故，理直清肺之原，降气之逆，痰血清而火自退矣，若徒用此药，黏腻封塞，无益也。"

（4）《本草经百种录》："白及，气味冲淡和平，而体质滑润，又极黏腻，入于筋骨之中，能和柔滋养，与正气相调，则微邪自退也。"

（5）《本草求真》："白及，方书既载功能入肺止血，又载能治跌扑折骨，汤火灼伤，恶疮痈肿，败疽死肌，得非似收不收，似涩不涩，似止不止乎，不知书言功能止血者，是因性涩之谓也；书言能治痈疽损伤者，是因味辛能散之谓也。此药涩中有散，补中有破，故书又载去腐、逐瘀、生新。"

（6）《重庆堂随笔》："白及最黏，大能补肺，可为上损善后之药。如火热未清者不可早用，以其性涩，恐留邪也。唯味太苦，宜用甘味为佐，甘则能恋膈。又宜嚼化，使其徐徐润入喉下，则功效更敏。其法以白及生研细末，白蜜丸龙眼大，临卧嚼口中，或同生甘草为细末，甘梨汁为丸亦可。若痰多咳嗽久不愈者，加白前同研末，蜜丸嚼化。"

（7）《本草便读》："白及，必虚而有热者，乃为相宜耳。虽禀收敛之性，而仍具苦泄辛散之意，与白蔹相近，故每相须而用。"

（8）《本草正义》："白及，《本经》主痈肿恶疮败疽、伤阴死肌，《别录》除白癣疥虫，皆以痈疡外敷及掺药言之。味苦辛而气寒，故能消散血热之痈肿；性黏而多脂，则能疗败疽之死肌；苦辛之品，又能杀虫，则除白癣、疥虫，外疡消肿生肌之要药也。主胃中邪气者，则苦寒之品，能除胃热耳。唯贼风痹缓不收，其义未详，不敢强解。白及治肺痈，世每疑其腻滞而不敢用，然苦寒本清肺胃，又能补伤，苟非火焰极盛之时，而臭痰腥秽之气已渐退舍，即可用以兼补兼清，不致助痰留患，与二冬、玉竹等比也。"

【常治肿瘤】　常用于肝癌、肾癌、宫颈癌、食管癌等肿瘤。

【科学研究】

（1）白及多糖具有强大的永久性、中心性的血管栓塞作用，并且使侧支循环形成减少，形成时间晚，治疗间隔延长，使肿块明显坏死、缩小，甲胎蛋白浓度明显下降，能应用于肝癌的栓塞治疗。

（2）白及有一定程度的活血化瘀作用，可直接杀灭癌细胞，使异常表达的癌基因得到逆转、关闭或降低其表达水平；通过抑制转移癌基因、阻止瘤栓形成及着床等多个环节发挥抗癌转移、复发的作用。

（3）白及具有吸收、抗感染及抗肿瘤的作用，可减少肿瘤组织的坏死渗出等，能减少巨大肾错构瘤栓塞后肿瘤内坏死液化的概率。

（4）高剂量白及胶可显著降低宫颈细胞 IL-1β 和 TNF-α 的表达（$P<0.05$），下调其介导的炎症反应。

（5）白及硫酸钡与普通硫酸钡比较，能清楚显示病灶，尤其对小细胞性食管癌多发生的溃疡口部水肿显示更清楚，并能止血，对病变局部的黏膜改变显示更好。

【用法用量】内服：3~10g，煎汤。外用：适量，研末撒或调涂。

【使用注意】外感及内热壅盛者禁服。

参考文献

［1］张洁，张卫明，史劲松，等．白及葡甘聚糖在医药中的研究进展［J］．高分子通报，2010（9）：52-57.

［2］武桂娟，苏晓悦，夏学丽，等．白及多糖对大鼠应激性胃溃疡影响的实验观察［J］．中医药信息，2011，28（3）：43-45.

［3］韩广轩，孙义华，罗晓静．中药白及药理作用及临床应用进展［J］．药学实践杂志，2004，22（4）：215-217.

［4］武桂娟，刘泓雨，王红，等．白及多糖对正常小鼠出、凝血时间影响的实验研究［J］．黑龙江中医药，2011，40（3）：49-50.

［5］郑传胜，冯敢生，周汝明，等．中药白及的新用途［J］．中华肿瘤杂志，1996，18（4）：305-307.

［6］陈晓春，冯敢生，张润清，等．白及选择性肾动脉栓塞治疗肾错构瘤疗效观察［J］．临床泌尿外科杂志，2000，15（6）：253-254.

［7］张烨，李绮玲，韩霞．白及胶对宫颈糜烂大鼠免疫功能的影响［J］．中华中医药学刊，2011，29（2）：338-340.

［8］王会轩．白及硫酸钡食管造影在诊断原发性小细胞食管癌中的体会［C］∥杭州：第十二次全国中西医结合医学影像学术研讨会，2012.

59. 白花丹

【苗族药名】安那糯娃

【品种来源】为蓝雪属植物白花丹 *Plumbago zeylanica* L.，以根和叶入药。秋季采集，根晒干后入药，鲜叶仅供外用，别名白雪花、白皂药、山波苓、一见消、千里及。

【化学成分】根中含有白花丹素、3-氯白花丹素、3，3-双白花丹素、茅膏醌、毛鱼藤酮、异白花丹酮、白花丹酮、3，6'-双白花丹素、马替柿醌、2-甲基-5，8-二羟基萘醌、亚甲基-3，3'-双白花丹素、白花丹醌、异柿萘醇酮及1，2（3）-四氢-3，3'-双白花丹素和谷甾醇。地上部含3，6'-双白花丹素、羽扇豆醇、α-和β-香树脂醇、蒲公英甾醇及ψ-蒲公英甾醇。

【中药性味】味辛、苦、涩，性温。

（1）《生草药性备要》："味苦，性寒，无毒。"

（2）《广西药植图志》："味辛，气烈，性热，有大毒。"

（3）《岭南草药志》："性微温。根茎：味微涩微苦；叶：辣，有毒。"

【中药归经】归肝、脾经。

（1）《四川中药志》："入肝。"

（2）《生草药性备要》："归肝、脾二经。"

（3）《广西药植图志》："入肝、脾经。"

【中药功效】祛风散瘀，解毒杀虫。

【苗药作用】

（1）治风湿关节疼痛及腰腿痛：①白花丹根1.53g，水煎服或泡酒，每次5mL，日服2次。（《云南中草药》）②白花丹15g，水冬瓜20g，泡酒500mL，每日服2次，每次2mL。（《中国苗族药物彩色图集》）③白花丹根9~15g，水煎服（久煎34小时以上）。（《湖南药物志》）。

（2）治牙痛：鲜白花丹叶适量，揉烂嗅闻。（《中国苗族药物彩色图集》）

（3）治疮疖，毒蛇咬伤：鲜叶捣烂外敷，有灼热感即取下。（《红河中草药》）

（4）治跌打损伤：白花丹10g，大血藤15g，铁筷子15g，水煎服。

【现代药理】

（1）抗菌：白花丹醌对溶血性链球菌有较强抑菌作用，对金黄色葡萄球菌有一定抗菌作用，并有抗真菌作用。

（2）抗炎：高浓度的白花丹醌可抑制花生四烯酸（AA）的释放并完全抑制脂氧合酶（LO）活性，从而抑制致炎物质白三烯B_4和甘碳烯酸的产生，有强烈的抗炎作用。

（3）抗氧化：从白花丹根分离得到的白花丹素对小鼠肝、脑、心脏线粒体具抗氧化作用。

（4）保肝：白花丹水煎液能阻碍CCl_4与肝细胞膜脂质和大分子共价结合，减轻肝细胞膜结构和功能完整性的破坏，缓解炎症细胞浸润和肝细胞变性坏死。

（5）升高血糖：白花丹乙醇提取物可以升高血糖，对血液中己糖激酶和磷酸果糖激酶、丙酮酸激酶、乳酸脱氢酶等的活性均有抑制作用，并且能使糖原分解能力下降，减少糖原分解旁路，降低外周对糖的利用率，从而升高血糖。

【文献论述】

（1）《生草药性备要》："散瘀，清肿，祛风，治蛇咬、痢症，去眼膜、迎风下泪；擦癣疗癞，去毒俱妙。"

（2）《证类本草》："千里及味苦、平，小毒；主天下疫气，结黄、疟瘴、蛊毒。煮服之吐下，亦捣敷疮，虫、蛇、犬等咬处；藤生，道旁篱落间有之，叶细厚，宣、湖间有之。"

（3）《本草纲目》："千里及味苦、平，有小毒；主治天下疫气结黄、瘴疟蛊毒，煮汁服，取吐下；亦扔敷蛇犬咬；同甘草煮汁饮，退热明目，不入众药；同小青煎服，治赤痢痛。"

（4）《岭南草药志》："叶、根具青草臭，性微温。根茎味微涩、微苦；叶辣有毒。"

（5）《岭南草药志》："敷烂肉，祛风散瘀，消肿毒，解蛇毒，杀虫止痒。"

（6）《福建药物志》："祛风止痛，散瘀消肿。主治疟疾、风湿痹痛、脾肿大、颈淋巴结核、血瘀经闭、跌打损伤、牛皮癣、足跟深部脓肿、小儿胎毒。"

（7）《常用中草药手册》："祛风除湿，散瘀消肿。根：治风湿骨痛，陈旧性关节扭伤，心胃气痛。治跌打扭伤，蛇咬伤，恶疮：白花丹鲜叶三至四片，与他药配合捣烂外敷，一般敷十五至三十分钟除去，以免局部起疱。"

（8）《云南中草药》："治风湿关节疼痛，腰腿扭伤：白花丹根五分至一钱。水煎服或泡酒，每次 5mL，日服 2 次。"

【常治肿瘤】常用于肝癌、子宫癌、乳腺癌、前列腺癌、肺癌、骨肉瘤、膀胱癌、白血病等肿瘤。

【科学研究】

（1）白花丹醌能够抑制人肝癌 $HepG_2$ 细胞增殖，促进 $HepG_2$ 细胞凋亡，同时具有抑制 $HepG_2$ 细胞侵袭的能力。白花丹醌在体内外均具有抗肿瘤活性，可通过上调 $Bax/Bcl-2$ 比值和下调 CyclinD1 转录水平来抑制肝癌细胞 $HepG_2$、$SMMC_{7721}$ 的增殖，通过上调 p21 及下调 MMP-2/MMP-9 的表达水平抑制人肝癌 $SK-Hep_1$ 细胞增殖和侵袭，通过升高机体细胞因子如白介素-2（IL-2）、肿瘤坏死因子-α（TNF-α）的水平发挥抗肿瘤作用。

（2）白花丹能明显抑制子宫癌细胞 ME_{180} 增殖，并能诱导其凋亡。

（3）白花丹醌可通过线粒体介导的途径诱导细胞凋亡的 HER_2 过表达乳腺癌细胞，通过抑制 PI-5 激酶介导的活性氧生成对人乳腺癌细胞 MCF_7 的产生强效的细胞毒作用。

（4）白花丹醌能通过抑制 RelA（p65）表达，来诱导前列腺癌细胞 PC_3 的凋亡。

（5）白花丹能诱导人高转移大细胞肺癌细胞株 L_{9981} 的细胞凋亡，并通过抑制的 PI3K/Akt/mTOR 信号通路诱导人非小细胞肺癌细胞细胞凋亡和自噬性细胞死亡。

（6）白花丹醌能通过细胞凋亡途径抑制骨肉瘤细胞系 U2OS 细胞的生长。

（7）白花丹能通过抑制 NF-KB、Twsit 和 MMP-9mRNA 和蛋白的表达水平来抑制膀胱癌 T_{24} 细胞迁移和侵袭能力。

（8）白花丹醌能够抑制急性早幼粒细胞白血病（APL）细胞系 NB_4 的增殖、并诱导细胞凋亡及阻滞细胞周期进程。

【用法用量】内服：15~25g，煎汤（须久煎）。外用：煎后水洗，捣敷或涂擦。

【使用注意】孕妇禁服。

参考文献

［1］张秀兰，王祝彬，傅玲，等.白花丹及其制剂临床应用观察［J］.中华护理杂志，1997（2）：99-100.

［2］赵霞.不同剂量白花丹醌对猪多形核白细胞中花生四烯酸的代谢产生相反作用［J］.中草药，1996，27（5）：315.

［3］Tilak JC, Devasagayam, TPA, Banerjee M. Differential antioxidant effects of plumbagin in rat tissues

[J]. BARC News letter, 2002, 225：117-129.

[4] Zhao TJ, Zhong ZG, Fang Z, et al. Experimental study onextract of Plumbago zeylanica on mice hepatic injury in-duced by CCl₄ [J]. J Guangxi Coll Tradit Chin Med（广西中医学院学报），2004，7（4）：43-45.

[5] Olagunju JA, Jobi AA, Oyedapo OO. An investigation into the biochemical basis of the observed hyper-glycaemia in rats treated with ethanol root extract of Plumbago zeylanica [J]. Phytotherapy Research, 1999, 13（4）：346-348.

[6] 谢金玲，赵川，李俊萱，等. 白花丹醌对人肝癌细胞 HepG₂ 侵袭和凋亡的影响 [J]. 中国药理学通报，2016，32（5）：687-691.

[7] Lee JH, Yeon JH, Kim H, et al. The natural anticancer agent plumbagin induces potent cytotoxicity in MCF₇ human breast cancer cells by inhibiting a PI-5 kinase for ROS generation [J]. PLos One, 2012, 7（9）：e45023.

[8] 刘庆. 白花丹素联合多西他赛对前列腺癌细胞的增殖抑制及其机制研究 [D]. 武汉：华中科技大学，2011.

[9] Li YC, He SM, He ZX, et al. Plumbagin induces apoptotic and autophagic cell death through inhibition of the PI3K/Akt/mTOR pathway in human non-small cell lung cancer cells [J]. Cancer Letters, 2013, Ahead of Print.

[10] 田林强，陈安民，尹德龙，等. 白花丹素对骨肉瘤细胞系 U2OS 的作用及其机制 [J]. 肿瘤防治研究，2012，39（11）：1285-1288.

[11] 何远桥. 白花丹素对膀胱癌细胞增殖、迁移、侵袭能力的影响及其作用机制 [D]. 武汉：华中科技大学，2010.

[12] 赵艳丽，陆道培. 白花丹醌对人急性早幼粒细胞白血病细胞的体外效应 [J]. 中国实验血液学杂志，2006，14（2）：208-211.

60. 白花前胡

【苗族药名】锐阿闷

【品种来源】本品为伞形科植物白花前胡 *Peucedanum praeruptorum* Dunn. 或紫花前胡 *Peucedanum decursivum*（Miq.）Maxim. 的干燥根。冬季至次春茎叶枯萎或未抽花茎时采挖，除去须根，洗净，晒干或低温干燥。别名前胡、鸡脚前胡、官前胡、山独活。

【化学成分】

（1）白花前胡根含香豆精类化合物：外消旋白花前胡素 A、北美芹素，白花前胡香豆精Ⅰ、Ⅱ、Ⅲ，前胡香豆精 A、补骨脂素、5-甲氧基补骨脂素、8-甲氧基补骨脂素、左旋白花前胡醇。

（2）香豆精糖苷类化合物：紫花前胡苷、印度楝梓苷、茵芋苷、靶香呋喃香豆醇葡萄糖苷、异芸香呋喃香豆醇葡萄糖苷、东莨菪苷，白花前胡苷Ⅰ、Ⅱ、Ⅲ、Ⅳ及Ⅴ，紫花前胡种苷Ⅳ、芰芰芹菜糖基茵芋苷。

（3）其他：D-甘露醇、β-谷甾醇、半乳糖醇、胡萝卜甘及紫花前胡皂苷Ⅴ。

【中药性味】味苦、辛，性凉。

（1）《雷公炮炙论》："味甘、微苦。"

（2）《名医别录》："味苦，微寒，无毒。"

（3）《药性论》："味甘辛。"

（4）《滇南本草》："性寒，味苦辛。"

（5）《本草纲目》："味甘辛，气微平。"

【中药归经】归肺、脾经。

（1）《本草纲目》："手足太阴、阳明。"

（2）《雷公炮制药性解》："入肺、肝、脾、膀胱四经。"

（3）《本草经疏》："入手太阴、少阳。"

【中药功效】宣散风热，下气消痰。

【苗药作用】

（1）治感冒头痛：鲜白花前胡 30g，鲜水杨梅 50g，煎水服。（《苗族医药学》）

（2）治感冒头痛咳嗽：白花前胡 15g，土升麻 9g，紫苏 15g，桔梗 15g，桔皮 15g，生姜 3 片，水煎服，每日 3 次。（《常用民间草药手册》）

（3）治感冒头痛咳嗽：白花前胡 15g，土升麻 9g，紫苏 15g，桔梗 15g，桔皮 15g，生姜 3 片，水煎服，每日 3 次。（《常用民间草药手册》）

（4）治妇女干瘦病：白花前胡 30g，蒸仔鸡吃。

【现代药理】

（1）降压：前胡的香豆素类化学成分能通过阻滞钙内流、抑制血小板聚集、促钾通道开放、调节心肌细胞动作电位等来降低肺动脉高压。

（2）抗心脑缺血：白花前胡及其有效成分 PdIa 可显著提高大鼠急性心肌缺血再灌注时血清中超氧化物歧化酶（SOD）的活性，减少脂质过氧化物分解产物丙二醛（MDA）的生成，从而增强内源性氧自由基的清除功能。

（3）去痰：白花前胡丙素能增强小鼠气管排泌酚红，表明其具有祛痰作用。

（4）抗肿瘤：白花前胡中的榄香烯具有明确的抗肿瘤作用和镇痛作用。

（5）抗心衰：白花前胡提取液含药血清能够有效缩小 ET1 促发的体外培养肥大心肌细胞表面积，降低肥大心肌细胞搏动频率，抑制肥大心肌细胞凋亡及改善 Bcl-2/Bax 蛋白表达的失衡状态，并抑制肥大心肌细胞蛋白质含量和 ANP 的表达。

（6）平喘：白花前胡石油醚提取物能够抑制乙酰胆碱及 KCl 引起的家兔气管平滑肌收缩，其中 Pd Ia 对家兔离体气管平滑肌的松弛作用与钙拮抗剂维拉帕米相似。

【文献论述】

（1）《本草纲目》："前胡，乃手足太阴、阳明之药，与柴胡纯阳上升，入少阳、厥阴者不同也。其功长于下气，故能治痰热喘嗽、痞膈呕逆诸疾。气下则火降，痰亦降矣，所以有推陈致新之绩，为痰气要药。陶弘景言其与柴胡同功，非矣，治证虽同，而所入所主则异。"

（2）《本草汇言》："前胡，散风寒、净表邪、温肺气、消痰嗽之药也。如伤风之证，咳嗽痰喘，声重气盛，此邪在肺经也；伤寒之证，头痛恶寒，发热骨疼，此邪在膀胱经也；胸胁痞满，气结不舒，此邪在中膈之分也。又妊娠发热，饮食不甘，小儿发热，疮疹未形，大人痰热，逆气隔拒，此邪气壅闭在腠理之间也，用前胡俱能治之。"

（3）《本草通玄》："前胡，肺、肝药也。散风驱热，消痰下气，开胃化食，止呕定喘，除嗽安胎，止小儿夜啼。柴胡、前胡，均为风药，但柴胡主升，前胡主降，为不同耳。种种功力，皆是搜风下气之效，肝胆经风痰为患者，舍此莫能疗。"

【常治肿瘤】常用于肺癌、神经胶质瘤、腹水瘤、肝癌等肿瘤。

【科学研究】

（1）白花前胡中的榄香烯对小鼠的 Lew is 肺癌皮下移植瘤有明显的抑制作用，其抑瘤率在 30% 以上。

（2）采用腹腔注射榄香烯制剂治疗脑内接种神经胶质瘤小鼠，结果表明，榄香烯制剂具有明确的抗肿瘤作用和镇痛作用。

（3）榄香烯不仅能有效抑制小鼠肿瘤的生长，同时能增强小鼠 NK 细胞、腹腔巨噬细胞对移植性肿瘤的杀伤作用。

【用法用量】内服：5~10g，煎汤，或入丸散。

【使用注意】《本草经集注》："半夏为之使，恶皂荚，畏藜芦。"

参考文献

[1] 饶曼人，孙兰，张晓文 . 前胡香豆素组分对心脏肥厚大鼠心脏血流动力学、心肌顺应性及胶原含量的影响 [J]. 中国药理学与毒理学杂志，2002，16（4）：265-269.

[2] 姜明燕，徐亚杰，沈君 . 白花前胡及前胡甲素对大鼠急性心肌缺血/再灌注损伤时血清中 SOD、MDA 的影响 [J]. 中国药学杂志，2002，37（8）：624-625.

[3] 刘元，李星宇，宋志钊，等 . 白花前胡丙素和紫花前胡苷祛痰作用研究 [J]. 时珍国医国药，2009，20（5）：1049.

[4] 毛连根，耿宝琴，雍定国，等 . 榄香烯对小鼠脑内接种 G_{422} 模型的治疗及镇痛作用的研究 [J]. 实用肿瘤杂志，2001，16（4）：246-247.

[5] 魏敏杰，章新华 . 前胡对兔离体肺动脉的作用 [J]. 中草药，1994（3）：137-139.

[6] 涂乾，涂欣 . 白花前胡提取液含药血清抗 ET-1 诱发体外培养心肌细胞改变及 ANP 表达作用的研究 [J]. 浙江中医杂志，2006，41（4）：230-232.

[7] 方仁杏，汪波，等 . 榄香烯对实验动物的抑瘤作用及机理研究 [J]. 中医药学刊，2005，23（6）：1102-1103.

[8] 左云飞，魏巍，等 . 榄香烯对肝癌腹水瘤细胞系 HcaF25/cI16A3 抗肿瘤作用机理研究 [J]. 中药药理与临床，1996，12（6）：79.

61. 白花蛇舌草

【苗族药名】窝冲岗

【品种来源】本品为茜草科耳草属植物白花蛇舌草 Hedyotis diffusa Willd. [Oldenlandia diffusa（Willd.）Roxb.] 的全草。夏秋采集，洗净，鲜用或晒干。别名蛇舌草、蛇舌癀、蛇针草、蛇总管、二叶葎、白花十字草、尖刀草、甲猛草、龙舌草、蛇脷草、鹤舌草。

【化学成分】全草含车叶草苷、车叶草苷酸、去乙酸基车叶草苷酸、都桷子苷酸、鸡屎藤次苷、鸡屎藤次苷甲酯、6-O-对-羟基桂皮酰鸡屎藤次苷甲酯、6-O-对-甲氧基桂皮酰鸡屎藤次苷甲酯、6-O-阿魏酰鸡屎藤次苷甲酯、2-甲基-3-羟基蒽醌、2-甲基-3-甲氧基蒽醌、2-甲基-3-羟基-4-甲氧基蒽醌等，以及熊果酸、β-谷甾醇、三十一烷、豆甾醇、齐墩果酸、β-谷甾醇-β-葡萄糖苷、对-香豆酸等。

【中药性味】味苦、甘，性寒。

（1）《西中药志》："味苦、甘，性温，无毒。"

（2）《闽南民间草药》："苦，平，无毒。"

（3）《泉州本草》："甘、微酸，性寒。"

（4）《广东中药》："辛、涩、寒，无毒。"

【中药归经】归胃、大肠、小肠经。

（1）《广西中药志》："入胃经。"

（2）《闽南民间草药》："归胃、肠经。"

（3）《泉州本草》："入胃、小肠、大肠经。"

【中药功效】清热散瘀，消痈解毒。

【苗药作用】

（1）治肺痈、肺炎：白花蛇舌草、芦根、鱼腥草各30g，水煎服。（《湖北中草药志》）

（2）治泌尿系统感染：白花蛇舌草30g，鸭跖草30g，鱼鳅串30g，车前草30g，水煎服。（《贵州中药资源》）

（3）治毒蛇咬伤：白花蛇舌草12g，半枝莲12g，半边莲12g，独脚莲12g，青木香12g，水煎服。

【现代药理】

（1）抗氧化：白花蛇舌草可明显提高消炎痛所致胃溃疡大鼠血清和胃组织超氧化物歧化酶（SOD）活力，降低丙二醛（MDA）含量。

（2）抗衰老：白花蛇舌草多糖能提高超氧化物歧化酶活力和对负氧自由基的清除作用，以及抗脂质过氧化作用，从而抵抗衰老而延长寿命。

（3）神经保护：白花蛇舌草分离出的5个黄酮醇苷类化合物与4个环烯醚萜苷类化合物，均可减弱谷氨酸盐诱导的神经毒性，具有神经保护活性。

（4）免疫调节：白花蛇舌草提取物能增强小鼠和人杀伤细胞对肿瘤细胞的特异性杀伤活性，增强B细胞抗体的产生及单核细胞的细胞因子产生，并增强单核细胞对肿瘤细胞的吞噬功能。

【文献论述】

（1）《潮州志·物产志》："茎叶榨汁饮服，治盲肠炎，又可治一切肠病。"

（2）《广西中药志》："治小儿疳积，毒蛇咬伤，癌肿。外治白泡疮、蛇癞疮。"

（3）《闽南民间草药》："清热解毒，消炎止痛。"

（4）《泉州本草》："清热散瘀，消痈解毒。治痈疽疮疡，瘰疬。又能清肺火，泻肺热。治肺热喘促、嗽逆胸闷。"

（5）《广西中草药》："清热解毒，活血利尿。治扁桃体炎，咽喉炎，阑尾炎，肝炎，痢疾，尿路感染，小儿疳积。"

【常治肿瘤】常用于肝癌、结肠癌、子宫内膜癌、乳腺癌等肿瘤。

【科学研究】

（1）白花蛇舌草总黄酮通过调控各个靶基因，具有抗肝癌多向性、多靶点的作用特点。

（2）一定剂量白花蛇舌草具有诱导U_{14}宫颈癌细胞凋亡和抑制肿瘤细胞端粒酶活性的作用。

（3）白花蛇舌草可以抑制结肠癌细胞$COLO_{205}$生长，并通过阻滞细胞周期，抑制结肠癌细胞HT_{29}增殖。

（4）白花蛇舌草黄酮可抑制NF-κBp65蛋白分子及其信号转导通路降低IL-10表达，逆转TAMs活化、转化过程，从而发挥抗子宫内膜癌Ishikawa细胞的作用。

（5）白花蛇舌草中分离得到的萜类化合物，不但能抑制乳腺癌细胞的生长，并能够引起p53表达的上调，且能够降低乳腺癌MCF_7细胞株对他莫昔芬的耐药性。

（6）白花蛇舌草能通过改变细胞周期分布和诱导细胞凋亡，下调端粒酶活性，从而达到抗肿瘤作用。

【用法用量】内服：10~30g，煎汤。外用：捣敷。

【使用注意】孕妇慎服。

参考文献

［1］于新，杜志强，陈悦娇，等. 白花蛇舌草提取物抗氧化作用的研究［J］. 食品与酵工业，2001，28（3）：10.

［2］王转子，支德娟，关红梅. 半枝莲多糖和白花蛇舌草多糖抗衰老作用的研究［J］. 中兽医医药杂志，1999（4）：57.

［3］Kim Y，Park EJ，Kim J，et al. Neuroprotective constituents from Hedyotis diffusa［J］. J Nat Prod，2001，64（1）：75-78.

［4］单保恩，张金艳，杜肖娜，等. 白花蛇舌草的免疫学调节活性和抗肿瘤活性［J］. 中国中西医结合杂志，2001，21（5）：370-374.

［5］张硕，宋衍芹，周三，等. 白花蛇舌草总黄酮抑制人肝癌细胞的靶基因调控［J］. 世界华人消化杂志，2007，15（10）：1060-1066.

［6］高超，刘颖，蔡晓敏，等. 白花蛇舌草对U_{14}宫颈癌抗肿瘤作用的实验研究［J］. 实用癌症杂志，2007，22（6）：557-559.

［7］Lin M，Lin J，Wei L，et al. Hedyotis diffusa Willd extract inhibits HT_{29} cell proliferation via cell cycle arrest［J］. Exp Ther Med，2012，4（2）：307-310.

［8］Antonio S，Paola L，Alessandra M，et al. Macrophage polarization in tumour progression［J］. Semin Cancer Biol，2008，18：349-355.

［9］ 侯桂兰，芦柏震，王春雷. 白花蛇舌草的化学成分、药理作用及临床运用［J］. 海峡药学，2010，22（3）：78.

［10］ 高超，刘颖，蔡晓敏，等. 白花蛇舌草对宫颈癌 Hela 细胞周期、凋亡及端粒酶活性的影响［J］. 徐州医学院学报，2010，30（7）：466-468.

62. 生姜

【苗族药名】 山

【品种来源】 本品为姜科植物姜 *Zingiber officinale* Rosc. 的新鲜根茎。秋、冬二季采挖，除去须根及泥沙。别名白根、地螺丝、白鸡儿、白鸡娃、连及草、羊角七。

【化学成分】 生姜含挥发性成分：α-姜烯（α-zingiberene）、β-檀香萜醇（β-santalol）、β-水芹烯（β-phellandrene）、β-甜没药烯（β-bisabolene）、α-姜黄烯（α-curcumene）、姜醇（zingiberol）、紫苏醛（perillaldehyde）、橙花醛（neral）、牻牛儿醛（geranial）、2-蒈醇（2-caraneol）、3-蒈醇、樟烯（camphene）、β-罗勒烯（β-ocimene）、α-香柑油烯（α-bergamotene）等。

【中药性味】 味辛，性温。

（1）《名医别录》："味辛，微温。"

（2）《千金要方·食治》："无毒。"

（3）《医学启源》："性温，味甘辛。"

（4）《医林纂要》："煨姜，辛苦，大热。"

（5）《本草再新》："煨姜，味辛，性温平，无毒。"

【中药归经】 归肺、胃、脾经。

（1）《雷公炮制药性解》："入肺、心、脾、胃四经。"

（2）《本草汇言》："入脾、肺、肠、胃诸经。"

（3）《本草经解》："入胆、肝、肺经。"

【中药功效】 发表散寒，止呕开痰。

【苗药作用】

（1）治感冒风寒：生姜 10g，葱 3 棵，煎水，加红糖服。（《苗族医药学》）

（2）治恶心呕吐：生姜、鲜紫苏叶各 5g，水煎代茶饮。（《中国苗族药物彩色图集》）

（3）治胃寒腹痛：生姜、葱切碎，加盐加热熨腹部。（《贵州中药资源》）

（4）治慢性支气管炎：杜鹃花根 25g，淫羊藿 10g，生姜 3 片，枇杷花 15g，花椒 15g，蜂蜜 50g，水煎服，日服 3 次。（《贵州中药资源》）

【现代药理】

（1）抗菌：生姜挥发油的单萜醛类中，紫苏醛、橙花醛和香味醛具有很强的抗真菌活性，10%生姜对空气中落下的杂菌也有一定程度的抗菌作用。

（2）促消化：姜黄素能显著提高小鼠小肠消化酶活性，尤其对多糖和低聚糖的裂解酶活性具有明显的增强作用，从而促进消化功能。另外，生姜对胃黏膜的刺激和化学性损伤均有保护作用。

（3）改善血液循环：生姜醇提取物能明显抑制由二磷酸腺苷诱导的血小板聚集，延缓血液凝固。

（4）降血糖：生姜汁能通过阻断 5-HT 受体，升高血清胰岛素水平，并降低血清胆固醇、TG 和血压，起到抗糖尿病作用。

【文献论述】

（1）《药性类明》："生姜去湿，只是温中益脾胃，脾胃之气温和健运，则湿气自去矣。其消痰者，取其味辛辣，有开豁冲散之功也。"

（2）《医学入门》："姜，产后必用者，以其能破血逐瘀也。今人但知为胃药，而不知其能通心肺也。心气通，则一身之气正而邪气不能容，故曰去秽恶，通神明。丹溪云：留皮则冷，去皮则热。非皮之性本冷也，盖留皮则行表而热去，去皮则守中热存耳。"

（3）《本草纲目》："生用发散，熟用和中，解食野禽中毒成喉痹；浸汁点赤眼；捣汁和黄明胶熬，贴风湿痛。姜，辛而不荤，去邪辟恶，生啖，熟食，醋、酱、糟、盐、蜜煎调和，无不宜之，可蔬可茹，可果可药，其利溥矣。凡早行、山行宜含一块，不犯雾露清湿之气及山岚不正之邪。按方广《心法附余》云：凡中风、中暑、中气、中毒、中恶、干霍乱、一切卒暴之病，用姜汁与童便服，立可解散，盖姜能开痰下气，童便降火也。"

（4）《本草经疏》："生姜所禀，与干姜性气无殊，第消痰、止呕、出汗、散风、祛寒、止泄、疏肝、导滞，则功优于干姜。"

（5）《药品化义》："生姜辛窜，药用善豁痰利窍，止寒呕，去秽气，通神明。助葱白头大散表邪，一切风寒湿热之症；合黑枣、柴、甘，所谓辛甘发散为阳，治寒热往来及表虚发热；佐灯心，通窍利肺气，宁咳嗽；入补脾药，开胃补脾，止泄泻。"

（6）《本草新编》："姜通神明，古志之矣，然徒用一二片，欲遽通明，亦必不得之数。或用人参，或用白术，或用石菖蒲，或用丹砂，彼此相剂，而后神明可通，邪气可辟也。"

（7）《本草从新》："姜汁，开痰，治噎膈反胃，救暴卒，疗狐臭，搽冻耳。煨姜，和中止呕。用生姜惧其散，用干姜惧其燥，唯此略不燥散。凡和中止呕，及与大枣并用，取其和脾胃之津液而和营卫，最为平妥。"

（8）《本草经读》："仲景桂枝汤等，生姜与大枣同用者，取其辛以和肺卫，得枣之甘以养心营，合之能兼调营卫也。真武汤、茯苓桂枝汤用之者，以辛能利肺气，气行则水利汗止，肺为水之上源也。"

【常治肿瘤】 常用于结肠癌、皮肤癌、乳腺癌、肺癌、肝癌、胃癌等肿瘤。

【科学研究】

（1）6-姜烯酚透过下调细胞周期蛋白 cyclin B、cdc25C、cdk1 和纺锤体装配蛋白 cdc20、mad2 和 survivin 的表达，造成 G2/M 期周期阻滞的不可逆转，促使结肠癌细胞死亡。

（2）姜酚对皮肤癌、乳腺癌细胞株均有细胞毒性，能削弱肿瘤细胞的增殖。

（3）6-姜烯酚可以通过抑制 AKT/mTOR 信号的方式，诱使非小肺癌细胞 A_{549} 完成自我吞噬，最后导致癌肿瘤细胞死亡。

（4）生姜块根中分离出的多酚含量较高的内生菌发酵液对 $Smmc_{7721}$ 人肝癌细胞的生长有明显抑制作用。

（5）姜辣素（6-ngero1）、姜烯（Zingiberene）和姜的丙酮粗提物，能够显著抑制乙醇、盐酸造成的胃损害。6-姜烯酚对幽门螺杆菌 CagA+ 具有抑制作用，可以预防胃癌形成。

【用法用量】内服：3~10g，煎汤，或捣汁冲。外用：捣敷，或炒热熨，或绞汁调搽。

【使用注意】阴虚内热及实热证禁服。

参考文献

［1］ Platel K，Srinivasan K. Influence of dietary spices on their active Principles on digestive enzymes of small intestinal mucosa in rats［J］. International Journal of Food Sciences and Nutrition，1996，47（1）：55.

［2］ 陈昆南，杨书麟. 生姜醇提物抗凝血作用的进一步探讨［J］. 中药药理与临床，1997，13（5）：30-31.

［3］ Akhani SP，Vishwakarma SL，Goyal RK. Anti-diabetic activity of Zingiber of ficinale in strept ozotocin-induced type diabetic rats［J］. J Pharm Pharmacol，2004，56（1）：101-105.

［4］ Gan FF，Nag le AA，Ang X，et al. Shogaols at proapoptotic concentrations induce G2/M arrest and aberrant mitotic cell death associated with tubulin aggregation［J］. Apoptosis，2011，16（8）：856-867.

［5］ Wei QY，Ma JP，Cai YJ，et al. Cytotoxic and apoptotic activities of diaryl heptanoids and gingerol-related compounds from the rhizome of Chinese ginger［J］. J Ethnopharmacol，2005，102（2）：177-184.

［6］ Hung JY，Hsu YL，Li CT，et al. 6-Shogoal，an active constituent of dietary ginger，induces autophagy by inhibiting the AKT/mTOR pathway in human non-small cell lung cancer A_{549} cells［J］. J Agric Food Chem，2009，57（20）：9809-9816.

［7］ 徐霖，罗华，杨印. 生姜内生菌抑癌活性菌株筛选［J］. 河南农业大学学报，2013，47（4）：457-460.

［8］ Mahady GB，Pendland SL，Yun GS，et al. Ginger（Zingiber officinale Roscoe）and the gingerols inhibit the growth of Cag A+ strains of Helicobacter pylori［J］. Anti cancer Res，2003，23（5A）：3699-3702.

63. 仙人掌

【苗族药名】豆嘎脑牛

【品种来源】为仙人掌科仙人掌属植物仙人掌 Opuntia dillenii（Ker-Gawl.）Haw.，以全株入药。四季可采。鲜用或切片晒干。别名仙巴掌、霸王树、火焰、火掌、玉芙蓉。

【化学成分】全草分离提取得无羁萜酮（friedelin）、无羁萜-3α-醇（friedelan-

3α-ol）、蒲公英赛酮（taraxerone）和蒲公英赛醇（taraxerol）。

【中药性味】味苦，性凉。

（1）《本草求原》："寒。"

（2）《岭南采药录》："味苦涩，性寒，无毒。"

（3）《陆川本草》："性凉，味酸。"

【中药归经】归心、肺、胃经。

《闽东本草》："入心、肺、胃三经。"

【中药功效】行气活血，清热解毒。

【苗药作用】

（1）治痞块：①仙人掌150g，去外面刺针，切细，炖瘦肉200g服食。（《中国苗族药物彩色图集》）②仙人掌15~30g，捣绒，蒸甜酒吃；再用仙人掌适量，加甜酒炒热，包患处。（《贵州草药》）

（2）治胃痛：①仙人掌研末，每次3g，开水吞服；或用仙人掌30g，切细，与牛肉60g炒吃。（《贵州草药》）②仙人掌、五香血藤各等量，每次5g，开水吞服。（《中国苗族药物彩色图集》）

（3）治乳痈：仙人掌适量，捣绒敷患处。（《贵州草药》）

（4）治腮腺炎：仙人掌鲜品去刺，捣烂外敷。（《中国苗族药物彩色图集》）

【现代药理】

（1）抗菌：仙人掌提取物经细菌培养，对葡萄球菌、枯草杆菌均有抑制作用。

（2）降血糖：仙人掌水提取物腹腔注射，对正常小鼠和四氧嘧啶高血糖小鼠皆有明显降血糖作用，且其降血糖作用强度与给药剂量有关。

（3）抗氧化：仙人掌水煎液体外能明显抑制CCl_4所致小鼠和大鼠肝匀浆中丙二醛（MDA）的生成，灌胃也能明显降低CCl_4所致小鼠肝组织中MDA的含量。

（4）抗胃溃疡：仙人掌提取物对利血平造成的胃溃疡小鼠具有抑制胃酸分泌、降低胃液酸度、减少胃蛋白酶活性的作用，同时又具有保持PGE_2的分泌平衡、促进溃疡面愈合的作用。

【文献论述】

（1）《本草求原》："消诸痞初起，洗痔。"

（2）《分类草药性》："专治气痛，消肿毒、恶疮。"

（3）《贵州民间方药集》："为健胃滋养强壮剂，又可补脾、镇咳、安神。治心胃气痛、蛇伤、浮肿。"

（4）《民间常用草药汇编》："为解热镇静剂。治喉痛，疗疔毒及烫伤，又治精神失常。外用治小儿急惊风。"

（5）《陆川本草》："消炎解毒，排脓生肌。主治疮痈疖肿，咳嗽。"

（6）《中国药植图鉴》："外皮捣烂可敷火伤、急性乳腺炎，并治足胝。煎水服，可治痢疾。"

（7）《湖南药物志》："消肿止痛，行气活血，祛湿退热，生肌。"

（8）《闽东本草》："能去瘀，解肠毒，健胃，止痛，滋补，舒筋活络，疗伤止血。治肠风痔漏下血，肺痈，胃痛，跌打损伤。"

（9）《广西中草药》："止泻。治肠炎腹泻。"

【常治肿瘤】常用于卵巢癌、胃癌、大肠癌、肺癌、宫颈癌、白血病、乳腺癌等肿瘤。

【科学研究】

（1）仙人掌果提取液对人卵巢癌细胞生长具有很好的抑制作用，可升高 G1、G2，降低 S，促进细胞凋亡作用。

（2）仙人掌多糖具有显著的体外抗人胃腺癌 SGC_{7901}、大肠癌 Lovo 细胞生长的作用。

（3）仙人掌多糖、食用仙人掌多糖、仙人球多糖，对人癌细胞［肺腺癌（Anip）细胞、宫颈癌（Hela）细胞、白血病（K_{562}）细胞］增殖具有明显的抑制作用，且随药物浓度增加，抑制率逐渐增大。其中药用仙人掌多糖对 Anip 细胞生长的抑制作用最强，仙人球多糖对人 Hela 细胞生长的抑制作用最强，食用仙人掌多糖对人 K_{562} 细胞生长的抑制作用最强。

（4）仙人掌多糖能诱导人乳腺癌 MCF_7 细胞的凋亡和坏死，且具有时间依赖性。

【用法用量】内服：10~30g，煎汤，或焙干研末。外用：适量，鲜品捣敷。

【使用注意】虚寒者忌用。

参考文献

［1］蒋建勤，李佩珍，肖文东，等. 仙人掌提取物降血糖作用研究［J］. 基层中药杂志，1996，10（1）：40.

［2］陈淑冰，孟华民. 仙人掌抗脂质过氧化作用的研究［J］. 中药药理与临床，1997，13（3）：36-37.

［3］李萍，李延. 仙人掌提取物对胃黏膜保护作用的实验研究［J］. 广西中医学院学报，2002，5（4）：3-4.

［4］Ve ronesi U，De Palo G，Mar ubini E，et al. Randomized trial of fenretinide to prevent second breast malignancy in women with early breast cancer［J］. J Natl Cancer Inst，1999，91（21）：1847-1856.

［5］汲晨锋，邹翔，高世勇，等. MTT 法测定 3 种仙人掌多糖对人癌细胞的作用［J］. 哈尔滨商业大学学报（自然科学版），2004，20（4）：383-386.

［6］刁波，唐瑛，王晓琨，等. 中药多糖研究新进展［J］. 中国医药导报，2008，5（3）：21-22.

［7］Zou DM，Brewer M，Garcia F，et al. Cactus Pear：a Natural Product in Cancer Chemoprevention. Nutr［J］，2005，4（1）：25.

［8］Zhao QS，Sun HD，Chen YF，et al. Cytotoxic isoprenylated xanthones from Cudrania tricuspidata［J］. Bioorganic and Med Chem，2004，12（8）：1947-1953.

64. 仙鹤草

【苗族药名】锐巴

【品种来源】本品为蔷薇科植物龙牙草 *Agrimonia pilosa* Ledeb. 的干燥地上部分。夏、秋二季茎叶茂盛时采割，除去杂质，干燥。别名龙芽草、脱力草、狼牙草、金顶龙牙、黄龙尾、毛脚茵。

【化学成分】全草含仙鹤草素、仙鹤草内酯、鞣质（为焦性儿茶酚鞣质、没食子鞣质等）、甾醇、有机酸、酚性成分、皂苷等。根含鞣质8.9%，茎含鞣质6.5%，叶含鞣质16.4%。茎、叶还含木犀草素-7-β-葡萄糖苷和芹菜素-7-β-葡萄糖苷。

【中药性味】味苦、辛，性平。

(1)《履巉岩本草》："味辛涩，温，无毒。"

(2)《滇南本草》："性微温，味苦涩。"

(3)《生草药性备要》："味甜，性平。"

【中药归经】归肺、肝、脾经。

【中药功效】收敛止血，止痢杀虫。

【苗药作用】

(1) 治咯血，吐血：①仙鹤草15g，茅草根50g，地骨皮10g，水煎服。（《中国苗族药物彩色图集》）②仙鹤草50g，仙桃草15g，委陵菜根25g，煎水内服。（《贵州中药资源》）

(2) 治腹泻：①仙鹤草15g，水煎服。（《中国苗族药物彩色图集》）②仙鹤草30g，苦参10g，海金沙10g，红糖5g，煎水内服。（《贵州中药资源》）

(3) 治疟疾，每日发作，胸腹饱胀：仙鹤草9g，研成细末，于疟发前烧酒吞服，连用3剂。（《贵州民间方药集》）

(4) 治小儿食积：仙鹤草15~20g（去根及茎上的粗皮），猪肝120g，同煮至肝熟，去渣，饮汤食肝。（《湘西苗药汇编》）

(5) 治外伤出血：鲜仙鹤草适量，捣烂外敷。（《中国苗族药物彩色图集》）

【现代药理】

(1) 降血糖：仙鹤草对胰岛B细胞有一定保护作用，能促进胰岛B细胞分泌胰岛素，改善胰岛素分泌缺陷，促进胰岛素释放，增加组织对糖的转化和利用，产生类似胰岛素的降血糖作用。

(2) 抗炎镇痛：仙鹤草乙醇提取物和水提取物均具有明显的镇痛抗炎作用。两者均可减少乙酸致小鼠扭体次数，延长小鼠舔足时间，减轻二甲苯致小鼠耳廓肿胀程度，减小角叉菜胶致足跖肿胀程度。

(3) 抗氧化：仙鹤草醇提取物能增加疲劳大鼠力竭运动时间，降低心肌MDA含量，提高SOD、GSH-Px、T-AOC活性，从而提高其抗氧化能力，降低脂质过氧化反应，缓解心肌氧化应激损伤。

(4) 抗疟：仙鹤草具有一定的非特异性免疫抗疟作用，与龙胆草配伍可以提高感染疟原虫小鼠的免疫功能，显著提高小鼠腹腔巨噬细胞及单核-吞噬细胞系统的吞噬活力。

(5) 增强免疫力：仙鹤草对荷瘤机体非特异性免疫，尤其是对肿瘤的免疫监视可能有增强作用，通过增强 NK 细胞释放细胞因子干扰素-γ，实现对机体免疫系统功能的调节。

【文献论述】

（1）《履巉岩本草》："叶：治疮癣。"

（2）《滇南本草》："治妇人月经或前或后，赤白带下，面寒腹痛，日久赤白血痢。"

（3）《生草药性备要》："理跌打伤，止血，散疮毒。"

（4）《百草镜》："下气活血，理百病，散痞满；跌扑吐血，血崩，痢，肠风下血。"

（5）《植物名实图考》："治风痰腰痛。"

（6）《伪药条辨》："治瘰疬。"

（7）《现代实用中药》："为强壮性收敛止血剂，兼有强心作用。运用于肺病咯血、肠出血、胃溃疡出血、子宫出血、齿科出血、痔血、肝脓疡等症。"

【常治肿瘤】 常用于肝癌、白血病、胃癌、肺癌、前列腺癌等肿瘤。

【科学研究】

（1）仙鹤草中精制后的乙酸乙酯层的鞣质成分可抑制人肝癌 $HepG_2$ 和 BEL_{7402} 肿瘤细胞的生长增殖。

（2）从仙鹤草中提取的仙鹤草酚能有效抑制 K_{562} 白血病细胞的活性，增加其凋亡率。

（3）仙鹤草注射液抑制人胃癌细胞株（BGC_{803}）的生长机制，与干扰肿瘤细胞周期进程、阻滞肿瘤细胞由 G1+G0 期向 S 期和 G2+M 期转化有关。

（4）仙鹤草鞣酸对体外培养的人癌细胞裸鼠转移瘤肺癌细胞株（$SPC-A_1$）、宫颈癌细胞株（Hela）、人乳腺癌细胞株（MCF_7）和低分化胃黏液腺癌（MGC_{803}）均具有明显抑制作用。

（5）仙鹤草素（Agrimonine）对 MM_2 细胞有较强细胞毒作用，可直接杀伤体外肿瘤细胞，且可抑制前列腺癌细胞增生，使血清 PSA 降低，瘤重下降。

【用法用量】 内服：10~15g，煎汤，或入散剂。外用：捣敷，或熬膏涂敷。

【使用注意】 非出血不止者不用。

参考文献

[1] 范尚坦，李金兰，姚振华. 仙鹤草降血糖的实验研究 [J]. 福州总医院学报，2005，12（4/5）：280-282.

[2] 龚纯贵，张国庆，王希营，等. 仙鹤草提取物镇痛抗炎试验的实验研究 [J]. 药学实践杂志，2006，24（6）：339-342.

[3] 石君杰，宋李亚，梅诗雪，等. 仙鹤草醇提取物对运动性疲劳大鼠心肌氧化应激性损伤的干预作用 [J]. 中国康复医学杂志，2013，28（9）：868-869.

[4] 赖秀球. 龙胆草与仙鹤草配伍的非特异免疫抗疟作用 [J]. 广东医学，2005，26（11）：1478-1479.

[5] 曹勇，骆永珍. 仙鹤草对荷瘤小鼠 IL-2 活性影响的研究 [J]. 中国中医药科技杂志，1999，6（4）：242.

[6] 宛春雷，金哲雄. 仙鹤草鞣质成分的抗肿瘤作用研究 [J]. 黑龙江医药，2011，24（1）：29-31.

［7］李鹏，尹雅玲，李嘉，等．仙鹤草酚对 K$_{562}$ 白血病细胞的抑制作用［J］．安徽农业科学，2011，39（22）：13417-13418．

［8］吴琳华，郭劲柏，刘红梅，等．仙鹤草注射液对人癌细胞生长抑制作用的研究［J］．中国中医药科技，2005，12（5）：297-298．

［9］袁静，王元勋，侯正明，等．仙鹤草鞣酸体外对人体肿瘤细胞的抑制作用［J］．中国中医药科技，2000，7（6）：378-379．

［10］何青峰，吴娟．仙鹤草对小鼠前列腺移植瘤 PC-3 的影响［J］．中药药理与临床，2015，31（1）：151-152．

65. 瓜子金

【苗族药名】锐草莲

【品种来源】为远志科远志属植物瓜子金 *Polygala japonica* Houtt. 或卵叶远志 *P. sibirica* L. 的全草。秋季采集全草，洗净，晒干。

【化学成分】根含三萜皂苷、树脂、脂肪油、远志醇（polygalitol）及四乙酸酯（tetracetyl polygalitol）。地上部分含瓜子金皂苷（polygalasaponin）甲、乙、丙、丁与瓜子金皂苷 I-XIX（polygalasaponin I-XIX）。叶含山奈酚-3-O-6″-O-（3-羟基-3-甲基-戊二酰基）葡萄糖苷［kaempferol-3-O-6″-（3-hydroxy-3-methylglutaryl）gluco-sode］、紫云英苷（astragalin）、山奈酚 3-（6″-乙酰基）葡萄糖苷［kaempferol 3-（6″-acetyl）gluco-side］、山奈酚 3，7-二葡萄糖苷（kaempferol 3，7-diglucoside）。

【中药性味】味苦、辛，性平。

（1）《植物名实图考》："味甘。"

（2）《分类草药性》："性热。"

（3）《贵阳民间药草》："辛苦，平，无毒。"

（4）《江西草药》："性寒，味苦。"

【中药归经】归肺、胃、心经。

【中药功效】镇咳化痰，活血止血，安神解毒。

【苗药作用】

（1）治锁喉癀：鲜瓜子金 50g，积雪草 40g，五匹风 35g，煎水内服。（《苗族医药学》）

（2）治百日咳：辰砂草 15g，煎水，对蜂蜜服。（《贵阳民间药草》）

（3）治头痛：瓜子金、青鱼胆草、水皂角、水杨梅各 10g，水煎服。（《中国苗族药物彩色图集》）

（4）治胃气痛：瓜子金 10g，青木香 10g，鸡屎藤 20g，辣蓼 10g，水煎服。（《中国苗族药物彩色图集》）

（5）治小儿惊风：辰砂草 6g，佛顶珠 3g，水煎服。（《贵阳民间药草》）

【现代药理】

（1）抗肿瘤：瓜子金中三萜皂苷成分——瓜子金皂苷已通过维持线粒体功能、抑制 Caspase-3 激活，对 1-甲基-4-苯基吡啶离子（MPP+）诱导大鼠肾上腺髓质嗜铬瘤分化细胞（PC$_{12}$）凋亡能够起到保护作用。

（2）抗抑郁：瓜子金总皂苷及总苷元、某些皂苷化合物及苷元对抑郁患者的症状也有明显的改善作用，瓜子金中三萜类化合物具有良好的抗抑郁活性。

（3）抗炎：瓜子金的醇提部位对二甲苯所致炎症有较好的抑制作用。在所有部位中，正丁醇部位的作用最强，抑制率可达 52%，与阳性药阿斯匹林的作用相当。

（4）抗记忆减退：瓜子金皂苷类化合物及苷元对东莨菪碱诱导的小鼠记忆损伤均有明显的改善作用。

（5）镇痛：瓜子金发酵总皂苷能减少冰醋酸刺激致痛小鼠的扭体次数及提高热板致痛小鼠的痛阈值，说明瓜子金发酵总皂苷具有一定的镇痛效果。

【文献论述】

（1）《植物名实图考》："破血，起伤，通关。"

（2）《分类草药性》："走表散寒。治头风，开胃进食。"

（3）《中国药植志》："根：镇咳祛痰，与远志同类；全草：治蛇咬。"

（4）《贵州民间方药集》："治小儿惊风，伤风感冒。"

（5）《江苏植药志》："酒泡，治产后风。"

（6）《民间常用草药汇编》："除湿健胃。治怔忡、黄疸。外用捣涂，消疮毒红肿。"

（7）《南宁市药物志》："清热，润燥，解毒。治蛇伤，咳嗽，吐血，痔积，眼结膜炎。"

（8）《四川中药志》："止血崩；治跌打损伤，肠风下血，淋病，痨伤咳嗽。"

（9）《中国药植图鉴》："根为镇静、祛痰剂，能益智安神、散郁化痰、消痈肿。治支气管炎、肺炎、咳嗽多痰、惊悸、健忘、痈疽疮肿、喉痹。"

（10）《江西草药》："清热解毒，活血止血。治牙痛，下肢溃疡，白喉，子宫出血，便血，毒蛇咬伤，白膜遮睛，流脑，风湿性关节炎，痢疾。"

【常治肿瘤】常用于肝癌、子宫癌、乳腺癌、前列腺癌、肺癌、骨肉瘤、膀胱癌、白血病等肿瘤。

【科学研究】

（1）瓜子金酮具有一定的抗肿瘤活性，特别是对白血病细胞、肺癌细胞、前列腺癌细胞、肠癌细胞、胶质瘤细胞等人肿瘤细胞株均有一定的抑制活性。

（2）瓜子金根提取物可明显抑制胃癌细胞 BGC$_{823}$ 的生长。

（3）瓜子金石油醚萃取部位及氯仿萃取部位对人白血病细胞具有一定的细胞毒活性。

【用法用量】内服：6～15g，煎汤，捣汁或研末。外用：捣敷。

参考文献

[1] 吴苗苗，苑玉和，胡金凤，等. 瓜子金皂苷己对 MPP+诱导 PC$_{12}$细胞凋亡的保护作用 [J]. 中国

药理学通报，2012，28（4）：473.

［2］Li TZ. Zhang WD，Yang GJ，et al. Saponins from Polygala japonica and their efects on a forced swimming test in mice［J］. J Nat Prod，2006，69（4）：591-594.

［3］龚纯贵，张国庆，王希营，等. 仙鹤草提取物镇痛抗炎试验的实验研究［J］. 药学实践杂志，2006，24（6）：339-342.

［4］张卫东，李廷钊，张川，等. 瓜子金皂苷类化合物及苷元，总皂苷及总皂苷元及其在医药中的应用［P］. 中国：2004100893135，2005.810.

［5］朱婷，刘明星，郭申娥. 瓜子金发酵总皂苷的抗炎镇痛活性［J］. 中国医院药学杂志，2011，31（12）：996.

［6］李廷钊. 瓜子金中抗抑郁活性成分的研究及糙叶败酱活性成分的研究［D］. 上海：第二军医大学，2005.

［7］薛清春. 远志属植物瓜子金根的化学成分研究及茵芋苷的合成研究［D］. 北京：中国协和医科大学，2009：27.

［8］王洪兰，李祥，陈建伟. 瓜子金提取物及不同部位的抗炎镇痛作用研究［J］. 现代中药研究与实践，2011，25（5）：40-42.

66. 半夏

【苗族药名】科辣

【品种来源】本品为天南星科植物半夏 *Pinellia ternata*（Thunb.）Breit. 的干燥块茎。多于 7~9 月采挖，除去外皮，洗净泥土，晒干或烘干。别名夸败、水玉、三包跳、三叶老、麻芋果、燕子尾、地鹧鸪、天落星。

【化学成分】块茎含挥发油、少量脂肪（其脂肪酸约 34% 为固体酸、66% 为液体酸）、淀粉、烟碱、黏液质、天冬氨酸、谷氨酸、精氨酸、β-氨基丁酸等氨基酸、β-谷甾醇、胆碱、β-谷甾醇-β-D-葡萄糖苷、3，4-二羟基苯甲醛，又含药理作用与毒芹碱及烟碱相似的生物碱、类似原白头翁素刺激皮肤的物质。

【中药性味】味辛，性温，有毒。

（1）《神农本草经》："辛，平。"

（2）《名医别录》："生微寒，熟温，有毒。"

（3）《药性论》："有大毒。"

（4）《日华子本草》："味辛。"

（5）《主治秘要》："性温，味辛苦。"

【中药归经】归脾、胃经。

（1）《汤液本草》："入足阳明、太阴、少阳经。"

（2）《雷公炮制药性解》："入肺、脾、胃三经。"

（3）《本草经疏》："入足太阴、阳明、少阳，手少阴经。"

（4）《本草汇言》："入手阳明、太阴、少阴三经。"

（5）《本草再新》："入肝、脾、肺三经。"

【中药功效】燥湿化痰，降逆止呕，消痞散结。

【苗药作用】

（1）治腹胀，目不得瞑，白浊，梦遗，带下。《本草纲目》

（2）治吐食反胃，霍乱转筋，肠腹冷，痰疟。《日华子本草》

（3）治湿痰喘急，止心痛：半夏不拘多少，香油炒，为末，粥丸梧子大。每服三五十丸，姜汤下。（《丹溪心法》）

（4）治产后晕绝：半夏末，冷水和丸，大豆大，纳鼻中。（《肘后方》）

（5）治喉痹肿塞：生半夏末搐鼻内，涎出效。（《濒湖集简方》）

【现代药理】

（1）抗肿瘤：半夏对人肝癌 Bel_{7402} 细胞、人肝癌 $HepG_2$ 细胞和宫颈癌 HeLa 和 CaSki 细胞的增殖生长具有明显的抑制性作用。且半夏水提取物能明显抑制人慢性粒细胞白血病 K_{562} 细胞的增殖，诱导 K_{562} 细胞凋亡，还明显抑制胃癌 BGC_{823} 细胞的侵袭能力。

（2）镇咳：通过抑制咳嗽中枢，半夏中生物碱可产生镇咳效果。生半夏、姜半夏和法半夏的煎剂可明显抑制猫碘液注入胸腔或电刺激喉上神经所致的咳嗽。

（3）祛痰：半夏水煎剂腹腔注射可明显抑制毛果芸香碱对大鼠唾液的分泌作用。邹积隆等研究表明，半夏贮存时间与祛痰作用呈正相关。

（4）镇吐：通过激活迷走神经传出活动，制半夏具有镇吐作用。

（5）抗溃疡：半夏水煎醇沉液具有抗大鼠幽门结扎性溃疡、应激性溃疡的作用，能促进胃黏膜的修复，保护胃黏膜，减少胃液分泌，抑制胃蛋白酶活性，降低胃液游离酸度和总酸度。

（6）抗心律失常：半夏浸剂静脉注射，可使犬氯化钡所致的室性期前收缩迅速消失且不复发。可使肾上腺素所致的室性心动过速迅速转为窦性节律。

（7）抗凝：半夏可降低低密度脂蛋白和三酰甘油（甘油三酯），提高红细胞变形能力，抑制红细胞聚集和降低全血黏度。清半夏提取物灌胃，对血小板聚集具有延迟作用，能显著延长大鼠体内血栓形成时间。

（8）凝血：半夏蛋白是目前已知的唯一不与葡萄糖结合、只与甘露醇结合的一种具有凝集素作用的蛋白质，对兔红细胞有专一的血凝活力，半夏蛋白可凝集如人肝癌细胞（QGY_{7703-3} 和 QGY_{7402}）、腹水型肝癌细胞和艾氏腹水癌等，但不凝集猪大网膜和大鼠附睾脂肪细胞。

（9）抗早孕：30mg/kg 半夏蛋白对小鼠抗早孕率高达 100%，给药 24 小时，就可见血浆孕酮水平下降，子宫内膜变薄，胎停育；半夏蛋白直接注入子宫角能明显抗兔胚泡着床，抗着床率达 100%。其抗着床作用可能是由于该蛋白结合了母体和（或）子体细胞膜上的某些糖结构，改变了细胞膜的生物学行为所致。

（10）镇静催眠：小鼠灌胃清半夏提取物，能显著延长小鼠对热痛刺激甩尾反应的潜伏期，减少由乙酸引起的小鼠扭体反应次数。在异戊巴比妥钠对生半夏催眠作用的影响和对小鼠自主活动的影响实验中，实验组与对照组结果差异显著。

（11）抑制胰蛋白酶：半夏胰蛋白酶抑制剂应属大分子抑制剂，可抑制胰蛋白酶对血红蛋白、酰胺、酯和酪蛋白的水解。

【文献论述】

（1）《本草衍义》："半夏，今人唯知去痰，不言益脾，盖能分水故也。脾恶湿，湿则濡而困，困则不能制水。《经》曰：湿胜则泻。一男子夜数如厕，或教以生姜一两碎之，半夏汤洗，与大枣各三十枚，水一升，瓷瓶中慢火烧为熟水，时时呷，数日便已。"

（2）《汤液本草》："半夏，俗用为肺药，非也。止吐为足阳明，除痰为足太阴，小柴胡中虽为止呕，亦助柴胡能主恶寒，是又为足少阳也；又助黄芩能去热，是又为足阳明也。往来寒热，在表里之中，故用此有各半之意，本以治伤寒之寒热，所以名半夏。"

（3）《药征》："余尝读《本草纲目》半夏条曰：孕妇忌半夏，为其燥津液也。不思之甚矣。古语有之曰：有故无殒。此证而用此药，夫何忌之有。妊娠呕吐不止者，仲景氏用干姜人参半夏丸，余亦尝治孕妇留饮掣痛者，与十枣汤数剂，及期而娩，母子无害也。"

（4）《本草会编》："俗以半夏性燥有毒，多以贝母代之，贝母乃太阴肺经之药，半夏乃太阴脾经、阳明胃经之药，何可代也。夫咳嗽吐痰、虚劳吐血，或痰中见血、诸郁、咽痛喉痹、肺痈、肺痿、痈疽、妇人乳难，此皆贝母为向导，半夏乃禁用之药。"

（5）《本草纲目》："脾无留湿不生痰，故脾为生痰之源，肺为贮痰之器。半夏能主痰饮及腹胀者，为其体滑而味辛、性温也，涎滑能润，辛温能散亦能润，故行湿而通大便，利窍而泄小便，所谓辛走气，能化痰，辛以润之是矣。"

（6）《药性论》："消痰涎，开胃健脾，止呕吐，去胸中痰满，下肺气，主咳结。新生者摩涂痈肿不消，能除瘤瘿。气虚而有痰气，加而用之。"

（7）《医学启源》："治寒痰及形寒饮冷，伤肺而咳，大和胃气，除胃寒，进饮食。治太阳痰厥头痛，非此不能除。"

（8）《主治秘要》："燥胃湿，化痰，益脾胃气，消肿散结，除胸中痰涎。"

【常治肿瘤】 常用于肝癌、宫颈癌、结肠癌、直肠癌、胃癌、肺癌、卵巢癌等肿瘤。

【科学研究】

（1）王桂芳研究表明，半夏可抑制体外培养的肝癌 $HepG_2$ 细胞的生长。分别以顺铂（DDP）和半夏蛋白处理 $HepG_2$ 细胞，用倒置相差显微镜观察 $HepG_2$ 细胞生长，MTT 法检测细胞活性。0.004mg/mL 及 0.020mg/mL 半夏蛋白没有对肿瘤细胞的生长产生明显抑制作用，阴性对照组的肿瘤细胞生长也没有受到抑制；0.1mg/mL 半夏蛋白表现出明显抑制肿瘤细胞生长的作用；而 0.5mg/mL 半夏蛋白完全抑制了肿瘤细胞的生长，其结果虽有优于 DDP 的趋势，但统计学对比无显著性差异。

（2）周信等实验表明，半夏对肝癌 $HepG_2$ 细胞有直接且明显的细胞毒性作用。生半夏可直接损伤 $HepG_2$ 细胞膜，使谷草转氨酶和谷丙转氨酶的释放量提高，其中谷丙转氨酶水平升高幅度与细胞毒性作用程度具有较高相关性，醋酸乙酯及石油醚提取物对比水提取物和95%乙醇提取物，培养上清液中谷丙转氨酶上调的幅度更高；而对谷草转氨酶的上调仅石油醚提取物在10mg/L浓度时有显著性差异。

（3）毛竹君等用Transwell小室监测胃癌细胞系BGC$_{823}$侵袭力的变化，用氯化钴缺氧诱导胃癌BGC$_{823}$细胞后，对比正常环境下的细胞培养组，该细胞系侵袭力明显升高，而当使用半夏水提物干预48小时后，对比缺氧诱导组，该细胞系侵袭力显著下降，因而得出结论，半夏水提取物在缺氧条件下对胃癌BGC$_{823}$细胞的侵袭能力可产生明显抑制作用。

（4）李桂玲等研究发现，半夏可提高宫颈癌HeLa细胞对化疗的敏感性。分别用半夏提取物、DDP及二者联合处理体外培养的宫颈癌HeLa细胞，用倒置相差显微镜观察细胞生长，MTT法检测细胞活性，流式细胞术检测细胞凋亡。最终实验结果表明，半夏提取物可明显抑制宫颈癌HeLa细胞的生长，促进癌细胞的凋亡，同时提高宫颈癌细胞对DDP的敏感性。

（5）彭向前等研究表明，半夏醇提取液可部分逆转多药耐药白血病细胞系K$_{562}$/A$_{02}$细胞对阿霉素的耐药性，其作用机制可能是下调白血病细胞膜糖蛋白p170的表达，抑制其将化疗药物泵出细胞外的功能，从而使白血病细胞内可达到化疗药物的有效浓度，进而具有杀灭耐药白血病细胞系的能力。而介导多药耐药（MDR）最经典的机制之一就是可逆转多药耐药，由多药耐药基因1（Mdr-1）编码的细胞膜糖蛋白p170过度表达于肿瘤细胞表面，因此抑制p170的表达，对MDR具有调节作用。

【服用方法】内服：3～9g，水煎；入丸、散。外用：适量，生品研末，水调敷，或用酒、醋调敷。

【使用注意】一切血证及阴虚燥咳、津伤口渴者忌服，孕妇慎服。

参考文献

［1］陈芳，唐瑛，文晔，等．半夏生物碱对人肝癌细胞Bel$_{7402}$的生长抑制作用［J］．中国比较医学杂志，2010，20（10）：83-84．

［2］王桂芳．掌叶半夏有效提取物单独对体外培养肝癌HepG$_2$细胞的作用［J］．中国现代药物应用，2009，3（12）：113-114．

［3］李桂玲，归绥琪，夏晴，等．掌叶半夏有效提取物对宫颈癌细胞株增殖的抑制作用［J］．中国组织化学与细胞化学杂志，2010，19（1）：53-56．

［4］邬萌．半夏水提取液诱导人白血病K$_{562}$细胞凋亡的初步研究［D］．武汉：湖北中医药大学，2015．

［5］毛竹君，张慈安，武峰，等．生半夏、南星水提物对人胃癌BGC$_{823}$细胞的侵袭力及HIF-1α mRNA蛋白表达的影响［J］．现代生物医学进展，2011，11（5）：1861-1864．

［6］李仪奎．中药药理学［M］．北京：中国中医药出版社，1992：157．

［7］黄庆彰．中药的镇咳作用：半夏与贝母［J］．中华医学杂志，1954，34（5）：325．

［8］李玉先，刘晓东，朱照静．半夏药理作用的研究述要［J］．辽宁中医学院学报，2004，6（6）：459-460．

［9］邹积隆，丁国明，张少华，等．"六陈"的实验研究——贮存时间对半夏药理作用的影响［J］．山东中医学院学报，1992，16（1）：54-55．

［10］李万军，马新焕，王建良．半夏的药理作用［J］．西部中医药，2012，25（9）：129-131．

［11］凌一揆，罗光宇，李玉纯，等．"十八反"药物相互作用的研究——生川乌反半夏的初步研究［J］．上海中医药杂志，1987，21（8）：47-48．

［12］王光德，杨旭东．半夏的药理［J］．国外医学（中医中药分册），1985，7（5）：24-25．

［13］滕守志，韩太云，王桂照，等．中药半夏提取物抗心律失常作用的实验研究［J］．哈尔滨医科大学学报，1985，19（3）：75-77．

［14］洪行球，沃兴德．半夏降血脂作用研究［J］．浙江中医学院学报，1995，19（2）：28-29．

［15］蒋文跃，杨宇，李燕燕．化痰药半夏、瓜蒌、浙贝母、石菖蒲对大鼠血液流变性的影响［J］．中医杂志，2002，43（3）：215-216．

［16］沈雅琴，张明发．半夏的镇痛、抗溃疡和抗血栓形成作用［J］．中国生化药物杂志，1998，19（3）：141-143．

［17］张小丽，谢人明，冯英菊．四种中药对血小板聚集性的影响［J］．西北药学杂志，2000，15（6）：260．

［18］夏林钠，李超荆．半夏蛋白对小鼠的抗生育作用及抗早孕的机理探讨［J］．上海第一医学院学报，1985，12（3）：193．

［19］朱复南，周英杰．《内经》半夏汤对催眠作用的实验研究［J］．南通医学院学报，1990，10（3）：202-204．

［20］范春光，夏立荣．关于地道药材附子与半夏有无配伍禁忌之探讨［J］．中国中药杂志，1992，17（3）：182-184．

［21］卢云博．中药半夏的药理作用［J］．北方牧业，2011，9（20）：27．

［22］周信，张小荣，张秋燕，等．生半夏不同部位体外抑制 $HepG_2$ 细胞增殖和对转氨酶释放影响的研究［J］．现代药物与临床，2014，29（1）：32-35．

［23］彭向前，冯玮，张文会．半夏醇提取液逆转多药耐药细胞系 K_{562}/A_{02} 的耐药性［J］．中国实验方剂学杂志，2012，18（18）：157-160．

［24］彭向前，杨培民，吴慧，等．半夏水提取液逆转多药耐药细胞系 K_{562}/A_{02} 耐药性的研究［J］．齐鲁药事，2012，31（7）：385-387．

67. 半边莲

【苗族药名】 阿锐借改

【品种来源】 本品为桔梗科植物半边莲 *Lobelia chinensis* Lour. 的干燥全草。多于夏季采收，带根拔起，除去泥沙，洗净，晒干或阴干。别名窝迷沙又、金菊草、急解索、鱼尾花、蛙本努那、白腊滑草、蛇啄草、细米草。

【化学成分】 全草含生物碱，主要为 L-山梗菜碱、山梗菜酮碱、山梗菜醇碱、异山梗菜酮碱（即去甲山梗菜酮碱）、黄酮苷，含皂苷、氨基酸、多糖等。又有报道含菊糖、对羟基苯甲酸、延胡索酸和琥珀酸。根茎含半边莲果聚糖。

【中药性味】 味甘，性平。

（1）《本草纲目》："辛，平，无毒。"

（2）《生草药性备要》："味甜，性平。"

（3）《本草求原》："甘淡，平。"

【中药归经】归心、肺、小肠经。

（1）《全国中草药汇编》："归心、小肠、肺经。"

（2）《中华本草》："心、肺、小肠经。"

（3）《中国药典》："归心、小肠、肺经。"

【中药功效】清热解毒，利水消肿。

【苗药作用】

（1）《岭南采药录》："治鱼口便毒、跌打伤瘀痛、恶疮、火疮，捣敷之。"

（2）《福建民间草药》："清热解毒，利尿消肿。"

（3）《南宁市药物志》："消肿解毒。治痞积和疔疮初起。"

【现代药理】

（1）抗肿瘤：半边莲具有较强的抑制小鼠肝癌 H_{22} 细胞、骨髓瘤 U_{266} 细胞、胃癌 BG_{38} 细胞，以及 K_{562}、HL_{60}、HEL 和 $Molt_4$ 四种白血病细胞，尤其是慢性粒系白血病 K_{562} 细胞生长的作用，同时还可以诱导子宫颈癌细胞 Hela 细胞、人非小细胞肺癌细胞 A_{549} 细胞和肝癌组织的凋亡。

（2）镇痛消炎：半边莲镇痛消炎作用的主要药效成分是其黄酮类和生物碱类物质，芹菜素是其有效成分之一。半边莲水提取物可明显抑制醋酸所致小鼠扭体反应，给药小鼠热板痛阈值明显提高，半边莲提取物还能抑制二甲苯所致小鼠耳廓肿胀。半边莲有效成分通过下调 iNOS 蛋白表达，抑制巨噬细胞产生 IL-6、NO 和 TNF-α 等炎性细胞因子，从而发挥抗炎作用。

（3）呼吸兴奋：较大剂量半边莲可直接兴奋呼吸中枢，其生物碱类成分洛贝林与烟碱药理作用相似，能选择性地刺激颈动脉窦和主动脉体化学感受器的 N_1 受体，反射性地兴奋呼吸中枢，使得呼吸加快。

（4）抑制 α-葡萄糖苷酶：α-葡萄糖苷酶是高血糖症和高尿酸血症的主要酶靶点。木犀草素，作为半边莲活性成分之一，能够使 α-葡萄糖苷酶的色氨酸和酪氨酸残基周围的极性增加，疏水性降低；同时能改变 α-葡萄糖苷酶的构象，使其二级结构的含量发生变化，α-螺旋含量降低，活性中心口袋关闭，从而达到不利于底物催化的目的。

（5）抗心肌缺血再灌注：半边莲提取物 LOB 能抗大鼠离体心脏缺血再灌注损伤。LOB 均能明显升高左室内压最大变化速率（±dp/dtmax），离体大鼠心脏左室收缩压（LVSP）升高，增加冠脉流量（CF），同时减慢心率（HR），且以上结果均呈一定的浓度依赖性。LOB 能降低 MDA 的含量、LDH 的活性；减少心肌细胞的凋亡，减少 IL-6 的表达及分泌。

（6）抗蛇毒：某些蛇毒与动脉内皮细胞的内皮素具有同源的结构及相似的生物学效应，半边莲提取物对抗蛇毒作用效果明显，可作为新型纯天然无毒性的抗蛇毒药材。

（7）调节内皮细胞：半边莲生物碱能降低肾素活性，抑制胶原表达，对缓解血管重塑有一定作用。半边莲生物碱可抑制高血压鼠脑基底动脉 ET-1 蛋白及 ET-1 mRNA

的表达。

【文献论述】

（1）《本草纲目》："半边莲，小草也。生阴湿塍堑边，就地细梗引蔓，节节而生细叶，秋开小花，淡红紫色，止有半边，如莲花状。治蛇虺伤，捣汁饮，以滓围涂之。"

（2）《生草药性备要》："敷疮，消肿毒。"

（3）《中国药植图鉴》："煎服，治风湿性神经痛、头晕。"

（4）《陆川本草》："解毒消炎，利尿，止血生肌。治腹水、小儿惊风、双单乳蛾、漆疮、外伤出血、皮肤疥癣、蛇蜂蝎伤。"

（5）《南宁市药物志》："消肿解毒。治疳积和疔疮初起。"

（6）《南方主要有毒植物》："半边莲，食多量引起流涎、恶心、头痛、腹泻，血压增高，脉搏先缓后速，严重者痉挛，瞳孔散大，最后因呼吸中枢麻痹而死亡。解救方法：先催吐、洗胃，后饮浓茶，注射葡萄糖液。对症治疗：如出现惊厥，可给解痉剂，针刺人中、合谷、涌泉等穴位；呼吸麻痹时给以强心剂。"

（7）《江西民间草药验方》："治疗疮，一切阳性肿毒：鲜半边莲适量，加食盐数粒同捣烂，敷患处，有黄水渗出，渐愈。"

（8）《本草汇言》："生阴湿塍堑边，就地细梗细叶，引蔓节节而生，秋开小花，淡红色，如莲花状，只有半边，故名。"

【常治肿瘤】 常用于肝癌、肺癌、胃癌、直肠癌、食管癌、宫颈癌等肿瘤。

【科学研究】

（1）邵金华等研究发现，半边莲煎剂可通过升高 p27、p53 抑癌基因的表达、降低 CerbB-2 原癌基因的表达，减弱 Survivin 凋亡抑制蛋白的表达，抑制 H_{22} 型肝癌小鼠肝癌细胞的增殖作用，PCNA 作为细胞增殖指数的重要标记物明显下降。粟君等发现半边莲生物碱抑制胃癌 BG_{38} 细胞的增殖作用，最高可达 90.3%，并呈现药物浓度依赖效应。

（2）高永琳等发现半边莲抑制子宫颈癌 Hela 细胞增殖的作用虽然不明显，但可通过提高细胞内游离钙的浓度诱导其细胞凋亡，而细胞内游离钙浓度的增加是通过使细胞外钙离子内流和使细胞内储藏钙释放来实现的。与此同时，半边莲还可以提高肝癌 $HepG_2$ 细胞内游离钙离子浓度，使肝癌细胞表现出典型的凋亡形态学改变。

（3）刘晓宇研究发现，半边莲煎剂促进肝癌组织凋亡的机制之一可能是减少 Survivin 凋亡抑制蛋白和 Bcl-2 凋亡抑制基因的表达。何珊等研究发现，半边莲生物碱可能通过诱导细胞凋亡和诱导细胞向红系分化对 K_{562}、$Molt_4$、HL_{60}、HEL 四种白血病细胞在体外产生抑制作用，其中抑制慢性粒系白血病 K_{562} 细胞的效果最明显，最大浓度可达 90.39%。同时实验还发现半边莲生物碱可能也是通过促进细胞凋亡抑制骨髓瘤 U_{266} 细胞的体外增殖作用，且该作用呈现药物时间-浓度依赖效应。

（4）韦星实验发现用半边莲等四种抗癌中草药制成的花边莲提取液可能通过下调 NF-κB、Survivin 和 Bcl-2 基因的表达、上调 Caspase-3 和 p53 基因的表达，明显抑制人肺癌 $SPC-A_1$ 细胞增殖，诱导 $SPC-A_1$ 细胞凋亡。

（5）木犀草素可能是通过上调 JNK 磷酸化，继而激活线粒体凋亡途径，同时抑制 NF-κB 入核，使其不能发挥转录活性，来显著诱导人非小细胞肺癌细胞 A_{549} 细胞凋亡和细胞周期阻滞。

【用法用量】 内服：9~15g，水煎；或捣汁服。外用：捣敷或捣汁调涂。

【使用注意】 虚症忌用。

参考文献

［1］邵金华. 半边莲煎剂对小鼠 H 肝癌荷瘤细胞系 p53、C-erbB-2 及 PCNA 表达的影响［D］. 大连：大连医科大学，2010.

［2］邵金华，张红. 半边莲煎剂对小鼠 H_{22} 肝癌荷瘤细胞系 C-erbB-2 和 p53 表达的影响［J］. 中国临床药学杂志，2010，19（6）：372-375.

［3］何珊，吴国欣. 半边莲生物碱粗提物对骨髓瘤细胞 U_{266} 的影响［J］. 海峡药学，2012，24（9）：237-239.

［4］粟君，谭兴，李劲涛，等. 半边莲生物碱的提取及其对胃癌细胞的抑制作用［J］. 西华师范大学学报（自然科学版），2007，28（4）：311-313，332.

［5］何珊. 半边莲生物碱对白血病细胞抑制作用的初步研究［D］. 福州：福建师范大学，2013.

［6］高永琳，高冬，林德馨，等. 半边莲对 Hela 细胞钙信号系统的影响［J］. 福建中医学院学报，2002，12（3）：23-26.

［7］高冬，刘如玉，张振林. 半边莲通过钙信号诱导肝癌细胞凋亡的实验研究［J］. 福建中医学院学报，2006，16（6）：32-33，49.

［8］胡春萍，蔡雪婷，胡婷婷，等. 木犀草素诱导非小细胞肺癌细胞株 A_{549} 凋亡和 G_2 周期阻滞［J］. 中国中药杂志，2012，37（9）：1259-1264.

［9］刘晓宇. 半边莲煎剂对肝癌 H_{22} 荷瘤小鼠的抑瘤作用及对 p27、Bcl-2 及 Survivin 表达的影响［D］. 大连：大连医科大学，2010.

［10］阚伟娟，喻婉莹，于鹏霞，等. 芹菜素的抗炎作用及其机制［J］. 亚太传统医药，2012，8（1）：17-19.

［11］Aviado, DM. Ganglionic stimulants and blocking drugs. In Drill's Pharmacology in Medicine, 3rd ed.［M］. McGraw Hill, New York, 1971：708-731.

［12］Yan JK, Zhang GW, Pan JH, et al. α-Glucosidase inhibition by luteolin：Kinetics, interaction and molecular docking［J］. International Journal of Biological Macromolecules, 2014, 64（3）：213-223.

［13］Zhang K, Bai Y, Song T. In vivo and vitro evidence of protective effects of a natural flavones on rat myocardial ischemia-reperfusion and hypoxia-reoxygenation injuries［J］. J Cardiovasc Pharmacol Ther, 2013, 18（1）：31-36.

［14］张继峰，田青，汤健，等. 从抗蛇毒药探寻内皮素拮抗剂的初步报告［J］. 南京医学院学报，1993，13（4）：365-368.

［15］张晓玲，薛冰，李莉，等. 半边莲生物碱缓解肾性高血压大鼠的血管重塑［J］. 中国病理生理杂志，2008，24（6）：1074-1077.

［16］林雪群，祝高春. 半边莲生物碱对高血压鼠脑动脉血管重构的作用［J］. 神经解剖学杂志，2013，29（1）：79-83.

［17］韦星. 花边莲提取液诱导人肺癌 SPC-A_1 细胞凋亡及其分子机制的研究［D］. 上饶：江西医学

院，2005.

68. 对叶莲

【苗族药名】加嘎陇给

【品种来源】本品为双子叶植物萝藦科植物徐长卿 *Cynanchum paniculatum*（Bge.）Kitag. 的根及根茎或带根全草。夏、秋季采收，根茎及根，洗净晒干；全草，晒至半干，扎把阴干。别名徐长卿、杀人大将、逍遥竹、别仙踪、生竹、线香草、蛙乃马、对月草。

【化学成分】全草含牡丹酚约 1%。又有与肉珊瑚苷元、去酚牛皮消苷元、茸毛牛奶藤苷元和去酰萝苷元极为相似的物质，以及醋酸、桂皮酸等。根含黄酮苷、糖类、氨基酸、牡丹酚。含 C_{21} 甾类化合物。水解产物中含肉珊瑚苷元、去乙酰萝藦苷元、去乙酰牛皮消苷元及托曼苷元，尚含 D-加拿大麻糖、D-洋地黄毒糖、L-夹竹桃糖和 D-沙门糖。另有报道含 C_{21} 变形甾苷类化合物，由芫花叶白前苷元 D 和不同糖链成的徐长卿苷 A、B、C 及芫花叶白前苷元 B 所形成的白薇苷 B。

【中药性味】味辛，性温。

（1）《神农本草经》："味辛，温。"

（2）《名医别录》："无毒。"

（3）《本经序疏要》："温。"

【中药归经】归肝、胃经。

（1）《本草汇言》："入足厥阴、少阴血分。"

（2）《中国药典》："归肝、胃经。"

（3）《中华本草》："肝、胃经。"

【中药功效】镇痛止咳，利水消肿，活血解毒。

【苗药作用】

（1）治小儿腹胀，青筋出现。又治癫狗咬伤。（《岭南采药录》）

（2）苗，浸酒漱口，可治牙痛。（《南京民间药草》）

（3）益气，逐风，强腰膝，解蛇毒。（《福建民间草药》）

（4）通经活血。治红崩，白带。（《贵州民间方药集》）

【现代药理】

（1）抗肿瘤：徐长卿所含丹皮酚能显著抑制人脑胶质瘤 U_{251} 细胞增殖，使人胃癌（SGC_{7901}）细胞及鼠胃癌（MFC）细胞细胞周期阻滞，促使大肠癌 HT_{29} 细胞和肝癌 $SMMC_{7721}$、BEL_{7404} 和 MHCC97-H 细胞凋亡。丹皮酚亚硝基衍生物可显著降低纤维肉瘤细胞 HT_{1080} 的细胞内外 AKT 磷酸化水平，亦降低 VEGF 的表达，并呈现剂量效应相关性。丹皮酚对人红白血病细胞株 K_{562}/ADM 和直肠癌细胞株细胞多药耐药具有逆转作用。

（2）抗过敏：丹皮酚对特异性细胞免疫功能和特异性体液免疫功能均有增强作用，且其有效含量与治疗效果呈非线性增加。徐长卿多糖 CPBB 可对抗 ^{60}Co 辐射与 CTX 所致骨髓抑制引起的白细胞降低，且可明显治疗^{60}Co 辐射引起的小鼠骨髓 DNA 降低和脾，胸腺缩小。

（3）抗炎：徐长卿提取液对抗眼镜蛇毒所引起的炎症有明显作用，对大鼠棉球肉芽肿和足跖肿胀有明显的抑制作用。含徐长卿中药提取液的牙膏能显著降低小鼠耳廓肿胀值，对急性炎症具有明显作用。且徐长卿相对于曲安奈德等类固醇，对损伤软骨的自我修复有更好作用。

（4）镇痛、镇静：徐长卿可明显减少动物自发活动，作用随剂量增加而增强；徐长卿具有抗惊厥作用，能明显抑制咖啡因所致的兴奋，延长巴比妥对动物的麻醉周期和睡眠时间。

（5）改善心血管系统：徐长卿煎剂可通过增加冠脉血流量，改善心肌代谢而缓解心脏缺血。徐长卿内关穴注射可减轻心肌细胞内钙超载。通过减轻心肌细胞内钙超载，徐长卿可改善心脏功能。

【文献论述】

（1）《唐本草》："徐长卿，叶似柳，两叶相当，有光润，所在川泽有之。根如细辛，微粗长而高服气。今俗用代鬼督邮，非也。"

（2）《本草纲目》："《名医别录》于有名未用复出石下长卿条，云一名徐长卿。陶弘景注云：此是误尔，方家无用，亦不复识。今考二条功疗相似。"

（3）《吴普本草》："徐长卿，一名石下长卿，其为一物甚明，但石间生者为良，前人欠审，故尔差舛。鬼督邮、及己之乱杜衡，其功不同，苗亦不同也。"

（4）《神农本草经》："主蛊毒，疫疾，邪恶气，温疟，主注易亡走，啼哭，悲伤，恍惚。"

（5）《名医别录》："益气。"

（6）《常用中草药手册》："祛风止痛，解毒消肿，温经通络。治毒蛇咬伤，风湿骨痛，心胃气痛，跌打肿痛，带状疱疹，肝硬化腹水，月经不调，痛经。"

（7）《吉林中草药》："利尿，强壮，镇静止痛，驱寒散瘀，解蛇毒，通络和血。治脚气，水肿，腹水，胀满，寒性腹痛。"

（8）《中国药植志》："治一切癌症和肚痛，胃气痛，食积，霍乱。"

（9）《生草药性备要》："浸酒，除风湿。"

（10）《简易草药》："治跌打损伤，筋骨疼痛。"

【常治肿瘤】常用于肝癌、人脑胶质瘤、胃癌、大肠癌、直肠癌、纤维肉瘤、白血病等肿瘤。

【科学研究】

（1）实验研究发现，徐长卿有效成分丹皮酚在 31.25 ~ 250mg/L 浓度范围呈明显的药物剂量依赖关系，能显著抑制人脑胶质瘤 U_{251} 细胞增殖。凋亡峰出现在 G_0/G_1 峰前，亚二倍体峰显示 DNA 含量减少；同时，U_{251} 细胞 S 期有丝分裂减少，（G_0/G_1 期）/（G_2/M 期）细胞比例降低，S 期细胞比例升高，表明肿瘤细胞发生周期阻滞，增殖活性降低。

（2）丹皮酚作用于人胃癌细胞（SGC_{7901}）及鼠胃癌细胞（MFC）后，细胞周期在S期发生阻滞，G_0/G_1细胞比例也明显减少。

（3）丹皮酚能诱导肝癌细胞$SMMC_{7721}$、BEL_{7404}和MHCC97-H的凋亡，其主要机制为PTEN表达升高，能够有效抑制异常活化的磷脂酰肌醇3-激酶/ATK途径。

（4）徐长卿可通过抑制肿瘤血管再生而发挥抗肿瘤作用。12.5mg/L丹皮酚亚硝基衍生物显著降低HT_{1080}纤维肉瘤细胞的细胞内外AKT磷酸化水平，亦降低血管内皮生长因子的表达，并呈现剂量效应相关性。

（5）丹皮酚可逆转人红白血病细胞株K_{562}/ADM细胞多药耐药，在非毒性剂量下，明显降低化疗药物阿霉素、长春新碱、柔红霉素等对多药耐药白血病细胞株K_{562}/ADM细胞的IC_{50}，显著提高细胞内化疗药物浓度。

（6）丹皮酚通过下调耐药蛋白MRP、P-170等的表达，可逆转直肠癌细胞株的耐药性。

（7）实验比较徐长卿有效成分丹皮酚与阿司匹林改变血液流变性的能力，结果表明丹皮酚能够使红细胞聚集性和血小板黏附性降低，使全血黏度和红细胞压积降低，并显著增强红细胞的变形能力。

【用法用量】内服：3~12g，水煎；入丸剂或浸酒。外用：捣敷或煎水洗。

【使用注意】体弱者慎服。

参考文献

[1] 张旃，李明昌，谭炳炎，等．丹皮酚抑制GLC_{82}细胞增殖的体外实验研究［J］．热带医学杂志，2006，6（6）：638-640.

[2] Li N, Fan LL, Sun GP. Paeonol inhibits tumor growth in gastric cancer in vitro and vivo［J］. World J Gastroenterol, 2010, 16（35）：4483-4490.

[3] 计春燕，谭诗云，汪毅，等．Bcl-2和p53在丹皮酚诱导人结直肠癌HT_{29}细胞凋亡中的作用及其机制［J］．中国全科医学，2007，10（5）：364-366.

[4] Chunhu Z, Suiyu H, Meiqun C, et al. Antiproliferative and apoptotic effects of paeonol on human hepatocellular carcinoma cells［J］. Anticancer Drugs, 2008, 19（4）：401-409.

[5] Lee HJ, Kim SA, Lee HJ, et al. Paeonol oxime inhibits bFGF-induced angiogenesis and reduces VEGF levels in fibrosarcoma cells［J］. PLoS One, 2010, 5（8）：e12358.

[6] 孙慧君，王晓琦，于丽敏，等．丹皮酚对MDR逆转作用的研究［J］．解剖科学进展，2000，6（1）：59-62.

[7] 李志询，刘宗荣，周银桃，等．耐药直肠癌细胞的耐药机制及中药逆转耐药机制的研究［J］．中国当代医药，2009，16（21）：7-9.

[8] 褚文希，刘小红，刘坤，等．徐长卿逆转肿瘤多药耐药活性部位化学成分研究［J］．中草药，2015，46（18）：2674-2679.

[9] 张永梅，梁红，杨玉梅，等．丹皮酚对小鼠免疫功能的影响［J］．包头医学院学报，2003，19（4）：261-263.

[10] 朱世权，蔡文秀，薛玲，等．徐长卿多糖的分离纯化及其抗辐射和升高白细胞的作用［J］．中

草药，2010，41（1）：103-106.

［11］林丽珊，刘广芬，王晴川，等. 徐长卿提取液对眼镜蛇蛇毒引起的炎症及毒性的影响［J］. 福建医科大学学报，2003，37（2）：188-190.

［12］罗怀宇. 含徐长卿中药提取液牙膏的抗炎作用药理试验［J］. 口腔护理用品工业，2015，25（2）：18-19.

［13］吴琪，胡华，熊昌源. 徐长卿丹皮酚关节内注射对关节软骨影响的实验研究［J］. 湖北中医药大学学报，2013，15（2）：18-20.

［14］王浴生. 中药药理与应用［M］. 北京：人民卫生出版社，1983.

［15］孙平龙. 徐长卿内关穴位注射对大鼠心肌缺血再灌注损伤的影响［J］. 药学实践杂志，2000（4）：212-215.

［16］李薇，王远亮，蔡绍. 丹皮酚和阿司匹林对大鼠血液流变性影响的比较［J］. 中草药，2000，31（1）：29-30.

69. 老鹳草

【苗族药名】 加嘎旅

【品种来源】 本品为牻牛儿苗科植物牻牛儿苗 *Erodium stephanianum* Willd.、老鹳草 *Geranium wilfordii* Maxim. 或野老鹳草 *Geranium carolinianum* L. 的干燥地上部分，夏、秋二季果实近成熟时采割，捆成把，晒干。别名老鹳嘴、弯里吉、老贯筋、老鸦嘴、嘎给利、五叶联、破铜钱。

【化学成分】 老鹳草全草含老鹳草鞣质（geraniin）2.2%，干叶含老鹳草鞣质9.5%、金丝桃苷（hyperin）0.21%。牻牛儿苗全草含挥发油，油中主要成分为牻牛儿醇（geraniol），又含槲皮素（quercetin）及其他色素。

【中药性味】 味苦、辛，性平。

（1）《救荒本草》："味微苦。"

（2）《滇南本草》："性微温，味苦辛。"

（3）《本草纲目拾遗》："微苦，微辛。"

【中药归经】 归肝、肾、脾经。

（1）《中国药典》："归肝、肾、脾经。"

（2）《中华本草》："脾、膀胱经。"

（3）《中草药学》："归肝、大肠经。"

【中药功效】 祛风活血，清热解毒。

【苗药作用】

（1）治跌打损伤，止刀伤出血，又可止咳，益肺气。（《贵州民间方药集》）

（2）祛诸风皮肤发痒。治筋骨疼痛，痰火痿软，手足筋挛，麻木，利小便，泻膀胱积热，攻散诸疮肿毒，退痨热发烧，治风火虫牙，痘疹疥癞等症。（《滇南本草》）

（3）治妇人经行受寒，月经不调，经行发热，腹胀腰痛，不能受胎；五叶草五钱，川芎二钱，大蓟二钱，白芷二钱。水、酒各一钟，合煎，临卧服，服后避风。（《滇南本草》）

【现代药理】

（1）抗肿瘤：老鹳草素对乳腺癌 MCF_7 细胞株具有显著的增殖抑制效果，还可抑制人肺癌 A_{549} 细胞的侵袭迁移，抗脱落凋亡。老鹳草乙醇提取液可抑制人结肠癌 HT_{29} 细胞增殖，促进其凋亡。老鹳草提取物可显著降低肝转移裸鼠血中 pS2 表达，抑制人结肠癌细胞株裸鼠肝转移的发展。

（2）抗氧化：六羟基二苯甲酰基（HHDP）基团和没食子酸酰基团是老鹳草素中主要的自由基清除基团，老鹳草素可清除 DPPH 上的超氧自由基、羟自由基和自由基，且这种作用与剂量存在依赖关系。

（3）防止辐射诱导的 DNA 损伤：老鹳草素作为一种潜在抗氧化剂，可通过增强过氧化氢酶的及活力抗氧化酶 SOD 来清除 ROS，保护 DNA 免受电离辐射产生的损伤。且老鹳草素可显著提高中国仓鼠非成纤维细胞 V_{79-4} 在 γ 辐射下的存活率。

（4）保护肝损伤：老鹳草素可以抑制小鼠肝损伤模型中 8-羟基-2-脱氧鸟苷和蛋白羰基的形成，抑制脂质过氧化；还可以通过上调 Bax/Bcl-2 比例、抑制 PARP 的分解，从而抑制细胞凋亡，减少由乙醇引起的肝损伤。

（5）抗感染：老鹳草素可通过抑制单纯疱疹病-1（HIV-1）逆转录酶的活性和病毒进入宿主双途径控制 HIV-1 病毒的复制，且在有效浓度下，老鹳草素对 HSV-2 的抑制作用较强，对绿猴肾细胞的毒副作用较小。在体外，老鹳草素可较强抑制乙肝病毒（HBV），且呈剂量依赖关系，浓度增加，抑制 HBeAg 和 HBsAg 的效果增强。

（6）降血压：老鹳草素可对大鼠自发性高血压起降压作用，还可以非竞争性抑制血管紧张素转换酶。

（7）降血糖：在体外条件下通过抑制 α-淀粉酶和葡糖糖苷酶的活性，老鹳草素可以控制餐后高血糖症。老鹳草素可能通过抑制晚期糖基化终产物（AGE）和醇醛还原酶活性的形成来治疗糖尿病并发症，如视网膜病变、神经病变、肾病。

【文献论述】

（1）《本草纲目拾遗》："去风，疏经活血，健筋骨，通络脉。治损伤，痹症，麻木，皮风。浸酒常饮，大有效。或加桂枝、当归、红花、芍药等味，入药用茎嘴。"

（2）《现代实用中药》："止久痢，厚肠胃，调中健脾。"

（3）《药材学》："清热解毒。治热病消渴，痈疽疮肿。"

（4）《全国中草药汇编》："一年生或二年生草本，高 10~50cm。根圆柱形。茎平铺地面或斜升，具柔毛。叶对生，长卵形或长圆状三角形，二回羽状深裂，羽片 5~9 对；小羽片狭线形，全缘或有 1~3 粗齿；叶柄长，托叶披针形，边缘膜质。伞形花序腋生，常 2~5 朵聚生于细长花序梗顶端；萼片 5，长圆形，先端有芒；花瓣 5，倒卵形，蓝紫色；雄蕊 10，2 轮，外轮无药，内轮具药，蜜腺 5；子房上位，5 室，密被白色长柔毛。蒴果，长 3~4cm，顶端具长喙，熟时 5 果瓣与中轴分离，喙部由上向下呈螺旋状卷曲，内侧具棕色的毛。花期 4~8 月，果期 6~9 月。祛风湿，活血通经，清热止泻。主治风湿性关节炎、跌打损伤、坐骨神经痛、急性胃肠炎、痢疾、疱疹性角膜炎。"

（5）《药性考》："去风，疏经活血，筋健络通。损伤，痹症，麻木皮疯，浸酒常饮。"

（6）《四川中药志》："用于疯狗咬伤，蛇虫咬伤。"

【常治肿瘤】常用于乳腺癌、结肠癌、肺癌等肿瘤。

【科学研究】

（1）老鹳草素可使细胞膜内侧的磷脂酰丝氨酸外翻，诱导 MCF_7 细胞凋亡。也可通过 ROS 介导的 p38 MAPK 凋亡途径诱导 MCF_7 细胞凋亡。

（2）采用 MTT 比色法比较不同浓度的老鹳草乙醇提取液作用不同时间后对结肠癌 HT_{29} 细胞增殖的影响，并用流式细胞仪检测其细胞凋亡率。结果在一定范围内，老鹳草乙醇提取液可抑制结肠癌 HT_{29} 细胞增殖，且呈一定的时效和量效关系，其机制与诱导肿瘤细胞凋亡有关。

（3）Ko 研究发现老鹳草素可以抑制转化生长因子 TGF-β1 诱导的上皮间充质干细胞的转化及抑制人肺癌 A_{549} 细胞的侵袭迁移，抗脱落凋亡。

（4）Li 等研究发现老鹳草素对 A_{549} 细胞有较高的细胞毒性，且呈剂量和时间依赖性；其可将细胞周期阻断在 S 期，并通过 ROS 在肿瘤细胞中的累积使 DNA 发生损伤，使 Bax/Bcl-2 表达改变，导致线粒体膜被破坏并释放细胞色素 C，最终导致细胞凋亡。体内药效学实验发现，在 A_{549} 细胞裸鼠移植瘤模型中，给予 10mg/kg 和 20mg/kg 的老鹳草素，其肿瘤抑制率分别为 54% 和 72%。

（5）李佳等研究老鹳草素诱导人前列腺癌 PC_3 细胞凋亡的效应及分子机制，证明老鹳草素通过调节一些凋亡相关蛋白的表达及激活线粒体凋亡途径诱导人前列腺癌 PC_3 细胞凋亡。实验采用流式细胞仪检测线粒体膜电位及细胞凋亡；用 MTT 法研究老鹳草素对肿瘤细胞增殖能力的影响；用分光光度计检测 Caspase-3 和 Caspase-9 的吸光值；用 Western blot 法检测凋亡相关基因。结果老鹳草素具有明显的抑制人前列腺癌细胞 PC_3 细胞的作用。可促使线粒体内大量细胞色素 C 向细胞质中释放，激活 Caspase-9 和 Caspase-3 功能。

【用法用量】内服：9~15g，水煎；或浸酒；或熬膏。外用：适量，捣烂加酒炒热外敷或制成软膏涂敷。

【使用注意】孕妇、体弱者慎用。

参考文献

［1］翟佳文. 老鹳草素体外抗 MCF_7 细胞活性及其初步作用机制研究 ［D］. 哈尔滨：东北林业大学，2016.

［2］Ko H. Geraniin inhibits TGF-β1-induced epithelial-mesenchymal transition and suppresses A_{549} lung cancer migration, invasion and anoikis resistance ［J］. Bioorganic & Medic Chem Lett, 2015, 25 (17)：3529-3534.

［3］万春霞，黄国栋，杨香生. 老鹳草乙醇提取液对结肠癌细胞增殖和凋亡的实验观察 ［J］. 中成药，2012, 34 (3)：558-560.

［4］黄国栋，游宇，黄媛华，等. 老鹳草提取物对人结肠癌细胞株裸鼠肝转移的影响 ［J］. 中药材，

2009，32（1）：97-99.

[5] Nont T, Aphiwat T, Kilburn JD, et al. Identification of major phenolic compounds from Nephelium lappaceum L and their antioxidant activities [J]. Molecules, 2010, 15（3）：1453-1465.

[6] 罗燕平，戚微岩，吴小东，等 . 老鹳草素的研究进展 [J]. 药物生物技术，2016，23（3）：279-282.

[7] Kang KA, Lee IK, Rui Z, et al. Radioprotective effect of geraniin via the inhibition of apoptosis triggered by γ-radiation-induced oxidative stress [J]. Cell Biol & Toxic, 2011, 27（2）：83-94.

[8] Londhe JS, Devasagayam TPA, Foo LY, et al. Geraniin and amariin, ellagitannins from Phyllanthus amarus, protect liver cells against ethanol induced cytotoxicity [J]. Fitoterapia, 2012, 83（8）：1562-1568.

[9] Vassallo A, Vaccaro MC, De TN, et al. Identification of the plant compound geraniin as a novel hsp90 inhibitor [J]. Plos One, 2013, 8（9）：e74266.

[10] 李继扬 . 野老鹳草（*Geranium carolinianum* L.）抗乙肝病毒作用及化学组分研究 [D]. 上海：复旦大学，2008.

[11] Lin SY, Wang CY. Antioxidant, anti-semicarbazide-sensitive amine oxidase, and anti-hypertensive activities of geraniin isolated from Phyllanthus urinaria [J]. Food & Chem Toxicol, 2008, 46（7）：2485-2492.

[12] Palanisamy UD, Lai TL, Manaharan T, et al. Rapid isolation of geraniin from Nephelium lappaceum rind waste and its anti-hyper-glycemic activity [J]. Food Chem, 2011, 127（127）：21-27.

[13] Jia L, Siran W, Jimei Y, et al. Geraniin induces apoptotic cell death in human lung adenocarcinoma A$_{549}$ cells in vitro and in vivo [J]. Canad J Physiol & Pharm, 2013, 91（12）：1016-1024.

[14] 李佳，潘琳娜，王思然，等 . 老鹳草素诱导人前列腺癌细胞株 PC$_3$ 凋亡及其分子机制的研究 [J]. 哈尔滨医科大学学报，2016，50（6）：488-492.

70. 地锦

【苗族药名】嘎羊厂

【品种来源】本品为大戟科植物地锦 *Euphorbia humifusa* Willd. 或斑地锦 *Euphorbia maculata* L. 的干燥全草。夏、秋二季采收，除去杂质，晒干。别名锐朴克了、窝给干枪、奶浆草、铺地红、血见愁、卧蛋草、雀儿卧蛋、小虫儿卧蛋、草血竭。

【化学成分】全草含黄酮类（槲皮素等），叶含鞣质 12.89%，还含香豆精类成分如东莨菪素、伞形花内酯、阿牙潘泽兰内酯。又含棕榈酸、没食子酸、没食子酸甲酯和内消旋肌醇。

【中药性味】味辛，性平。

（1）《名医别录》："味苦，平，无毒。"

（2）《嘉祐本草》："味辛，无毒。"

（3）《四川中药志》："性子，味辛、微苦涩，无毒。"

【中药归经】归肝、大肠经。

（1）《青岛中草药手册》："入肝、大肠、膀胱经。"

（2）《中草药学》："入肝、胃、膀胱经。"

（3）《中华本草》："归肝经。"

【中药功效】清热解毒，活血止血，利湿通乳。

【苗药作用】

（1）治妇女血崩：草血竭嫩者蒸熟，以油、盐、姜腌食之，饮酒一二杯送下，或阴干为末，姜、酒调服一二钱。（《世医得效方》）

（2）治功能性子宫出血：地锦草二斤。水煎去渣熬膏。每日二次，每服一钱半，白酒送服。（《中草药新医疗法资料选编》）

（3）治金疮出血不止：血见愁草，研烂涂之。（《世医得效方》）

（4）治牙齿出血：鲜地锦草，洗净，煎汤漱口。（《泉州本草》）

（5）治湿热黄疸：地锦全草五六钱。水煎服。（《江西民间草药》）

（6）治脾劳黄疸：草血竭、羊膻草、桔梗、苍术各一两，甘草五钱。为末，先以陈醋二碗入锅，下皂矾四两，煎熬良久，下药末，再入白面，不拘多少，和成一块，丸如小豆大，每服三五十丸，空腹醋汤下，一日二服。（《乾坤生意秘韫》）

（7）治小儿疳积：地锦全草二三钱。同鸡肝一具或猪肝三两蒸熟，食肝及汤。（《江西民间草药》）

（8）治项虎（对口疮）：鲜地锦草加醋少许，捣烂外敷。（《福建中草药》）

（9）治痈疮疔毒肿痛：鲜地锦草，洗净，和酸饭粒、食盐少许敷患处。（《泉州本草》）

（10）治跌打肿痛：鲜地锦草适量，同酒糟捣匀，略加面粉外敷。（《湖南药物志》）

（11）治脏毒赤白：地锦草采得后，洗，暴干，为末，米饮服一钱。（《经验方》）

（12）治细菌性痢疾：地锦草一两，铁苋菜一两，凤尾草一两。水煎服。（《单方验方调查资料选编》）

【现代药理】

（1）抗肿瘤：研究地锦草对移植性肝癌 H_{22} 小鼠的抑制作用及对凋亡相关蛋白 Bcl-2，Bax 和 Caspase-3 表达的影响。通过对肿瘤称质量，比色分析法检测血清超氧化物歧化酶（SOD）活性和丙二醛（MDA）含量，免疫组化法观察肿瘤组织 Bcl-2、Bax 和 Caspase-3 蛋白表达。发现地锦草可以明显减轻肿瘤质量，升高小鼠血清 SOD，降低血清 MDA 含量，降低 Bcl-2 蛋白表达，同时提高 Bax、Caspase-3 蛋白表达，地锦草抗肿瘤机制可能是通过增强抗氧化防御系统抑制肿瘤细胞的生长。

（2）抗氧化：地锦草的总黄酮通过抗氧化作用而延缓衰老。给小鼠灌胃地锦草水煎液后，心脏、脾和肾中 MDA 含量显著降低，SOD 的活性显著升高，证明地锦草水煎液对不同重要脏器能发挥抗氧化作用。

（3）抗菌及抗病毒：地锦草发挥抗真菌作用是通过影响真菌细胞膜麦角甾醇的生物合成而破坏真菌细胞膜。地锦草中的黄酮类化合物对乙肝表面抗原（HBsAg）和乙肝 e 抗原（HBeAg）分泌均有剂量依赖性的抑制作用，表明地锦草的黄酮类成分具有抗病毒活性。

（4）止血：地锦草止血效果随品种不同而有所区别，斑地锦止血作用最为明显。

地锦草能快速增加血小板数量，给药时间延长，血小板数量不断增加，15 日后血小板聚集作用显著增强。

（5）免疫调节：地锦草能提高机体的防御能力，小鼠腹腔注射地锦草水提液，免疫器官重量提高，巨噬细胞的吞噬能力增强。

（6）解毒：地锦草能减轻六氯环己烷对动物肝、心、肾、脾等器官引起的严重损害，其效果优于维生素 C。

【文献论述】

（1）《本草图经》："地锦草，生滁州及近道田野中。其苗叶细弱作蔓遍地，茎赤，叶青赤，中夏茂盛；六月开红花；细实。今医家取苗、子用之。"

（2）《神农本草经》："络石条注中有地锦，与此同名而别是一类也。"

（3）《本草纲目》："赤茎布地，故曰地锦。专治血病，故俗称血竭、血见愁。马蚁、雀儿喜聚之，故有马蚁、雀单之名。酱瓣、猢狲头，象花形也。"

（4）《本草汇言》："地锦，凉血散血、解毒止痢之药也。善通流血脉，专消解毒疮。凡血病而因热所使者，用之合宜。设非血热为病而胃气薄弱者，又当斟酌行之。"

（5）《名医别录》："主心气，女子阴疝血结。"

（6）《嘉祐本草》："主通流血脉，亦可用治气。"

（7）《上海常用中草药》："止血，利尿，健胃，活血，解毒。治黄疸，痢疾，腹泻，尿路感染，便血，尿血，子宫出血，痔疮出血，跌打肿痛，女人乳汁不通，头疮，皮肤疮毒。"

（8）《民间常用草药汇编》："治胃部痞满疼痛，冷骨风，臭痰，痔疮及下乳。"

（9）《全国中草药汇编》："外用治下肢溃疡，皮肤湿疹，烧烫伤。"

（10）《浙江民间常用草药》："健胃止泻，治小儿疳积。"

（11）《江西中药》："活血祛风。凡筋骨疼痛及妇人赤白带下等之由于血滞者，皆主治之。近时用作祛风止痛药，适用于关节风湿、腰脚软弱等症。"

【常治肿瘤】常用于肝癌、宫颈癌、卵巢癌、肺癌、胰腺癌等肿瘤。

【科学研究】

（1）地锦草黄酮醇（EHWF）可通过死亡受体途径和线粒体途径引起宫颈癌 Hela 细胞的凋亡，经 EHWF 处理后，肿瘤组织中 C-myc 和 PKC 的表达开始下降，p16 蛋白的表达增加。EHWF 能明显影响肿瘤细胞内 DNA 合成与复制，抑制细胞正常分裂，阻滞细胞周期 G_0/G_1 期，抑制细胞增殖，导致肿瘤细胞凋亡。

（2）实验研究没食子酸对卵巢癌细胞的作用，利用 MTT 法测定没食子酸单独作用及没食子酸与顺铂、丁酸钠联合用药后卵巢癌细胞株 $SKOV_3$ 的生长抑制率。使用 Annexin V-FITC 凋亡试剂盒于荧光倒置显微镜下观察没食子酸诱导 $SKOV_3$ 细胞的凋亡情况，结果发现没食子酸对 $SKOV_3$ 细胞株生长有明显抑制作用，并且呈一定的浓度依赖性。没食子酸与顺铂合用可以明显增加顺铂对卵巢癌 $SKOV_3$ 细胞的抑制作用，随着没食子酸剂量增加，肿瘤凋亡细胞数目也随之增多。

（3）研究没食子酸对人胰腺癌 MIA PaCa$_2$ 细胞的作用，利用 MTT 法检测没食子酸对 MIA PaCa$_2$ 细胞增殖抑制作用；通过流式细胞仪检测细胞凋亡、线粒体膜电位的变化，使用 Western 印迹技术检测细胞色素 C，Bcl-2 和 Bax 蛋白表达，实验结果表明没食子酸能够抑制 MIA PaCa$_2$ 细胞增殖并诱导其凋亡，并显示出剂量依赖性，没食子酸通过下调 Bcl-2 蛋白和上调 Bax 蛋白，降低 MIA PaCa$_2$ 细胞线粒体膜电位，促进线粒体中细胞色素 C 释放入胞质，触发 MIA PaCa$_2$ 细胞凋亡，达到抑制肿瘤的作用。

（4）没食子酸诱导细胞凋亡的重要作用机制之一，可能是通过 Fas/FasL 信号通路，诱导氧化损伤的方式抑制人非小细胞肺癌 A$_{549}$ 细胞增殖。

【用法用量】内服：9~20g，煎服或入散剂。外用：适量，鲜品捣敷或研末撒。

【使用注意】孕妇、体弱者慎用。

参考文献

［1］邹志坚，刘海云，王晓敏．地锦草水提液对移植性肝癌的抑制作用及对凋亡蛋白表达的影响［J］．中国实验方剂学杂志，2013，19（21）：241-245.

［2］曹瑞珍，张国文，佘集凯，等．地锦草总黄酮对老化模型小鼠血清衰老指标的影响［J］．中国老年学杂志，2008，28（6）：562-563.

［3］陈福星，陈文英，宫新城，等．地锦草对小鼠不同组织抗氧化作用的研究［J］．黑龙江畜牧兽医，2008，6（2）：91-92.

［4］安惠霞，古力娜·达吾提，李治建，等．地锦草有效部位抗真菌作用及其机制研究［J］．中国药理学通报，2010，26（9）：1162-1165.

［5］Tian Y，Sun LM，Li B，et al. New anti-HBV caryophyllane-type sesquiterpenoids from Euphorbia humifusa Willd［J］．Fitoterapia，2011，82（2）：251-254.

［6］褚小兰，廖万玉，楼兰英，等．地锦类中草药的药理作用研究［J］．时珍国医国药，2001，12（3）：193.

［7］董鹏，邹鹏，郭连芳．地锦草对血小板数、血小板聚集性及血脂的影响［J］．武警医学院学报，1996，5（1）：26-29.

［8］陈福星，陈文英，宫新城，等．地锦草水煎液对昆明小鼠非特异性免疫功能的影响［J］．黑龙江畜牧兽医，2008，2：91-92.

［9］马同江，桑雨舟，姒章嫔．地锦草缓解六六六对小鼠组织病理学的毒性作用［J］．中国现代应用药学，1987，4（5）：6-9.

［10］王培军．地锦草黄酮醇抗肿瘤作用及其机理的研究［D］．秦皇岛：燕山大学，2013.

［11］李文，侯华新，吴华慧，等．没食子酸对卵巢癌 SKOV$_3$ 细胞的生长抑制作用及机制［J］．山东医药，2010，50（15）：43-44.

［12］王莹，赵洪昌，王峰．没食子酸诱导胰腺癌 MIA PaCa$_2$ 细胞凋亡作用［J］．中国老年学杂志，2013，33（22）：5647-5649.

［13］郗艳丽，许娜，李澍，等．没食子酸对人非小细胞肺癌 A$_{549}$ 细胞增殖的抑制作用［J］．吉林大学学报（医学版），2016，42（6）：1092-1098，13.

71. 地榆

【苗族药名】窝俄俄

【品种来源】本品为蔷薇科植物地榆 *Sanguisorba officinalis* L. 或长叶地榆 *Sanguisorba officinalis* L. var. *longifolia*（Bert.）Yü et Li 的干燥根。后者习称"绵地榆"。春季发芽前或秋季苗枯萎后采挖，除去残茎及须根，洗净晒干，或趁鲜切片，干燥。别名黄瓜香、玉札、枣儿红、马连鞍薯、蕨苗参、水槟榔。

【化学成分】根含鞣质约 17%，三萜皂苷 2.5%～4.0%。分离出的皂苷有地榆糖苷Ⅰ，水解后产生坡模醇酸、阿拉伯糖和葡萄糖；地榆糖苷Ⅱ，水解后产生坡模醇酸和阿拉伯糖；地榆皂苷 B，初步鉴定是葡萄糖醛酸的三萜皂苷。茎叶含槲皮素和山奈酚的苷、熊果酸等三萜类物质；叶含维生素 C；花含矢车菊苷、矢车菊双苷。

【中药性味】味苦、酸，性寒。

（1）《神农本草经》："味苦，微寒。"

（2）《名医别录》："甘酸，无毒。"

（3）《滇南本草》："苦涩，温。"

【中药归经】归肝、大肠经。

（1）《雷公炮制药性解》："入大肠、肝二经。"

（2）《本草经疏》："入足厥阴、少阴，手、足阳明经。"

（3）《本草再新》："入肺、肾二经。"

【中药功效】凉血止血，清热解毒。

【苗药作用】

（1）治便血：地榆四两，炙甘草三两。每末五钱，水二盏，入砂仁末一钱，煎盏半，分二服。（《沈氏尊生书》）

（2）治久病肠风，痛痒不止：地榆五钱，苍术一两。水二钟，煎一钟，空心服，日一服。（《活法机要》）

（3）治妇人漏下赤色不止，令人黄瘦虚渴：地榆二两（细锉），以醋一升，煮十余沸，去渣，食前稍热服一合。亦治呕血。（《太平圣惠方》）

（4）治原发性血小板减少性紫癜：生地榆、太子参各一两，或加怀牛膝一两，水煎服，连服二月。（《中草药新医疗法资料选编》）

（5）治无名肿毒、疖肿、痈肿、深部脓肿：地榆 500g，田基黄 200g，研末，田七粉 5～15g。调入 700g 凡士林中成膏，外敷患处。（《中草药新医疗法处方集》）

（6）治面疮赤肿痛：地榆八两（细锉），水一斗，煮至五升，去渣，适寒温洗之。（《小儿卫生总微方论》）

（7）治烧烫伤：地榆根炒炭存性，磨粉，用麻油调成 50% 软膏，涂于创面，每日数次。（《单方验方调查资料选编》）

（8）治犬咬人：地榆根末，服方寸匕，日一二，亦末敷疮上，生根捣敷佳。（《补缺肘后方》）

（9）治血痢不止：地榆二两，甘草（炙、锉）半两。上二味粗捣筛。每服五钱匕，以水一盏，煎取七分，去渣，温服，日二夜一。（《圣济总录》）

（10）治红白痢，禁口痢：白地榆二钱，炒乌梅五枚，山楂一钱。水煎服。红痢红

糖为引，白痢白糖为引。（《滇南本草》）

【现代药理】

（1）抗肿瘤：地榆总皂苷能抑制体外培养的肝癌 BEL_{7402}、肺癌 A_{549}、胃癌 SGC_{7901} 细胞的生长。

（2）免疫调节：地榆颗粒及地榆皂苷单体具有增强免疫功能的体外免疫调节作用。地榆皂苷Ⅰ和地榆皂苷Ⅱ、地榆颗粒能显著促进小鼠脾脏淋巴细胞增殖，对浓度存在依赖性。

（3）抗氧化：地榆提取物对老化加速小鼠（SAM 小鼠）有抗氧化保护，SAM 小鼠在给予地榆提取液后，谷胱甘肽（GSH）降低，GSH/氧化型谷胱甘肽（GSSG）比值明显升高，且能减低 GSSH 水平。

（4）抗过敏：地榆提取物都具有很强的透明质酸酶抑制率，抗过敏成分主要集中于地榆大孔树脂40%乙醇洗脱物，其抑制率达到了76%。

（5）抗炎消肿：地榆水提剂对大鼠甲醛性足跖肿胀、巴豆油合剂对小鼠耳壳致肿、前列腺素 E_1 引起大鼠皮肤微血管通透性增加、大鼠棉球肉芽肿增生均有显著抑制作用。

（6）抗血管生成活性：地榆总皂苷具有一定的抗血管生成活性，且作用效果呈剂量依赖性。地榆总皂苷高、中剂量组显著抑制鸡胚卵黄囊血管网的发育，改变血管走行，地榆总皂苷高、中剂量组明显抑制新生微血管生成。

（7）抗菌：地榆水煎剂对金黄色葡萄球菌、铜绿假单胞菌（绿脓杆菌）、枯草杆菌、表皮葡萄球菌、甲型链球菌和变形杆菌的体外抗菌实验结果表明均有抑菌效果，且对金黄色葡萄球菌抑菌作用最强。

（8）止泻和抗溃疡：地榆对于溃疡性结肠炎大鼠具有显著的治疗效果，可以显著升高白细胞介素-10 水平，下调 NF-κB 蛋白活性，降低白细胞介素 1β 水平。地榆水煎液对番泻叶或蓖麻油致小鼠实验性腹泻有显著抗腹泻作用。地榆能显著抑制小鼠肠推进运动，减慢肠蠕动，抑制肠平滑肌活动。

【文献论述】

（1）《本草纲目》："地榆，除下焦热，治大小便血证。止血，取上截切片炒用，其梢则能行血，不可不知。杨士瀛云：诸疮痛者加地榆，痒者加黄芩。"

（2）《本草求真》："地榆，诸书皆言因其苦寒，则能入于下焦血分除热，俾热悉从下解。又言性沉而涩，凡人症患吐衄、崩中、肠风、血痢等症，得此则能涩血不解。按此不无两歧，讵知其热不除则血不止，其热既清则血自安，且其性主收敛，既能清降，又能收涩，则清不虑其过泄，涩亦不虑其或滞，实力解热止血药也。"

（3）《本经续疏》："地榆者，不治别因之带下，并不治七伤带下病之不痛者，唯能称七伤带下病止痛，又可见矣。何况血去气散，风乘虚入而为恶肉，风乘营卫之相遭而鼓荡为汗，金疮被风而痛不可瘳，不皆为地榆所属耶？"

（4）《本草选旨》："地榆，以之止血，取上截炒用。以之行血，取下截生用。以之敛血，则同归、芍。以之清热，则同归、连。以之治湿，则同归、芩。以之治血中之痛，则同归、芄。以之温经而益血，则同归、姜。大抵酸敛寒收之剂，得补则守，得寒则凝，得温暖而益血归经，在善用者自得之而已。"

（5）《本草正义》："地榆苦寒，为凉血之专剂。妇人乳痛带下，多由于肝经郁火不疏，苦寒以清泄之，则肝气疏达，斯痛可已而带可止；然气滞痰凝之乳痛，及气虚不摄之带下，非其治也。止痛除恶肉，皆以外疡言之，血热火盛，则痛而多恶肉，地榆清热凉血，故止疡患作痛，而能除恶肉。"

（6）《神农本草经》："主妇人七伤，带下病，止痛，除恶肉，止汗，疗金疮。"

（7）《名医别录》："止脓血，诸瘘，恶疮，消酒，除消渴，补绝伤，产后内塞，可作金疮膏。主内漏不止，血不足。"

【常治肿瘤】常用于肺癌、胃癌、肝癌、宫颈癌、白血病等肿瘤。

【科学研究】

（1）鞣花酸能显著抑制 HUVEC 增殖、迁移和小管形成，降低 HUVEC 细胞中 PDGFB 基因和蛋白表达水平，降低 $STAT_3$ 蛋白的磷酸化水平，而对 $STAT_3$ 蛋白表达总量无变化，其增殖抑制作用呈时间和浓度依赖性，其迁移和小管形成抑制作用呈剂量依赖性。

（2）鞣花酸显著抑制 H_{22}、S_{180} 小鼠肿瘤生长，对小鼠体重无影响，在 S_{180}、H_{22} 两种瘤体中 p-STAT3、PDGFB 和 STAT3 的表达明显降低。鞣花酸高剂量组对 S_{180}、H_{22} 小鼠脾脏指数较模型组显著上升。鞣花酸高、中剂量组能显著降低 S_{180}、H_{22} 小鼠肿瘤微血管密度。

（3）构建小鼠移植性 S_{180} 皮下瘤模型，观察地榆总皂苷对荷瘤小鼠肿瘤生长抑制作用，同时解剖瘤组织，采用免疫组化法（IHC）检测地榆总皂苷对小鼠肿瘤组织微血管 VEGF 表达水平，结果表明地榆总皂苷能抗小鼠移植性 S_{180} 皮下瘤肿瘤血管生成。

（4）实验以体外培养的人白血病细胞 K_{562}、肝癌细胞 $HepG_2$、宫颈癌细胞 Hela、胃癌细胞 BGC_{823} 为模型，对无毒中药进行体外抑癌筛选，发现地榆提取液具有明显的抑癌作用。药物作用后，四种癌细胞生长曲线明显降低，克隆形成率显著下降，倒置相差显微镜下可见形态上发生皱缩、变圆、脱壁、碎裂等变化，具有良好的抗肿瘤药物开发前景。

（5）通过细胞形态观察和活细胞计数法研究地榆对人肝癌细胞 $HepG_2$、胃癌细胞 BGC_{823}、宫颈癌细胞 Hela 和肺癌细胞 H_{460} 生长的抑制作用，地榆可使四种癌细胞形态上发生皱缩、变圆、脱壁、裂碎等变化，从而起到抑制肿瘤生长的作用。

【用法用量】内服：6~15g，煎服或入丸、散。外用：捣汁或研末掺。

【使用注意】虚寒者忌服。

参考文献

[1] 秦三海，李坤，周玲，等. 地榆总皂苷抗肿瘤作用的实验研究 [J]. 山东医药，2010，50（15）：24-26.

[2] 余茜. 地榆及其提取物免疫调节功能和机制研究 [D]. 开封：河南大学，2015.

［3］Yokozawa T. 地榆提取物对老化加速小鼠抗氧化保护作用的影响［J］. 国外医学（中医中药分册），2001，23（2）：89-90.

［4］黄丽，冯志臣，韦保耀，等. 地榆与桂枝抗过敏作用的研究［J］. 食品科技，2007，6（3）：135-138.

［5］魏智芸，滕建文，黄丽，等. 地榆提取物抗氧化与抗过敏作用研究［J］. 时珍国医国药，2009，20（8）：1958-1960.

［6］叶聚荣，林大杰，张丽华. 地榆的抗炎作用［J］. 中药药理与临床，1985，1（6）：153-154.

［7］秦三海，李军，周玲，等. 地榆总皂苷对鸡胚血管新生的影响［J］. 中华中医药杂志，2012，27（3）：700-702.

［8］吴开云，黄雪芳，彭宣宪. 冰片、虎杖、地榆抑菌作用的实验研究［J］. 江西医学院学报，1996，36（2）：53-55.

［9］赵崧，郑子春，沈洪. 地榆、白芷、白蔹在溃疡性结肠炎大鼠的作用及机制探讨［J］. 实用临床医药杂志，2011，15（7）：1-8.

［10］曾万玲，宋杰云，岑燕飞，等. 地榆水煎液抗实验性腹泻及其他药理作用研究［J］. 贵阳中医学院学报，1992，14（4）：55-57.

［11］于娅. 地榆活性成分抑制肿瘤血管生成作用及机理研究［D］. 成都：成都中医药大学，2015：1-63.

［12］秦三海，王燕，周玲，等. 地榆总皂苷体内抗小鼠肿瘤组织微血管生成的实验研究［J］. 中医药学报，2012，40（5）：38-40.

［13］王振飞. 大蓟、小蓟、地榆提取液对四种癌细胞抑制作用的研究［D］. 呼和浩特：内蒙古大学，2007.

［14］王振飞，李煜，戴宝贞，等. 从地榆对不同癌细胞的抑制效果看中药归经理论的科学性［J］. 中医药通报，2007，6（5）：58-60.

72. 地胆草

【苗族药名】 九搡泡

【品种来源】 本品为菊科地胆草属植物地胆草 *Elephantopus scaber* L.，8~9 月开花，10~11 月果熟，以全草入药，夏秋采收，去杂质，洗净晒干或鲜用。别名草鞋根、地胆头、苦地胆、理肺散、牛吃埔、牛托鼻、铁灯盏。

【化学成分】 全草含表无羁萜醇、羽扇豆醇、羽扇豆醇乙酸酯、去氧地胆草内酯、地胆草内酯、异去氧在胆草内酯、豆甾醇、豆甾醇-3-β-吡喃葡萄糖苷、去酰洋蓟苦素、葡萄糖中美菊素、还阳参皂苷 E。还含有 4，5-二咖啡酰奎宁酸、3，5-二咖啡酰奎宁酸、11，13-二氢去氧地胆草内酯。

【中药性味】 味苦、辛，性寒。

（1）《生草药性备要》："味辛，性平。"

（2）《本草纲目》："味苦。"

（3）《南宁市药物志》："苦，寒，无毒。"

（4）《闽南民间草药》："苦，微寒，无毒。"

【中药归经】 归肺、肝经。

（1）《闽东本草》："入肺、脾、肝三经。"

（2）《泉州本草》："入肺、肝二经。"

（3）《本草汇言》："足厥阴，少阳经气分药也。"

【中药功效】清热解毒，利尿消肿。

【苗药作用】

（1）治单腹胀：苦地胆二两。煎水，分早晚二次服，或和猪肉炖服。（《岭南草药志》）

（2）治尿闭：地胆草五钱至一两，水煎服。（《福建中草药》）

（3）治脚气：苦地胆全草一至二两，豆腐二至四两，酌加开水炖服。（《福建民间草药》）

（4）治热淋：鲜地胆草三两，瘦猪肉四两，食盐少许，加水同煎，去渣，分四次服用。（《江西民间草药验方》）

（5）治扁桃体炎、咽喉炎：地苦胆二钱。泡入 300mL 热开水中半小时，内服，每天 1 剂。亦可制成片剂含服。（《中草药新医疗法处方集》）

（6）治腋下生肿毒，散肿止痛，脓已成者亦安，亦治一切肿毒：天芥菜，以盐、醋同捣敷之。（《医林集要》）

（7）治痈肿：鲜地胆草全草煎水，熏洗患处；或地胆草全草七钱，酒、水各半煎服。（《江西民间草药验方》）

（8）治指疔、乳痈：鲜地胆草全草适量，酌加甜酒酿糟同捣烂，敷于患处。（《江西民间草药验方》）

（9）治丝虫病淋巴管炎：地胆草一两。水煎服。（《福建中草药》）

（10）治翼状胬肉：苦地胆十斤，醋二十斤，铜块一斤。先将铜烧红，立即放入醋中，取出烧红，再入醋，如此反复数十次，再将新鲜苦地胆放入醋中浸泡 1 个月，过滤，滴眼用（有刺激感不用特殊处理，半小时后恢复正常）。（《中草药新医疗法处方集》）

【现代药理】

（1）抗肿瘤：地胆草倍半萜内酯化合物在体外对肝癌细胞 $SMMC_{7721}$、宫颈癌 Hela 和结肠腺癌 $Caco_2$ 三种肿瘤细胞增殖有抑制作用，且呈一定剂量依赖关系。

（2）保肝：地胆草根茎甲醇提取物能够显著降低天冬氨酸氨基转移酶、丙氨酸氨基转移酶、碱性磷酸酶和 γ-谷氨酰转肽酶水平，提高总蛋白和白蛋白水平；降低硫代巴比妥酸、白细胞分化抗原、超氧化歧化酶和过氧化氢酶水平，增加谷胱甘肽水平；减少四氯化碳诱导的组织病理学变化。低浓度的地胆草提取物能够改善用乙醇造模大鼠血浆生化指标和减少肝的脂肪累积；高浓度的地胆草提取物能够逆转肝损伤。

（3）抗菌：地胆草的脂溶性成分对金黄色葡萄球菌和耐甲氧西林金黄色葡萄球菌有抑制活性。地胆草的水提物对变异链球菌、酸性草分枝杆菌、须癣毛癣菌、抗石膏样小孢子菌有较强的抑制作用。地胆草的根茎乙醇提取物对大肠埃希菌、金黄色葡萄球菌和铜绿假单胞菌抑制作用较强，叶子乙醇提取物对肠球菌的抑制作用更强，氯仿提取物对芽孢杆菌的抑制作用最强。

（4）镇咳平喘：地胆草叶子的乙醇提取物可显著减少由乙酰胆碱和组胺引起的支气管痉挛，保护肥大细胞的去颗粒作用。地胆草乙醇提取物的镇咳作用可能与其所含有的甾体类或黄酮成分有关，可能与其抗胆碱能、抗组胺和稳定肥大细胞的特性有关。

（5）抗炎：地胆草提取物能抑制弗氏佐剂诱导的慢性关节炎恶化，显著抑制角叉菜胶诱导的关节炎。中、大剂量组的地胆草全草乙醇提取物各期炎症抑制作用明显，抗炎强度优于阿司匹林。

（6）抗病毒：地胆草全草的甲醇提取物在紫外线存在的条件下对小儿麻痹症病毒、辛德毕斯病毒均具有抑制作用；其水提取物具有抗呼吸道合胞病毒（RSV）作用。地胆草的根和叶的水提取物显示抗艾滋病病毒逆转录酶活性。

【文献论述】

（1）《生草药性备要》："散疮，凉血，消毒，去痰。理鼠咬、蛇伤，亦能止血。治肠风下血。"

（2）《本草纲目拾遗》："叶：可贴热毒疮。"

（3）《广州植物志》："治湿热。"

（4）《福建民间草药》："利尿消胀。"

（5）《南宁市药物志》："叶：敷热毒疮，乳痈，跌打。"

（6）《闽东本草》："温脾利水，宽中下气。治水肿，腹胀，咳嗽，疳积，疝气。"

（7）《本草新编》："龙胆草，其功专于利水、消湿、除黄疸，其余治目、止痢、退肿、退热，皆推广之言也。但此种过于分利，未免耗气败血，水去而血亦去，湿消而气亦消。初起之水湿黄疸，用之不得不亟；久病之水湿黄疸，用之不可不缓。正未可全恃之为利水神丹、消湿除瘅之灵药。或谓龙胆草治湿热，最利瘅病，正湿热之病也，然用龙胆草以治黄疸，多有不效者，何也？黄疸实不止湿热之一种也，有不热而亦成黄疸者，非龙胆草所能治也。尤胆草泻湿中之热，不能泻不热之湿也。"

（8）《本草正义》："龙胆草，大苦大寒，与芩、连同功，但《本经》称其味涩，则其性能守而行之于内，故独以治骨热著；余则清泄肝胆有余之火，疏通下焦湿热之结，足以尽其能事；而霉疮之毒，疳疬之疡，皆属相火猖狂，非此等大苦大寒，不足以泻其烈焰，是又疏泄下焦之余义矣。"

【常治肿瘤】常用于肝癌、宫颈癌、结肠腺癌、鼻咽癌、乳头瘤等肿瘤。

【科学研究】

（1）实验研究发现，地胆草活性部位局部应用能够减少乳头瘤平均数量，延迟乳头瘤形成和乳头瘤鼠的平均体重。地胆草提取物能抑制肉瘤的发病率、减少肿瘤直径；腹腔注射地胆草活性部位后，显著抑制皮下移植欧氏腹水癌细胞（EAC）和道氏淋巴腹水癌细胞（DLA）实体瘤生长，延长移植瘤小鼠的存活时间。

（2）有研究发现，地胆草内提取物去氧地胆草内酯、异去氧地胆草内酯能够以量效的方式降低 L_{929} 肿瘤细胞 72 小时内存活率，选择性地作用于聚羟基脂肪酸 PHA 激发的人类淋巴细胞，抑制氚化胸腺嘧啶吸收进入 DLA 肿瘤细胞的 DNA。去氧地胆草内酯在体外显示了强大的抗 DLA 肿瘤细胞作用，具有抗肿瘤药物的开发前景。

（3）研究发现，地胆草内提取物去氧地胆草内酯通过上调 c-Jun N 端调节激酶 p21（Waf1/Cip1）表达和活化半胱天冬酶，抑制 N-乙酰-L 半胱天冬酶，抑制 α-肿瘤坏死因子诱导的基质金属蛋白酶-9 活性和表达，以及核卡巴 B 因子活化，显著抑制 TS/A 细胞增殖、入侵和转移，诱导 TS/A 细胞 G_2/M 阻滞和凋亡，从而具有良好的抗肿瘤作用。

（4）研究发现，地胆草内提取物去氧地胆草内酯可能通过调节细胞周期蛋白、线粒体功能紊乱抑制鼻咽癌细胞增殖，细胞周期阻滞在 S 和 G_2/M 期；表现为细胞色素转位、失去线粒体膜电位和对 Bcl-2 家族蛋白的调节。

【用法用量】内服：15~25g，煎服或捣汁。外用：捣敷或煎水熏洗。

【使用注意】体虚者忌服，孕妇慎服。

参考文献

［1］梁侨丽，龚祝南，绪广林，等. 地胆草倍半萜内酯化合物体外抗肿瘤作用的研究［J］. 天然产物研究与开发，2008，20（3）：436-439.

［2］Sheeba KO, Wills PJ, Latha BK, et al. Antioxidant and antihepatotoxic efficacy of methanolic extract of Elephantopus scaber Linn in Wistar rats［J］. Asian Pacific Journal of Tropical Disease，2012，2（Supplement 20）：S904-S908.

［3］Ho WY, Yeap SK, Ho CL, et al. Hepatoprotective Activity of Elephantopus scaber on Alcohol-Induced Liver Damage in Mice［J］. Evid Based Complement Alternat Med，2012，2012：417953.

［4］王蓓，梅文莉，左文健，等. 地胆草与白花地胆草脂溶性成分的 GC-MS 分析及抑菌活性研究［J］. 天然产物研究与开发，2012，24（B12）：23-27.

［5］Chen CP, Lin CC, Namba T. Screening of Taiwanese crude drugs for antibacterial activity against Streptococcus mutans［J］. J Ethnopharmacol，1989，27（3）：285-295.

［6］Kumar SS, Perumal P, Suresh B. Antibacterial studies on leaf extract of Elephantopus scaber Linn［J］. Ancient science of life，2004，23（3）：6.

［7］Sagar R, Sahoo HB. Evaluation of antiasthmatic activity of ethanolic extract of Elephantopus scaber L. leaves［J］. Indian J Pharmacol，2012，44（3）：398-401.

［8］Tsai CC, Lin CC. Anti-inflammatory effects of Taiwan folk medicine Teng-Khia-U, on carrageenan-andadjuvant-induced paw edemain rats［J］. J Ethnopharmacol，1999，64（1）：85-89.

［9］何昌国，董玲婉，阮肖平，等. 地胆草全草提取物抗菌抗炎作用的实验研究［J］. 中国中医药科技，2008，15（3）：191-192.

［10］Taylor R, Manandhar N, Hudson J, et al. Antiviral activities of Nepalese medicinal plants［J］. J Ethnopharmacol，1996，52（3）：157-163.

［11］Wiwat C, Kwantrairat S. HIV-1 Reverse Transcriptase Inhibitors from Thai Medicinal Plants and Elephantopus scaber Linn［J］. Mahidol University Journal of Pharmaceutical Sciences，2014，40（3）：35-44.

［12］Geetha BS, Nair MS, Latha PG, et al. Sesquiterpene lactones isolated from Elephantopus scaber L. inhibits human lymphocyte proliferation and the growth of tumour cell lines and induces apoptosis in vitro [J]. J Biomed Biotechnol, 2012: 721285.

[13] Huang CC, Lo CP, Chiu CY, et al. Deoxyelephantopin, a novel multifunctional agent, suppresses mammary tumour growth and lung metastasis and doubles survival time in mice [J]. Br J Pharmacol, 2010, 159 (4): 856-871.

[14] Su M, Chung HY, Li Y. Deoxyelephantopin from Elephantopus scaber L. induces cell-cycle arrest and apoptosis in the human nasopharyngeal cancer CNE cells [J]. Biochem Biophys Res Commun, 2011, 411 (2): 342-347.

73. 地星宿

【苗族药名】代等

【品种来源】为伞形科植物天胡荽 *Hydrocotyle sibthorpioides* Lam. [*H. rotundifolia* Roxb.]，以全草入药。全年可采，鲜用或秋季采收，洗净，晒干。别名蛙塞猛、金钱草、满天星、破铜钱、明镜草、铺地锦、盆上芫茜、星秀草。

【化学成分】全草含黄酮类成分：槲皮素，槲皮素-3-半乳糖苷，异鼠李素，槲皮素-3-O-β-D-（6-咖啡酰半乳糖苷）。又含木质体成分，左旋芝麻素和鼠体成分：豆甾醇，不含香豆精。

【中药性味】味苦、辛，性寒。

（1）《生草药性备要》：“苦，寒。”

（2）《医林纂要》：“辛，平。”

（3）《南宁市药物志》：“辛，平，有小毒。”

【中药归经】归肺、肝、肾经。

（1）《本草撮要》：“入足太阴，阳明经。”

（2）《雷公炮制药性解》：“入肺、脾二经。”

（3）《本草经疏》：“入太阴、阳明经。”

【中药功效】清热解毒，利尿消肿。

【苗药作用】

（1）治肝炎、胆囊炎：鲜天胡荽60g。水煎，调冰糖服。（《福建药物志》）

（2）治石淋：鲜天胡荽60g，海金沙茎叶30g。水煎服，每日1剂。（《湖北中草药志》）

（3）治喉蛾：天胡荽9~15g，水煎服；或用鲜草洗净，加食盐少许，捣烂取汁，滴于喉痛处。（《江西民间草药验方》）

（4）治发瘯及疔，热极，色紫黑者：天胡荽六至七钱，放碗内捣烂，不使水走散，再加洗米水煎沸冲入，去渣饮之，将渣敷发瘯及发疔处，热从小便出。（《岭南采药录》）

（5）治天行赤眼：鲜天胡荽30g，鲜野菊花30g，龙胆草10g，水煎服。（《四川中药志》）

（6）治缠腰蛇（带状疱疹）：鲜天胡荽一握，捣烂绞汁一杯，加雄黄末一钱，涂患

处，日二次。（《福建民间草药》）

（7）治肝炎发黄：鲜地星宿五钱至八钱（干的，三至五钱），茵陈蒿五钱。煎水吃，日服三次。（《贵阳民间药草》）

（8）治百日咳：天胡荽五钱，捣烂，和蜜糖，开水冲服。（《湖南药物志》）

（9）治急性黄疸型肝炎：鲜天胡荽一至二两，白糖一两，酒水各半煎服，每日一剂。（《江西草药》）

（10）治肾结石：天胡荽一至二两，水煎服。（《江西民间草药验方》）

（11）治跌打瘀肿：天胡荽捣烂，酒炒热，敷撩患处。（《广西中药志》）

（12）治风火眼痛：天胡荽、旱莲草各等分。捣烂敷。（《广西中药志》）

（13）治小便不通：鲜地星宿一两，捣烂挤水，加白糖一两服，或煎水兑白糖服。（《贵阳民间药草》）

【现代药理】

（1）抗肿瘤：对天胡荽利用色谱手段进行分离纯化，应用 NMR 方法鉴定结构，并进行 MTT 法抗肿瘤试验，发现天胡荽中 4 种化合物，其各萃取部位对 LA_{795} 细胞株有一定的抑制作用，相对于石油醚和乙酸乙酯萃取物来说，其中以正丁醇层萃取物在高浓度 $800\mu g/mL$ 时的抑制作用较强，单体化合物对 LA_{795} 细胞株的抑制作用没有整体作用强，其 4 个化合物有一定抑制肿瘤细胞生长的作用。

（2）抗肝纤维化：大鼠免疫型肝纤维化模型，依据大鼠肝组织中的 Hyp 含量，血清中 AST、ALT 水平及肝病理学形态来判断抗纤维化效果。各剂量组的天胡荽有效成分 HAS 均能明显降低 Hyp 含量和血清中的 ALT、AST 水平。且都一定程度改善肝组织纤维化程度，HAS 在抗免疫型肝纤维化作用中呈现出一定的量效关系。

（3）抗病原微生物：天胡荽 1∶1 水煎剂对金黄色葡萄球菌抑制作用较强，对变形杆天胡荽菌、福氏痢疾杆菌、伤寒杆菌亦有不程度的抑制作用。黔产天胡荽的挥发油能够抑制多种细菌如伤寒沙门菌、铜绿假单胞菌、金黄色葡萄球菌、枯草芽孢杆菌等的活性。

（4）抗 HBsAg：从 270 种中草药中初筛出 9 种抗乙型肝炎病毒表面抗原的有效药物，天胡荽抗 HBsAg 病毒的作用仅次于金钱草和柿蒂，说明其具备良好的抗病毒作用。

（5）改善学习记忆功能：通过观察天胡荽积雪草苷对快速老化模型 SAMP8 小鼠学习记忆功能的影响，采用 Western blot 测定 $A\beta1-42$ 蛋白和可塑性相关蛋白在海马组织的表达水平，采用 RT-PCR 测定 $A\beta$ 相关基因的表达发现，天胡荽积雪草苷明显降低脑组织 $A\beta1-42$ 蛋白的含量，抑制 $A\beta$ 相关基因 APP、BACE1 和 CatB 的表达，但提高 NEP 和 IDE 的水平，天胡荽积雪草苷能明显改善学习记忆功能。

【文献论述】

（1）《千金要方·食治》："别有一种近水渠中温湿处，冬生，其状类胡荽的别名。"

（2）《生草药性备要》："治癞，臭耳，鼻上头风，痘眼去膜，消肿，敷跌打大疮。"

（3）《草木便方》："治头疮，白秃，风瘙，疥癞。"

（4）《贵州民间方药集》："解热利尿。治肾脏炎、黄疸。外用揉擦伤肿，塞鼻可消眼炎，取汁滴耳中，治中耳炎。"

（5）《民间常用草药汇编》："治钩虫病。外用捣涂酒渣鼻。"

（6）《日用本草》："消谷化气，通大小肠结气。治头疼齿病，解鱼肉毒。"

（7）《医林纂要》："升散阴气，辟邪气，发汗，托疹。"

（8）《本草纲目》："胡荽，辛温香窜，内通心脾，外达四肢，能辟一切不正之气，故痘疮出不爽快者，能发之。诸疮皆属心火，营血内摄于脾，心脾之气得芳香则运行，得臭恶则壅滞故尔。按杨士瀛《直指方》云：痘疹不快，宜用胡荽酒喷之，以辟恶气。若儿虚弱及天气阴寒，用此固妙，如儿壮实及春夏晴暖阳气发越之时，加以酒曲助虐，以火益火，胃中热炽，毒血聚蓄，则变成黑陷矣，不可不慎。"

（9）《嘉祐本草》："消谷，治五脏，补不足，利大小肠，通小腹气，拔四肢热，止头痛，疗痧疹、豌豆疮不出，作酒喷之立出，通心窍。"

（10）《食疗本草》："利五脏，补筋脉，主消谷能食，治肠风，热饼裹食。"

【常治肿瘤】常用于肺癌、肝癌、宫颈癌等肿瘤。

【科学研究】

（1）实验研究发现，天胡荽提取物对小鼠移植性肿瘤 Hep、S_{180}、U_{14} 具有抑制作用，其对正常小鼠机体非特异性和特异性免疫功能具有积极影响。其机理是通过提高小鼠网状内皮系统吞噬功能、免疫器官的重量及血清溶血素值，来产生抗肿瘤及提高免疫功能的作用。

（2）为寻找天胡荽具有活性的化学单体，有研究对其进行了化学成分坚定，从中分离得到 28 个化合物，目前根据理化性质和各种波谱技术已鉴定了 14 个化合物的结构，其中 8 个为首次从该植物中分离得到，分别是 Chlorogenicacid methyl ester（1）、5-Hydroxymaltol（2）、（−）-Angelicoidenol 2-O-β-D-glucopyranoside（3）、正丁基-O-β-D-吡喃果糖苷（4）、芹菜素（5）、山奈酚（9）、4，2'，4'-trihydroxychalcone（10）、齐墩果酸（11）；研究还采用 MTT 法对天胡荽的粗提物及部分单体化合物进行了体外抗 LA_{795} 小鼠肺腺癌细胞活性筛选，结果发现天胡荽萃取物及其他化合物均对 LA_{795} 细胞株有较弱的抑制作用。

（3）研究发现 14 种挥发油成分均被首次从天胡荽中分离鉴定，尚有若干种成分的化学结构有待鉴定。其利用 $HepG_{2.2.2.15}$ 细胞对江西产天胡荽进行了药理活性研究，结果发现天胡荽水提物、醇提物和水提物经石油醚、氯仿、乙酸乙酯、正丁醇萃取的各萃取物及萃取剩余物对 $HepG_{2.2.2.15}$ 细胞均没有细胞毒性作用，其水提物在药物浓度为 1mg/mL 时对病毒 HBsAg 有抑制作用，抑制率为 27%。

（4）天胡荽乙醇提取物的对肝癌移植肿瘤小鼠、S_{180} 肉瘤小鼠及子宫颈癌细胞 U_{14} 小鼠有明显抑制作用，研究结果证明，天胡荽乙醇提取物促进了胸腺和脾脏指数，以及小鼠的体液免疫，从而起到抑制肿瘤生长的作用。

【用法用量】内服：9~15g，煎服或捣汁。外用：适量，捣烂敷；或捣取汁涂。

【使用注意】体虚者及孕妇慎服。

参考文献

[1] 蒲首丞. 天胡荽抗肿瘤活性成分研究 [J]. 安徽农业科学, 2014, 42 (11): 3238-3239.

[2] 彭震宇, 王一奇, 戚虎昶, 等. 天胡荽有效成分 HAS 抗大鼠免疫性肝纤维化的实验研究 [J]. 中华中医药学, 2009, 27 (8): 1654-1656.

[3] 穆淑珍, 汪冶, 郝小江. 黔产天胡荽挥发油化学成分的研究 [J]. 天然产物研究与开发, 2004, 16 (3): 215-217.

[4] 郑民实, 李文, 李蓉, 等. 使用 ELISA 技术筛选 270 种中草药抗 HBsAg 作用 [J]. 中医研究, 1996, 9 (1): 51-54.

[5] 梁春宏, 黄权芳, 林兴, 等. 天胡荽积雪草苷对 SAMP8 小鼠学习记忆功能的改善作用 [J]. 中国药理学通报, 2014, 30 (3): 96-100.

[6] 白明东, 俞发荣, 王佩, 等. 天胡荽提取物对 HepS$_{180}$、U$_{14}$ 的抑制作用及小鼠免疫功能的影响 [J]. 实用肿瘤杂志, 2002, 17 (2): 117-118.

[7] 蒲首丞. 中药鹅不食草和天胡荽的化学成分及其抗肿瘤活性研究 [D]. 天津: 天津大学, 2009: 1-153.

[8] 张兰. 天胡荽抗肝炎活性成分研究 [D]. 广州: 广东药学院, 2008: 1-63.

[9] Yu F, Yu F, Mcguire P M, et al. Effects of Hydrocotyle sibthorpioides extract on transplanted tumors and immune function in mice. [J]. Phytomedicine International Journal of Phytotherapy & Phytopharmacology, 2007, 14 (2-3): 166-171.

74. 吉祥草

【苗族药名】锐油沙

【品种来源】本品多为百合科吉祥草属植物吉祥草 *Reineckia carnea* (*Andr.*) Kunth. 的干燥全草。全年可采, 洗净, 鲜用或切段晒干。别名松寿兰、竹叶青、小青胆。

【化学成分】主要含有甾体皂苷及皂苷元化合物薯蓣皂苷元、奇梯皂苷元、潘托落皂苷元、β-豆甾醇-3-O-β-D-吡喃葡萄糖苷、25 (S) -5β-1β-3β-diol、kitigenin 5-O-β-D-glucopyrannoside、薯蓣皂苷元-3-O-β-D-吡喃葡萄糖苷、pentologenin 5-O-β-D-glucopyrannoside; 黄酮类化合物 7-甲氧基-8-甲基-4′-羟基-黄酮; 挥发油类化合物为反式石竹烯、芳樟醇 L、油酮、 (-) 桃金娘醛、石竹烯氧化物; 其他如正三十三烷醇、正三十二烷酸、肌醇、6-羟基-3-吡啶羧酸、nicotianoside B、α-D-glucose 等。

【中药性味】味甘, 性凉。

(1)《生草药性备要》: "味甘, 平。"

(2)《本草纲目拾遗》: "性凉, 味甘。"

(3)《植物名实图考》: "味甘辛。"

【中药归经】归肺、肝、脾经。

【中药功效】清肺止咳, 凉血止血, 解毒利咽。

【苗药作用】

(1) 清肺止咳, 接骨, 解毒。主治咳嗽, 跌打损伤, 肝炎, 疳积。(《中国苗族医

药彩色图集》）

（2）补肺，敛肺，止咳。（《贵州常用民间草药手册》）

【现代药理】

（1）吉祥草具有抗肿瘤作用。吉祥草全草的乙醇提取部位、正丁醇分离部位及果实乙酸乙酯分离部位、正丁醇分离部位对 786-O、HT_{29}、A_{549} 肿瘤细胞均有不同程度的抑制作用，且全草正丁醇分离部位的抗肿瘤活性大于果实正丁醇分离部位。

（2）降糖：吉祥草总皂苷皮下注射治疗可以增加非胰岛素依赖性糖尿病模型大鼠肝糖原、肌糖原储存量，从而提高外周组织对葡萄糖的利用，改善其胰岛素抵抗，说明吉祥草总皂苷能够有效降低糖尿病大鼠的血糖水平，降糖作用明显。

（3）抗炎：吉祥草总皂苷采用皮下注射给药，抗炎作用明显，特别是对上呼吸道、气管及支气管疾病，如急性上呼吸道感染、上气道阻塞、支气管扩张、弥漫性泛细支气管炎、支气管哮喘有治疗作用；同时对肺炎疾病如链球菌肺炎、葡萄球菌肺炎、常见革兰杆菌肺炎具有治疗作用。

（4）止咳化痰：对吉祥草提取物的体内止咳、祛痰活性研究发现，吉祥草的 60% 和 90% 乙醇提取部分分别在高剂量（0.570g/kg）、中剂量（0.372g/kg）时具有较好的止咳、祛痰活性。

（5）溶血：吉祥草总皂苷剂量达到 10mg/mL 时，开始表现出一定的溶血性。

（6）杀灭钉螺：吉祥草正丁醇粗提物经硅胶柱层析、HPLC 纯化后分离得到的目标化合物甾体皂苷具有较强毒杀钉螺活性，能有效控制血吸虫疾病的流行。

（7）抗类风湿关节炎：吉祥草总皂苷能明显改善佐剂性关节炎大鼠足肿胀、降低关节炎指数，提示吉祥草总皂苷具有良好的抗类风湿关节炎作用；同时吉祥草总皂苷能明显对抗机械刺激，提高炎性疼痛痛阈，具有显著的镇痛作用，提示吉祥草总皂苷具有明显的镇痛、抗炎作用。

（8）抗氧化：吉祥草总黄酮有较强的抗氧化活性。

【文献论述】

（1）《生草药性备要》："叶止热咳，新咳血，理伤症，大肠结热，泻血，小儿脱肛下血，俱煲肉食。"

（2）《本草纲目拾遗》："理血，清肺，解火毒，为咽喉症要药。"

（3）《植物名实图考》："治筋骨痿，用根浸酒，加虎骨胶：治遗精，加骨碎补。"

（4）《分类草药性》："敷疮毒。"

（5）《天宝本草》："清肺止咳化痰。治衄，赤疮，火眼，跌打损伤。"

（6）广州部队《常用中草药手册》："润肺止咳，补肾接骨。治肺结核咳嗽、吐血，哮喘，慢性肾盂肾炎，遗精，跌打，骨折。"

（7）《贵州草药》："治跌打损伤或骨折：吉祥草、水冬瓜根皮、凤仙花秆各适量。捣绒，加酒炒热，包伤处。"

（8）《四川中药志》："治妇女干病：吉祥草、天冬、白及、三白草根、百合。加酒少许，炖猪心、肺服。"

【常治肿瘤】 常用于肺癌、肾癌、结肠癌、子宫颈癌等肿瘤。

【科学研究】

（1）吉祥草正丁醇萃取部分的万年青-3-O-α-L-吡喃阿拉伯糖皂苷、（25R）-5β-spirostane-1β，2β，3β，4β，5β，6β-hexol、凯提皂苷元对人肾癌 786-O 细胞具有一定的细胞毒活性。

（2）吉祥草乙醇提取液可以通过增加细胞内钙离子浓度、降低线粒体膜电位、激活 Caspase 3/7 活性而诱导人肺癌 A_{549} 细胞凋亡，而细胞内钙离子螯合剂 BAPTA-AM 和 Caspase 广谱抑制剂 ZVAD-FMK 可以明显抑制吉祥草乙醇提取液诱导的 A_{549} 细胞凋亡。

（3）正丁醇部位是吉祥草抗肿瘤作用的主要活性部位，且正丁醇萃取物的抑制作用较强且呈量效和时效关系，作用 48h 时 IC_{50} 值为 69.33mg/L，吉祥草正丁醇萃取物能抑制人肾癌 786-O 细胞增殖并诱导细胞凋亡并呈剂量依赖关系。

（4）吉祥草正丁醇萃取物对结肠癌 HT_{29} 细胞的抑制作用较强，且呈量效和时效关系，作用 48h 时 IC_{50} 值为 66.59mg/L，凋亡染色显示有典型的凋亡形态出现，流式细胞仪检测其能诱导 HT_{29} 细胞凋亡并呈剂量依赖关系。吉祥草正丁醇萃取物能够抑制结肠癌 HT_{29} 细胞增殖并诱导 HT_{29} 细胞凋亡。

（5）吉祥草乙酸乙酯部位对人宫颈癌 Caski 细胞有明显抑制作用，其作用机制可能与上调 Bax mRNA 表达，下调 COX_2 和 BCl-2 mRNA 表达及 BCl-2 与 Bax 的比值有关。

（6）吉祥草中甾体皂苷 RCE-4 可显著的抑制人肝癌 $HepG_2$ 细胞增殖和诱导凋亡，其作用机制可能与其增加细胞内 ROS 水平，促进 p53 及下游靶基因 Bax 表达，增强 Caspase-9 和 Caspase-3 活性，抑制 Bcl-2 表达，降低 Bcl-2 和 Bax 比值及线粒体膜电位，阻滞细胞于 G_2/M 期有关。

【用法用量】 6~12g，鲜品 30~60g。内服：煎，或捣汁、浸酒。外用：捣敷。

【使用注意】 阳虚、肝肾不足者慎服。

参考文献

［1］查俊，方国虎，熊南茜．苗药吉祥草的研究进展［J］．科教导刊，2014（8）．

［2］刘海，杨建琼，马华谋，等．吉祥草及其果实不同提取部位的体外抗肿瘤活性筛选［J］．中药新药与临床药理，2013，24（4）：337-340．

［3］张元，胡一冰，王学勇，等．吉祥草总皂苷对非胰岛素依赖性糖尿病模型大鼠肌糖原、肝糖原及糖代谢的影响［J］．武警医学，2008，19（9）：818-820．

［4］周欣，赵超，陈华国，等．吉祥草提取物及其制备方法、药物组合物和用途［P］．2007．

［5］Han N，Chang C，Wang Y，et al. The in vivo expectorant and antitussive activity of extract and fractions from Reineckia carnea［J］. Journal of Ethnopharmacology，2010，131（1）：220-223．

［6］张元，杜江，许建阳，等．吉祥草总皂苷溶血、止咳、化痰、抗炎作用的研究［J］．武警医学，2006，17（4）：282-284．

［7］冯玉文，李文新，刘实，等．吉祥草中杀灭钉螺化合物的提取分离［J］．中国血吸虫病防治杂志，2006，18（3）：178-181．

［8］张元，胡一冰，杜江，等．吉祥草总皂苷对实验性 Freund's 完全佐剂大鼠影响的实验研究［J］．

中药药理与临床，2010（5）：51-53.

［9］王慧，林奇泗，王淼，等．吉祥草总黄酮提取物的抗氧化活性评价［J］．沈阳药科大学学报，2014（1）：17-20.

［10］刘海，杨建琼，马华谋，等．吉祥草中甾体皂苷成分及其抗肿瘤活性研究［J］．中药新药与临床药理，2015（3）：348-351.

［11］刘海，杨建琼，熊亮，等．吉祥草乙醇提取物诱导人肺癌 A_{549} 细胞凋亡机制的初步探讨［J］．中国医院药学杂志，2013，33（19）：1580-1584.

［12］杨建琼，马华谋，刘海，等．吉祥草提取物体外抗肿瘤活性研究［J］．中药材，2013，36（4）：618-621.

［13］刘海，杨建琼，熊亮，等．吉祥草提取物对人结肠癌 HT_{29} 细胞体外抑制作用的研究［J］．时珍国医国药，2013，24（5）：1103-1105.

［14］白彩虹，邹坤，贺海波，等．吉祥草乙酸乙酯部位对人宫颈癌 Caski 细胞抑制作用及 COX_2 基因表达与 BCl-2 蛋白家族关系的研究［J］．中药药理与临床，2013（6）：45-50.

［15］杨小姣，邹坤，尉小琴，等．吉祥草中甾体皂苷 RCE_4 激活 p53-ROS 通路诱导人肝癌 $HepG_2$ 细胞凋亡的机制研究［J］．中药药理与临床，2016（2）：62-67.

75. 百合

【苗族药名】 波嘎梯

【品种来源】 本品为百合科植物卷丹 *Lilium lancifolium* Thunb.、百合 *Lilium brownii* F. E. *Brown var. viridulum* Baker 或细叶百合 *Lilium pumilum* DC. 的干燥肉质鳞叶。秋、冬采挖，除去地上部分，洗净泥土，剥取鳞片，用沸水捞过或微蒸后，焙干或晒干，别名中庭、重箱、重迈、摩罗、强瞿、百合蒜。

【化学成分】 百合球茎中含有多种生物活性成分，主要有多糖类如百合多糖（LP_1）、百合多糖（LP_2）；生物碱如秋水仙碱；皂苷如螺甾皂苷、异螺甾皂苷、变形螺甾烷皂苷、呋甾皂苷；类黄酮如吡咯烷黄酮醇等。此外，鳞茎中还含有脑磷脂、卵磷脂，以及对人体有营养的丰富的蛋白质、氨基酸，以及钙、磷、铁等无机元素和多种维生素。

【中药性味】 味甘、微苦，性平。

（1）《神农本草经》："味甘，平。"

（2）《救荒本草》："味甘辛，平。"

（3）《长沙药解》："味甘、微苦，微寒。"

【中药归经】 归心、肺经。

（1）《雷公炮制药性解》："入心、肺、大小肠四经。"

（2）《本草汇言》："入手足太阴、手足厥阴、手足阳明经。"

（3）《药品化义》："入肺、心、胆三经。"

【中药功效】 润肺止咳，清心安神。

【苗药作用】

（1）祛风湿，行血气，利关节。主治胃肠炎，风湿麻木，劳伤疼痛。（《中国苗族药物色彩图集》）

（2）理气行血健脾。治胃病，筋骨疼痛，狐臭，脚痛。（《贵阳民间草药》）

（3）温中散寒，祛风除湿。治胃寒痛，风湿痹痛，风寒感冒，全身瘙痒，疝气。（《贵州中草药名录》）

【现代药理】

（1）抗肿瘤：百合多糖可以上调 Bax 蛋白表达、下调 Bcl-2 蛋白表达，激活 Caspase-3、Caspase-9 的表达，诱导细胞凋亡，从而发挥抗肿瘤作用。

（2）止咳、祛痰、平喘：用百合水提液给小鼠灌胃，可使二氧化硫引咳的咳嗽潜伏期延长，咳嗽次数减少，也可使酚红排出量显著增加；百合的水煎液也可抵抗氨水引起的小鼠咳嗽。百合是通过增加气管黏液的分泌而达到祛痰作用。另外，百合对组胺引起的动物哮喘有缓解的作用。

（3）抗抑郁：百合皂苷能使大鼠抑郁模型脑内多巴胺、5-羟色胺的含量增高，改善单胺类神经递质功能障碍，并能使血液皮质醇、促肾上腺皮质激素的含量降低，以及下丘脑促皮质素释放因子的表达减少，同时还能使海马糖皮质激素受体（GR）mRNA 的表达增加，从而使抑郁模型大鼠亢进的下丘脑垂体肾上腺轴受到抑制。

（4）降血糖作用：百合多糖 LP_1 及 LP_2 均对四氧嘧啶引起的糖尿病模型小鼠有明显的降血糖作用。百合多糖降低血糖的可能机制为，修复胰岛 B 细胞、增强其分泌功能、降低肾上腺皮质的激素分泌、肝内促进葡萄糖转化为糖元及其联合作用，促进外周组织和靶器官对糖的利用，使血糖降低。

（5）抗氧化作用：百合粗多糖具有抗氧化作用，可使 D-半乳糖引起的衰老小鼠血液中超氧化物歧化酶（SOD）、过氧化氢酶和谷胱甘肽酶活力升高，使血浆、脑匀浆和肝匀浆中的过氧化脂质（LPO）水平下降。

（6）镇静催眠作用：服用百合能缩短入睡时间，改善、提高睡眠质量。实验表明，灌服百合水提液的小鼠，戊巴比妥纳睡眠时间及阈下剂量的睡眠率显著增加，具有明显的镇静作用。

（7）调节免疫作用：百合多糖可提高正常及环磷酰胺所致免疫抑制小鼠巨噬细胞的吞噬能力和吞噬指数，可显著提高小鼠血清特异性抗体水平，可促进小鼠淋巴细胞的转化。

（8）抗疲劳作用：兰州百合粗多糖能延长小鼠游泳时间，增强小鼠抗疲劳能力，具有抗疲劳作用，中剂量为最佳用量，高剂量无明显优势。

【文献论述】

（1）《神农本草经》："主邪气腹胀、心痛。利大小便，补中益气。"

（2）《名医别录》："除浮肿胪胀，痞满，寒热，通身疼痛，及乳难，喉痹，止涕泪。"

（3）《药性论》："除心下急、满、痛，治脚气，热咳逆。"

（4）《日华子本草》："安心，定胆，益志，养五脏。治癫邪啼泣、狂叫，惊悸，杀蛊毒气，爆乳痈、发背及诸疮肿，并治产后血狂运。"

（5）《本草衍义》："治伤寒坏后百合病。"

（6）《本草纲目拾遗》："清痰火，补虚损。"

（7）《本草经疏》："百合，主邪气腹胀。所谓邪气者，即邪热也。邪热在腹故腹胀，清其邪热则胀消矣。解利心家之邪热，则心痛自瘳。肾主二便，肾与大肠二经有热邪则不通利，清二经之邪热则大小便自利。甘能补中，热清则气生，故补中益气。清热利小便，故除浮肿、胪胀。痞满寒热，通身疼痛，乳难，足阳明热也；喉痹者，手少阳三焦、手少阴心家热也；涕、泪，肺肝热也；清阳明三焦心部之热，则上来诸病自除。"

（8）《本草述》："百合之功，在益气而兼之利气，在养正而更能去邪，故李氏谓其为渗利和中之美药也。如伤寒百合病，《要略》言其行住坐卧，皆不能定，如有神灵，此可想见其邪正相干，乱于胸中之故，而此味用之以为主治者，其义可思也。"

（9）《医林纂要》："百合，以敛为用，内不足而虚热、虚嗽、虚肿者宜之。与姜之用，正相反也。"

【常治肿瘤】 常用于肝癌、胃癌、乳腺癌、宫颈癌、胰腺癌、骨肉瘤、嗜铬细胞瘤等肿瘤。

【科学研究】

（1）通过用移植瘤模型观察纯化百合多糖的抗肿瘤作用和对荷瘤小鼠免疫功能的影响，结果发现百合多糖具有抑制 H_{22} 肿瘤生长的作用，并能显著提高荷瘤小鼠的胸腺指数和脾指数、巨噬细胞吞噬功能及血清溶血素的含量，这表明百合多糖具有抗肿瘤和增强荷瘤小鼠免疫功能的作用。

（2）百合 LBPS-I 多糖对移植性黑色素 B_{16} 和 Lewis 肺癌有较强的抑制功效。

（3）纯化后的中性百合多糖有抑制 H_{22} 小鼠肝癌生长的作用，同时能提高荷瘤小鼠免疫器官的重量。

（4）不同浓度百合提取物生物碱和甲醇提取物能显著地抑制人胃癌 SGC_{7901} 细胞的生长增殖，并呈现时间、剂量依赖性；可以改变细胞周期，使得 SGC_{7901} 细胞阻滞在 G_2/M 期；可以诱导 SGC_{7901} 细胞的凋亡。上调 SGC_{7901} 细胞内 caspase-3 蛋白的表达，是诱导 SGC_{7901} 细胞凋亡的重要作用机制之一。

（5）百合所含的秋水仙碱抑制癌细胞增殖，尤其对乳腺癌的抑制作用明显。

（6）百合皂苷在 C_{27} 位上含有 3-hydroxy-3-methylglutaric acid 结构的百合皂苷及其衍生物能抑制 TPA 刺激的宫颈癌细胞（HeLa），并抑制各种人类恶性肿瘤细胞，如胰腺癌（PANC1）、骨肉瘤（OST）、嗜铬细胞瘤（PC-12）等。

（7）麝香百合中分离的甾体皂苷及其衍生物作用于宫颈癌细胞（HeLa），观察其抗癌活性，研究发现百合皂苷具有抗癌活性。

（8）多糖成分抗肿瘤活性的作用一般表现为提高宿主免疫功能，也有对肿瘤细胞直接杀伤和抑制作用。纯化百合多糖能明显提高 H_{22} 小鼠腹腔巨噬细胞吞噬功能，有可能是该纯化多糖含有 β-（1，3）-D-glucan 结构，其特异性受体主要分布于巨噬细胞表面。

【用法用量】 内服：6~12g，煎；或入丸、散；亦可蒸食、煮粥。外用：适量，捣敷。

【使用注意】风寒咳嗽及中寒便溏者忌服。

参考文献

［1］何洪．百合多糖诱导肿瘤细胞凋亡作用机制的研究［D］．延吉：延边大学，2013．

［2］李艳，苗明三．百合的化学、药理与临床应用分析［J］．中医学报，2015（7）：1021-1023．

［3］郭秋平，高英，李卫民．百合有效部位对抑郁症模型大鼠脑内单胺类神经递质的影响［J］．中成药，2009，31（11）：1669-1672．

［4］朱泉，韩永斌，顾振新，等．百合多糖研究进展［J］．食品工业科技，2012，33（11）：370-374．

［5］苗明三．百合多糖抗氧化作用研究［J］．中药药理与临床，2001，17（2）：12-13．

［6］艾庆燕，康思源，赵豫凤．中药百合的研究与应用［J］．延安大学学报：医学科学版，2016，14（2）：63-65．

［7］李新华，弥曼，李汾，等．百合多糖免疫调节作用的实验研究［J］．现代预防医学，2010，37（14）：2708-2709．

［8］曾明，李守汉，曾爽，等．兰州百合抗运动性疲劳的实验研究［J］．体育研究与教育，2005，20（1）：110-112．

［9］李汾，袁秉祥，弥曼，等．纯化百合多糖抗肿瘤作用和对荷瘤小鼠免疫功能的影响［J］．现代肿瘤医学，2008，16（2）：188-189．

［10］弥曼，李汾，任利君，等．百合多糖的分离纯化及抗肿瘤作用［J］．西安交通大学学报（医学版），2009，30（2）：177-180．

［11］贾蕾．百合对人胃癌SGC_{7901}细胞的增殖抑制作用及其机制的探讨［D］．延安：延安大学，2015．

［12］Mimaki Y, Sashida Y, Kuroda M. Inhibitory effects ofsteroidal saponins on 12-Otetradecanoylphorbol-13acetate（TPA）-enhanced 32Pincorporation into phospholipids of HeLa cells and proliferation of human malignant tumor cells［J］. Biological Pharm Bulletin, 1995, 18（3）：467.

［13］Mimaki Y, Sashida Y. Steroidal saponins and alkaloids from the bulbs of Lilium brownii var. colchesteri.［J］. Chemical & Pharmaceutical Bulletin, 1990, 38（11）：3055-9.

［14］Ikeda Y, Adachi Y, Ishii T, et al. Blocking effect of anti-Dectin-1antibodies on the anti-tumor activity of1, 3-beta-glucan and the binding of Dectin-1to1, 3-beta-glucan［J］. Biological &Pharmaceutical Bulletin, 2007, 30（8）：1384-1389.

76. 百部

【苗族药名】窝嘎单里

【品种来源】本品为百部科植物直立百部 Stemona sessilifolia（Miq.）Miq.、蔓生百部 Stemona japonica（Bl.）Miq. 或对叶百部 Stemona tuberosa Lour. 的干燥块根。春、秋二季采挖，除去须根，洗净，置沸水中略烫或蒸至无白心，取出晒干，别名嗽药、百条根、野天门冬、百奶、九丛根、山百根、牛虱鬼。

【化学成分】块根含生物碱类成分百部新醇、双去氢新对叶百部碱、对叶百部新醇、对叶百部新醇B、对叶百部烯酮、对叶百部酮、脱氢对叶百部碱、氧化对叶百部碱等；非生物碱类成分挥发油成分、水溶性多糖 STP-1、掌叶半夏碱戊、胸腺嘧啶、3-羟基-4-甲氧基苯甲-酸、大黄素甲醚、对羟基苯甲酸、豆甾醇、β-谷甾醇棕榈酸酯等。此外还有金大刚碱、原百部碱、百部新碱、双去氢新对叶百部碱等。

【中药性味】味甘、苦，性微温。

（1）《名医别录》："微温。"

（2）《药性论》："味甘，无毒。"

（3）《日华子本草》："味苦，无毒。"

【中药归经】归肺、脾、胃经。

（1）《滇南本草》："入肺。"

（2）《本草新编》："入肺经，亦入脾、胃。"

【中药功效】润肺止咳，杀虫灭虱。

【苗药作用】

（1）退虚热，止咳。纸质肺结核，百日咳。（《苗族药物集》）

（2）灭虱。百部 30g，煎水洗头发。（《贵州草药》）

（3）治癣。百部适量，煎水外洗患处。（《中国苗族药物彩色图集》）

【现代药理】

（1）诱导细胞凋亡及抗菌：对叶百部粗提物具有增强甲状腺髓样癌细胞凋亡诱导作用及抗菌作用。

（2）镇咳：对叶百部根的水提物、总生物碱及 5 种斯的宁碱型生物碱单体的镇咳活性，发现总生物碱的镇咳作用远强于水提物；生物碱单体中，对叶百部新碱活性最强，其强度与同等浓度的磷酸可待因相当。新对叶百部碱和新斯的宁碱能降低呼吸中枢的兴奋性，抑制咳嗽反射，因而具有显著的镇咳平喘作用。

（3）抗氧化：对叶百部多糖对自由基的清除作用存在明显的量效关系，并且有抗氧化能力，对于治疗肺部疾病有效。

（4）抗菌：百部煎液或浸液对多种致病菌及皮肤真菌有抑制作用，如对肺炎球菌、乙型溶血性链球菌、脑膜炎球菌、金黄色葡萄球菌、白色葡萄球菌、结核杆菌、痢疾杆菌、伤寒杆菌、副伤寒杆菌、大肠埃希菌、变形杆菌、白喉杆菌、肺炎杆菌、鼠疫杆菌、炭疽杆菌、铜绿假单胞菌等均有不同程度的抗菌作用。

（5）松弛支气管平滑肌：百部生物碱提取液对组胺所致的离体豚鼠支气管平滑肌痉挛有松弛作用，其作用缓和而持久；同时也能降低动物呼吸中枢的兴奋性，抑制咳嗽反射。

（6）杀虫：百部的茎叶中分离得到的生物碱成分有不同程度的杀虫作用。百部与除虫菊、细辛制成复合酊剂对各种害虫的虫卵、幼虫、成虫都有很好的触杀作用，百部杀虫的主要成分为生物碱。

【文献论述】

（1）《抱朴子》："治咳及杀虫。"

（2）《名医别录》："主咳嗽上气。"

（3）《药性论》："治肺家热，上气，咳嗽，主润益肺。"

（4）《本草拾遗》："火炙浸酒空腹饮，去虫蚕咬，兼疥癣疮。"

（5）《日华子本草》："治疳蛔及传尸骨蒸劳，杀蛔虫、寸白、蛲虫。"

（6）《滇南本草》："润肺，治肺热咳嗽；消痰定喘，止虚痨咳嗽，杀虫。"

（7）《本草纲目》："百部，亦天门冬之类，故皆治肺病杀虫，但百部气温而不寒，寒嗽宜之；天门冬性寒而不热，热嗽宜之，此为异耳。"

（8）《本草经疏》："百部根，《蜀本》云微寒，《日华子》言苦，《本经》言微温者误也。苦而下泄，故善降，肺气升则喘嗽，故善治咳嗽上气。能散肺热，故《药性论》主润肺。其性长于杀虫，传尸骨蒸劳，往往有虫，故亦主之。疳热有虫，及蛔虫、寸白虫、蛲虫，皆能杀之。百部味苦，脾虚胃弱人宜兼保脾安胃药同用，庶不伤胃气。"

（9）《本草述》："百部，乃先哲多谓其能治久嗽，损庵所云治久嗽用以保肺者也。以此治暴嗽者，宜于肺气素虚之人，而随分寒热，有以佐之，如寒则生姜，热则和蜜，如治久嗽者加蜜，固为其虚而定有热也，岂浸无区别乎哉！"

（10）《本草新编》："百部，杀虫而不耗气血，最有益于人，但其力甚微，用之不妨多也。然必与参、茯、芪、术同用为佳。大约用百部自一钱为始，可用至三四钱止，既益肺胃脾之气，又能杀虫。倘痨病有传尸之虫者，须同地骨皮、沙参、丹皮、熟地、山茱共用为好。"

【常治肿瘤】 常用于甲状腺髓样癌等肿瘤。

【科学研究】

（1）对叶百部粗提物具有增强甲状腺髓样癌细胞凋亡诱导作用及抗菌作用。

（2）从对叶百部中分离得到的3，5-二羟基-4-甲基联苯 $10mg/mL$ 对 P_{388} 瘤株及肝癌细胞株具有抑制作用，抑制率分别达 99.7% 和 83.6%。

【用法用量】 内服：$3\sim10g$，煎。外用：适量，煎水洗；或研末外敷；或浸酒涂擦。

【使用注意】 脾胃有热者慎用；热嗽，水亏火炎者禁用。

参考文献

[1] Rinner B，Siegl V，Pürstner P，et al. Activity of novel plant extracts against medullary thyroid carcinoma cells [J]. Anticancer Research，2004，24 (2A)：495.

[2] 朱建育，燕惠芬. 百部生物碱1的研究进展及其药理作用 [J]. 上海应用技术学院学报（自然科学版），2010，10 (1)：26-33.

[3] Chung HS，Hon PM，Lin G，et al. Antitussive activity of Stemona alkaloids from Stemona tuberosa. [J]. Planta Medica，2003，69 (10)：914-920.

[4] 姜登钊，吴家忠，李辉敏. 对叶百部多糖的提取及其抗氧化活性研究 [J]. 时珍国医国药，2012，23 (6)：1467-1469.

[5] 张国林，罗应刚，吴凤锷，等. 生物碱化学 [M]. 北京：化学工业出版社，2008.

[6] 姜登钊，吴家忠，刘红兵，等. 百部药材的生物碱类成分及生物活性研究进展 [J]. 安徽农业科学，2011，39 (31)：19097-19099.

[7] 马珂. 百部茎和叶中的生物碱及其杀虫活性 [J]. 现代药物与临床，2008 (6)：270-270.

［8］王孝勋，黄茂春，赵旭，等．序贯法研究广西不同产地对叶百部总生物碱对小鼠的止咳作用［J］．中华中医药杂志，2012（7）：1935-1937.

77. 朱砂根

【苗族药名】比利吉

【品种来源】本品为紫金牛科紫金牛属植物硃砂根 *Ardisia crenata* Sims. 和紫背紫金牛 *A. bicolor* Walk. 的根。秋季采挖，切碎，晒干，别名老鼠尾、石青子、铁伞、土丹皮、金锁匙、开喉箭、青红草。

【化学成分】朱砂根含朱砂根皂苷的三萜皂苷和百两金皂苷 A、百两金皂苷 B；香豆素类的岩白菜素；黄酮类的山奈酚、杨梅素和槲皮素等。此外，还有氨基酸、糖类、挥发油、酚类、醌类、强心苷、有机酸、环状缩酚酸肽 FR900359 等。

【中药性味】味苦、辛，性凉。

（1）《本草纲目》："苦，凉，无毒。"

（2）《生草药性备要》："味甘，性平。"

（3）《陆川本草》："辛苦，性寒。"

【中药归经】归肺、脾、胃经。

【中药功效】清热解毒，活血止痛。

【苗药作用】

（1）为治喉痛药。用于风火喉痛、喉蛾，风火牙痛，劳伤等。（《常用民间草药手册》）

（2）解热消肿。治咽喉肿痛，风湿疼痛，跌打损伤。（《苗族医学》）

（3）治十二指肠溃疡。朱砂根 9g，萝卜 9g，川芎 9g，切碎，分三次用开水吞服。（《贵州苗族医药研究与开发》）

【现代药理】

（1）抗肿瘤：朱砂根中抗肿瘤的活性成分主要为朱砂根皂苷，分别为五环三萜皂苷类化合物、朱砂根皂苷 A、朱砂根皂苷 B 和朱砂根新苷 A、朱砂根新苷 B。

（2）护肝：朱砂根中岩白菜素通过调节谷胱甘肽和抑制自由基的释放起到护肝作用。

（3）止咳平喘：朱砂根中岩白菜素有止咳作用，其药理作用机制是选择性抑制咳嗽中枢神经，其特点是对咳嗽中枢有选择性抑制作用，不良反应小，且连续使用不产生耐药性，但药效不高，仅为磷酸可待因的 1/7~1/4，连续给药 23 日也无耐受性，且体内代谢快，生物利用度不高。

（4）抗炎抑菌：朱砂根的根、茎、叶及果对金黄色葡萄球菌、乙型溶血性链球菌及白喉杆菌、铜绿假单胞菌、痢疾杆菌等均有抑制作用。

（5）抗病毒：岩白菜素和异岩白菜素有良好的抗 HIV 病毒作用。

（6）抗生育：大剂量朱砂根总皂苷可使子宫强直性收缩，因此朱砂根三萜皂苷有较好的抗早孕作用，其作用机理可能与兴奋 H_1 受体及影响前列腺素合成酶系统相关。

（7）抗氧化：朱砂根具有体外清除自由基作用，其有效部位是乙酸乙酯提取物。

（8）杀虫：从朱砂根中获得的化合物 $C_{40}H_{75}N_7O_{15}$ 是一种杀虫剂，此化合物即能抑制蚊、灰蝶、螨等昆虫。

（9）降血压：朱砂根中的环状缩酚酸肽具有降血压和抑制血小板凝聚的作用，是防治心血管疾病的天然药物。

【文献论述】

（1）《本草纲目》："治咽喉肿痹，蘑水或醋咽之。"

（2）《生草药性备要》："治痰火，跌打，去瘀生新，宽筋续骨。"

（3）《岭南采药录》："治小儿干（疳）瘰。"

（4）《广西中药志》："治风湿骨痛，鹤膝风。"

（5）《湖南药物志》："治劳伤吐血，血崩，心胃气痛，腹胀腹痛。"

（6）《浙江民间常用草药》："清热解毒。"

（7）《广西中药志》："治风湿骨节痛，小郎伞五钱，木通二两，虎骨三钱，鸡骨香三钱，大血藤四钱，桑寄生三钱。浸酒二斤，每服五钱至一两，日二次。"

（8）《福建中草药》："治流火（丝虫病引起的淋巴管炎），朱砂根干根一至二两。水煎，调酒服。"

（9）《浙江民间常用草药》："治肺病及劳伤吐血，朱砂根三至五钱，同猪肺炖服。先吃汤，后去药吃肺，连吃三肺为一疗程。"

（10）《浙江民间常用草药》："治跌打损伤，关节风痛：朱砂根三至五钱。水煎或冲黄酒服。"

（11）《浙江民间常用草药》："治妇女白带，痛经：朱砂根三至五钱。水煎或加白糖、黄酒冲服。"

【常治肿瘤】 常用于肝癌、结肠癌、鼻咽癌、白血病、宫颈癌、非小细胞肺癌、前列腺、乳腺癌、结直肠腺癌、口腔上皮癌等肿瘤。

【科学研究】

（1）朱砂根皂苷对肝癌、结肠癌、鼻咽癌、白血病和宫颈癌等多种肿瘤细胞的增殖有明显抑制作用。

（2）朱砂根80%乙醇提取物有明显抗肿瘤活性，其主要有效成分为朱砂根五环三萜总皂苷。朱砂根总皂苷对三种体外人体肿瘤细胞（PG、Bel_{7420}、HL_{60}）增殖有明显抑制作用。

（3）朱砂根中百两金皂苷 A 对人非小细胞肺癌细胞株 $NCI-H_{460}$、人前列腺癌细胞株 PC_3、人乳腺癌细胞株 MCF_7、人宫颈癌细胞株 Hela、人结直肠腺癌细胞株 HCT_{15}、人口腔上皮癌耐药细胞株 $KB-V_1$ 等肿瘤细胞均具有明显的增殖抑制作用。

【用法用量】 内服：15~30g，煎。外用：适量，捣敷。

【使用注意】 虚弱者慎用。本品过量服用可致恶心、厌食等。

参考文献

[1] 刘岱, 王乃利, 张雪, 等 . 朱砂根的抗癌活性成分研究 ［C］//全国青年药学工作者最新科研成

果交流会，2004.

［2］Plohmann B, Bader G, Hiller K, et al. Immunomodulatory and antitumoral effects of triterpenoid saponins ［J］. Pharmazie, 1997, 52 (12): 953.

［3］Hasegawa H, Satoshi M, Masamori U, et al. Inhibitory effect of some triterpenoid saponins on glucose transport in tumor cells and its application to in vitro cytotoxic and antiviral activities ［J］. Planta Med, 1994, 60 (3): 240-243.

［4］王刚，麻兵继. 岩白菜素的研究概况 ［J］. 安徽中医药大学学报，2002, 21 (6): 59-62.

［5］江苏新医学院. 中药大辞典 ［M］. 上海：上海人民出版社，1999: 2359.

［6］万县中草药编写组. 万县中草药（内部发行）［M］. 四川：四川省万县地区卫生局，1977: 806.

［7］Piacente S, And CP, Tommasi ND, et al. Constituents of Ardisia japonica and Their in Vitro Anti-HIV Activity ［J］. Journal of Natural Products, 1996, 59 (6): 565-9.

［8］王怀真，何功倍，孙江桥，等. 朱砂根三萜总皂苷对子宫的兴奋作用 ［J］. 中草药，1988, 19 (11): 19.

［9］李园园，李锟，王俊霞，等. 朱砂根抑制 α-葡萄糖苷酶与抗氧化活性研究 ［J］. 天然产物研究与开发，2012, 24 (9): 1257-1260.

［10］Earth Chemical Co. Ltd. A pesticide from Ardisiacrenata, Jpn ［P］. Kokai Tokkyo Koho JP 59, 205, 391 ［84, 205, 39］, 1984-04-27: 15.

［11］邓素芳，黄烯，赖钟雄. 朱砂根的药用价值与观赏价值 ［J］. 亚热带农业研究，2006, 2 (3): 176-178.

［12］沈欣. 朱砂根总皂苷抗癌作用及作用机理研究 ［D］. 北京：北京中医药大学，2003.

［13］蔡佳仲. 朱砂根和树豆叶的化学成分及抗肿瘤作用研究 ［D］. 广州：广州中医药大学，2012.

78. 麦冬

【苗族药名】 基加欧幼

【品种来源】 本品为百合科植物麦冬（沿阶草）*Ophiopogon japonicus*（Thunb.）Ker-Gawl. 的干燥块根。夏季采挖，洗净，反复暴晒、堆置，至七八成干，除去须根，干燥，别名麦门冬、沿阶草。

【化学成分】 麦冬含有皂苷 diosgenin3-0-［α-L-吡喃鼠李糖（1→2）］［（3-0-乙酰基）-β-D-吡喃木糖（1→3）］-β-D-吡喃葡萄糖苷、鲁斯考皂苷元、薯蓣皂苷元麦冬皂苷；黄酮类Ⅰ型、Ⅱ型、Ⅲ型、Ⅳ型、Ⅴ型、Ⅵ型异高黄酮等；挥发油；麦冬粗多糖等。此外麦冬中还含有谷氨酸酚、齐墩果酸、门冬氨酸、苏氨酸、丝氨酸、丙氨酸等成分。

【中药性味】 味甘、微苦，性寒。

（1）《神农本草经》："味甘，平。"

（2）《名医别录》："微寒，无毒。"

（3）《医学启源》："气寒，味微苦。"

（4）《医林纂要》："甘淡微苦，微寒。"

【中药归经】 归肺、胃、心经。

（1）《汤液本草》："入手太阴经。"

（2）《本草蒙筌》："入手太阴、少阴。"

（3）《本草经疏》："入足阳明，兼入手少阴、太阴。"

【苗药作用】

（1）清热，止咳，解毒消肿。（《苗族药物集》）

（2）润肺止咳，清心除烦，滋阴生津。治肺燥咳嗽，吐血，咯血，肺痿，虚劳烦热，消渴，热病伤津，咽干口燥，便秘。（《贵州中草药名录》）

（3）润肺止咳，生津止渴。（《苗族医药学》）

【现代药理】

（1）抗肿瘤：麦冬通过抑制肿瘤细胞增殖，促进肿瘤细胞凋亡，抑制肿瘤转移等多种机制来达到抗肿瘤的作用，是一个多靶点、多效应的抗肿瘤辅助性药物。

（2）抗心肌缺血：麦冬水提物中分子量 1 万以下的组分对心肌缺血造成的 MDA 增加有一定抑制作用。山麦冬总氨基酸可对抗心肌损伤引起的心电图 ST 段升高，显著抑制心肌组织中磷酸肌酸激酶的释放，保护心肌组织超氧化物歧化酶的活性，减少丙二醛的生成，对垂体后叶素致大鼠心电图急性缺血性改变有明显的预防作用。

（3）降血糖：麦冬多糖 MDG-1 可降低由 STZ 诱导得到的糖尿病小鼠血糖，并对其胰岛素有一定的改善作用。

（4）抗氧化：麦冬总皂苷 1~5mg/mL 对 2，2-二苯基 1-苦肼基自由基和羟自由基具有清除作用，总皂苷 5mg/mL 时，DPPH 自由基清除率为 99.64%；清除羟自由基的活性以 2mg/mL 总皂苷最强。

（5）改善肝肺损伤：鲁斯可皂苷元可能通过有选择性地引发肝浸润细胞的功能障碍，而不是通过保护肝细胞膜，发挥保护免疫性肝损伤的作用；鲁斯可皂苷可能通过抑制组织因子、诱生一氧化氮合酶的表达和 NF-KB p65 的活化发挥降低 LPS 诱导肺损伤的作用。

（6）镇咳：麦冬皂苷 D 镇咳作用的机制可能为通过激活钾离子通路，发挥对旁管神经元的超极化作用，减弱气管副交感神经节神经元的兴奋性，减少气道的胆碱释放。

（7）抗炎：麦冬的水提物及皂苷类成分，以及麦冬中分离得到的高异黄酮衍生物，具有抗炎活性。

【文献论述】

（1）《神农本草经》："主心腹结气，伤中伤饱，胃络脉绝，羸瘦短气。"

（2）《名医别录》："疗身重目黄，心下支满，虚劳客热，口干烦渴，止呕吐，愈痿蹶，强阴益精，消谷调中，保神，定肺气，安五脏，令人肥健。"

（3）《药性论》："治热毒，止烦渴，主大水面目肢节浮肿，下水。治肺痿吐脓，主泄精。"

（4）《本草拾遗》："治寒热体劳，下痰饮。"

（5）《日华子本草》："治五劳七伤，安魂定魄，时疾热狂，头痛，止嗽。"

（6）《本草正义》："麦冬，其味大甘，膏脂浓郁，故专补胃阴，滋津液，本是甘药补益之上品。凡胃火偏盛，阴液渐枯，及热病伤阴，病后虚羸，津液未复，或炎暑燥津，短气倦怠，秋燥逼人，肺胃液耗等证，麦冬寒润，补阴解渴，皆为必用之药。但偏于阴寒，则唯热炽液枯者最为恰当，而脾胃虚寒，清阳不振者，亦非阴柔之品所能助其发育生长。况复膏泽厚腻，苟脾运不旺，反以碍其转输而有余，而湿阻痰凝，寒饮停滞者，固无论矣。"

（7）《医学启源》："治经枯乳汁不下。"

（8）《药品化义》："麦冬，润肺，清肺，盖肺苦气上逆，润之清之，肺气得保，若咳嗽连声，若客热虚劳，若烦渴，若足痿，皆属肺热，无不悉愈。同生地，令心肺清则气顺，结气自释，治虚人元气不运，胸腹虚气痞满，及女人经水枯，乳不下，皆宜用之。同黄芩，扶金制木，治臌胀浮肿。同山栀，清金利水，治支满黄疸。又同小荷钱，清养胆腑，以佐少阳生气。入固本丸，以滋阴血，使心火下降，肾水上升，心肾相交之义。"

【常治肿瘤】常用于肺癌、前列腺癌、宫颈癌、食管癌、肝癌等肿瘤。

【科学研究】

（1）麦冬皂苷 B（ophiopogonin B，OP-B）具有抗癌活性，麦冬提取物凝集素（OJL）具有抗肿瘤细胞增殖和诱导肿瘤细胞凋亡的功效。

（2）麦冬提取物"抗肿瘤 I 号"具有明显的体内抗肿瘤活性，对裸鼠 PG 抑制作用可达 73.54%，对 Lewis 肺癌抑瘤作用可达 61.98%；麦冬醇提物对肺癌具有明显的抑制作用，并能诱导 A_{549} 肺癌细胞产生自噬，麦冬醇提物的抗肺癌作用可能与其诱导肺癌细胞自噬有关。

（3）麦冬皂苷 D' 抑制前列腺癌细胞生长，具有明显的抗肿瘤效应，而诱导其通过 RIP1/MLKL 通路发生程序性坏死可能是其发挥抗肿瘤效应的机制之一。

（4）麦冬皂苷 B 可抑制人宫颈癌 HeLa 细胞增殖，但并不诱导细胞凋亡，可诱导细胞自噬，并引起自噬标志性蛋白 Beclin-1 表达增加及 LC3 I 转变为 LC3 II；自噬抑制剂 3-MA 不但可以抑制该自噬作用，而且几乎完全逆转其抗增殖作用，提示其生长抑制作用为自噬依赖性的。

（5）沙参麦冬汤可抑制人表皮生长因子（hEGF）刺激的食管癌 EC_{9706} 细胞的生长，通过抑制 PLC-γ1 介导的生长信号转导而抑制食管癌 EC_{9706} 细胞生长，从而达到抑制肿瘤生长的效应。

（6）参麦注射液能将人肝癌 $SMMC_{7721}$ 细胞株阻滞在 $G_0 \sim G_1$ 期，减少细胞 DNA 合成和有丝分裂，人肝癌 $SMMC_{7721}$ 细胞增殖抑制率与参麦注射液浓度呈正相关，人肝癌 $SMMC_{772}$ 细胞经参麦注射液作用后，$G_0 \sim G_1$ 期明显增高，S 期和 $G_2 \sim M$ 期的细胞比例明显减少；凋亡率明显高于对照组。

（7）茯苓多醣体与茯苓素有明显的抗肿瘤作用。茯苓多醣体对生长迟缓的移植性肿瘤作用尤为显著。茯苓素与环磷酰胺、丝裂霉素等抗癌药合用可明显增强抑瘤效果，提高抑瘤率，羧甲基茯苓多糖对昆明种小鼠 S_{180} 肉瘤有抑制作用。茯苓的抗肿瘤作用一方面是直接细胞毒作用，茯苓素能与肿瘤细胞膜上核苷转运蛋白结合，抑制核苷转运，高浓度时使细胞破坏。另一方面通过增强机体免疫功能，激活免疫监督系统而抑制肿瘤生长。

【用法用量】 内服：6~15g，煎；或入丸、散、膏。外用：适量，研末调敷；煎汤涂；或鲜品捣汁搽。

【使用注意】 虚寒泄泻、湿浊中阴、风寒或寒痰咳喘者均禁服。

参考文献

[1] 岳珊珊，苏颖. 麦冬抗肿瘤作用的研究进展 [J]. 海峡药学，2014，26（1）：11-13.

[2] 马艳春，朱丹妮，余伯阳. 麦冬水提物抗急性心肌缺血活性部位的初步筛选 [J]. 时珍国医国药，2013，24（3）：561-563.

[3] 高广猷，宋晓亮，叶丽虹. 山麦冬总氨基酸对大鼠实验性心肌缺血的保护作用 [J]. 中国药理学通报，1993（4）：281-284.

[4] 许洁. 麦冬多糖 MDG-1 口服降糖及作用机制研究 [D]. 上海：上海中医药大学，2011.

[5] Xiong SL, Hou DB, Huang N, et al. Preparation and biological activity of saponin from Ophiopogon japonicus [J]. Journal of Dairy Research，2012，25（2）：315-321.

[6] Wu F, Cao J, Jiang J, et al. Ruscogenin glycoside（Lm-3）isolated from Liriope muscari improves liver injury by dysfunctioning liver-infiltrating lymphocytes [J]. Journal of Pharmacy & Pharmacology，2001，53（5）：681-688.

[7] SUN Q, CHEN L, GAO MY, et al. Ruscogenin inhibits lipopolysaccharide-induced acute lung injury in mice：Involvement of tissue factor，inducible NO synthase and nuclear factor（NF）-KB [J]. Int Immunopharmacol，2012，12（1）：88-93.

[8] Minnotte M. Activation of potassium conductance by ophiopogonin-D in acutely dissociated rat paratracheal neurones. [J]. British Journal of Pharmacology，2001，132（2）：461-466.

[9] 袁春丽，孙立，袁胜涛，等. 麦冬有效成分的药理活性及作用机制研究进展 [J]. 中国新药杂志，2013（21）：2496-2502.

[10] Liu B, Peng H, Yao Q, et al. Bioinformatics analyses of the mannose-binding lectins from Polygonatum cyrtonema，Ophiopogon japonicus and Liparis noversa with antiproliferative and apoptosis-inducing activities [J]. Phytomedicine，2009，16（6-7）：601.

[11] 张桂贤，刘大卫，胡人杰. 麦冬提取物"抗肿瘤Ⅰ号"小鼠体内抑瘤作用 [J]. 吉林中医药，2014，34（10）：987-989.

[12] 袁嘉瑞，汪春飞，宋捷，等. 麦冬醇提物抑制肺癌生长及自噬作用研究 [J]. 中草药，2016，47（9）：1541-1547.

[13] 王佳佳，卢宗亮，孔亚，等. 麦冬皂苷 D' 通过 RIP1/MLKL 诱导前列腺癌 PC_3 细胞程序性坏死 [J]. 第三军医大学学报，2017，39（3）：201-207.

[14] 许秋菊，侯莉莉，胡国强，等. 麦冬皂苷 B 诱导人宫颈癌 HeLa 细胞自噬的机制 [J]. 药学学报，2013（6）：855-859.

[15] 贾永森，王媛媛，司富春. 噎膈证方对人表皮生长因子刺激的食管癌 EC_{9706} 细胞生长信号转导的影响 [J]. 中国实验方剂学杂志，2010，16（3）：100-103.

[16] 叶正青，梁重峰，丁海，等. 参麦注射液对人肝癌 $SMMC_{7721}$ 肿瘤细胞的作用 [J]. 江苏医药，2009，35（6）：699-701.

79. 花椒

【苗族药名】正梭

【品种来源】本品为芸香科植物青椒（香椒、青花椒、山椒、狗椒）*Zanthoxylum schinifolium* Sieb. et Zucc. 或花椒（蜀椒、川椒、红椒、红花椒、大红袍）*Zanthoxylum bungeanum* Maxim. 的干燥成熟果皮（花椒）及种子（椒目）。秋季采收成熟果实，去除杂质，晒干，与种子分开备用，别名大椒、秦椒、南椒、巴椒、蓎藙、陆拨。

【化学成分】花椒和椒目主要包括挥发油、生物碱、酰胺、香豆素、木质素、黄酮、三萜、甾醇、烃类和脂肪酸类等。此外，尚含三萜、甾醇、烃类、黄酮苷类、棕榈酸、亚麻酸、油酸、丰富的营养物质及多种微量元素等。

【中药性味】味辛，性温，有毒。

（1）《神农本草经》："味辛，温。"

（2）《名医别录》："生温，热寒，有毒。""太热，有毒。"

（3）《药性论》："味苦辛，有小毒。"

【中药归经】归脾、肺、肾经。

（1）《本草纲目》："手、足太阴，右肾命门气分。"

（2）《本草经疏》："入手、足太阴，兼入手厥阴经。"

（3）《本草新编》："入心、脾经。"

（4）《长沙药解》："入足阳明胃、足厥阴肝、足少阴肾、足太阴脾。"

【中药功效】温中散寒，除湿，止痛，杀虫，解鱼腥毒。

【苗药作用】

（1）治咳嗽，解诸疮毒。（《滇南本草》）

（2）消痈疽，散疮痈肿毒，理鱼口便毒，又治小儿惊风肚痛。（《生草药性备药》）

（3）清热凉血，消肿解毒。（《苗族医药学》）

【现代药理】

（1）抗肿瘤：花椒挥发油具有良好的体外抗肿瘤作用。

（2）抗氧化：花椒中总多酚类化合物有较强的还原能力，能够抑制脂质体的过氧化。

（3）麻醉：花椒挥发油和水溶物可逆地阻断神经干的冲动传导和降低神经干的兴奋性，可能与其水溶性生物碱对横纹肌的松弛作用有关。

（4）镇痛：花椒和青椒的水提液均有镇痛作用，在相同剂量下，青椒镇痛作用强于花椒；同时，花椒挥发油对腰部扭伤疼痛、风湿性关节炎等都有很好作用。花椒的水提物和醚提物对乙酸引起的小鼠扭体反应有明显的抑制作用，其中，醚提物的作用强于水提物，且呈剂量依赖性。

（5）抗菌：花椒对炭疽杆菌、白喉杆菌、肺炎双球菌、溶血性链球菌、金黄色葡萄球菌、柠檬色及白色葡萄球菌等 10 种革兰阳性菌及大肠埃希菌、变形杆菌、铜绿假单胞菌、伤寒及副伤寒杆菌、霍乱弧菌等肠内致病菌均有显著的抑制作用。

（6）杀虫：花椒精油对人体的螨虫具有较强的抑杀作用，是由于挥发油中所含桉树脑、β-水芹烯、萜品油烯等几种成分的协同作用所致。

（7）抗血栓：花椒水提物和醚提物对大鼠血栓的形成有明显的抑制作用，能明显延长实验性血栓形成的时间，有效预防血栓的形成，此外，花椒水提物及醚提物对冰水应激状态下儿茶酚胺分泌增加所引起的心脏损伤有一定的保护作用，可以减少心肌内酶及能量的消耗，同时提高机体的活力水平。

（8）抗消化道溃疡：花椒提取物对消化道溃疡有明显的抑制作用。同时，花椒水提物还能对抗升高的谷丙转氨酶。

【文献论述】

（1）《神农本草经》："主风邪气，温中，除寒痹，坚齿发，明目。主邪气咳逆，温中，逐骨节皮肤死肌，寒湿痹痛，下气。"

（2）《名医别录》："疗喉痹，吐逆，疝瘕，去老血，产后余疾腹痛，出汗，利五脏。""除六腑寒冷，伤寒，温疟，大风汗不出，心腹留饮，宿食，肠澼下痢，泄精，女子字乳余疾，散风邪瘕结，水肿，黄疸，鬼疰蛊毒，开腠理，通血脉，坚齿发，调关节，耐寒暑，可作膏药。"

（3）《药性论》："治恶风，遍身四肢顽痹，口齿浮肿摇动；主女人月闭不通，治产后恶血痢，多年痢，主生发，疗腹中冷痛。治头风下泪，腰脚不遂，虚损留结，破血，下诸石水，腹内冷而痛，除齿痛。"

（4）《食疗本草》："灭瘢，下乳汁。"

（5）《日华子本草》："破癥结，开胃，治天行时气温疾，产后宿血，治心腹气，壮阳，疗阴汗，暖腰膝，缩小便。"

（6）《本经逢原》："秦椒，味辛气烈，其温中去痹，除风邪气，治吐逆疝瘕，下肿湿气，皆取辛烈以散郁热，乃从治之法也。疮毒腹痛，冷水下一握效，其能通三焦，引正气，下恶气可知也。"

（7）《本草纲目》："散寒除湿，解郁结，消宿食，通三焦，温脾胃，补右肾命门，杀蛔虫，止泄泻。椒，纯阳之物，其味辛而麻，其气温以热。入肺散寒，治咳嗽；入脾除湿，治风寒湿痹，水肿泻痢；入右肾补火，治阳衰溲数，足弱，久痢诸证。一妇年七十余，病泻五年，百药不效，予以感应丸五十丸投之，大便二日不行，再以平胃散加椒红、茴香、枣肉为丸与服，遂瘳。每因怒食举发，服之即止。此除湿消食、温脾补肾之验也。"

【常治肿瘤】 常用于宫颈癌、肺癌、白血病、肝癌等肿瘤。

【科学研究】

（1）花椒挥发油分别对人宫颈癌 HeLa 细胞、A_{549} 肺癌细胞、白血病 K_{562} 细胞表现出一定的抑制作用。

（2）花椒宁碱具有抗癌作用。对人白血病有极强的作用，并对病毒引起的几种癌症有效，同时，对 K_{562} 细胞系有一定活性，能够抑制 80% 以上的细胞生长而不增加死亡率。

（3）花椒挥发油能在体外通过杀死肿瘤细胞或激发肿瘤细胞凋亡等途径发挥抗肿瘤作用，体内抗肿瘤作用也随药物浓度加大和药物作用时间延长而增加。花椒挥发油可抑制 H_{22} 肝癌细胞增殖并激发细胞凋亡，但不能通过提高机体的免疫功能来发挥抗肿瘤作用。

（4）花椒挥发油对 PC_1 有明显的抑制作用，其具有抗嗜铬细胞瘤活性。在浓度 ≥ 2mg/mL 挥发油中，对 PC_{12} 有明显的损伤作用。在浓度 >0.5mg/mL 的挥发油中，对 PC_{12} 的生长出现抑制作用。

（5）花椒提取物具有直接抑制胃癌 SGC_{7901} 细胞的作用，且呈浓度-效应正相关和时间-效应正相关，2.000~4.000mg/mL 抑制作用强，且细胞有明显凋亡特征性改变。花椒提取物促进胃癌 SGC_{7901} 细胞的凋亡是其抑制肿瘤细胞增殖、生长的主要途径之一。

（6）花椒挥发油对人肺癌 A_{549} 细胞株有杀伤作用，随药物浓度逐步加大，抑瘤率也逐渐升高，随着药物作用时间的延长，药效也逐渐加大，其疗效具有时间依赖性。低浓度药理的花椒挥发油对 A_{549} 有诱导细胞凋亡的作用。

【用法用量】内服：3~6g，煎；或入丸、散。外用：适量，煎水洗可含漱；或研末调敷。

【使用注意】阴虚火旺者忌服，孕妇慎用，哺乳期的妇女不宜应用。

参考文献

［1］韩胜男，李妍，张晓杭，等．花椒挥发油的提取工艺优化及抗肿瘤活性分析［J］．食品科学，2014，35（18）：13-16．

［2］徐坤，孟晓，孙俊秀，等．花椒油抗氧化活性研究［J］．中国调味品，2010，35（7）：48-51．

［3］祝丹，郑桐，陈玉，等．野花椒化学成分研究［C］//全国中药学术研讨会，2009：424-427．

［4］王朝晖．花椒挥发油镇痛作用的实验研究［J］．中国药房，2011（3）：218-219．

［5］Liou YA，King DJ，Zibrik D，et al. Decreasing linoleic acid with constant alpha-linolenic acid in dietary fats increases（n-3）eicosapentaenoic acid in plasma phospholipids in healthy men［J］. The Journal of Nutrition，2007，137（4）：945-952．

［6］郭红祥，袁超，郭爱芳，等．超临界 CO_2 萃取花椒挥发油的杀虫活性研究［J］．河南农业大学学报，2005，39（1）：79-81．

［7］Tiwary M，Naik SN，Tewary DK，et al. Chemical composition and larvicidal activities of the essential oil of Zanthoxylum armatum DC（Rutaceae）against three mosquito vectors［J］. J Vector Borne Dis，2007（44）：198-204．

［8］梁辉，赵镭，杨静，等．花椒化学成分及药理作用的研究进展［J］．华西药学杂志，2014，29（1）：91-94．

［9］张明发，沈雅琴，朱自平，等．花椒温经止痛和温中止泻药理研究［J］．中药材，1994（2）：37-40．

［10］韩胜男，李妍，张晓杭，等．花椒挥发油的提取工艺优化及抗肿瘤活性分析［J］．食品科学，2014，35（18）：13-16．

［11］袁太宁，王艳林，汪鋆植．花椒体内外抗肿瘤作用及其机制的初步研究［J］．时珍国医国药，

2008，19（12）：2915-2916.

［12］黄海潮，王如意，周伟民. 花椒挥发油对嗜铬细胞瘤细胞的杀伤作用［J］. 黑龙江医药，2010，
23（4）：514-515.

［13］李品艾，李晓莉，张玲. 花椒提取物对人胃癌细胞增殖及凋亡作用的研究［J］. 安徽农业科学，
2011，39（20）：12091-12092.

［14］臧林泉，胡枫，韦敏，等. 花椒挥发油抗肿瘤药理作用研究［J］. 蛇志，2006，18（3）：
183-186.

80. 苍耳子

【苗族药名】广棍

【品种来源】本品为菊科植物苍耳 *Xanthium sibiricum* Patr. 的干燥成熟带总苞的果实。8~9月果实成熟时摘下晒干；或割取全株，打下果实，除净杂质，晒干，别名苍子、胡苍子、苍棵子、老苍子。

【化学成分】苍耳子含水溶性苷类苍术苷、羧基苍术苷；酚酸类化合物咖啡酸、原儿茶酸、新绿原酸、绿原酸、隐绿原酸、1-咖啡酰奎宁酸、1，3二咖啡酰奎宁酸；倍半萜内酯类苍耳亭、苍耳明、苍耳醇、苍耳皂素。此外，还含有丰富的挥发油、脂肪酸、噻嗪二酮、生物碱、咖啡酸胆碱酯、木质素类成分、蒽醌、黄酮、生物碱等。

【中药性味】味甘，性温，有毒。

（1）《神农本草经》："味甘，温。"

（2）《名医别录》："苦。"

（3）《品汇精要》："味苦甘，性温，有小毒。"

【中药归经】归肺、肝经。

（1）《雷公炮制药性解》："入肺经。"

（2）《玉楸药解》："入足厥阴肝经。"

（3）《本草求真》："入肝、脾。"

（4）《会约医镜》："入肝、肾二经。"

【中药功效】散风寒，通鼻窍，祛风湿，止痒。

【苗药作用】

（1）清热止痒，祛风除湿。（《贵州草药》）

（2）散风利水，清热解毒，杀虫。治风寒头痛，风湿痹痛，鼻渊，麻风，水肿，疥癣，瘙痒。（《贵州中草药名录》）

【现代药理】

（1）抗肿瘤：苍耳子提取物对 S_{180} 肉瘤具有明显的毒性和抑制作用。

（2）抑菌：苍耳子提取物具有抑菌活性。双环内酯合成 8-epi-苍耳亭化合物中顺环内酯化合物对耐甲氧西林金黄色葡萄球菌和甲氧西林敏感金黄色葡萄球菌的 IC_{50} 值分别为 31.3μg/mL、15.6μg/mL。苍耳子甲醇粗提物对绿色木霉、黄瓜灰霉菌、黑曲霉、

终极腐霉、尖镰孢菌黄瓜专化型 5 种病原真菌，以及对耐甲氧西林金黄色葡萄球菌和甲氧西林敏感金黄色葡萄球菌均有一定的抑制作用。

（3）降血糖：苍耳水提物中含有 α-葡萄糖苷酶抑制剂的活性成分，可提高正常小鼠的耐糖量，降低糖尿病小鼠血糖。苍耳子中分离出醛糖还原酶化合物，可预防糖尿病并发症的发生。

（4）抑制黑色素：苍耳子传统上可用于治疗皮肤病，其具有抑制黑色素的功效。苍耳子抑制黑色素的合成是通过其下调经由糖原合成酶激酶 3β（GSK3β）磷酸化的酪氨酸酶，而不是直接抑制酪氨酸酶。

（5）抗炎：苍耳子提取物咖啡酰苍耳子噻嗪双酮苷对脓毒症小鼠有保护作用，苍耳子表现出显著的清除自由基和降低活性功能，其抗炎作用与增加过氧化氢酶（CAT）、超氧化物歧化酶（SOD）、谷胱甘肽过氧化物酶（GPx）和降低诱导型一氧化氮合酶（iNOS）水平有关。

（6）平喘：苍耳子可通过调节哮喘患者 T 细胞免疫失衡，提高 Th1/Th2 比值，同时抑制和减少炎性递质释放而达到缓解临床症状、提高疗效的目的。

【文献论述】

（1）《神农本草经》："主风头寒痛，风湿周痹，四肢拘挛痛，恶肉死肌。"

（2）《本草拾遗》："浸酒去风，补益。"

（3）《日华子本草》："治一切风气，填髓，暖腰脚。治瘰疬、疥癣及瘙痒。"

（4）《本草备要》："善发汗，散风湿，上通脑顶，下行足膝，外达皮肤。治头痛，目暗，齿痛，鼻渊，去刺。"

（5）《本草汇言》："枲耳实，通巅顶，去风湿之药也。甘能益血，苦能燥湿，温能通畅，故上中下一身风湿众病不可缺也。"

（6）《本草正义》："苍耳子，温和疏达，流利关节，宣通脉络，遍及孔窍肌肤而不偏干燥烈，乃主治风寒湿三气痹着之最有力而驯良者。又独能上达巅顶，疏通脑户之风寒，为头风病之要药。而无辛香走窜、升泄过度、耗散正气之虑。以视细辛、羌活等味，功用近似，而异其态度；即例以川芎、白芷等物之以气为胜者，犹难同日而语，但和缓有余，恐未易克日奏功耳。"

（7）《本草蒙筌》："止头痛善通顶门，追风毒任在骨髓，杀疳虫湿匿。"

【常治肿瘤】常用于肺癌、胃癌、乳腺癌、肝癌、皮肤癌等肿瘤。

【科学研究】

（1）苍耳亭在体外和体内均可抑制小鼠黑色素瘤细胞，可杀死血管周围的肿瘤细胞从而有助于降低微血管密度。其抑制小鼠黑色素瘤 B16-F10 细胞的增殖可能与激活 Wnt/β-连环蛋白途径有关，其对黑色素瘤的活性也与抑制血管生成有关。

（2）多糖类成分猪苓多糖、香菇多糖、云芝多糖等能提高机体免疫功能的活性，应用于抗肿瘤治疗。

（3）治疗皮肤癌并且效果显著的是以夏日鲜嫩苍耳及其茎叶、冰片制成膏剂的方法最好。有报道，总共40例的患者，其中有24例可以治愈，16例有明显的好转，只有在敷药时出现了轻度短暂的局部刺激性疼痛，其他未见不良反应症状的出现。

（4）苍耳子中的苍耳亭成分是抗肿瘤的主要活性物质。苍耳亭对多种肿瘤细胞具有抑制增殖和诱导细胞凋亡的作用，包括非小细胞肺癌细胞、人胃癌 MKN_{45} 细胞、人乳腺癌 $MDA-MB_{231}$ 细胞等。

（5）苍耳子的药物血清具有明显的抑制人肝癌细胞增殖作用，苍耳子药物血清（设低、中、高剂量）组和 5-氟尿嘧啶组细胞克隆数比对照组细胞克隆数明显减少，克隆形成抑制率分别为 18.30%、49.34%、68.12% 和 53.2%。

（6）苍耳亭（$2.5 \sim 40 \mu mol/L$）能够剂量依赖性抑制 A_{549} 细胞的增殖，起效剂量为 $20 \mu mol/L$，24 小时的 IC_{50} 值为 $14.52 \mu mol/L$；苍耳亭处理 24 小时能够促进 Akt、mTOR 的磷酸化激活；采用 Akt1 siRNA 干扰或 MK-2206（$1 \mu mol/L$）阻断 Akt 通路后能够提高 $10 \mu mol/L$ 剂量的苍耳亭作用 24 小时对 A_{549} 细胞的抑制作用。

【用法用量】 内服：$3 \sim 10g$，煎；或入丸、散。外用：捣敷；或煎水洗。

【使用注意】 血虚之头痛、痹痛忌服。《唐本草》：忌猪肉、马肉、米泔。《本草从新》：散气耗血，虚人勿服。

参考文献

［1］潘菊花，王玉琳，谢明仁，等.苍耳子提取物对 S_{180} 荷瘤小鼠肿瘤生长的抑制及免疫功能的影响［J］.中国临床研究，2013，26（4）：317-319.

［2］张争名，余海忠，胡元.鄂西北产苍耳子甲醇粗提物抑菌活性及其清除 DPPH 能力的初步评价［J］.氨基酸和生物资源，2011，33（3）：43-45.

［3］Yokoe H, Noboru K, Manabe Y, et al. Enantioselective synthesis of 8-epi-xanthatin and biological e-valuation of xanthanolides and their derivatives.［J］. Chemical & Pharmaceutical Bulletin, 2012, 60（60）：1340-1342.

［4］郭凤霞，曾阳，李锦萍.苍耳水提物抑制 α-葡萄糖苷酶活性及降低小鼠血糖的作用［J］.浙江大学学报（医学版），2013，42（6）：632-637.

［5］Li H, Min YS, Park KC, et al. Inhibition of melanogenesis by Xanthium strumarium L［J］. Bioscience Biotechnology & Biochemistry, 2012, 76（4）：767.

［6］Wang YH, Li TH, Wu BQ, et al. Protective effects of caffeoylxanthiazonoside isolated from fruits of Xanthium strumarium on sepsis mice［J］. Pharmaceutical Biology, 2015, 53（9）：1-5.

［7］Huang MH, Wang BS, Chiu CS, et al. Antioxidant, antinociceptive, and anti-inflammatory activities of Xanthii Fructus extract［J］. Journal of Ethnopharmacology, 2011, 135（2）：545-552.

［8］李景福.辛夷、苍耳子对支气管哮喘患者 Th1/Th2 比值及炎性递质的影响［J］.现代中西医结合杂志，2012，21（10）：1057-1058.

［9］Li WD, Wu Y, Zhang L, et al. Characterization of xanthatin: anticancer properties and mechanisms of inhibited murine melanoma in vitro and in vivo［J］. Phytomedicine International Journal of Phytotherapy & Phytopharmacology, 2013, 20（10）：865-873.

［10］杨雨晴.苍耳子的药理作用［J］.医学信息旬刊，2011，24（4）：1645-1646.

［11］Zhang L, Ruan J, Yan L, et al. Xanthatin Induces Cell Cycle Arrest at G_2/M Checkpoint and Apoptosis via Disrupting NF-kappa B Pathway in A_{549} Non-Small-Cell Lung Cancer Cells［J］. Molecules, 2012, 17 (4): 3736-3750.

[12] Takeda S, Matsuo K, Yaji K, et al. (−) -Xanthatin Selectively Induces GADD45γ and Stimulates Caspase-Independent Cell Death in Human Breast Cancer MDA-MB-231 Cells [J]. Chemical research in toxicology, 2011, 24 (6): 855.

[13] 魏爱青, 李兴文, 连秀珍, 等. 苍耳子药物血清对人肝癌细胞增殖的抑制作用 [J]. 生态科学, 2011, 30 (6): 647-649.

[14] 盛晓波, 陶丽, 刘玉萍, 等. Akt 活性抑制对苍耳亭抗非小细胞肺癌活性的促进作用 [J]. 中药药理与临床, 2015 (5): 50-54.

81. 连钱草

【苗族药名】 窝比赊溜

【品种来源】 本品为唇形科植物活血丹 *Glechoma longituba*（Nakai）Kupr. 的地上部分。春至秋季采收，除去杂质，晒干，别名金钱草、金钱薄荷、落地金钱、肺风草、大叶金钱草、透骨消。

【化学成分】 连钱草主要有黄酮及其苷类芹菜素、芹菜素-7-O-葡萄糖醛酸乙酯苷、木犀草素-7-O-葡萄糖醛酸乙酯苷、木犀草素-7-O-葡萄糖苷、芦丁、大波斯菊苷、槲皮素；挥发油；有机酸咖啡酸、介子酸、阿魏酸、迷迭香；萜类齐墩果酸、熊果酸。此外，尚含醇类、生物碱、甾体类等。

【中药性味】 味辛、微苦，性微寒。

（1）《本草纲目拾遗》："味微甘，性微寒。"

（2）《岭南采药录》："味涩，气香，性平。"

（3）《现代实用中药》："苦，寒。"

【中药归经】 归肝、肾、膀胱经。

【中药功效】 清热解毒，利尿排石，散瘀消肿。

【苗药作用】

（1）治月经不调，红崩带下，解热利尿，镇咳，治肺结核。（《贵阳民间草药》）

（2）调经止痛。主治月经不调，实热胃痛。（《苗族药物集》）

（3）解热，利尿，祛风除湿，调经，镇惊，解毒。（《贵州草药》）

【现代药理】

（1）抗肿瘤：连钱草中分离的槲皮素具有广泛的抗肿瘤作用。

（2）溶结石、利尿利胆：连钱草具有显著的利尿作用，并能促进肝细胞胆汁分泌，肝胆管内胆汁增加，内压增高，胆道括约肌松弛，使胆汁排出。连钱草能使小便变为酸性，从而促使存在于碱性条件下的结石溶解。

（3）降脂：连钱草提取物对人胆固醇有明显的溶解作用，能有效降低豚鼠血清中 TC、TG、LDL-C 及胆汁中胆固醇、蛋白质浓度，提高胆汁中胆汁酸、卵磷脂含量。

（4）降血糖：连钱草能明显降低链脲佐菌素所致糖尿病小鼠的血糖水平，提高血清 SOD 活性并降低血清 MDA 含量，能显著增加给药糖尿病鼠的胰岛 B 细胞数量，但对正常小鼠血糖没有影响，故推测其降糖机制是增加胰岛内 B 细胞数量。

（5）抗炎、抗菌：连钱草提取物与连钱草挥发油对大肠埃希菌、变形杆菌、金葡萄菌和铜绿假单胞菌都具有较好的抑菌作用，提示连钱草治疗腹泻的作用可能与其抑菌作用有关。

（6）对平滑肌的影响：连钱草水提物能兴奋豚鼠回肠平滑肌，可能由胃肠道的胆碱受体和肾上腺素受体介导；而连钱草醇提物能抑制豚鼠回肠运动，可能由胃肠道的胆碱受体和组胺受体介导，或直接作用于回肠平滑肌细胞。

（7）抗氧化：亚油酸占脂肪酸含量的 45%，连钱草中脂肪酸 10% 的水溶液的抗氧化性与 50ppm 生育酚相近，而且在 pH 1.2~6.0 时具有分解亚硝酸盐的作用，从而具有抗氧化性的作用。

【文献论述】

（1）《百草镜》："治跌打损伤，疟疾，产后惊风，肚痛，便毒，痔漏；擦鹅掌风；汁漱牙疼。"

（2）《本草纲目拾遗》："去风散毒。煎汤洗一切疮疥。"

（3）《本草求原》："祛风湿，止骨痛。浸酒舒筋活络，止跌打闪伤（痛），取汁调酒更效。"

（4）《现代实用中药》："解热，镇咳，止渴，止血，利尿。治小儿痫热，疳病，瘰疬；研汁点暴赤眼；以盐揉贴肿毒并风癣。"

（5）《安徽药材》："治膀胱结石。"

（6）《民间常用草药汇编》："鲜草捣汁外敷撑耳寒（腮腺炎）。"

（7）《贵阳民间药草》："治红崩带下，肺结核。"

（8）《四川中药志》："治风湿麻木，筋骨疼痛，黄疸，肺痈。"

【常治肿瘤】 常用于肝癌、胃癌、前列腺癌、卵巢癌、鼻咽癌、食管癌、肺癌、结肠癌、黑色素瘤等不同肿瘤的作用等肿瘤。

【临床应用】

（1）连钱草中分离的槲皮素可以诱导细胞周期停滞和细胞凋亡而抑制肝癌 $HepG_2$ 细胞增殖，抑制胃癌 SGC_{7901} 细胞的生长，以及具有抗前列腺癌、卵巢癌、鼻咽癌、食管癌、肺癌、结肠癌、黑色素瘤等不同肿瘤的作用。

（2）连钱草中分离的熊果酸、齐墩果酸在 Raji 细胞内能降低 Epstein-Barr 病毒活性，芹菜素具有干扰细胞信号通路、诱导细胞凋亡、抗增殖、抗侵袭及抗转移等作用。

（3）由连钱草、人参、黄芪、白术、茯苓、莪术等组成的方剂艾克清对中晚期非小细胞性肺癌患者可改善临床症状，对提高生存质量有比较显著疗效。对小鼠 Lewis 肺癌、小鼠 S_{180} 肉瘤、小鼠 HepA 肝癌、小鼠 Esc 艾氏癌抑瘤率均达到 40% 以上，口服 2.0g/kg 艾克清的抑瘤率均达到 30% 以上。体外研究发现，艾克清对人肺腺癌细胞（A_{549}）的 IC_{50} 为 1884μg/mL，对食管癌细胞（EC_{9706}）的 IC_{50} 为 1934μg/mL，且这种抑制主要是影响了细胞的增殖周期及促进了细胞凋亡。

【用法用量】内服：15~30g，水煎。外用：适量，煎汤洗或取鲜品捣烂敷患处。

【使用注意】凡阴疽诸毒，脾虚泄泻者，忌捣汁生服。

参考文献

[1] 陈利华，李欣.连钱草化学成分及药理作用研究［J］.亚太传统医药，2014，10（15）：33-35.

[2] 许莉.连钱草的综合研究进展［J］.中国中医药现代远程教育，2011，9（6）：69-70.

[3] 葛少祥，彭代银，刘金旗，等.连钱草治疗胆固醇结石的实验研究［J］.中药材，2007，30（7）：842-845.

[4] 袁春玲，王佩琪，郭伟英.连钱草的降血糖作用及其机制研究［J］.中药药理与临床，2008，24（3）：57-58.

[5] 陶勇，石米扬.连钱草的抑菌活性研究［J］.中国医院药学杂志，2011，31（10）：824-825.

[6] 陶勇，肖玉秀，石米扬，等.连钱草乙醇提取物对豚鼠离体肠平滑肌和小鼠肠运动功能的影响［J］.中国医院药学杂志，2004，24（2）：65-67.

[7] 罗启剑，祝德秋，崔岚，等.分光光度法测定连钱草中熊果酸含量［J］.药学服务与研究，2003，3（4）：268-269.

[8] 谭成汉，李经略.两种中草药阻断促癌物激活 Epstein-Barr 病毒抗原表达［J］.肿瘤研究与临床，1994（2）：73-76.

[9] 李宗铎，董玉秀，赵君枚，等.连钱草、人参、黄芪等组分的艾克清在小鼠体内抗肿瘤作用［J］.中国组织工程研究，2006，10（43）：145-147.

[10] 刘春英，王哲，郝宏党，等.肺癌平诱导 Lewis 肺癌小鼠肿瘤细胞凋亡的形态学研究［J］.中国实验方剂学杂志，2005，11（2）：46-48.

82. 杜仲

【苗族药名】都顿

【品种来源】杜仲，苗族名都顿，杜仲科植物杜仲 *Eucommia ulmoides* Oliv.，以干燥树皮入药，4~6月剥取，刮去粗皮，堆置"发汗"至内皮呈紫褐色，晒干。别名思仲、扯丝皮、玉丝皮、丝棉皮。

【化学成分】树皮含杜仲胶 6%~10%，根皮含 10%~12%，为易溶于乙醇、难溶于水的硬性树胶。此外，还含糖苷 0.142mg%、生物碱 0.066mg%、果胶 6.5mg%、脂肪2.9mg%、树脂 1.76mg%、有机酸 0.25mg%、酮糖（水解前 2.15mg%、水解后3.5mg%）、维生素 C 20.7mg%、醛糖、绿原酸。

【中药性味】味甘、微辛，性温。

（1）《药性论》："味苦。"

（2）《神农本草经》："味辛，平。"

（3）《名医别录》："甘，温，无毒。"

【中药性味】归肝、肾经。

（1）《本草经解》："入手太阴肺经。"

（2）王好古："肝经气分。"

（3）《雷公炮制药性解》："入肾经。"

【中药功效】补肝肾，强筋骨，安胎。

【苗药作用】

（1）治头晕目眩：杜仲60g，芭蕉根30g，煨水服。（《贵州草药》）

（2）治胎动不安：杜仲、黄芩各15g，艾叶12g，天花粉6g，川芎3g，煨水服。（《贵州草药》）

【现代药理】

（1）研究表明，杜仲的有效成分桃叶珊瑚苷可使 A_{549} 细胞周期停滞在 G_0/G_1 期，促使细胞凋亡，具有抑制非小细胞肺癌的潜能。

（2）杜仲被认为是现在世界上高质量的无副作用的天然降压中药材。目前已确定的降压成分包括松脂醇二葡萄糖苷、丁香脂素二葡萄糖苷、京尼平苷酸、紫丁香苷、槲皮素等。

（3）杜仲能够降低血浆甘油三酯、胆固醇、游离脂肪酸和低密度脂蛋白。

（4）杜仲能抑制多种细菌和病毒，其所含的绿原酸可有效地抑制大肠埃希菌、嗜麦芽窄食单胞菌和金黄色葡萄球菌，以及柯萨奇B组3型、腺病毒7型、乙肝病毒等。

（5）孙宇章等通过药理试验发现复方杜仲片具有明显的镇静催眠作用。

（6）刘国荣等研究发现杜仲多糖能起到降血糖的作用。

（7）杜仲提取物能显著增加脂肪细胞的葡萄糖转运和消耗、双重调节人体骨代谢平衡、促进蛋白合成并同时降低 SOD 活性。

（8）杜仲的各种制剂对麻醉犬均有利尿作用，且无"快速耐受"现象。对正常大鼠、小鼠亦有利尿作用。杜仲中含钾0.4%，故推论其利尿作用可能与钾有关。

（9）杜仲能抑制脑垂体后叶所引起的对大鼠和兔离体子宫的兴奋作用，使子宫松弛，但对猫的离体子宫反呈兴奋作用。

【文献论述】

（1）《神农本草经》：主腰脊痛，补中益精气，坚筋骨，强志，除阴下痒湿，小便余沥。

（2）《本草纲目》：杜仲，古方只知滋肾，唯王好古言是肝经气分药，润肝燥，补肝虚，发昔人所未发也。盖肝主筋，肾主骨，肾充则骨强，肝充则筋健，屈伸利用，皆属于筋。杜仲色紫而润，味甘微辛，其气温平，甘温能补，微辛能润，故能入肝而补肾，子能令母实也。按庞元英《谈薮》：一少年得脚软病，且疼甚，医作脚气治不效。路钤孙琳诊之，用杜仲一味，寸断片折，每以一两，用半酒半水一大盏煎服，三日能行，又三日痊愈。琳曰：此乃肾虚，非脚气也，杜仲能治腰膝痛，以酒行之，则为效容易矣。

（3）《本草经疏》：杜仲，按《本经》所主腰脊痛，益精气，坚筋骨，脚中酸痛，不欲践地者，盖腰为肾之府，经曰：动摇不能，肾将惫矣。又肾藏精而主骨，肝藏血而主筋，二经虚，则腰脊痛而精气乏，筋骨软而脚不能践地也。《五脏苦欲补泻》云：肾苦燥，急食辛以润之；肝苦急，急食甘以缓之。杜仲辛甘具足，正能解肝肾之所苦，而补其不足者也。强志者，肾藏志，益肾故也。除阴下痒湿、小便余沥者，祛肾家之湿热也。益肾补肝，则精血自足，其主补中者，肝肾在下，脏中之阴也，阴足则中亦补矣。

（4）《本草求真》：杜仲，入肝而补肾，子能令母实也，且性辛温，能除阴痒，去囊湿，痿痹瘫软必需，脚气疼痛必用，胎滑梦遗切要。若使遗精有痛，用此益见精脱不已，以其气味辛温，能助肝肾旺气也。胎因气虚而血不固，用此益见血脱不止，以其气不上升，反引下降也。功与牛膝、地黄、续断相佐而成，但杜仲性补肝肾，直达下部筋骨气血，不似牛膝达下，走于经络血分之中，熟地滋补肝肾，竟入筋骨精髓之内，续断调补筋骨，在于曲节气血之间为异耳。独怪今世安胎，不审气有虚实，辄以杜仲、牛膝、续断等药，引血下行。在肾经虚寒者，固可用此温补以固胎元。若气陷不升，血随气脱而胎不固者，用此则气益陷不升，其血必致愈脱不已。

（5）《本草汇言》：方氏《直指》云：凡下焦之虚，非杜仲不补；下焦之湿，非杜仲不利；足胫之酸，非杜仲不去；腰膝之疼，非杜仲不除。然色紫而燥，质绵而韧，气温而补，补肝益肾，诚为要剂。如肝肾阳虚而有风湿病者，以盐酒浸炙，为效甚捷；如肝肾阴虚，而无风湿病，乃因精乏髓枯，血燥液干而成痿痹，成伛偻，以致俯仰屈伸不用者，又忌用之。

（6）《玉楸药解》：益肝肾，养筋骨，去关节湿淫，治腰膝酸痛，腿足拘挛。

（7）《本草再新》：充筋力，强阳道。

（8）《本草正》：止小水梦遗，暖子宫，安胎气。

【常治肿瘤】常用于肺癌、乳腺癌、肝癌、肉瘤等肿瘤。

【科学研究】

（1）研究表明，杜仲中的桃叶珊瑚苷具有抑制非小细胞肺癌的潜能。

（2）杜仲所含山奈酚对乳腺癌具有抑制作用。

（3）杜仲黄酮对肝癌 H_{22} 移植瘤有一定的抑制作用，其机制可能与其调节 IL-2 和 TNF-α 等细胞因子的分泌、增强荷瘤小鼠免疫功能、提高机体抗氧化能力有关。

（4）杜仲总黄酮能直接抑制体外培养的人肺腺癌细胞 H_{1299} 细胞增殖。

（5）杜仲总多糖能够抑制 S_{180} 肉瘤的生长，具有一定的抗肿瘤活性，能够提高机体的免疫力并拮抗环磷酰胺引起的骨髓抑制。

【用法用量】内服：煎汤，6~15g；或浸酒；或入丸、散。

【使用注意】阴虚火旺者慎服。

（1）《本草经疏》："肾虚火炽者不宜用。即用，当与黄柏、知母同入。"

（2）《本草经集注》："恶蛇皮、元参。"

（3）《得配本草》："内热、精血燥二者禁用。"

参考文献

[1] Hung JY, Yang CJ, Tsai YM, et al. Antiproliferative activity of aucubin is through dell cycle arrest and

aportosis in human non-small cell lung cancer A$_{549}$ cells [J]. Clinical & Experimental Pharmacology & Physiology, 2008, 35 (9): 995-1001.

[2] 罗丽芳, 吴卫华, 欧阳冬生, 等. 杜仲的降压成分及降压机制 [J]. 中草药, 2006, 37 (1): 150-152.

[3] 刘静, 濮智颖, 李爱玲, 等. 杜仲叶黄酮降血脂及抗氧化作用的研究 [J]. 安徽农业科学, 2010 (11): 5631.

[4] 张瑛朝. 复方杜仲叶提取液对大鼠血脂的调节作用实验研究 [J]. 中成药, 2000, 22 (4): 291-292.

[5] 吴卫华, 康桢, 欧阳冬生, 等. 绿原酸的药理学研究进展 [J]. 天然产物研究与开发, 2006, 18 (4): 691-694.

[6] 孙宇章, 许建阳, 刘文, 等. 复方杜仲片镇静催眠的实验研究 [J]. 药学实践杂志, 2004, 22 (4): 212-214.

[7] 刘国荣, 邱立朋, 周延萌, 等. 杜仲多糖对糖尿病小鼠降血糖作用及其机制研究 [J]. 泰山医学院学报, 2010, 31 (9): 659-661.

[8] 孙燕荣, 董俊兴, 吕秋军, 等. 杜仲对脂肪细胞糖代谢的影响 [J]. 中医药学刊, 2004, 22 (8): 1552-1553.

[9] 蔡险峰, 徐贤柱, 郁晖晖, 等. 杜仲叶活性部位 I 调控骨代谢平衡作用研究 [J]. 中国骨质疏松杂志, 2008, 14 (7): 498-501.

[10] 陈贤均, 赵红刚. 杜仲对小鼠蛋白质代谢及 SOD 活性的影响 [J]. 山东中医杂志, 2004, 23 (12): 745-747.

[11] Choi EJ, Ahn WS. Kaempferol induced the apoptosis via cell cycle arrest in human breast cancer MDA-MB-453 cells [J]. Nutrition Research & Practice, 2007, 2 (4): 322-325.

[12] 袁带秀, 舒丽霞, 黄蓉. 杜仲黄酮对 H$_{22}$ 小鼠的抑瘤作用及其机制 [J]. 中国老年学杂志, 2016 (2): 291-293.

[13] 邓宏宇. 杜仲总黄酮对人肺腺癌细胞 H$_{1299}$ 细胞增殖的影响 [J]. 遵义医学院学报, 2010 (3): 218-219.

[14] 辛晓明, 王大伟, 赵娟, 等. 杜仲总多糖抗肿瘤作用的实验研究 [J]. 医药导报, 2009 (6): 719-721.

83. 杠板归

【苗族药名】加欧万囊

【品种来源】杠板归, 苗族名加欧万囊, 为蓼科植物杠板归 *Polygonum perfoliatum* L. 的地上部分。夏季开花时采割, 晒干。除去杂质, 略洗, 切段, 干燥。别名河白草、蛇倒退、梨头刺、蛇不过。

【化学成分】全草含山萘酚、咖啡酸甲酯、槲皮素、咖啡酸、原儿茶酸、槲皮素-3-β-D-葡萄糖醛酸甲酯、对香豆酸、阿魏酸、香草酸、熊果酸、白桦脂酸、白桦脂醇; 还含有甾醇脂肪酯、植物甾醇-β-D-葡萄糖苷、3, 3, 4, 4, -四甲基并没食酸、3, 3, -二甲基并没食子酸、靛苷和鞣质。

【中药性味】味酸, 性微寒。

（1）《生草药性备要》："味苦，性和。"

（2）《万病回春》："味酸。"

（3）《南宁市药物志》："酸，平，无毒。"

【中药归经】归肺、小肠经。

（1）南药《中草药学》："入肺、小肠经。"

（2）《贵阳民间药草》："酸苦，寒，有小毒。入肾、大肠、膀胱、肺、肝五经。"

【中药功效】利水消肿，清热解毒，止咳。

【苗药作用】

（1）治乳痈：鲜杠板归叶洗净捣烂，敷贴于委中穴。（《草药彩色图集》）

（2）治蛇咬伤：鲜杠板归，捣烂敷患处。

【现代药理】

（1）研究证实，苗药杠板归对实验性动物移植肿瘤有抑制作用。

（2）张氏等研究发现杠板归提取物对体外抗单纯疱疹病毒具有抑制作用，抑制程度可达50%以上，其有效成分为黄酮类化合物。

（3）黄氏等动物实验研究发现其对金黄色葡萄球菌、大肠埃希菌、粪链球菌等多种细菌有明显的抑菌作用。

（4）本品煎剂的鸡胚外抗病毒试验显示，对亚洲甲型流感病毒和副流感 I 型病毒的抗病毒效价分别为 1：160 和 1：64；鸡胚内试验则效果不明显。

（5）止咳化痰：隆万玉等研究杠板归对 SO_2 致咳小鼠的影响，以及采用大鼠毛玻璃管排痰法观察其化痰作用，结果表明杠板归能延长小鼠的 SO_2 引咳的咳嗽潜伏期、减少咳嗽次数、促进大鼠排痰量。顾汉冲用杠板归水溶液对氨水致咳和酚红致痰的小鼠进行了止咳祛痰效果研究，结果发现高剂量组的提取物具有显著的止咳化痰作用。

（6）抑制 α-葡萄糖苷酶活性作用：邢煜君等观察杠板归不同提取物对体外 α-葡萄糖苷酶筛选模型进行酶抑制活力的测定，杠板归均具有很好的抑制 α-葡萄糖苷酶性作用，其中甲醇提取物活性最好。

（7）其他作用本品的 95%乙醇提取物对肾性高血压大鼠有抗高血压作用。有效成分 3，3'-二甲基并没食子酸给予清醒的肾性高血压大鼠，对心收缩力和血压有显著影响。Ames 试验显示，本品水提取物有一定抗诱变作用，诱变抑制率在 10%以上。此外，本品对实验动物肿瘤有抑制作用，杠板归明胶纤维素有止血作用。

【文献论述】

（1）《物理小识》："犁头刺藤，其叶三角如犁头，多在篱边生。"（引自《本草纲目拾遗》）

（2）《生草药性备要》："老虎利，芽梗俱有勒；子，蓝色，可食。"

（3）《生草药性备要》："味苦，性和。"

（4）《贵阳民间药草》："酸、苦，寒。有小毒。"

（5）《全国中草药汇编》："酸，凉。"

（6）王安卿《采药志》："治翻胃噎膈，疟疾，吐血，便血，喉痹，食积心疼，虚饱腹胀，阴囊肿大，跌打闪肭，发背，疔疮，乳痈，产后遍身浮肿。"

（7）《植物名实图考》："行血气，治淋浊。"

（8）《广东中药》："治斑痧热症，止泻痢，外洗天疱疮，痔疮，皮肤瘙痒。并治夹色伤寒。"

（9）《上海常用中草药》："治肾炎水肿，风火赤眼，带下，蜂刺。"

（10）《云南中草药》："清热解毒，利湿。治感冒，气管炎，腹泻，小便混浊，痈疽，湿疹。"

（11）《广西本草选编》："治湿热带下。"

（12）《福建药物志》："治腮腺炎，急性扁桃体炎，脱肛，中耳炎。"

【常治肿瘤】 常用于肺癌、乳腺癌、肝癌、肉瘤等肿瘤。

【科学研究】

（1）研究表明杠板归具有直接的抑癌和抗肿瘤作用、调节机体免疫功能、抗炎排毒及对抗肿瘤感染和癌性发热等作用。

（2）杠板归对多种动植物移植性肿瘤有抑制作用，体外实验显示具抗癌活性，对放疗及化疗引起的白细胞减少有防治作用。

（3）体外噬菌体法筛选表明，杠板归有抗癌活性；体内实验证明，杠板归对实验性动物移植肿瘤有抑制作用。

【用法用量】 内服：煎汤 15~30g；外用熏洗。

【使用注意】 体质虚弱者慎服。

参考文献

[1] 常敏毅. 抗癌中药 [M]. 长沙：湖南科学技术出版社，1998：150-152.

[2] 张长城，黄鹤飞，周志勇，等. 杠板归提取物抗单纯疱疹病毒-Ⅰ型的药理作用研究 [J]. 时珍国医国药，2010，21（11）：2835-2836.

[3] 黄鹤飞，张长城，袁丁，等. 杠板归抗炎及抑菌活性部位研究 [J]. 安徽医药，2008，12（7）：595-596.

[4] 隆万玉，李玉山. 杠板归抗炎止咳作用的实验研究 [J]. 临床合理用药杂志，2010，3（18）：34-35.

[5] 顾汉冲. 杠板归水溶液止咳祛痰作用的实验研究 [J]. 江苏中医药，1996（4）：46.

[6] 邢煜君，王海燕，王俊霞，等. 杠板归抗氧化作用及抑制α-葡萄糖苷酶活性 [J]. 中国实验方剂学杂志，2011，17（2）：189-191.

[7] 金国梁，张勤，郭勇，等. 防癌抗癌中药 [M]. 上海：上海科学技术出版社，2001.

[8] 章永红. 抗癌中药大全 [M]. 苏州：江苏科学技术出版社，2000.

[9] 常敏毅. 实用抗癌草药 [M]. 北京：中国医药科技出版社，1998.

84. 吴茱萸

【苗族药名】 豆卡欧

【品种来源】 吴茱萸，苗族名豆卡欧，为芸香科植物吴茱萸 *Evodia rutaecarpa*（Juss.）

Benth. 的近成熟果实。8~10 月，果实呈茶绿色而心皮尚未分离时采收。摘下晒干，除去杂质。如遇阴雨，用微火炕干。别名辣子、臭辣子树、气辣子、曲药子、茶辣。

【化学成分】吴茱萸果实含挥发油为吴茱萸烯、罗勒烯、吴茱萸内酯、吴茱萸内酯醇等。还含吴茱萸酸。又含生物碱如吴茱萸碱、吴茱萸次碱、吴茱萸因碱、羟基吴茱萸碱、吴茱萸卡品碱。吴茱萸碱用盐酸、乙醇处理即转化为异吴茱萸碱。还含两种中性不含氮物质吴茱萸啶酮和吴茱萸精。又含吴茱萸苦素。

【中药性味】味辛苦，性温，有毒。

（1）《神农本草经》："味辛，温。"

（2）《名医别录》："大热，有小毒。"

（3）《药性论》："味苦辛，大热，有毒。"

【中药归经】归肝、胃、肾经。

（1）《汤液本草》："入足太阴、少阴、厥阴经。"

（2）《雷公炮制药性解》："入肝、脾、胃、大肠、肾经。"

（3）《汤液本草》："入足太阴、阳明、厥阴经。"

【中药功效】散寒止痛，降逆止呕，助阳止泻。

【苗药作用】

（1）研究发现其对多种肿瘤具有抗瘤活性，抗肿瘤谱广。

（2）治胃肠炎：吴茱萸适量嚼烂，用白酒少许冲服。

（3）治行经腹痛：吴茱萸、木姜子各 3g，水煎服。

（4）治腹部冷痛：吴茱萸 3g，十大功劳 10g，生姜 5g，水煎服。

（5）治疗积冷引起的胃、腹冷气和小儿腹泻：吴茱萸适量，捣绒，加米酒润湿，炒温热，用布包贴肚脐。（《苗族医药学》）

【现代药理】

（1）通过诱导瘤细胞凋亡及抑制细胞增殖，遏制细胞周期和抑制肿瘤组织侵袭和转移发挥抗癌作用。

（2）强心：吴茱萸水提醇沉液可以加强蟾蜍心肌收缩力，增大心输出量，且随剂量的增大作用增强。其物质基础是消旋去甲乌药碱、脱氧肾上腺素等。

（3）子宫收缩作用：吴茱萸提取物对子宫有较强的收缩作用。

（4）治疗慢性前列腺炎作用：吴茱萸碱能够减少大鼠体内睾酮的分泌。

（5）镇痛作用：主要物质基础是吴茱萸次碱，可抑制 PGD_2 产生，以及抑制外源性花生四烯酸转化为 PGE_2。

（6）抗炎作用：其对炎性脚趾的痛阈值有提高作用，但对非炎性脚趾的痛阈值无影响。

【文献论述】

（1）《本草衍义》：吴茱萸下气最速，肠虚人服之愈甚。

（2）《医学启源》：《主治秘诀》云：（吴茱萸）气浮而味降，其用有四：去胸中寒一也；止心痛二也；感寒腹痛三也；消宿酒，为白豆蔻之佐四也。

（3）王好古：冲脉为病，逆气里急，宜以（吴茱萸）主之。故仲景吴茱萸汤、当归四逆汤方治厥阴病温脾胃，皆用此也。

（4）《本草纲目》：茱萸，辛热能散能温，苦热能燥能坚，故所治之证，皆取其散寒温中，燥湿解郁之功而已。咽喉口舌生疮者，以茱萸末醋调，贴两足心，移夜便愈。其性虽热，而能引热下行，盖亦从治之义，而谓茱萸之性上行不下行者，似不然也。有人治小儿痘疮口噤者，啮茱萸一二粒抹之即开，亦取其辛散耳。

（5）《本草经疏》：凡脾胃之气，喜温而恶寒，寒则中气不能运化，或为冷实不消，或为腹内绞痛，或寒痰停积，以致气逆发咳，五脏不利。吴茱萸，辛温暖脾胃而散寒邪，则中自温、气自下，而诸证悉除。其主除湿血痹、逐风邪者，盖以风寒湿之邪，多从脾胃而入，脾胃主肌肉，为邪所侵，则腠理闭密，而寒热诸痹所从来矣，辛温走散开发，故能使风寒湿之邪，从腠理而出。中恶腹痛，亦邪恶之气干犯脾胃所致，入脾散邪，则腹痛自止矣。

（6）《本草汇言》：吴茱萸，开郁化滞，逐冷降气之药也。方龙潭曰：凡患小腹、少腹阴寒之病，或呕逆恶心而吞酸吐酸，或关格痰聚而隔食隔气，或脾胃停寒而泄泻自利，或肝脾郁结而胀满逆食，或疝瘕弦气而攻引小腹，或脚气冲心而呕哕酸苦，是皆肝脾肾经之证也，吴茱萸皆可治之。

（7）《本经逢原》：茱萸善上，故服茱萸者，有冲膈冲眼、脱发咽痛、动火发疮之害。其治暴注下重、呕逆吞酸、肝脾火逆之证，必兼苦寒以降之，如左金丸治肝火痰运嘈杂最效。

（8）《本草便读》：吴茱萸，辛苦而温，芳香而燥，本为肝之主药，而兼入脾胃者，以脾喜香燥、胃喜降下也。其性下气最速，极能宣散郁结，故治肝气郁滞，寒浊下踞，以致腹痛疝瘕等疾，或病邪下行极而上，乃为呕吐吞酸胸满诸病，均可治之。即其辛苦香燥之性，概可想见其功。然则治肝治胃，以及中下寒湿滞浊，无不相宜耳。

（9）《神农本草经》：主温中下气，止痛，咳逆寒热，除湿血痹，逐风邪，开腠理。

（10）《名医别录》：主痰冷，腹内绞痛，诸冷实不消，中恶，心腹痛，逆气，利五脏。

【常治肿瘤】常用于胃癌、肺癌、乳腺癌、肝癌、肉瘤等肿瘤。

【科学研究】

（1）谭宇蕙等研究表明，吴茱萸碱能诱导小鼠肝癌细胞 H_{22} 的凋亡。

（2）李光子等通过离体实验研究发现，吴茱萸的粗提取物能够明显抑制大鼠 MCF_7、$SPC-A_1$ 和 $NCI-H_{446}$ 肿瘤细胞，通过在体实验发现吴茱萸的粗提取物能够明显抑制小鼠 S_{180}、MFC 和 HepA 等肿瘤细胞。

（3）吴茱萸碱体外能显著抑制人胃癌、子宫颈癌和黑色素瘤细胞的生长和诱导细胞凋亡。

【用法用量】内服：煎汤，1.5~5g；或入丸、散。外用：适量，研末调敷，或煎水洗。

【使用注意】阴虚火旺者忌服。

（1）《本草经集注》："蓤实为之使。恶丹参、消石、白垩，畏紫石英。"

（2）《本草蒙筌》："肠虚泄者尤忌。"

（3）《本草纲目》："走气，动火，昏目，发疮。"

（4）《本草经疏》："呕吐吞酸属胃火者不宜用；咳逆上气，非风寒外邪及冷痰宿水所致者不宜用；腹痛属血虚有火者不宜用；赤白下痢，因暑邪入于肠胃，而非酒食生冷、停滞积垢者不宜用；小肠疝气，非骤感寒邪及初发一二次者不宜用；霍乱转筋，由于脾胃虚弱冒暑所致，而非寒湿生冷于犯肠胃者不宜用；一切阴虚之证及五脏六腑有热无寒之人，法所咸忌。"

参考文献

[1] 崔岚，祝德秋，安富荣. 吴茱萸碱药理作用研究进展 [J]. 中国中医药信息杂志，2005，12（6）：108-110.

[2] 许青媛，杨甫昭，陈春梅. 吴茱萸温通血脉的药理研究 [J]. 中药药理与临床，1994（2）：35-37.

[3] 谭宇蕙，吴映雅，钟富有，等. 吴茱萸碱对小鼠肝癌细胞生长的抑制和诱导凋亡作用 [J]. 中药药理与临床，2006，22（z1）：33-35.

[4] 李光子，吕小丹，赵春芳，等. 吴茱萸生物碱抗肿瘤活性的研究 [J]. 中国现代中药，2005，7（3）：11-14.

[5] 谭宇蕙，陈蔚文，吴映雅，等. 小檗碱、吴茱萸碱和靛玉红对人胃癌细胞的作用比较 [J]. 世界华人消化杂志，2005，13（4）：472-476.

[6] 张莹，张起辉，吴立军，等. 吴茱萸碱诱导人宫颈癌 HeLa 细胞凋亡过程中非 Caspase 调控因素 [J]. 中国药理学通报，2004，20（1）：61-64.

[7] 张莹，吴立军，田代真一，等. 吴茱萸碱诱导人黑色素瘤 A375-S2 细胞的两种死亡机制 [J]. 药学学报，2003，38（9）.

85. 何首乌

【苗族药名】窝朴翁

【品种来源】何首乌，苗族名窝朴翁，本品为蓼科植物何首乌 *Polygonum multiflorum* Thunb. 的干燥块根，其藤茎称"夜交藤"。秋、冬二季叶枯萎时采挖，削去两端，洗净，个大的切成块，干燥。别名首乌、赤首乌、铁秤砣、红内消。

【化学成分】根和根茎含蒽醌类，主要为大黄酚和大黄素，其次为大黄酸、痕量的大黄素甲醚和大黄酚蒽酮等（炙过后无大黄酸）。此外，含淀粉45.2%、粗脂肪3.1%、卵磷脂3.7%等。

【中药性味】味苦、甘、涩，性微温。

（1）《何首乌录》："味甘，温，无毒。"

（2）《开宝本草》："味苦涩，微温，无毒。"

（3）《本草汇言》："生用气寒，性敛，有毒；制熟气温，无毒。"

【中药归经】归肝、肾经。

（1）《本草纲目》："足厥阴、少阴。"

（2）《本草经解》："入足少阳胆经、手少阳三焦经、手少阴心经、足少阴肾经。"

（3）《本草再新》："入脾、肺、肾三经。"

【中药功效】补肝，益肾，养血，祛风。

【苗药作用】

（1）治疗头晕、面黄：何首乌 20g，炖猪脚吃。

（2）治疗血虚发白：何首乌、鸡血藤各 15g，水煎服。

（3）治疗腰酸遗精：何首乌 15g，牛膝、菟丝子、补骨脂、枸杞各 9g，水煎服。

（4）治疗疟疾：何首乌 20g，甘草 2g（小儿酌减），浓煎 2 小时后，分 3 次饭前服用。

（5）治疗遍身疮肿痒痛：何首乌、防风、苦参、薄荷各等份，水、酒各半煎后，热洗，在避风处睡一觉。

（6）治疗疔疮肿毒：首乌嫩叶，口嚼后敷患处。

（7）治疗遗精：首乌根、大叶关门根、臭牡丹根、螺蛳肉干末各 15g，猪肾一副，文火炖服。（《苗族医药学》）

（8）治疗梦遗：螺蛳肉、何首乌各 16g，猪外肾（雄猪鞭）一副，共捣烂，炖汤内服，1 次服完。

（9）治疗肾虚腰痛：何首乌、八月瓜各 10g，双肾草 16g，水煎服，每日 1 剂，分 3 次服。

（10）治疗发落不生：何首乌、麦冬全草、伏龙肝（灶心土）各 31g，吴茱萸 10g，水煎服，每日 1 剂，分 3 次服，连服 10 剂。另用巴岩姜磨醋搽头，每日 3 次。

（11）治疗新旧伤痛：何首乌 31g，猕猴桃根 16g，泡酒，早晚各服 16mL。

【现代药理】

（1）抗癌作用：李氏等研究发现，何首乌提取物对人肝癌细胞有显著抑制作用，其作用机制与阻滞癌细胞周期和诱导细胞凋亡有关。

（2）抗菌作用：张氏等研究发现，何首乌的醇提物对金黄色葡萄球菌、四联球菌和大肠埃希菌显示出较强的抑制活性，水提物对金黄色葡萄球菌和荧光假单胞菌显示出一定的抑制活性。

（3）抗炎作用：吕氏等研究发现，何首乌乙醇提取物可有效发挥抗炎作用，大剂量组显示明显的镇痛效果，其抗炎机制可能与免疫抑制作用有关。

（4）神经保护作用：实验研究结果显示，何首乌的乙醇提取物具有神经保护作用。

（5）心肌保护作用：金氏等研究发现，何首乌能抑制心肌细胞超氧自由基的生成，避免脂质过氧化反应对心肌细胞的损害，明显改善了缺氧对心肌细胞的损害。

（6）乌发及防治脱发作用：何首乌具有在体外能显著刺激 B_{16} 细胞中黑色素生成的作用，同时其还能诱导毛乳头细胞的增殖，达到治疗脱发的目的。

（7）增加抗氧化酶的活性：许爱霞等研究结果显示，何首乌多糖能使血清、肝、肾组织中 SOD 及 GSH-Px 活力不同程度提高，其多糖能显著清除 O_2^-、H_2O_2 及活性氧，具有提高内源性抗氧化酶的活性、抗脂质过氧化的作用。

（8）增强免疫力：桂氏等发现，何首乌蒽醌苷（AGPMT）可以增强巨噬细胞的吞噬功能，进而增强机体的免疫应答和非特异性免疫反应。

【文献论述】

（1）《本草纲目》：何首乌，白者入气分，赤者入血分。肾主闭藏，肝主疏泄，此物气温，味苦涩，苦补肾，温补肝，能收敛精气，所以能养血益肝，固精益肾，健筋骨，乌发，为滋补良药，不寒不燥，功在地黄、天门冬诸药之上。气血太和，则风虚、痈肿、瘰疬诸疾可知（除）矣。

（2）《本草汇言》：何首乌，前人称为补精益血，种嗣延年，又不可尽信其说。但观《开宝》方所云，治瘰疬，消痈肿，灭五痔，去头面热疮，苏腿足软风，其作用非补益可知矣。唯其性善收涩，其精滑者可用，痢泄者可止，久疟虚气散漫者可截，此亦莫非意拟之辞耳。倘属元阳不固而精遗，中气衰陷而泄痢，脾元困疲而疟发不已，此三证，自当以甘温培养之剂治之，又不必假此苦涩腥劣，寒毒损胃之物所取效也。

（3）《本经逢原》：何首乌，生则性兼发散，主寒热疟，及痈疽背疮皆用之。今人治津血枯燥及大肠风秘，用鲜者数钱，煎服即通，以其滋水之性最速，不及封藏，即随之而下泄也，与苁蓉之润燥通大便无异，而无助火之虞。肠风脏毒，用干者为末，米饮日服二三钱有效，盖其内温肝肾、外祛少阴风热之验也。丹方治久疟，用生干何首乌一两，柴胡三钱，黑豆随年数加减，煎成露一宿，清晨热服，若夜疟尤效，乃散中寓收、补中寓散之法。

（4）《本草求真》：何首乌，诸书皆言滋水补肾，黑发轻身，备极赞赏，与地黄功力相似。独冯兆张辩论甚晰，其言首乌苦涩微温，阴不甚滞，阳不甚燥，得天地中和之气。熟地、首乌虽俱补阴，然地黄蒸虽至黑，则专入肾而滋天一之真水矣，其兼补肝肾者，因滋肾而旁及也。首乌入通于肝，为阴中之阳药，故专入肝经以为益血祛风之用，其兼补肾者，亦因补肝而兼及也。一为峻补先天真阴之药，故其功可立救孤阳亢烈之危；一系调补后天营血之需，以为常服，长养精神，却病调元之饵。先天、后天之阴不同，奏功之缓急轻重亦有大异也。况补血之中尚有化阳之力，岂若地黄功专滋水，气薄味厚，而为浊中浊者，坚强骨髓之用乎。斯言论极透辟，直冠先贤未有，不可忽视。

（5）《本草经读》：何首乌，余于久疟久痢多取用之。盖疟少阳之邪也，久而不愈，少阳之气惯为疟邪所侮，俯首不敢与争，任其出入往来，绝无忌惮，纵旧邪已退，而新邪复乘虚入之，则为疟，纵新邪未入，而荣卫不调之气自袭于少阳之界亦为疟。首乌妙在直入少阳之经，其气甚雄，雄则足以折疟邪之势；其味甚涩，涩则足以堵疟邪之路，邪若未净者，佐似柴、芩、橘、半，若已净者，佐以参、术、耆、归，一二剂效矣。设初疟而即用之，则闭门逐寇，其害有不可胜言者矣。久痢亦用之者，以土气久陷，当于少阳求其生发之气也，亦以首乌之味最苦而涩，苦以坚其肾，涩以固其脱；宜温者与姜、附同用，宜凉者与芩、连同用，亦捷法也。此外，如疽疮、五痔之病，则取其通经络；瘰疬之病，则取其入少阳之经；精滑、泄泻、崩漏之病，则取其涩以固脱。若谓首乌滋阴补肾，能乌须发，益气血，悦颜色，长筋骨，益精髓，延年，皆饵食之误也。凡物之能滋润者，必其脂液之多也；物之能补养者，必气味之和也。试问涩滞如首乌，何以能滋？苦劣如首乌，何以能补？今之医辈，竟奉为补药上品者，盖惑于李时珍《纲目》'不寒不燥，功居于地黄之上'之说也。

【常治肿瘤】常用于肝癌、乳腺癌、肺癌、肝癌、肉瘤等肿瘤。

【科学研究】

（1）孙氏等实验发现，AGPMT 对小鼠胃癌实体肿瘤和肉瘤（S_{180}）均有生长抑制作用，具有明显的抗肿瘤作用，对环磷酰胺（CTX）具有减毒增效作用，其抗肿瘤作用可能与提高机体的免疫力有关。

（2）Chen 等研究表明，何首乌提取物可用于治疗乳腺癌，其机制可能是其抑制了 MCF-7 型人乳腺癌细胞的增殖。

（3）张氏发现何首乌提取物的 R50 部位对人正常肝 L_{02} 细胞和肝癌 $HepG_2$ 细胞具有明显的区别杀伤作用，区别杀伤作用的本质是药物诱导 2 种细胞凋亡的程度不同。

【用法用量】内服：煎汤，9~15g；熬膏、浸酒或入丸、散。外用：煎水洗、研末撒或调涂。

【使用注意】大便溏泄及有湿痰者不宜。

（1）《何首乌录》："忌猪、羊肉血。"

（2）《开宝本草》："忌铁。"

（3）《医学入门》："茯苓使。忌萝卜。得牛膝则下行。"

（4）《本草纲目》："忌葱、蒜。"

参考文献

［1］李登科，李宝赛，崔宝弟，等. 何首乌中大黄素-8-O-β-D-葡萄糖苷的分离纯化与体外抗癌活性研究［J］. 癌变·畸变·突变，2014，26（6）：401-407.

［2］张绵松，刘新，孟秀梅，等. 生何首乌体外抗氧化活性及抗菌活性的研究［J］. 食品科技，2012（8）：228-231.

［3］吕金胜，孟德胜，向明凤，等. 何首乌抗动物急性炎症的初步研究［J］. 中国药房，2001，12（12）：712-714.

［4］Li X，Matsumoto K，Murakami Y，et al. Neuroprotective effects of Polygonum multiflorum，on nigrostriatal dopaminergic degeneration induced by paraquat and maneb in mice［J］. Pharmacology Biochemistry & Behavior，2005，82（2）：345-352.

［5］金雄哲，金政. 何首乌对缺氧培养心肌细胞保护作用的实验研究［J］. 时珍国医国药，2006，17（8）：1454-1456.

［6］姜泽群，吴琼，徐继敏，等. 中药何首乌促进黑色素生成的作用机理研究［J］. 南京中医药大学学报（自然科学版），2010，26（3）：190-192.

［7］Sun YN，Cui L，Li W，et al. Promotion effect of constituents from the root of Polygonum multiflorum on hair growth［J］. Bioorganic & Medicinal Chemistry Letters，2013，45（2）：4801-4805.

［8］许爱霞，张振明，葛斌，等. 何首乌多糖对氧自由基及抗氧化酶活性的作用研究［J］. 中国药

师，2005，8（11）：900-902.

[9] 孙桂波，郭宝江，李续娥，等. 何首乌蒽醌苷对小鼠细胞免疫功能的影响 [J]. 中药药理与临床，2006，22（6）：30-32.

[10] 孙桂波，邓响潮，郭宝江，等. 何首乌蒽醌苷类化合物抗肿瘤作用研究 [J]. 中国新药杂志，2008，17（10）：837-841.

[11] Chen HS，Liu Y，Lin LQ，et al. Anti-proliferative effect of an extract of the root of Polygonum multiflorum Thunb. on MCF-7 human breast cancer cells and the possible mechanisms [J]. Molecular Medicine Reports，2011，4（6）：1313.

[12] 张瑞晨，张超，孙震晓，等. 何首乌不同分离部位对人正常肝 L_{02} 细胞和肝癌 $HepG_2$ 细胞的杀伤作用 [J]. 中国中药杂志，2012，37（12）：1830-1835.

86. 皂角刺

【苗族药名】波豆豆沙碧

【品种来源】皂角刺，苗族名波豆豆沙碧，本品为豆科植物皂荚 *Gleditsia sinensis* Lam. 的干燥棘刺。全年均可采收，干燥，或趁鲜切片，干燥。别名天丁、皂丁。

【化学成分】含黄酮苷、酚类、氨基酸。黄酮类化合物为黄颜木素（fustin 即 3，7，3，4，-四羟基双氢黄酮）、非瑟素（fisetin 即 3，7，3，4-四羟基黄酮），并含有无色花青素。

【中药性味】味辛，性温。

（1）《本草纲目》："辛，温，无毒。"

（2）《医林纂要》："辛咸，温。"

（3）《四川中药志》："性温，味辛，有小毒。"

【中药归经】归肝、胃、肺经。

【中药功效】消肿托毒，排脓，杀虫。

【苗药作用】

（1）治各种痈肿、疮毒：皂角刺 15g，金银花 5g，水煎服。

（2）治缩舌症：皂角刺用木炭火炮后浸水服，或皂角刺粉末由鼻吹入。（《苗族医药学》）

（3）治痔瘘：皂角刺（去尖）125g，篦子虫（马陆）5 条，将皂角刺加水煎汤，将篦子虫加酒 125mL 蒸汁。内服皂角刺煎汤，服后则流黄水；待黄水流尽，休息 2 日，内服篦子虫酒，服后则流青水；待流尽后，取出蒸过之篦子虫，捣烂敷患处，即愈。（《贵州民间方药集》）

（4）治乳痈：皂角刺 6g，蒲公英、海桐皮、夏枯草各 15g，野菊花 9g，煨水服。（《贵州草药》）

【现代药理】

（1）龙氏等以宫颈癌 U_{14} 小鼠为模型，观察分析皂角刺乙醇提取物对实体瘤的抑瘤率和腹水瘤的生命延长率，并通过免疫组化 SP 法检测突变型 p53 蛋白阳性细胞的表达数，以及增殖细胞核抗原（PCNA），结果小鼠瘤重减轻，存活时间延长，说明皂角刺

醇提物对宫颈癌 U_{14} 有一定的抑制生长作用，同时醇提组 PCNA 表达明显降低，突变型 p53 蛋白的表达水平也有一定程度降低，可能其机制与抑制 PCNA 和突变型 p53 蛋白的表达有关联。

（2）抗菌、抗炎作用：皂角刺能抑制或杀灭多种革兰阳性菌和革兰阴性菌。

（3）调剂免疫研究表明，皂角刺可调节体内的免疫系统。王占彬等用皂角刺的乙醇提取物作用于肉仔鸡，以观察其对肉仔鸡免疫功能的影响。结果显示，皂角刺提取物低剂量组可显著提高肉仔鸡 T、B 淋巴细胞转化率，对免疫系统有促进作用，同时有促进生长作用；但高剂量组具有相反的作用。

（4）胡氏等通过皂角刺的水煎液持续一周给小鼠 3.9g 生药/kg 灌胃，结果能显著延长凝血时间，并能降低大鼠动静脉的血栓重量。

（5）抗肝纤维化作用：皂角刺提取物的有效成分黄颜木素可以抑制肝星状细胞的激活、增殖与胶原的生成，从而发挥抗肝纤维化作用。

【文献论述】

（1）《医学入门》：皂刺，凡痈疽未破者能开窍；已破者能引药达疮所，乃诸恶疮癣及疠风要药也。

（2）《本草纲目》：皂荚刺治风杀虫，功与荚同，但其锐利直达病所为异耳。

（3）《本草汇言》：皂荚刺，拔毒祛风。凡痈疽未成者能引之以消散，将破者能引之以出头，已溃者能引之以行脓。于痈毒药中为第一要剂。又泄血中风热风毒，故厉风药中亦推此药为开导前锋也。沈氏曰：皂荚刺宜用头刺极尖锐者佳，刺下节如枝硬（梗）者，力薄不及也。姚继元云：治疠风癫疾，风癣风疮，搔痒风屑，与苦参同用，其力更倍。

（4）《本经逢原》：角刺治痘疹气滞，不能起顶灌脓者，功效最捷，而气虚者慎勿误用，恐透表过锐，反生虚泡也。若血滞不能起顶灌脓，又需鲮鲤，当非角刺所宜。丹方治大风恶疾，眉落鼻崩，用皂角刺三斤烧灰为末，食后煎大黄汤，调一匕服之，不终剂而愈。肿疡服之即消，溃疡服之难敛，以其性善开泄也。

（5）杨士瀛：能引诸药上行，治上焦病。

（6）《本草衍义补遗》：治痈疽已溃，能引至溃处。

（7）《本草纲目》：治痈肿，妒乳，风疠恶疮，胞衣不下，杀虫。

（8）《本草崇原》：去风化痰，败毒攻毒。定小儿惊风发搐，攻痘疮起发，化毒成浆。

【常治肿瘤】常用于宫颈癌、前列腺癌、结肠癌、肺癌、乳腺癌、肝癌、肉瘤等肿瘤。

【科学研究】

（1）袁丁等研究证实，皂角刺皂苷对前列腺癌 PC_3 细胞具有抑制增殖和诱导凋亡的作用。

（2）刘氏等培养结肠癌细胞 HCT_{116}，观察皂角刺总黄酮对其凋亡的诱导作用，结果表明皂角刺总黄酮能显著诱导结肠癌细胞 HCT_{116} 凋亡，浓度增加，其抑制增殖作用增强。

（3）何氏等通过对皂角刺提取物对人肝癌 $HepG_2$ 细胞的增殖、凋亡和侵袭的研究，发现皂角刺总黄酮可以显著抑制肝癌 $HepG_2$ 细胞的增殖变化、侵袭能力，并诱导其凋亡。

【服用方法】 内服：煎汤，3~9g；或入丸、散。外用：适量，醋煎涂，或研末撒，或调敷。

【使用注意】《本草经疏》："凡痈疽已溃不宜服，孕妇亦忌之。"

参考文献

[1] 龙玲，耿果霞，李青旺. 皂角刺抑制小鼠宫颈癌 U_{14} 的生长及对增殖细胞核抗原和 p53 表达的影响 [J]. 中国中药杂志，2006，31（2）：150-153.

[2] 王占彬，郭鲜敏，杨兰香，等. 皂角刺提取物对肉仔鸡免疫功能的影响 [J]. 养禽与禽病防治，2005（10）：16-19.

[3] 胡慧娟，祁公任，洪敏. 皂角刺水煎剂的抗凝血作用 [J]. 中国药科大学学报，1995（6）：30-32.

[4] 张珉，张俊平. 黄颜木素对 $HSC-T_6$ 细胞增殖和胶原合成的影响 [J]. 第二军医大学学报，1999，20（5）：304-305.

[5] 袁丁，熊正国，张长城，等. 皂角刺皂苷对前列腺癌 PC_3 细胞增殖抑制作用的研究 [J]. 天津医药，2008，36（4）：280-282.

[6] 刘明华，姚健，李荣，等. 皂角刺总黄酮诱导结肠癌 HCT_{116} 细胞凋亡的作用 [J]. 肿瘤防治研究，2011，38（6）：643-646.

[7] 何光志，邓树轩，何前松，等. 皂角刺总黄酮对肝癌 $HepG_2$ 细胞增殖、凋亡和侵袭能力影响的实验研究 [J]. 湖南师范大学自然科学学报，2012，35（1）：77-81.

[8] 刘伟杰，杜钢军，李佳桓，等. 皂角刺总黄酮对肺癌的防治作用及其机制研究 [J]. 中草药，2013，44（20）：2878-2883.

87. 灵芝

【苗族药名】 基倒陆

【品种来源】 灵芝，苗族名基倒陆，本品为多孔菌科真菌赤芝 *Ganoderma lucidum* (Leyss. ex Fr.) Karst. 或紫芝的干燥子实体。全年采收，除去杂质，剪除附有朽木、泥沙或培养基质的下端菌柄，阴干或在 40~50℃烘干。别名灵芝草、菌灵芝、木灵芝。

【化学成分】 主含氨基酸、多肽、蛋白质、真菌溶菌酶（fungal lysozyme），以及糖类（还原糖和多糖）、麦角甾醇、三萜类、香豆精苷、挥发油、硬脂酸、苯甲酸、生物碱、维生素 B_2 及维生素 C 等；孢子还含甘露醇、海藻糖（trehalose）等。

【中药性味】 味甘，性平。

（1）《滇南本草》："黄芝，味甘、辛，性平。无毒。"

（2）《神农本草经》："赤芝，味苦平。"

（3）《药性论》："紫芝甘，平。"

【中药归经】归心、肺、肝、肾经。

《青岛中草药手册》："性温，味淡、微辛。入肾、脾经。"

【中药功效】补气安神，止咳平喘。

【苗药作用】

（1）治口疮：灵芝研碎，桐油调敷患处。（《湖南药物志》）

（2）治胃痛：灵芝研末，每次服 3g，治积年胃痛。（《苗族医药学》）

【现代药理】

（1）灵芝能有效抑制端粒酶活性、抑制肿瘤细胞增殖、诱导肿瘤细胞凋亡、分化。

（2）灵芝对中枢神经系统主要具有镇静、镇痛、安定作用。赤芝中分离的腺苷可提高小鼠痛阈，灌服人工和天然紫芝水煎酒沉浓缩液，对热烫法和醋酸扭体致痛均有明显镇痛作用。

（3）赤芝酊对离体蟾蜍心脏有强心作用，赤芝发酵液或菌丝体醇提取液对离体蟾蜍心脏也有强心作用，后者作用较强。

（4）免疫调节：灵芝的免疫调节活性与其所含的多糖类成分密切相关，且主要生理活性成分为 B-D-葡聚糖。

（5）肝保护作用：灵芝对多种理化及生物因素引起的肝损伤有保护作用，其主要药效物质为灵芝多糖、灵芝三萜及灵芝肽等成分。

（6）灵芝多糖还可通过改变细胞周期调控因子 CyclinD1/CDK4/p16NK4a 进而调节 Rb 的磷酸化状态，发挥抗 H_2O_2 诱导的人成纤维细胞（HDF）衰老作用。

（7）灵芝对心血管系统具有广泛的调节作用，灵芝中含有的腺苷能有效降低血液黏稠度，抑制体内血小板聚集，提高血红蛋白的含量，提高血液供氧能力，加速血液循环。

【文献论述】

（1）《名医别录》："赤芝生霍山。""紫芝生高夏山谷。六芝皆无毒。六月、八月采。"

（2）《新修本草》："五芝，《经》云：皆以五色生于五岳。诸方所献，白芝未必华山，黑芝又非常岳，且芝多黄白，稀有黑青者。然紫芝最多，非五芝类。但芝自难得，纵获一二，岂得终久服耶?"

（3）《本草纲目》："《神农经》云：山川云雨、四时五行、阴阳昼夜之精，以生五色神芝，为圣王休祥。《瑞应图》云：芝草常以六月生，春青夏紫，秋白冬黑。葛洪《抱朴子》云：芝有石芝、木芝、草芝、肉芝、菌芝，凡数百种也。石芝石象，生于海隅石山岛屿之涯。肉芝状如肉，附于大石，头尾具有，乃生物也。赤者如珊瑚，白者如截肪，黑者如泽漆，青者如翠羽，黄者如紫金，皆光明洞彻如坚冰也。大者十余斤，小者三四斤。凡求芝草，入名山，必以三月、九月，乃山开出神药之月……时珍尝疑：芝乃腐朽余气所生，正如人生瘤赘，而古今皆以为瑞草，又云：服食可仙。诚为迂谬。近读成式之言，始知先得我所欲言，其揆一也。又方士以木积湿处，用药傅之，即生五色芝。嘉靖中王金尝生以献世宗。此昔人所未言者，不可不知。"

（4）《本草经集注》曰：此六芝皆仙草之类，俗所稀见，族种甚多，形色环异，并载《芝草图》中。今俗所用紫芝，此是朽树木株上所生，状如木檽。

（5）《贵州中草药名录》："补肾宁心，壮骨，抗癌。治神经衰弱、胸痞、胃炎、肝炎、痔疮。"

【常治肿瘤】常用于肺癌、乳腺癌、肝癌、肉瘤等肿瘤。

【科学研究】

（1）灵芝子实体柄粗提物对小鼠 S_{180} 抑制率达 87.6%，并可降低荷瘤率，减轻瘤重，其有效成分为多糖和蛋白质。

（2）大量研究表明，灵芝抗肿瘤作用的机制是宿主中介性的，即通过增强机体免疫功能而实现，而其中的活性成分即为灵芝多糖，它能提高肿瘤患者对化学治疗和放射治疗的耐受性，减轻放化疗引起的白细胞减少、改善肿瘤患者的食欲减退等副作用，改善恶病质，增强体质，提高免疫功能，增强肿瘤患者的抗肿瘤免疫力。

（3）大量研究发现灵芝抗肿瘤并非直接杀伤癌细胞，而是刺激人体非特异性防御功能，尤其是癌症患者经放疗、化疗致机体免疫力受损的情况下，灵芝与放疗、化疗配合治疗可达到治愈疾病的目的。

【服用方法】内服：煎汤，10~5g；研末，2~6g；或浸酒。

【使用注意】实证慎服。

《本草经集注》："恶恒山。畏扁青、茵陈蒿。"

参考文献

［1］宋保兰. 灵芝的药理作用研究进展［J］. 中国民族民间医药，2014（10）：9-10.

［2］万阜昌，黄道斋. 人工紫芝的抗炎镇痛作用研究［J］. 中国中药杂志，1992（10）：619-622.

［3］张晓云，杨春清. 灵芝的化学成分和药理作用［J］. 现代药物与临床，2006，21（4）：152-155.

［4］陈丛英，楼洪刚. 灵芝多糖对 α-萘异硫氰酸酯致大鼠肝损伤的保护作用［J］. 中国医院药学杂志，2011，31（13）：1078-1080.

［5］李鹏，魏晓霞，南婷婷，等. 灵芝三萜酸对小鼠急性肝损伤的保护作用［J］. 中国医院药学杂志，2013，33（23）：1914-1918.

［6］何慧，石燕玲，徐淑芬，等. 灵芝肽对乙醇诱导肝损伤小鼠的保护作用［J］. 食品科学，2010，31（3）：213-216.

［7］魏晓东，邓连瑞，张惠丹，等. 灵芝多糖抗 H_2O_2 诱导的 HDF 细胞衰老及其机制的研究［J］. 中国老年学，2009，29（11）：1347-1349.

［8］章灵华，王会贤，王立为，等. 灵芝孢子粉提取物在体内外的免疫效应［J］. 中国免疫学杂志，1994（3）：169-172.

［9］刘高强，王晓玲. 灵芝免疫调节和抗肿瘤作用的研究进展［J］. 菌物学报，2010，29（1）：152-158.

［10］Lin HX. Research progression of Ganoderma lucidum polysaccharides on targeting for anti-tumor mechanism［J］. Chin J Cell Mol Immunol，2008，24（4）：428-429.

88. 苦参

【**苗族药名**】野义

【**品种来源**】苦参，苗族名野义，本品为豆科植物苦参 *Sophora flavescens* Ait. 的干燥根。春、秋二季采挖，除去根头及小支根，洗净，干燥，或趁鲜切片，干燥。别名野槐、好汉枝、苦骨、地骨、地槐、山槐子。

【**化学成分**】根含多种生物碱：d-苦参碱、d-氧化苦参碱、槐花醇 1-臭豆碱、1-甲基金雀花碱、1-穿叶赝靛碱及槐果碱。还含黄酮类，如黄腐醇、异黄腐醇、3，4'，5-三羟-7-甲氧-8-异戊烯基黄酮、8-异戊烯基山奈酚等。茎、叶含木犀草素-7-葡萄糖苷。

【**中药性味**】味苦，性寒。

（1）《神农本草经》："味苦，寒。"

（2）《名医别录》："无毒。"

（3）《本草从新》："大苦，大寒。"

【**中药归经**】归肝、肾、大肠、小肠经。

（1）张元素："少阴肾经。"

（2）《雷公炮制药性解》："入胃、大肠、肝、肾四经。"

（3）《本草新编》："入心、肺、肾、大肠经。"

【**中药功效**】清热燥湿，杀虫，利尿。

【**苗药作用**】

（1）治疗皮肤瘙痒：苦参根粉末适量，以香油或菜油调搽患处，亦可用适量药材切片煎水洗全身皮肤。

（2）治红痢、赤白带下：苦参 30g，水煎服。

（3）治外阴瘙痒、阴道滴虫：苦参 30g，蛇床子 15g，川椒 6g，水煎洗。（《苗族医药学》）

（4）治肠风下血：苦参 10g（用酒喷火烤，再喷再烤，直至焦黄），煨水服。

（5）治肝炎：苦参、赤小豆各 1g，研末，用少许吹鼻孔，每日 1 次。

（6）驱蛔虫：苦参、苦楝皮、隔山消、大火草根、川谷根各 2g，研末，加红糖制成丸。每次 5 粒，晨服，连服 3 天。

（7）治梅毒、麻风：苦参、苍耳草、马鞭草各 40g，泡酒 1500mL，早晚各服 10mL。

（8）治阴痒（阴道滴虫）、毒疮：苦参适量，煨水洗患处。

【**现代药理**】

（1）其有效成分苦参碱通过抑制端粒酶活性、干扰细胞周期、改变癌基因等途径达到抑制肿瘤细胞的增殖、分化的作用。

（2）抗病原微生物作用：研究证实，苦参水煎液对大肠埃希菌、金黄色葡萄球菌、甲型链球菌、乙型链球菌、痢疾杆菌、鸡白痢沙门杆菌及变形杆菌均有明显抑制作用。

（3）抗炎作用：氧化苦参碱具有较强的免疫调节作用，可通过对宿主的抗体水平、免疫细胞的变化、细胞因子及其他炎性调节因子的影响发挥其抗炎作用。

（4）抗过敏作用：苦参的抗过敏作用的活性成分主要是氧化苦参碱，其能抑制肥大细胞脱颗粒，对大鼠被动皮肤过敏反应和反相皮肤过敏反应、Arthus 反应及绵羊红细胞诱导的迟发型过敏反应均有明显的抑制作用。

（5）肝保护作用：刘氏等试验表明，苦参碱除了在一定程度上可减轻肝实质细胞和非实质细胞的损伤外，对肝细胞、肝窦内皮细胞也有较好的保护作用，可改善小体积肝移植术后缺血再灌注损伤。

（6）心血管作用：苦参碱具有降血脂、对抗脑垂体后叶素引起的冠状血管收缩和增加流量、保护心肌缺血的作用，并能增强心肌收缩力。

（7）调节免疫：苦参碱对免疫低下小鼠的细胞免疫具有明显抑制作用，并增强其非特异性免疫。

（8）利尿：宋氏发现其有利尿作用。

【文献论述】

（1）《本草衍义补遗》：苦参，能峻补阴气，或得之而致腰重者，因其气降而不升也，非伤肾之谓也。其治大风有功，况风热细疹乎。

（2）《本草纲目》：苦参、黄柏之苦寒，皆能补肾，盖取其苦燥湿、寒除热也。热生风，湿生虫，故又能治风杀虫。唯肾水弱而相火胜者用之相宜，若火衰精冷，真元不足，及年高之人不可用也。张从正亦云：凡药皆毒也，虽甘草、苦参，不可不谓之毒，久服则五味各归其脏，必有偏胜气增之患，诸药皆然，学者当触类而长之可也，至于饮食亦然。又按《史记》云：太仓公淳于意医齐大夫病龋齿，灸左手阳明脉，以苦参汤日漱三升，出入慎风，五六日愈，此亦取其去风气湿热杀虫之义。

（3）《本草汇言》：姚斐成云：苦参，祛风泻火、燥湿去虫之药也。前人谓苦参补肾补阴，其论甚谬。盖此药味苦气腥，阴燥之物，秽恶难服，唯肾气实而湿火胜者宜之；若火衰精冷，元阳不足，及年高之人，胃虚气弱，非所宜也。况有久服而致腰重者，因其专降而不升，实伤肾之谓也，何有补肾补阴之功乎。

（4）《本草经百种录》：苦参，专治心经之火，与黄连功用相近。但黄连似去心脏之火为多，苦参似去心腑、小肠之火为多，则以黄连之气味清，而苦参之气味浊也。按补中二字，亦取其苦以燥脾之义也。

（5）《长沙药解》：《金匮》苦参汤，治狐惑蚀于下部者，以肝主筋，前阴者宗筋之聚，土湿木陷，郁而为热，化生虫慝，蚀于前阴，苦参清热而去湿，疗疮而杀虫也。当归贝母苦参丸，用之治妊娠小便难，以土湿木陷，郁而生热，不能泄水，热传膀胱，以致便难，苦参清湿热而通淋涩也。

（6）《本草正义》：苦参，大苦大寒，退热泄降，荡涤湿火，其功效与芩、连、龙胆皆相近，而苦参之苦愈甚，其燥尤烈，故能杀湿热所生之虫，较之芩、连力量益烈。近人乃不敢以入煎剂，盖不特畏其苦味难服，亦嫌其峻厉而避之也。然毒风恶癞，非此不除，今人但以为洗疮之用，恐未免因噎而废食耳。

（7）《神农本草经》：主心腹结气，癥瘕积聚，黄疸，溺有余沥，逐水，除痈肿，补中，明目止泪。

（8）《名医别录》：养肝胆气，安五脏，定志益精，利九窍，除伏热肠澼，止渴，醒酒，小便黄赤，疗恶疮下部疡，平胃气，令人嗜食。

【常治肿瘤】 常用于大肠癌、卵巢癌、肝癌、肉瘤等肿瘤。

【科学研究】

（1）体外实验证明苦参煎剂能明显诱导人早幼白血病细胞（HL_{60}）向正常方向分化作用；苦参对 K_{562} 红白血病细胞系有诱导分化作用，使细胞增殖能力明显下降。

（2）侯氏研究发现，氧化苦参碱在一定浓度下能诱导卵巢癌 $SKOV_3$ 细胞凋亡。

（3）苦参总生物碱、苦参碱和氧化苦参碱对肉瘤有明显抑制作用。

（4）王晓燕等就苦参碱对人大肠癌 SW_{480} 细胞环氧化酶（COX_2）表达的影响进行探讨，发现苦参碱体外可抑制 SW_{480} 细胞的 COX_{-2} mRNA 和蛋白表达水平。

【服用方法】 内服：煎汤，3~10g；或入丸、散。外用：适量，煎水熏洗；或研末敷；或浸酒搽。

【使用注意】 脾胃虚寒者忌服。

（1）《本草经集注》；"玄参为之使。恶贝母、漏芦、菟丝子。反藜芦。"

（2）《医学入门》："胃弱者慎用。"

（3）《本草经疏》："久服能损肾气，肝、肾虚而无大热者勿服。"

参考文献

［1］季晓雯，张国伟. 苦参生物碱的药理作用及临床应用［J］. 医学研究与教育，2014，31（6）：85-88.

［2］邸大琳，李法庆，陈蕾，等. 苦参体外抑菌作用的研究［J］. 时珍国医国药，2006，17（10）：1974.

［3］陈凌，骆凯，吴赟，等. 氧化苦参碱抗炎作用研究新进展［J］. 医学综述，2007，13（15）：1167-1169.

［4］杨洁，刘萍，武晓玉. 苦参提取物对表皮葡萄球菌的体外抗菌活性研究［J］. 中华医院感染学杂志，2007，17（11）：1357-1358.

［5］刘浩，仇毓东，毛谅，等. 苦参碱对大鼠小体积肝移植缺血再灌注损伤的保护作用［J］. 世界华人消化杂志，2008，16（15）：1617-1621.

［6］刘桂荣，黄万忠，严仲铠. 苦参的研究概况［J］. 特产研究，1993（4）：35-38.

［7］呙爱秀，黄兴国，雷黎明. 苦参碱对免疫功能低下小鼠免疫功能的影响［J］. 中国现代药物应用，2008，2（11）：7-9.

［8］宋磊，王鲁萍. 苦参碱的利尿作用及药代动力学之间的关系［J］. 河北医学，2001，7（8）：678-680.

［9］殷忠东，孙学刚，金君梅. 苦参药理研究进展［J］. 中国中医药信息杂志，1999，6（9）：17-18.

［10］侯华新，黎丹戎，栾英姿，等. 氧化苦参碱诱导卵巢癌 $SKOV_3$ 细胞凋亡作用的实验研究［J］.

中国药理学通报, 2002, 18 (6): 704-707.

[11] 苗抗立, 张建中, 董颖, 等. 苦参的化学成分及药理的研究进展 [J]. 天然产物研究与开发, 2001, 13 (2): 69-73.

[12] 王晓燕, 李伟忠, 梁磊, 等. 苦参碱抑制人大肠癌 SW_{480} 细胞环氧化酶-2 的表达 [J]. 广东医学, 2009, 30 (11): 1631-1634.

[13] 袁带秀, 舒丽霞, 黄蓉. 杜仲黄酮对 H_{22} 小鼠的抑瘤作用及其机制 [J]. 中国老年学杂志, 2016 (2): 291-293.

89. 构树

【苗族药名】绞寡

【品种来源】构树, 苗族名绞寡, 桑科楮属植物构树 *Broussonetia papyrifera* (L.) Vent., 以乳液、根皮、树皮、叶、果实及种子入药。夏秋采乳液、叶、果实及种子; 冬春采根皮、树皮, 鲜用或阴干。别名楮实子、楮树、沙纸树、谷木、谷浆树。

【化学成分】果实含皂苷 (0.51%)、维生素 B 及油脂。种子含油 31.7%, 油中含非皂化物 2.67%、饱和脂肪酸 9.0%、油酸 15.0%、亚油酸 76.0%。

【中药性味】子: 味甘, 性寒。叶: 味甘, 性凉。皮: 味甘, 性平。

(1)《名医别录》:"味甘, 寒, 无毒。"

(2)《本草通玄》:"甘, 平。"

【中药归经】归肝、脾、肾经。

(1)《本草新编》:"入肝、肾经。"

(2)《雷公炮制药性解》:"入肾经。"

(3)《本草经疏》:"入足太阴经。"

【中药功效】补肾清肝、明目、利尿。

【苗药作用】

(1) 治头目眩晕、腰膝酸软: 楮实子、杜仲、牛膝各 12g, 枸杞子、菊花各 9g, 水煎服。

(2) 催乳: 楮实子 6~10g, 水煎服。(《中国苗族药物彩色图集》)

【现代药理】

(1) 庞素秋等进行了楮实子总生物碱抗肿瘤细胞的活性研究, 研究结果表明其具有较为显著的肿瘤细胞抑制作用。

(2) Chun-Nan Lin 等研究发现, 构树提取物能强烈抑制由花生四烯酸引起的血小板凝聚。

(3) 抗氧化作用: 贾氏等研究证实, 构树叶提取物的主要成分为黄酮, 并且有一定的抗氧化活性, 且随着提取浓度的增加, 抗氧化活性逐渐增强。

(4) 消除自由基作用: 构树的根皮中分离得到的小构树醇 B 不仅具有很强的抗氧化作用, 还具有多方面清除自由基的能力。

(5) 抗菌作用: 研究发现从受伤的或注射过镰孢霉菌的构树根皮中分离出的 Brou-

soninA-F、Broussinol、Broussin、Demethy lbroussin、2，4，4c-trihydro xychalcone 和 4，4c-dihy droxy-2c-methox ychalcone 具有较好的抵抗 Fusarium 菌的作用。

（6）高氏等就构树叶的乙醇提取物（BPAE）与总黄酮苷（BPF）对家兔和豚鼠离体心房的作用进行了研究，发现二者均有抑制家兔和豚鼠心房收缩力的作用，且 BPF 的效价强度远大于 BPAE，证明 BPF 是构叶抑制心房收缩力的主要有效成分。

（7）增强免疫力：王玉凤等将楮实子用沸水煎煮 3 次，合并提取液，水浴浓缩至 1g/mL 时，把药液用于环磷酰胺制备的小鼠免疫低下模型进行体内试验发现，楮实子可显著提高免疫抑制小鼠的碳粒廓清率，并促进血清溶血素生成。

（8）肝保护作用：房桂珍等报道了许多含有黄酮的药用植物具有保肝作用，且其保肝活性主要与黄酮骨架 C-环上的取代基有关。

【文献论述】

（1）《名医别录》："主阴痿水肿，益气，充肌肤，明目。"

（2）《日华子本草》："壮筋骨，助阳气，补虚劳，助腰膝，益颜色。"

（3）《本草汇言》："健脾养肾，补虚劳，明目。"

（4）《大明本草》："壮筋骨、助阳气、补虚劳、助腰膝、益颜色。"

（5）《贵州中草药名录》："清热，凉血，利湿，祛瘀。治咳嗽咯血，水肿，血崩，跌打损伤。"

（6）《本草求真》："楮实，书言味甘气寒，虽于诸脏阴血有补。得此颜色润，筋骨壮，腰膝健，肌肉充，水肿消，以致阴痿起，阳气助，是明指其阳旺阴弱，得此阴血有补，故能使阳不胜而助，非云阳痿由于阳衰，得此可以助阳也。若以纯阴之品可以补阳，则于理甚不合矣。况书又云：骨哽可用楮实煎汤以服，及纸烧灰存性调服，以治血崩血晕。脾胃虚人禁用，久服令人骨痿，岂非性属阴寒，虚则受其益，过则增其害之意乎。"

（7）《药性通考》："楮实子，阴痿能强，水肿可退，充肌肤，助腰膝，益气力，补虚劳，悦颜色，壮筋骨，明目。久服滑肠。补阴妙品，益髓神膏。世人弃而不用者，因久服滑肠之语也，楮实滑肠者，因其润泽之故，非嫌其下行之速也，防其滑而以茯苓、薏仁、山药同施，何惧其滑乎？"

（8）《本草从新》："楮实，陶隐居、苏颂、抱朴子，皆甚言其功，而方书用之为补者，除杨氏还少丹而外，不多见。其他如《外台秘要》，用以敷治身面石疽，《机要》用以治水气臌胀，《集简》用以治喉风喉痹，《直指》用以治肝热生翳，无非凉泻软坚之义。则古本诸说，未可信也。"

【常治肿瘤】常用于前列腺癌、肺癌、乳腺癌、肝癌、肉瘤等肿瘤。

【科学研究】

（1）李氏等总结了中药多糖通过活化巨噬细胞，活化淋巴细胞，提高 NK 细胞和 LAK 细胞的活性，促有丝分裂作用，增强网状内皮系统，促进细胞因子分泌，增强红细胞免疫等作用而提高宿主抗肿瘤免疫功能，通过改变瘤体细胞膜的生长特性，抗突变、抗自由基、诱导分化与诱导凋亡等作用而发挥直接的抗肿瘤作用。

（2）Lee 等研究证实，从健康构树的根皮中分离得到的构树宁碱 A、异偕查耳酮和脱甲基桑辛素等具有不同程度的抑制芳香化酶的活性，显示这些化合物可能具有治疗乳腺癌、前列腺癌的作用。

【服用方法】内服：煎汤，10~15g；或入丸、散。外用：捣敷。

【使用注意】《本草经疏》："脾胃虚寒者不宜。"

参考文献

［1］庞素秋，王国权，黄宝康，等．楮实子生物碱的细胞毒作用研究［J］.中药材，2007，30（7）：826-828.

［2］Chun－Nan Lin，Chai－Ming Lu，Hsien－Cheng Lin，et al. Novel－Antiplatelate constituents from Fornosan Moraceous plants［J］. Journal Nature Products，1996，59：834-838.

［3］贾东辉，杨雪莹．构树叶中黄酮成分分析和抗氧化活性的测定［J］.职业与健康，2006，22（17）：1352-1353.

［4］Ryu JH，Ahn H，Jin LH. Inhibition of nitric oxide production on LPS-activated macrophages by kazinol B from Broussonetia kazinoki［J］. Fitoterapia，2003，74（4）：350.

［5］渠桂荣，张倩，李彩丽．构树的药理与临床作用研究述略［J］.中华中医药学刊，2003，21（11）：1810-1811.

［6］高允生，邱玉芳，高聆，等．构叶醇提取物与总黄酮苷对离体心房的抑制作用［J］.中国药理学通报，1988（2）.

［7］王玉凤，凤良元，鄢顺琴，等．楮实子对环磷酰胺致免疫功能低下小鼠免疫功能的影响［J］.中华中医药学刊，2008，26（5）：1023-1025.

［8］房桂珍，吴一兵，王云志．黄酮及酚类化合物的保肝作用［J］.河北医科大学学报，2009，30（1）：105-108.

［9］李循，孔繁智，朱婉萍．中药多糖抗肿瘤作用研究进展［J］.浙江中医杂志，2006，41（2）：113-116.

［10］Lee D，Bhat KPL，Fong HHS，et al. Aromatase inhibitors from Broussonetia papyrifera. J Nat Prod 64：1286［J］. Journal of Natural Products，2001，64（10）：1286-1293.

90. 虎杖

【苗族药名】蛙粪龙

【品种来源】本品为蓼科植物虎杖 *Polygonum cuspidatum* Sieb. et Zucc. 的干燥根茎和根。春、秋季采挖，除去须根，洗净，趁鲜切短段或厚片，晒干，别名大叶蛇总管、酸汤秆、花斑竹、斑杖根、酸筒杆、川筋龙、斑庄、黄地榆等。

【化学成分】虎杖根和根茎含游离蒽醌及蒽醌苷，主要为大黄素、大黄素甲醚和大黄酚及蒽苷 A、蒽苷 B；此外根中尚含 3，4，5-三羟基芪-3-β-D-葡萄糖苷、鞣质及几种多糖；茎含鞣质 3.3%、异槲皮苷、大黄素等；细枝含鞣质 13.4%。

【中药性味】味苦，性平。

（1）《药性论》："味甘，平，无毒。"

（2）《本草衍义》："微苦。"

(3)《苗族药物集》："性冷，味酸、苦，入热经。"

【中药归经】归肝、胆、肺经。

【中药功效】活血散瘀，祛风通络，清热利湿，解毒。

【苗药作用】

(1) 治痈肿疼痛：酸汤秆、土大黄为末，调浓茶外敷。（《贵阳民间药草》）

(2) 治筋骨痰火，手足麻木，颤摇，痿软：斑竹根 30g，川牛膝 15g，川茄皮 15g，防风 15g，桂皮 15g，木瓜 9g，烧酒 1500g，泡服。（《滇南本草》）

(3)《滇南本草》："攻诸肿毒，止咽喉疼痛，利小便，走经络。治五淋白浊，痔漏，疮痛，妇人赤白带下。"

(4)《贵州民间方药集》："收敛止血。治痔漏，祛风湿，散瘀血，外用治火伤。"

【现代药理】

(1) 白藜芦醇具有抗癌症、降血脂等多种化学活性，苗药蛙龚龙经测量结果表明含量较高，可作为白藜芦醇的提取原料。

(2) 苗药蛙龚龙中芪类成分白藜芦醇（resveratrol）具有显著的抗肿瘤、抗血栓、调节免疫功能、防止各种细胞的氧化损伤等多种生物活性。

(3) 虎杖中的大黄素灌服或皮下注射对小鼠乳腺癌、小鼠肉瘤 S180、小鼠肝癌、小鼠艾氏腹水癌、小鼠淋巴肉瘤、小鼠黑色素瘤及大鼠瓦克癌等 7 个瘤株的治疗均显疗效，抑制率都在 30%以上，最高可达 52.0%。

(4) 虎杖煎剂对小鼠艾氏腹水癌也有抑癌作用，抑癌率为 35.3%和 37.2%。

(5) 抗炎：虎杖的醋酸乙酯提取物具有抗炎作用，作用机制可能与抑制炎症介质前列腺素 E_2（PGE_2）的合成、抑制细胞免疫及与垂体-肾上腺皮质系统有关。

(6) 抗病毒：虎杖中的大黄素等蒽醌类化合物具有一定的抗病毒作用，对 HSV_1、带状疱疹病毒（V2V）、2-型单纯疱疹病毒（HSV_2）、伪狂犬病流感及副流感病毒、痘苗病毒等均有一定的抑制作用。

(7) 抗菌：大黄素、大黄素-8-葡萄糖苷等能够抑制金黄色葡萄球菌和肝炎双球菌，大黄素等醌类化合物具有抗菌活性。据研究发现，100 株厌氧菌可以被大黄素很强地抑制，$8\mu g/L$ 大黄素能够抑制 76%~99%的厌氧菌，其 MIC 值与头孢甲噻吩相近。

(8) 调节血脂：复方虎杖提取物具有一定的降血脂作用，4g/kg、8g/kg、12g/kg 的虎杖提取物均可以改善高脂饲料致高脂血症模型大鼠的血清血脂水平，其中高、中剂量组效果优于低剂量组。

(9) 心肌保护：虎杖苷具有降低总胆固醇（TC）、TG、β-脂蛋白及升高 α-脂蛋白的作用，可以改善心肌缺血大鼠心脏功能；病理组织学显示，虎杖苷可减轻高脂血症大鼠心肌纤维结构的异常改变。

(10) 抗氧化：虎杖苷对 ISO 诱导的乳鼠心肌细胞肥大和成纤维细胞增殖有一定对抗作用，其作用机制与其抗氧化作用及影响 NO 生成有关。

(11) 改善阿尔茨海默病症状：虎杖醇提物、水提物均不同程度地改善模型小鼠的学习记忆能力，提高总抗氧化能力，以醇提物效果更好；醇提物还能抑制乙酰胆碱酯酶活性，降低丙二醛和 NO 含量。

（12）抗血栓形成和防止脑出血：虎杖苷具有一定的干预凝血酶致神经细胞损伤的作用，具有抗实验性脑出血的作用。其还能够通过抗氧化、改善脑水肿、抗细胞凋亡及保护神经细胞来拮抗脑出血后的脑组织损伤。

【文献论述】

（1）《本草述》："虎杖之主治，其行血似与天名精类，其疗风似与王不留行类，第前哲多谓其最解暑毒，是则从血所生化之原以除结热，故手厥阴之血脏与足厥阴之风脏，其治如鼓应桴也。方书用以疗瘅病者，同于诸清热之味，以其功用为切耳，然于他证用之亦鲜，何哉？方书用以治淋，即丹溪疗老人气血受伤之淋，亦以为要药，于补剂中用之矣。谓虚人服之有损者，与补剂并行，其庶几乎。"

（2）《药性论》："虎杖，暑月和甘草煎，色如琥珀，可爱堪看，尝之甘美，瓶置井中，令冷澈如冰，白瓷器及银器中盛，似茶吸之，时人呼为冷饮子，又且尊于茗。"

（3）《本事方》："苦杖根俗呼为杜牛膝，多取净洗，碎之，以一合，用水五盏，煎一盏，去滓。用麝香、乳香少许，研调下，治妇人诸般淋。鄞县武尉耿梦得，其内人患砂石淋者十三年矣。每漩痛楚不可忍。溺器中小便下砂石，剥剥有声，百方不效，偶得此方啜之，一夕而愈，目所见也。"

（4）《药性论》："治大热烦躁，止渴，利小便，压一切热毒。"

（5）《本草拾遗》："主风在骨节间及血瘀。煮汁作酒服之。"

（6）《日华子本草》："治产后恶血不下，心腹胀满。排脓，主疮疖痈毒，妇人血晕，扑损瘀血，破风毒结气。"

（7）《滇南本草》："攻诸肿毒，止咽喉疼痛，利小便，走经络。治五淋白浊，痔漏，疮痈，妇人赤白带下。"

（8）《本草纲目》："研末酒服，治产后瘀血血痛，及坠扑昏闷有效。"

【常治肿瘤】常用于乳腺癌、肺癌、肝癌、胃癌、黑色素瘤、宫颈癌、卵巢癌、鼻咽癌、白血病、皮肤癌等肿瘤。

【科学研究】

（1）虎杖苷具有广谱的抑制肿瘤细胞增殖的作用，且虎杖苷对正常细胞的毒性较小。

（2）虎杖中白藜芦醇丙烯酰胺类衍生物对人乳腺癌 MCF_7 细胞株、肺腺癌 A_{549} 细胞株和小鼠黑色素瘤 $B_{16}-F_{10}$ 细胞株均表现出良好的抗增殖活性。另外，白藜芦醇甲酰胺类衍生物对人肝癌 $Smmc_{7721}$ 细胞株和胃癌 SGC_{7901} 细胞株具有抗增殖活性。

（3）虎杖苷对 10 种不同来源的恶性肿瘤细胞包括乳腺癌 MCF_7、$MDA-MB_{231}$，肺癌 A_{549}、$NCI-H_{1975}$、宫颈癌 Hela、卵巢癌 $SKOV_3$、肝癌 SM_{7721}、鼻咽癌 CNE_1，白血病 HL_{60} 及 K_{562} 细胞均具有明显的抑制其生长的作用，且生长抑制作用呈剂量和时间-效应关系。

（4）白藜芦醇可有效的抑制皮肤鳞状细胞癌细胞系 $Colo_{16}$、SCC_1、SCC_{12}、SCC_{13} 的细胞增殖，使细胞发生 G_1 期阻滞。

（5）白藜芦醇在对 Hela 细胞在抑制其增殖的同时诱导其凋亡，低浓度的白藜芦醇即可抑制人宫颈癌 Hela 细胞的侵袭活性。

（6）虎杖能促进大鼠肝癌细胞 Cx43 蛋白的表达。

（7）高剂量白藜芦醇（≥44μmol/L）可增加人乳腺癌细胞株 KPI_1、MC_7 及 MKL-F 中 Bax 蛋白的表达，同时减少 Bcl-X 蛋白表达，并激活 $Caspase_3$，进而导致细胞凋亡。

（8）虎杖提取物在体外对人肺癌 A_{549} 细胞株有显著的抑制增殖和诱导凋亡作用。虎杖提取物抑制增殖作用机制可能与下调 Ki-67，p21ras 蛋白表达，细胞周期发生 G_0/G_1 期阻滞有关。

【用法用量】内服：9～15g，水煎；或浸酒或入丸、散。外用：研末、烧灰撒，熬膏涂或煎水浸渍。

【使用注意】孕妇、脾虚便溏者忌服。

参考文献

［1］罗迎春，陈懿，张兵锋，等．苗药蛙粪龙中白藜芦醇的含量测定［J］．中国民族医药杂志，2007，13（3）：38-39．

［2］赵克森．白藜芦醇的一般生物学作用［J］．国外医学（卫生学分册），2002，29（6）：374．

［3］廖兴媛，唐新德，曾凡波．虎杖中大黄素抗肿瘤药理研究［J］．中国医院药学杂志，1988（5）：214-217．

［4］周立东，周希辉，张淑春．虎杖煎剂对艾氏腹水癌的抑瘤作用［J］．中国中西医结合杂志，1989（2）：111．

［5］孙印石，王建华．虎杖花的化学成分研究［J］．中草药，2015，46（15）：2219-2222．

［6］Sydisk-is RJ，Owen DC，Lohr JI，et al. Inactivation of enveloped viruses by anthraquinones extracter from plants［J］．Antimicrob Agents Chemother，1991（35）：2463-2469．

［7］朱廷儒，王素贤，裴月湖，等．中药虎杖抗菌活性成分的研究［J］．中草药，1985，16（3）：21．

［8］李波，李雄英，吕圭源，等．复方虎杖提取物对高脂血症模型大鼠血脂水平和动脉硬化指数的影响［J］．中药新药与临床药理，2014，25（3）：260-263．

［9］程建忠，刘培根，陈向凡，等．虎杖苷对缺血梗死型大鼠的心肌保护作用研究［J］．中国医药指南，2013，11（35）：357-358．

［10］武容，郭娟，王会琳，等．虎杖苷对体外培养乳鼠心肌细胞肥大及成纤维细胞增殖的影响［J］．2015，49（3）：76-80．

［11］朱伟，李志，张丹．虎杖改善阿尔茨海默病小鼠模型的学习记忆能力及作用机制研究［J］．陕西医学杂志，2014，43（12）：1574-1581．

［12］王君．虎杖苷对大鼠急性脑出血损伤的干预作用研究［D］．北京：北京中医药大学，2013．

［12］张玉松．虎杖苷抗肿瘤作用及机制研究［D］．苏州：苏州大学，2013．

［13］管秋香．白藜芦醇酰胺类衍生物的合成及抗肿瘤活性评价［D］．合肥：合肥工业大学，2014．

［14］钟鸣骏．白藜芦醇对人皮肤鳞状细胞癌 ARHI 表达和 STAT3 信号通路活化的双向调控作用［D］．大连：大连医科大学，2015．

［15］付丽华. 白藜芦醇对人宫颈癌 Hela 细胞的凋亡、增殖及侵袭的研究 ［D］. 佳木斯：佳木斯大学，2007.

［16］黄凤婷，林春颖，范艳冰，等. 虎杖对大鼠肝癌细胞 Cx43 蛋白表达的影响 ［J］. 四川中医，2010（1）：49-51.

［18］Nakagawa H, Kiyozuka Y, Uemura Y, et al. Resveratrol inhibitshuman breast cancer cell growth and may mitigate the effect of linoleic acid, a potent breast cancer cell stimulator ［J］. J Cancer Res Clin Oncol, 2001, 127（4）：258-264

［19］于柏艳，孙抒，杨万山，等. 虎杖提取物对人肺癌 A_{549} 细胞株抑制增殖和诱导凋亡作用的研究 ［J］. 中成药，2010, 32（11）：1972-1975.

91. 虎耳草

【苗族药名】窝比省

【品种来源】本品为虎耳草科植物虎耳草 *Saxifraga stolonifera* Meerb. ［*S. sarmentosa*］L. f. 的全草。全年可采，但花以后采者为好。将全草拔出，洗净，鲜用或晒干备用。别名石荷叶、金丝荷叶、狮子耳、耳聋草、金丝吊芙蓉。

【化学成分】虎耳草叶中含岩白菜素、槲皮苷、槲皮素、没食子酸、琥珀酸、原儿茶酸和甲基延胡索酸；茎含儿茶酚；根含挥发油。此外虎耳草中尚含绿原酸、熊果酚苷、槲皮素-5-O-葡萄糖苷、去甲岩白菜素、氨基酸、硝酸钾及氯化钾。其叶绿体中所含的酚酶能将顺式咖啡酸氧化为相应的邻位醌，后者经自然氧化而生成马栗树皮素。

【中药性味】味苦，辛，性寒，有小毒。

（1）《履巉岩本草》："性凉，有毒。"

（2）《本草纲目》："微苦辛，寒，有小毒。"

（3）《贵州草药》："性凉，味辛。"

【中药归经】归肺、脾、大肠经。

【中药功效】祛风，清热，凉血解毒。

【苗药作用】

（1）治中耳炎、外耳道湿疹：鲜虎耳草 15g，捣烂，取汁滴耳，每日 4 次。（《苗族医药学》）

（2）治下肢慢性溃疡：虎耳草 12g，九节茶 8g，研成细粉，调茶籽油，取适量外敷。（《苗族医药学》）

（3）治带下症、外阴瘙痒：虎耳草 50g，连钱草 20g，煎水内服。（《贵州苗族医药研究与开发》）

（4）退热，排毒，除湿，止痒，止咳。用于热咳，百日咳，中耳炎，湿疹，慢性下肢溃疡。（《中国苗族药物彩色图集》）

（5）清热，驱风，镇痛，息风。用于烂耳心、风丹、白口疮、急惊风等。（《贵州草药》）

【现代药理】

（1）虎耳草中黄酮类化合物对肺癌、结直肠癌、前列腺癌、乳腺癌、胰腺癌等具有防治作用。

（2）预防继发性糖尿病：虎耳草中的岩白菜素可通过降低脂质过氧化和血清脂质水平、提高 SOD 和过氧化氢酶活性，从而发挥预防继发性糖尿病的功效。

（3）抑菌：虎耳草提取物具有明显的抑制细菌和真菌的活性。较低浓度的提取物对摇床培养的金黄色葡萄球菌生长具有较强的抑制作用；各浓度提取物对摇床培养的大肠埃希菌生长均表现为抑制作用。

（4）抗氧化：虎耳草中含有的槲皮素、槲皮苷、山柰酚、岩白菜素、没食子酸、原儿茶酸和谷甾醇等物质，都具有不同程度的抗氧化作用。

（5）抗雌雄性激素：虎耳草主要活性成分中原儿茶酸、没食子酸、琥珀酸具有抗雌雄性激素作用，但无性激素样作用，从而影响前列腺内的二氢睾丸酮、各种生长因子及生长抑制因子，来调控前列腺细胞的生长与细胞凋亡，促使增生的前列腺萎缩，降低国际前列腺症状评分（IPSS），从而达到治疗目的。

（6）诱导成纤维细胞凋亡：虎耳草提取物对小鼠成纤维细胞均有抑制作用，提示中药虎耳草中某些成分经过筛选，可作为细胞凋亡诱导剂，用于前列腺增生的治疗。

（7）护肝：虎耳草中岩白菜素衍生物 11-氧-岩白菜素，对丙型肝炎丝氨酸蛋白具有抑制活性。

（8）抑制神经病理性疼痛：虎耳草素可明显地抑制由于脊神经损伤引起的 MWT 下降及 TWL 的延长，且这种抑制效应与虎耳草素的剂量相关，呈剂量依赖关系。

（9）镇咳：虎耳草素及其衍生物能明显延长豚鼠喷雾枸橼酸咳嗽潜伏期，明显减少豚鼠枸橼酸喷雾咳嗽次数，说明虎耳草素及其衍生物具有一定止咳作用。

（10）增强免疫：虎耳草素可提高小鼠血清溶血素含量，增强 SRBC 诱发的小鼠迟发型超敏反应，提高血清溶菌酶含量和全血白细胞的吞噬功能。

【文献论述】

（1）《本草纲目》："治瘟疫，擂酒服。生用吐利人，熟用则止吐利。又治聤耳，捣汁滴之。"

（2）《生草药性备要》："治耳内暴热毒，红肿流脓疼痛，捶汁滴入耳，或加冰片消散而愈。"

（3）《植物名实图考》："喉闭无音，用以代茶。亦治吐血。"

（4）《分类草药性》："清肺热，治咳嗽，疗风疹、丹毒。"

（5）《现代实用中药》："涂疮痈，冻疮，及毒虫刺伤等。"

（6）《江西民间草药》："治肺热咳嗽气逆，吐血，肺痈吐臭脓，百日咳，肝火，童子痨。"

（7）广州部队《常用中草药手册》："祛湿消肿，凉血止血，清热解毒，治外伤出血，急慢性中耳炎。"

（8）《履巉岩本草》："治痔疾肿毒，用少些晒干，入马子（便桶）内烧熏。"

【常治肿瘤】常用于卵巢癌、结直肠癌、前列腺癌、乳腺癌、白血病等肿瘤。

【科学研究】

（1）虎耳草含有的槲皮素是一种具有多种生物活性的黄酮类化合物，能明显抑制癌细胞 DNA 合成。

（2）虎耳草含有的槲皮素对人卵巢癌细胞、乳腺癌细胞、白血病细胞和胃肠道肿瘤细胞均有增殖抑制作用。

（3）虎耳草中提取不同的有效部位表明不同 pH 的虎耳草乙酸乙酯不同萃取物对前列腺癌细胞均有明显诱导凋亡的作用，对前列腺癌细胞的生长也有明显的抑制作用。

（4）虎耳草具有调节体内性激素的动态平衡，对乳腺增生病大鼠的乳腺组织有明显的治疗作用。

（5）虎耳草通过阻滞癌细胞增殖、诱导癌细胞凋亡、抑制蛋白激酶活性、抑制信号转导途径等机制发挥抗癌效应。

（6）虎耳草不同提取部位对 PC_3 细胞的增殖均有一定抑制作用，随着药物浓度和作用时间的增加而增强，虎耳草乙醇提取后乙酸乙酯萃取部位具有很好的抗前列腺癌活性。

（7）虎耳草中槲皮素-5-O-β-D-吡喃葡萄糖苷、槲皮素-3-O-L-鼠李糖苷和槲皮素具有较好的抗前列腺癌 PC_3 细胞凋亡作用，周欣等研究发现，岩白菜素和总黄酮是虎耳草抗前列腺癌活性部位中的主要化合物。

【用法用量】内服：10~15g，水煎。外用：捣汁滴，或煎水熏洗。

【使用注意】本品有毒、勿过量。

参考文献

［1］杨萍，张雨青．虎耳草的生物活性与药理作用研究［J］．安徽农业科学，2014（17）：5422-5424.

［2］雷瑾，张锟，王亚茹，等．虎耳草素的提取工艺及药理作用研究进展［J］．广州化工，2016，44（19）：4-5.

［3］钮绪燕，吴文君，刘虎奇，等．虎耳草科植物杀菌活性的初步研究［J］．西北农业学报，1996，5（2）：61-65.

［4］刘世旺，徐艳霞，石宏武．虎耳草乙醇提取物对细菌生长曲线的影响［J］．安徽农业科学，2007，35（4）：943-946.

［5］张丽，冯锋，柳文媛．HPLC 法测定不同产地虎耳草中没食子酸、原儿茶酸和虎耳草素的含量［J］．西北药学杂志，2011，26（2）：88-90.

［6］李玉兰．藏药甘青虎耳草的化学成分及药理作用研究［D］．兰州：兰州理工大学，2011.

［7］张立石，丁家欣，张秋海，等．虎耳草提取物对大鼠成纤维细胞的抑制作用［J］．中国中医基础医学杂志，2005，11（12）：920-922.

［8］左国营，李正全，陈丽蓉，等．黑蕊虎耳草中岩白菜素没食子酸酯类及其对丙型肝炎丝氨酸蛋白酶的抑制作用［J］．云南植物研究，2007，29（4）：486-488.

［9］胡传银，丁银润．大鼠鞘内虎耳草素抗神经病理性疼痛效果分析［J］．现代医药卫生，2012，28（12）1766-1767.

［10］江苏新医学院．中药大词典［M］．上海：上海人民出版社，1999：2359.

［11］阿斯亚·拜山佰，刘发．岩白菜素的免疫增强作用［J］．新疆医学院学报，1998，11（3）：13-17.

［12］肖显华，刘力生，张龙弟，等．槲皮素对癌细胞 DNA 合成的抑制作用［J］．兰州大学学报（自然科学版），1992，28（2）：128-130.

［13］康铁邦，梁念慈．槲皮素对 HL$_{60}$ 细胞周期的影响［J］．中国药理学与毒理学杂志，1998，12（3）：166-168.

［14］李岩松，康铁邦，梁念慈．槲皮素对 HL$_{60}$ 细胞中 P53，bcl-2 基因表达的影响［J］．中国药理学通报，1999，15（3）：255-257.

［15］肖东，顾振纶，朱寿彭．槲皮素下调人白血病 HL-60 细胞，bcl-2 基因表达［J］．中国药理学报，1998，19（6）：550-553.

［16］黄迪南，侯敢，祝其锋．槲皮素对人早幼粒白血病细胞核转录活性和细胞周期的影响［J］．肿瘤，1999，19（1）：52-54.

［17］丁家欣，张立石，张玲，等．虎耳草提取物对前列腺癌细胞凋亡的影响［J］．中国中医基础医学杂志，2005，11（12）：905-907.

［18］居龙涛，鄂群．虎耳草制剂对乳腺增生动物模型治疗的效果观察［J］．求医问药（学术版），2010，8（12）：114-115.

［19］Sarkar FH, Adsule S, Padhye S, et al. The role of genistein and synthetic derivatives of isoflavone in cancer prevention and therapy［J］. Mini Reviews in Medicinal Chemistry, 2006, 6（4）：401-407.

［20］丁学兵，陆红玲，宋永祥，等．黄酮类化合物抗肺癌机制的研究进展［J］．辽宁中医杂志，2010（s1）：367-373.

［21］周欣，陈华国，黄志金，等．虎耳草抗前列腺癌生物活性部位筛选研究［J］．中国药理学通报，2013，29（6）：867-870.

［22］先春．虎耳草活性部位化学成分的研究［D］．贵阳：贵州师范大学，2012.

［23］黄志金．虎耳草抗前列腺癌活性部位筛选及提取工艺研究［D］．贵阳：贵州师范大学，2012.

［24］朱清毅，胡瑞，刘丽，等．槲皮素对前列腺癌 PC$_3$ 细胞凋亡作用的研究［J］．中华男科学杂志，2011，17（9）：790-793.

［24］周欣，陈华国，黄志金，等．响应面法优选虎耳草抗前列腺癌活性部位提取工艺［J］．中草药，2013，44（13）：1768-1773.

92. 岩豇豆

【苗族药名】 锐阿都偏

【品种来源】 本品为苦苣苔科植物肉叶吊石苣苔 *Lysionotus carnosus* Hamsl. 的全草。夏季采收，鲜用或晒干备用。别名岩泽兰、石苣苔、石吊兰、条枝草。

【化学成分】 岩豇豆鉴定有 24 个化合物，如二十九烷醇-15、正三十烷醇、β-谷甾醇、岩豆素、熊果酸等化合物，其中有 8 个脂肪酸，其总含量为 55.66%。

【中药性味】 味甘、辛，性平，有毒。

（1）《贵州草药》："辛微甘，平。"

（2）《广州本草选编》："味微苦，涩。"

（3）《文山中草药》："苦，凉。"

【中药归经】归肺、脾经。

【中药功效】祛风止咳，健脾消积。

【苗药作用】

（1）治瘰疬：岩豇豆 30g，天南星 15g，研末，用甜酒糟炒后敷患处。（《贵州民间方药集》）

（2）治肺结核：桐子树寄生、岩豇豆各 16g，水煎服。（《贵州民间方药集》）

（3）劳伤吐血、疼痛：岩豇豆 30g，泡酒服。（《中国苗族药物彩色图集》）

【现代药理】

（1）Yang J L 等研究发现，石吊兰素能抑制肝癌细胞生长。

（2）抑菌：汪志勇等采用体外微生物敏感试验，测定吊石苣苔不同溶剂提取物的体外抑菌活性。发现吊石苣苔具有较强的抑菌作用，其体外抑菌活性部分主要分布在正丁醇、乙酸乙酯相。

（3）抗氧化：赖灵妍等研究发现吊石苣苔不同极性部位萃取物对羟基自由基和超氧阴离子自由基均有清除作用，不同极性部位提取物的抗氧化活性表现出明显差别，其中正丁醇、乙酸乙酯提取物是抗氧化活性成分的主体部位，具有较强的抗氧化能力。

（4）调节血脂：岩豇豆脂肪酸无论通过灌胃或腹腔给药的方式均能明显降低实验性高脂血症小鼠的 TC 和 LDL-C，以及升高其 HDL-C 水平，提示岩豇豆脂肪酸可对血脂代谢进行调节。

（2）抑制胆固醇微胶粒：岩豇豆在一定程度上抑制肠道中胆固醇微胶粒的形成，当反应体系中只加入胆汁及胆固醇时，形成 1.692mg 的胆固醇微胶粒，而加入洛伐他汀 20mg/kg 及不同浓度的岩豇豆脂肪酸后，胆固醇微胶粒的量明显减少，且抑制率随岩豇豆脂肪酸浓度的增大呈增强趋势。

（3）抗动脉粥样硬化斑块的形成：岩豇豆脂肪酸具有抗 AS 作用，其作用机理可能是通过调节基因表达和 HDL 受体，减少外周脂质沉积和动脉硬化斑块的形成。

（4）抗炎：岩虹豆中的有效成分石吊兰素对琼脂、5-羟色胺、甲醛、高岭土所致大鼠实验性关节炎有明显抑制作用。

（5）降压：给麻醉狗、猫肌内注射或静脉注射石吊兰素均可使血压明显降低，降压值为 4.7kPa 左右，并可维持 2~4 小时，降压期间对心率及呼吸无明显影响。

（6）对心脏的作用：石吊兰素对豚鼠、家兔和蟾蜍的心脏停搏，以及用氯化钾致心脏停搏，均有使心脏停搏的作用，但不能增强心肌收缩力，推测石吊兰素还可能对窦房结具有兴奋作用。

（7）抗结核：石吊兰素体外试验，20μg/mL 即有显著的抗结核杆菌作用，体内试验亦有一定的保护作用，临床用于淋巴结核的治疗效果明显。

【文献论述】

（1）《贵州草药》："驱风，止咳，生肌，止血，补虚，软坚。"

（2）《广西本草选编》："宣肺止咳，止血生肌。主治感冒风寒，慢性气管炎，劳伤吐血，产后腹痛，小儿疳积，外伤出血。"

（3）《植物名实图考》："通肢节，治跌打，酒病。"

（4）《草木便方》："消痰，追毒，化食，养阴血。治风湿气肿，头闷眼花，诸虚。"

（5）《分类草药性》："治吐血，腰膝痛，去风除湿，跌打损伤。"

（6）《民间常用草药汇编》："清肺止咳，凉血止血。"

（7）《四川武隆药植图志》："治妇女血气病。"

（8）《四川中药志》："治妇女崩带，风湿痹痛，小儿疳疾及内伤喘咳。"

（9）《文山中草药》："清热燥湿，消肿止痛。治菌痢，风湿疼痛，皮肤化脓性感染。"

【常治肿瘤】常用于肝癌、S_{180}实体瘤等肿瘤。

【科学研究】胡晓等通过研究发现，石吊兰醇提取液具有抑制S_{180}实体瘤生长作用，同时可以提高荷瘤小鼠免疫功能。其作用机制可能与其提高血清中白细胞介素-2 水平有关。

【用法用量】内服：15～30g，水煎；或浸酒服。外用：研末炒敷或煎水洗。

参考文献

[1] 杨付梅，杨小生，罗波，等. 苗药岩豇豆化学成分的研究 [J]. 天然产物研究与开发，2003，15（6）：508-509.

[2] 陈林，姚森森，何喜娟，等. 岩豇豆脂肪酸成分分析 [J]. 河南大学学报（医学版），2009，28（1）：35-37.

[3] Yang JL, Shen ZM, Sun YF, et al. [Cultured human hepatoma cells（BEL-7404）for anticancer drugs screening][J]. Zhongguo yao li xue bao＝Acta pharmacologica Sinica，1985，6（2）：144-148.

[4] 汪志勇，江峰，徐红，等. 苗药吊石苣苔的抑菌活性研究 [J]. 安徽农业科学，2015（22）：64-65.

[5] 赖灵妍，王健，汪志勇. 苗药吊石苣苔提取物的体外抗氧化活性研究 [J]. 广州化工，2015（17）：51-52.

[6] 彭罡，覃冬云. 岩豇豆脂肪酸对高脂血症小鼠动脉粥样硬化的治疗作用 [J]. 中国现代医药杂志，2009，11（10）：13-16.

[7] 张敬杰，胡成刚，杨立勇，等. 布依药岩豇豆本草学研究 [J]. 中国民族民间医药，2003（6）：362-364.

[8] 胡晓，黄贤华，谭晓彬. 石吊兰醇提取液抗S_{180}实体瘤作用和对荷瘤小鼠免疫功能的影响 [J]. 中国组织工程研究，2007，11（16）：3097-3099.

93. 败酱草

【苗族药名】家姜勒

【品种来源】本品为败酱草科植物黄花龙芽 Patrinia scabiosaefolia Fisch. ex Link. 白花败酱（苦斋）P. villosa（Thunb.）Juss. 的根状茎和根、全草。根，春秋季节采挖，去掉茎叶洗净，晒干；全草，夏秋采割，洗净晒干。别名黄花败酱、龙芽败酱、黄花龙牙。

【化学成分】黄花败酱根及根茎含挥发油，其主要成分为败酱烯、异败酱烯、多种皂苷、常春藤皂苷元、齐墩果酸等；白花败酱含挥发油，根及根茎含白花败酱苷、莫诺苷、马钱苷等。

【中药性味】味苦、微寒，性凉。

（1）《贵州中草药名录》："味苦，性平。"

（2）《神农本草经》："味苦，平。"

（3）《名医别录》："咸，微寒，无毒。"

（4）《药性论》："味辛苦，微寒。"

【中药归经】归胃、大肠、肝经。

（1）《汤液本草》："入足少阴、手厥阴经。"

（2）《本草纲目》："手足阳明、厥阴。"

【中药功效】清热解毒，消痈排脓，活血行瘀。

【苗药作用】

（1）清热解毒，除湿。主治风湿关节炎，伤风感冒，腹泻。（《中国苗族药物彩色图集》）

（2）治风湿关节痛：败酱草、木瓜各 15g，白胡椒 20 粒，炖肉吃。（《中国苗族药物彩色图集》）

【现代药理】

（1）抗肿瘤：败酱属植物具有一定的抗肿瘤作用，其含有的黄酮醇、齐墩果酸、多糖、异香豆素糖苷和挥发油等活性成分在体外能抑制人宫颈癌 Hela 细胞增殖。

（2）抗菌：败酱草能增强网状细胞和白细胞的吞噬能力，促进抗体形成及提高血清溶菌酶的水平，从而达到抗菌消炎的目的。黄花败酱和白花败酱各自的口服液、煎剂、冲剂对金黄色葡萄球菌具有较强的抑制作用，对志贺痢疾杆菌、伤寒杆菌、白色葡萄球菌等病菌抑制作用较弱。

（3）抗病毒：败酱草有效成分 AP4（败酱草多糖）具有明显抑制呼吸道合胞病毒（RSV）增殖的作用，其治疗指数为 114，且其抗病毒指数明显高于病毒唑。

（4）镇痛作用：复方败酱草注射液进行小鼠扭体反应、热板致痛法试验，结果表明其有明显的镇痛作用，且有剂量差异，强度较颅痛定弱，对家兔离体和豚鼠在体子宫平滑肌均有兴奋作用，并使子宫收缩率下降。

（5）保肝护胆：败酱草有促进肝细胞再生、防止肝细胞变性、改善肝功能、抗肝炎病毒的作用，使肝细胞炎症消退和毛细胆管疏通，黄花败酱根的煎液有促进胆汁分泌作用。白花败酱对大鼠离体肝脂质过氧化有抑制作用，且呈量效关系。

（6）镇静：黄花败酱醇提取液对小白鼠具有明显的镇静作用，其镇静作用的持续时间为（51±1.93）分钟，强度与戊巴比妥相当，有类似睡眠的反应。黄花败酱全草先用 95% 的乙醇提取，得到的提取物进一步用石油醚、氯仿、乙酸乙酯和正丁醇依次萃取，其中以正丁醇萃取部分的镇静作用最明显。白花败酱具有明显的中枢抑制作用，与戊巴比妥钠的中枢抑制功能有协同作用，并且表现为剂量加大则其镇静、中枢抑制作用也增强。

（7）耐缺氧：白花败酱提取物能改善由脑缺氧、全身缺氧和心肌耗氧量增加引起的小鼠心肌缺氧症状，延长小鼠耐缺氧的存活时间。

（8）调节胃肠道：黄花败酱草单宁对便秘和腹泻具有双向调节作用。

【文献论述】

（1）《名医别录》："除痈肿，浮肿，结热，风痹不足，产后疾痛。"

（2）《药性论》："主破多年凝血，能化脓为水及产后诸病。"

（3）《本草纲目》："善排脓破血，故仲景治痈，及古方妇人科皆用之。"

（4）《贵州中草药名录》："清热解毒，排脓，破瘀，治肠痈。下痢，赤白带下，产后瘀血腹痛，目赤肿痛，痈肿疥疮。"

【常治肿瘤】常用于肝癌、腹水癌、宫颈癌、肠癌等肿瘤。

【科学研究】

（1）黄花败酱草水提物对小鼠 H_{22} 肝癌血道转移具有一定的抑制作用，黄花败酱高剂量组小鼠肺部转移灶数较对照组明显减少，体质量和免疫器官质量明显增加。

（2）白花败酱草抗妇科肿瘤的有效部位对 Siha 细胞生长具有显著的抑制作用，其抑制作用分别与药物浓度和作用时间相关。

（3）杨晓蕾通过实验还得出白花败酱草乙酸乙酯萃取获得的总黄酮部位具有体外诱导 Hela 细胞凋亡作用和对 U14 荷瘤小鼠的体内抗肿瘤活性。

（4）黄花败酱根提取物及其甲醇洗脱物硅胶柱层析所得 H 部分在体内对小鼠肉瘤（S_{180}）有抑制作用；而根提取物的 30%甲醇洗脱物、60%甲醇洗脱物及 H 部分在体外对艾氏癌腹水型瘤（EAc）无抑制作用。

（5）黄花败酱总皂苷对荷艾腹水癌的小鼠存活时间有一定的延长作用，说明黄花败酱总皂苷有一定的体内抗肿瘤活性。

（6）黄炜等研究发现败酱草醇提物可诱导人结肠癌 $Caco_2$ 细胞凋亡并抑制其增殖，且通过抑制 Bcl_2 的表达和促进 Bax 的表达可能是其内在机制。

（7）张永强等通过建立小鼠 U14 宫颈癌实体瘤模型，检测了肿瘤生长情况及其相关免疫生化指标，研究结果表明，败酱草总皂苷可抑制 Hela 细胞增殖；败酱草总皂苷可以改善体内低抗氧化状态；败酱草总皂苷促进了相关肿瘤组织的凋亡，明显观察到了凋亡小体的产生。

（8）宋婷等通过实验研究发现白花败酱草粗提物能够显著诱导 Hela 和 Mcf_7 细胞发生凋亡；80%乙醇树脂部位对 Hela、Mcf_7 和 Hct_8 细胞具有显著的抑制作用，IC_{50} 值分别为 11.90mg/L、12.55mg/L、15.61mg/L，对 EJ 细胞的抑制作用次之，IC_{50} 值为 65.32mg/L，其他部位的抑制作用较弱或无抑制作用；紫外显色法测得 80%乙醇树脂部位中总皂苷含量 61.81%。得出结论为 80%乙醇树脂部位主要成分是皂苷，其具有明显的体外抗肿瘤作用。

【用法用量】 内服：6~15g，水煎。外用：适量，捣烂敷患处。

【使用注意】 脾胃虚寒者慎用。

参考文献

［1］ 赵令武，万福生. 白英水提物诱导人宫颈癌 HeLa 细胞凋亡的实验研究 ［J］. 中国临床药理学与治疗学，2007，12（8）：883.

［2］ 时燕平，傅友丰. 中药三联法治疗慢性盆腔炎 34 例观察 ［J］. 中国中西医结合杂志，1997，17（2）：99-100.

［3］ Woo WS，Choi JS，Kang SS. A flavonol glucoside from Typha latifolia ［J］. Phytochemistry，1983，22（22）：2881-2882.

［4］ 张凤梅，李洪源，李霞，等. 败酱草多糖体外抗呼吸道合胞病毒作用的研究 ［J］. 黑龙江医药科学，2006，29（1）：48-49.

［5］ 康白，李华洲. 复方败酱注射液的初步药理研究 ［J］. 中医药研究，1989，12（4）：38-40.

［6］ 蒋惠娣，黄夏琴. 九种护肝中药抗脂质过氧化作用的研究 ［J］. 中药材，1997，20（12）：624-627.

［7］ 徐泽民，黄朝辉，朱波，等. 黄花败酱镇静作用活性部位的研究 ［J］. 浙江中西医结合杂志，2007，17（6）：347-348.

［8］ 陈燕萍，曾靖，叶和扬. 白花败酱草水提取液中枢抑制作用的研究 ［J］. 中国药物与临床，2005，5（6）：439-440.

［9］ 杨庆春，张文忠，肖海，等. 白花败酱提取物的耐缺氧作用 ［J］. 中国临床康复，2006，10（19）：177-178.

［10］ 朱加进，吴向阳，邹淑君，等. 苦菜中单宁提取工艺及其抗便秘作用研究 ［J］. 农业工程学报，2003，19（2）：186-189.

［11］ 李玉基，张淑娜，李洁，等. 黄花败酱草对小鼠肝癌细胞血道转移的影响 ［J］. 食品与药品，2013，15（4）：248-250.

［12］ 朴成玉，房城，张颖，等. 白花败酱草抗妇科肿瘤有效部位对 Siha 细胞体外抑制作用的研究 ［J］. 黑龙江科学，2015，6（2）：10-11.

［13］ 杨晓蕾. 败酱草总黄酮抗小鼠宫颈癌作用的研究 ［D］. 西安：西北农林科技大学，2009：5.

［14］ 毛金军，王丽敏，张明远，等. 黄花败酱提取物抗肿瘤作用的实验观察 ［J］. 黑龙江医药科学，2004，27（5）：35.

［15］ 沈德凤，杨波，李进京. 黄花败酱总皂苷提取物抗肿瘤作用的实验研究 ［J］. 黑龙江医药科学，2007，30（3）：35.

［16］ 黄炜，杨斌，陈阳，等. 败酱草乙醇提取物对人结肠癌细胞 Caco₂ 凋亡与增殖的影响 ［J］. 福建中医药，2013，44（3）：57-59.

［17］ 张永强. 败酱草总皂苷抗小鼠宫颈癌活性研究 ［D］. 咸阳：西北农林科技大学，2011.

［18］ 宋婷，孙晖，路娟，等. 白花败酱体外抗肿瘤活性部位筛选 ［J］. 时珍国医国药，2012，23（10）：2410-2412.

94. 委陵菜

【苗族药名】 锐加女个

【品种来源】本品为蔷薇科植物委陵菜 *Potentilla chinensis* Ser. 的干燥全草。春季未抽茎时采挖，除去泥沙，洗净，润透，切段，晒干。别名山萝卜、翻白草、毛鸡腿子、野鸡膀子、蛤蟆草、白头翁。

【化学成分】全草含槲皮素、山萘素和没食子酸、壬二酸、3，3′，4′-三-O-甲基并没食子酸。

【中药性味】味苦，寒，性平。

（1）《贵阳民间草药》："涩、苦、寒。"

（2）《贵州草药》："性平，味微甘、辛。"

（3）《湖南药物志》："苦，寒。"

（4）《救荒本草》："味苦、微辣。"

【中药归经】归肝，脾，胃，大肠经。

【中药功效】清热解毒，凉血止痢。

【苗药作用】

（1）止痢，止血。主治红痢。（《苗族药物集》）

（2）治急、慢性肠炎：委陵菜、朝天罐各 30g，地榆 15g，青木香 9g，水煎服，每日 1 剂。

（3）治劳伤咳嗽：委陵菜根 15g，棣棠花 9g，炖肉吃；或委陵菜根、岩豇豆各 15g，水煎服。（《贵州草药》）

【现代药理】

（1）抗肿瘤：委陵菜酸对 7，12-二甲基苯蒽（DMBA）/12-O-十四烷酰-13-乙酸酯诱导的小鼠肿瘤模型及 JB$_6$ 小鼠表皮细胞均表现出较强的抗肿瘤活性。

（2）抗菌抗病毒：委陵菜水煎剂对 G$^-$ 大肠埃希菌、G$^-$ 志贺痢疾杆菌、G$^-$ 金黄色葡萄糖球菌均有抑制作用。

（3）保肝作用：委陵菜可明显降低致小鼠肝损伤小鼠的血清转氨酶、肝线粒体脂质过氧化物的含量，达到保护肝的目的。

（4）镇痛：亮叶委陵菜乙醇提取物给小鼠灌胃，结果表明，不同剂量的醇提物均有镇痛作用。

（5）降糖：亮叶委陵菜根的甲醇粗提物对阿脲所致的糖尿病小鼠的血糖具有明显的降低作用。

（6）免疫调节：蕨麻多糖能拮抗环磷酰胺所致的免疫抑制，升高小鼠血清中 IL-6、IFN-γ 和 TNF-α 水平，提高机体的免疫功能。

（7）抗氧化：蕨麻多糖能拮抗由 H$_2$O$_2$ 引起的体外培养的小鼠脾淋巴细胞酶活性降低，促进细胞 NADPH 氧化酶的活性恢复，从而影响免疫细胞呼吸爆发功能。

（8）抗低氧：蕨麻多糖能使新生 SD 乳鼠心肌细胞低氧损伤细胞模型代谢率显著升高，可使其平均存活时间延长，并与剂量呈正相关。

（9）改善脑缺血：蕨麻多糖对大鼠脑缺血再灌注损伤具有一定保护作用，蕨麻多糖对缺血再灌注大鼠神经功能缺失症状均有明显改善，且能降低脑组织 MDA、TNF-α

和 IL-1β 含量，升高 SOD、GSH-Px 和 IL-10 含量。

【文献论述】

（1）《中国药植志》："治阿米巴痢。"

（2）《贵州民间方药集》："治痢疾、母猪疯、羊癫疯。"

（3）《东北药植志》："煎汤洗疥疮。"

（4）《贵阳民间药草》："清热解毒。治赤白痢下，风湿疼痛，瘫痪。"

【常治肿瘤】 常用于肝癌、胃癌、肾癌、前列腺癌、黑色素瘤白血病等肿瘤。

【科学研究】

（1）蕨麻多糖无论在体内还是体外都有较强的抗肿瘤活性，尤其与其他抗肿瘤药物合用时，可明显增加药物的抗肿瘤作用。

（2）鹅绒委陵菜多糖对人肝癌细胞 $SMMC_{7721}$ 体外增殖能力有显著的抑制作用。

（3）鹅绒委陵菜多糖对肿瘤的作用不仅直接作用于肿瘤细胞，而且通过调动机体的免疫系统，增强机体 T 淋巴细胞和 B 细胞的活性，从而具有抵抗肿瘤的作用。

（4）委陵菜酸可在不影响 P-糖蛋白表达水平的前提下，诱导白血病细胞的凋亡，导致细胞核固缩和核碎裂，提高白血病细胞中 $Caspase_3$ 的表达水平，促进细胞色素 C 的释放，从而表现出明显的抗肿瘤作用。

（5）委陵菜酸可以通过抑制哺乳动物复制相关的 DNA 聚合酶 α 和 β 来抑制胃癌细胞增殖，将细胞阻滞在 G_1 期，但对植物 DNA 聚合酶、DNA 引发酶、末端转移酶等无影响。

（6）Loizzo 等研究了委陵菜酸对肾癌、前列腺癌、黑色素瘤细胞系细胞增殖的影响，结果表明：委陵菜酸能够抑制 ACHN、LNCaP、A_{375} 三种肿瘤细胞增殖，但不影响正常细胞的生长，且该作用与其捕捉自由基的活性密切相关。

（7）鹅绒委陵菜多糖具有一定的体内抗肿瘤免疫调节活性，可拮抗 CY 对机体的毒副作用。

【用法用量】 内服：9~15g，水煎；或研末或浸酒。外用：适量，煎水洗，或捣敷，或研末撒。

【使用注意】 慢性腹泻伴体虚者慎用。

参考文献

[1] Gao H, Wu L, Kuroyanagi M, et al. Antitumor-Promoting Constituents from Chaenomeles sinensis KOEHNE and Their Activities in JB_6 Mouse Epidermal Cells [J]. Chemical & pharmaceutical bulletin, 2003, 51 (11)：1318-1321.

[2] 张晶，刘洋，李灵芝. 委陵菜酸药理活性研究现状 [J]. 武警后勤学院学报（医学版），2016 (1)：68-71.

[3] 向红. 民间草药西南委陵菜抗菌作用的实验 [J]. 贵州师范大学学报（自然版），2003，21 (2)：55-57.

[4] 李贞，张铁权，叶亮，等. 委陵菜对四氯化碳致小鼠肝损伤保护作用 [J]. 辽宁中医杂志，

2004, 31 (5): 422-423.

[5] 边可君, 黄开勋, 徐辉碧. 三叶委陵菜对四氯化碳致小鼠肝损伤保护作用 [J]. 时珍国医国药, 2001, 12 (4): 294-295.

[6] 边可君, 徐辉碧, 黄开勋, 等. 三叶委陵菜乙醇提取物镇痛作用的研究 [J]. 实用临床医药杂志, 2002, 6 (3): 200-203.

[7] Syiem D, Syngai G, Khup PZ, et al. Hypoglycemic effects of Potentilla fulgens L in normal and alloxan-induced diabetic mice [J]. Journal of Ethnopharmacology, 2002, 83 (1-2): 55-61.

[8] 胡庭俊, 陈炅然, 程富胜, 等. 蕨麻多糖对小鼠血清中三种细胞因子水平的影响 [J]. 中国兽医科学, 2005, 35 (8): 653-656.

[9] 张霞, 胡庭俊, 郑荣梁, 等. 蕨麻多糖对小鼠脾脏淋巴细胞 NADPH 氧化酶活性的影响 [J]. 畜牧与兽医, 2006, 38 (12): 42-44.

[10] 韦薇, 李广策, 龚海英, 等. 蕨麻多糖抗缺氧作用研究 [J]. 武警后勤学院学报 (医学版), 2010, 19 (5): 345-347.

[11] 张永慧, 李月春, 王宝军, 等. 蕨麻多糖对大鼠脑缺血再灌注损伤的保护作用及其机制 [J]. 内蒙古医学杂志, 2014, 46 (4): 385-388.

[12] 王利军, 闵光宁, 王鑫. 蕨麻多糖药理作用研究进展 [J]. 国际药学研究杂志, 2016, 43 (5): 867-869.

[13] 刘素君, 李世元, 宋九华, 等. 鹅绒委陵菜多糖抗肿瘤作用研究 [J]. 中国现代应用药学, 2011, 28 (3): 185-188.

[14] Jiao LL, Li X, Li TB, et al. Characterization and anti-tumor activity of alkali-extracted polysaccharide from Enteromorpha intestinalis [J]. Int Immunopharmacol, 2009, 9 (9): 324-329.

[15] Rocha Gda G, Simoes M, Oliveira RR, et al. 3β-acetyl tormentic acid induces apoptosis of resistant leukemia cells independently of P-gp/ABCB1 activity or expression [J]. Invest New Drugs, 2012, 30 (1): 105-113.

[16] Murakami C, Ishijima K, Hirota M, et al. Novel anti-inflammatory compounds from Rubus sieboldii, triterpenoids, are inhibitors of mammalian DNA polymerases [J]. Biochimica et Biophysica Acta (BBA) -Protein Structure and Molecular Enzymology, 2002, 1596 (2): 193-200.

[17] Loizzo MR, Bonesi M, Passalacqua NG, et al. Antiproliferative activities on renal, prostate and Mela-noma cancer cell lines of sarcopoterium spinosum aerial parts and its major constituent tormentic acid [J]. Anticancer Agents Med Chem, 2013, 13 (5): 768-776.

[18] 成英, 宋九华, 刘素君. 鹅绒委陵菜多糖对荷瘤小鼠细胞因子的影响 [J]. 安徽农业科学, 2012, 40 (9): 5177-5178.

95. 垂盆草

【苗族药名】蛙米你

【品种来源】本品为景天科植物垂盆草 *Sedum sarmentosum* Bunge 的新鲜或干燥全草。夏、秋二季采收, 除去杂质, 鲜用或干燥。别名半支莲、养鸡草、狗牙半支、石指甲、狗牙瓣、瓜子草等。

【化学成分】全草含有消旋甲基异石榴皮碱、二氧异石榴皮碱、3-甲酸-1, 4-二羟基二氢吡喃、N-甲基-2β-羟丙基哌啶、垂盆草苷、β-谷甾醇、甘露醇和氨基酸及葡萄糖、果糖和景天庚糖。

【中药性味】 味甘、淡、酸，性凉。

【中药归经】 归肝、胆、小肠经。

【中药功效】 清热利湿，解毒消肿。

【苗药作用】

（1）治疮毒：鲜狗牙瓣适量，捣绒敷患处。（《中国苗族药物图集》）

（2）治蚂蟥症：狗牙瓣、马鞭草适量，煎水内服。（《苗族医药学》）

【现代药理】

（1）垂盆草的提取物（SSBE）具有抗胰腺癌（PCa）作用，主要是通过调控胰腺癌细胞周期相关蛋白的表达，引起细胞周期的阻滞；抑制胰腺癌细胞增殖，诱导其凋亡；抑制胰腺癌细胞 EMT，降低其侵袭能力。

（2）垂盆草苷可使小鼠胸腺内胸腺细胞数明显降低，小鼠溶血空斑试验证明，它能抑制 T 细胞依赖抗原-SRBC 的抗体形成细胞数；还能抑制 T 细胞介导的移植物抗宿主反应。

（3）护肝：垂盆草水提物可以抑制乙醇所致的 ALT 和 AST 活性的升高、抑制肝匀浆丙二醛（MDA）含量的升高，同时可扭转超氧化物歧化酶（SOD）活性的降低，对乙醇致小鼠急性肝损伤具有保护作用。

（4）免疫调节：垂盆草提取物黄酮苷类成分对小鼠具有显著的免疫抑制活性。

（5）增强肌力：垂盆草可以增加运动训练大鼠体内糖的储备、降低蛋白质分解代谢的速率，保证多种组织的能量供给、保持肌力、延缓运动疲劳，提高运动能力。

（6）改善更年期妇女的生活质量：有学者通过研究卵巢切除术后垂盆草对大鼠的雌激素作用，发现垂盆草的乙醚和乙酸乙酯萃取部位治疗活性要比 17α-雌二醇的活性强，因此认为垂盆草有可能改善更年期妇女的生活质量。

（7）抗氧化：垂盆草甲醇提取物具有清除自由基的活性，有抗氧化作用。

（8）抑菌：垂盆草注射液在体外对金黄色葡萄球菌、甲型与乙型链球菌、铜绿假单胞菌、伤寒杆菌等有一定抑制作用。

（9）抗炎：垂盆草甲醇提取物能够抑制鸡胚胎 CAM 的生成，具有抗发炎等药理作用。

【文献论述】

《贵州中草药名录》："清热解毒，消肿止痛。"

【常治肿瘤】 常用于肝癌、结肠癌、食管癌、S_{180} 肉瘤等肿瘤。

【科学研究】

（1）垂盆草醇提物（CCW）对人肝癌细胞 $HepG_2$ 增殖具有明显的抑制作用，并且能够阻止细胞进入 G_2/M 期。

（2）垂盆草乙酸乙酯和正丁醇部位及总黄酮提取物对体外状态下的人肝癌细胞株 $HepG_2$、人结肠癌细胞株 SW_{480} 及人食管癌细胞株 EC_{109} 增殖均有抑制作用，且总黄酮提取物抗肿瘤作用最强。

（3）垂盆草水提物、醇提物对小鼠 S_{180} 肉瘤的生长有明显抑制作用，肿瘤重量明显减轻，对小鼠 S_{180} 腹水瘤小鼠生存天数亦有明显延长作用。

（4）Kang 等研究垂盆草中生物碱粗提物对鼠科动物和人体由滤过性毒菌引起的肝癌细胞的影响，结果表明垂盆草生物碱粗提取物可呈剂量依赖性地抑制肝癌细胞的增殖，且其抑制增殖作用发生在细胞增殖的 G_1 期。

（5）垂盆草水提物和醇提物对肝癌细胞的增殖均具有抑制作用。

【用法用量】内服：15~30g，水煎；鲜用可达 50~100g；或捣汁。外用：适量，捣敷；或研末调搽；或取汁外涂；或煎水湿敷。

【使用注意】脾胃虚寒者慎服。

参考文献

［1］白永恒．垂盆草提取物抗胰腺癌作用及对 Hedgehog 信号的影响［D］．重庆：重庆医科大学，2016.

［2］F. A S. Review：Chemotaxonomie der Pflanzen Ⅲ［J］．Taxon，1965（5）：171.

［3］李清，刘姣，曹秀莲，等．垂盆草水提物的急性毒性实验和保肝作用研究［J］．河北中医药学报，2010，25（4）：26-28.

［4］Qin F，Sun HX. Immunosuppressive activity of the ethanol extract of Sedum sarmentosum and its fractions on specific antibody and cellular responses to ovalbumin in mice.［J］．Chemistry & Biodiversity，2008，5（12）：2699-2709.

［5］刘翔．垂盆草提取物对耐力训练大鼠血糖、肌糖原、肝糖原及血尿素氮的影响［J］．中国医药指南，2012，10（2）：80-82.

［6］Kim WH，Park YJ，Park MR，et al. Estrogenic effects of Sedum sarmentosum Bunge in ovariectomized rats.［J］．Journal of Nutritional Science & Vitaminology，2004，50（2）：100-5.

［7］Mun SI，Ryu HS，Iee HJ，et al. Further Screening for Antioxidant Activity of Vegetable Plants and Its Active Principles from Zanthoxylum schinifolium［J］．Journal of the Korean Society of Food Science & Nutrition，1994，23（3）：466.

［8］郑虎占，董泽宏，佘靖．中药现代研究与应用（第三卷）［M］．北京：学苑出版社，1998：2879-2885.

［9］Jung HJ，Kang HJ，Song YS，et al. Anti-inflammatory，anti-angiogenic and anti-nociceptive activities of Sedum sarmentosum extract［J］．Journal of Ethnopharmacology，2008，116（1）：138.

［11］黄丹丹，张伟云．垂盆草醇提物对人肝癌细胞 $HepG_2$ 的抑制作用及其机制初探［J］．东南大学学报（医学版），2009，28（4）：302-306.

［12］陈雨洁，林亲雄，万定荣，等．景天属三种植物药不同提取部位及总黄酮抗肿瘤作用研究［J］．中央民族大学学报（自然科学版），2011，20（2）：88-92.

［13］李清，刘姣，曹秀莲，等．垂盆草不同提取物对小鼠移植性肿瘤抑制作用的初步研究［J］．河北省科学院学报，2010，27（4）：54-56.

［14］Kang TH，Pae HO，Yoo JC，et al. Antiproliferative effects of alkaloids from Sedum sarmentosum on murine and human hepatoma cell lines.［J］．Journal of Ethnopharmacology，2000，70（2）：177-182.

［15］Huang D，Zhang W，Huang D，et al. Antitumor activity of the aqueous extract from Sedum sarmentosum Bunge in vitro［J］．Cancer Biotherapy & Radiopharmaceuticals，2010，25（1）：81-88.

[16] 煜孙，张伟云，曹丽丽，等. 垂盆草醇提物的医药应用：CN 101229214 A [P]，2008.

96. 佩兰

【苗族药名】窝壳溜

【品种来源】本品为菊科植物佩兰 *Eupatorium fortunei* Turcz. 的干燥地上部分。夏、秋二季分两次采割，拣净杂质，用水洗净，捞出，稍润后，除去残根，切段，晒干。别名兰草、泽兰、圆梗泽兰、省头草。

【化学成分】全草含挥发油 1.5%~2.0%，其中主成分有对-聚伞花素（p-cymene）、乙酸橙醇酯、百里香酚甲醚。花及叶中含蒲公英甾醇、蒲公英甾醇乙酸酯、蒲公英甾醇棕榈酸酯、β-香树脂醇乙醇、豆甾醇、β-谷甾醇、二十八醇、棕榈酸。茎、叶含延胡索酸、琥珀酸、甘露醇，地上部分含宁德络菲碱。根含宁德络菲碱、仰卧天芥菜碱。

【中药性味】味辛、甘，性平。

（1）《神农本草经》："味辛，平。"

（2）《医林纂要》："苦辛甘，寒。"

（3）《本草再新》："味苦辛，性微凉，无毒。"

【中药归经】归脾、肺、胃经。

（1）《本草纲目》："足太阴、厥阴经。"

（2）《雷公炮制药性解》："入肺经。"

（3）《本草经疏》："入手太阴、足阳明经。"

【中药功效】利水渗湿，健脾和胃，宁心安神。

【苗药作用】

（1）治跌打损伤：佩兰 8g，大血藤 10g，续断 8g，四瓦块 8g，香附 6g，杜仲 10g，泡白酒内服。（《苗族医药学》）

（2）利气化浊，辟秽祛湿。治小便黄赤，口臭，头闷，腹胀。（《贵州中草药名录》）

【现代药理】

（1）抗肿瘤：佩兰生物总碱在体外实验中表现出一定的抗肿瘤活性，在（103.4±9.8）μg/mL 浓度下，对体外培养的人宫颈癌（HeLa）细胞有 50% 的抑制率。

（2）抗病毒：佩兰挥发油及对-聚伞花素、乙酸橙花醇酯对流感病毒有直接抑制作用。

（3）抗炎：佩兰干品、鲜品挥发油均具有不同的抗炎效果. 经过小鼠静脉注射给药实验，佩兰挥发油能够明显抑制由巴豆油引起的小鼠耳廓肿胀，并且抗炎作用随着剂量增加而增强。

（4）祛痰：佩兰总挥发油及对-伞花烃具有明显的祛痰作用，同氯化铵相比祛痰作用也较强。将佩兰总浸膏和挥发油混合后制成片剂，临床使用有效剂量较低，能够克服佩兰挥发油致恶心、大便稀等不良反应，对流感病毒有直接的抑制作用。

（5）增强免疫力：佩兰增强免疫力的作用机制可能是诱使转移因子选择性激发和

增强机体细胞免疫反应，特异性地将供体某一特定细胞免疫功能转移给受者，以调整患者机体的免疫状态。

（6）抑菌：佩兰超临界 CO_2 挥发性萃取物对细菌、霉菌、酵母菌均有一定的抑菌作用，在碱性和弱酸性环境中尤为明显。

（7）兴奋胃平滑肌：佩兰可增高胃底、胃体肌条张力，其中增高胃底的作用分别可被阿托品和六烃季胺阻断，而增高胃体肌条张力作用仅可被六烃季胺阻断。进一步研究表明，佩兰对离体胃平滑肌的作用通过特异性受体体现，其中增强胃底肌条张力的作用分别由胆碱能 M、N 受体介导，增高胃体肌条张力作用由胆碱能 N 受体介导。

（8）降脂：佩兰提取物具有降低高脂血症大鼠血脂的活性，可降低 TC、TG 和 LDL-C 水平（$P<0.05$），升高 HDL-C 水平（$P<0.05$），降脂作用具有一定的剂量依赖性。

（9）佩兰能引起牛羊慢性中毒，损害肾、肝而产生糖尿病。鲜叶或干叶的醇浸出物含有一种有毒成分，具有急性毒性，对家兔给药后能使其麻醉，甚至抑制呼吸，使心率减慢、体温下降、血糖过多而引起糖尿诸症。

【文献论述】

（1）《本草经疏》："肺主气，肺气郁结，则上窍闭而下窍不通，胃主纳水谷，胃气郁滞，则水谷不以时化而为痰癖。兰草辛平能散结滞，芬芳能除秽恶，则上来诸证自瘳，大都开胃除恶、清肺消痰、散郁结之圣药也。"

（2）《要药分剂》："兰草，为消痰除恶、散郁解结之品，《内经》消渴治之以兰，除陈气也。盖消渴由邪热郁结于胃，兰能除陈气。可知兰草固以荡涤为功，肃清肠胃者也。"

（3）《本草便读》："佩兰，功用相似泽兰，而辛香之气过之，故能解郁散结，杀蛊毒，除陈腐，濯垢腻，辟邪气。至于行水消痰之效，二物亦相仿耳，但泽兰治水之性为优，佩兰理气之功为胜，又为异也。"

（4）《神农本草经》："主利水道，杀蛊毒。"

（5）《雷公炮炙论》："生血，调气与荣。"

（6）《神农本草经》："兰草，味辛，平，主利水道，杀蛊毒，辟不祥，久服益气，不老，通神明。"

（7）《开宝本草》："煮水以浴，疗风。"

（8）《现代实用中药》："为芳香性健胃、发汗、利尿药。用于冒寒性头痛、鼻塞、神经性头痛、传染性热病、腹痛、腰肾痛、结石等。"

（9）《中药志》："发表祛湿，和中化浊。治伤暑头痛，无汗发热，胸闷腹满，口中甜腻，口臭。"

【常治肿瘤】　常用于宫颈癌、腹水瘤等肿瘤。

【科学研究】

（1）佩兰属植物中所含的黄酮类及倍半萜内酯成分，体外试验表明均有一定的抗肿瘤活性。

（2）腹腔注射佩兰总生物碱 50mg/（kg·d）连续 7 天，可以显著延长腹水型 S_{180} 肉瘤小鼠的生存期限，在与环磷酰胺合用时，具有明显的协同作用。

【用法用量】 内服：6~10g，水煎；鲜品可用 15~20g。

【使用注意】 阴虚、气虚者忌服。

参考文献

［1］蔡定国，王英贞，卢涌泉. 佩兰祛痰有效成分的研究［J］. 中药通报，1983，29（6）：30-31.

［2］Namba T，Yoshizaki M，Tomimori T，et al. Fundamental Studies on the Evaluation of the Crude Drugs. Ⅲ. Chemical and Biochemical Evaluation of Ginseng and Related Crude Drugs［J］. Yakugaku Zasshi Journal of the Pharmaceutical Society of Japan，1974，94（2）：252-60.

［3］孙绍美，宋玉梅，刘俭，等. 佩兰挥发油药理作用的研究［J］. 西北药学杂志，1995，10（1）：24-26.

［4］赵静，马蔷薇，徐汉卿. 佩兰汤合转移因子治疗血管炎的临床观察［J］. 中国皮肤性病学杂志，1993，7（2）：100-101.

［5］唐裕芳，张妙玲，刘忠义，等. 佩兰超临界 CO_2 萃取物的抑菌活性研究［J］. 食品研究与开发，2004，25（4）：104-105.

［6］李伟，郑天珍，瞿颂义，等. 芳香化湿类中药对大鼠离体胃平滑肌运动的影响［J］. 兰州大学学报（医学版），1998（4）：8-10.

［7］胡秀，兰艳，宫丽，等. 佩兰提取物降脂活性的实验研究［J］. 科学技术与工程，2015，15（26）：128-130.

［8］魏道智，宁书菊，林文雄. 佩兰的研究进展［J］. 时珍国医国药，2007，18（7）：1782-1783.

［9］Hendriks H，Malingré TM，Elema ET. Pyrrolizidine alkaloids，flavonoids and volatile compounds in the genus Eupatorium. Eupatorium cannabinum L. an ancient drug with new perspectives［J］. International Journal of Clinical Pharmacy，1983，5（6）：281-286.

［10］李美丽，赵香兰. 日本佩兰生物总碱抗癌活性的研究［J］. 癌症：英文版，1993（3）：203-206.

97. 侧柏

【苗族药名】 都见香

【品种来源】 本品为柏科植物侧柏 *Platycladus orientalis*（L.）Franco 的干燥枝梢及叶。全年均可采收，以夏、秋季采收者为佳，剪下大枝，干燥后取其小枝叶，扎成小把，置通风处风干。别名扁柏、香柏、柏树、柏子树。

【化学成分】 侧柏叶含挥发油 0.26%，油中主成分为 α-侧柏酮、脂类成分及黄酮类成分，α-侧柏酮主要含侧柏烯、小茴香酮、蒎烯、丁香烯等。脂类成分：棕榈酸、硬脂酸、月桂酸、肉豆蔻酸、油酸、亚油酸、癸酸。黄酮类成分：柏木双黄酮、芹菜素、槲皮苷、山奈酚-7-O-葡萄糖苷、槲皮素-7-O-鼠李糖苷、杨梅树皮素-3-O-鼠李糖苷、杨梅树皮素、扁柏双黄酮、穗花杉双黄酮等。另含 10-二十九烷醇、β-谷甾醇、缩合鞣质、去氧鬼臼毒素、异海松酸。

【中药性味】 味苦、涩，性寒。

（1）《药性论》："味苦辛，性涩。"

（2）《本草图经》："性寒。"

（3）《药品化义》："味苦涩，性凉。"

【中药归经】归心、肝、大肠经。

（1）《药品化义》："入肝、心、脾、肺四经。"

（2）《要药分剂》："入肝、肾二经。"

（3）《本草撮要》："入手足太阴、阳明。"

【中药功效】凉血，止血，祛风湿，散肿毒。

【苗药作用】

（1）凉血，止血，祛风湿，散肿毒。能养血明目，治久咳不止。（《中国苗族药物彩色图集》）

（2）养血明目。（《苗族医药学》）

（3）清热，凉血止血。用于治疗血淋、鼻血、吐血或下血等。（《贵州草药》）

【现代药理】

（1）抗肿瘤：侧柏叶、种皮及种子挥发油中分离纯化出的雪松醇具有较强的抗肺癌细胞活性。但其抗肿瘤活性是不同的，可能是侧柏叶和种子挥发油成分中还有其他成分具有较高的抗肿瘤活性，或和雪松醇具有协同抗肿瘤活性。

（2）祛痰：侧柏叶中黄酮有明显祛痰作用，祛痰有效成分为异海松酸。

（3）抗菌：侧柏叶对金黄色葡萄球菌、大肠埃希菌、四联球菌、产气杆菌都有抑制作用，并有一定的剂量依赖关系，其中对四联球菌的抑制作用最明显，而对枯草杆菌的抑制作用不明显。

（4）抗炎：侧柏总黄酮具有较强的抑制急性炎症作用，对侧柏叶总黄酮的抗炎作用机制研究发现，侧柏总黄酮对中性粒细胞 LTB_4 及 5-HETE 生物合成有较强的抑制作用，其作用可能是通过抑制 5-脂氧合酶的活性发挥作用。

（5）抗氧化：槲皮素能明显保护过氧化氢对内皮细胞的损伤，其保护作用与抗脂质过氧化、保护细胞的完整性有关。

（6）凝血：侧柏叶有较好的止血作用，侧柏叶中槲皮苷是其止血的有效成分之一。芦丁（一种槲皮素糖苷）的抗血小板作用机制是通过抑制 PKC 活性和血栓素 A_2 形成，随之阻止磷脂酶 C 激活，从而阻碍磷酸化和细胞内钙动员，最终抑制血小板聚集，起到止血的作用。

（7）神经保护：侧柏叶 90% 甲醇提取部位对过量谷氨酸诱导的原代培养的大鼠皮层细胞损害具有显著的防护作用，松脂衍生物具有明显的神经保护作用。

（8）降血脂：鞣质能明显降低大鼠 TC、TG 及提高 HDL-C 含量。

（9）镇静：嗅闻侧柏挥发物后，人体手指温度极显著升高，人体血氧含量略有增加，平均心率、心电 RR 间期值显著降低。说明人处在侧柏环境中情绪趋于放松状态，感觉清新、舒爽、愉悦，有镇静的作用。

（10）降压：槲皮素能阻断肺动脉平滑肌细胞（PASMC）由 G_0/G_1 期进入 DNA 合

成的 S 期，还可抑制 PDGF 诱导的酪氨酸磷酸化程度。通过阻断肺小动脉平滑肌细胞增生而降低肺循环阻力。

【文献论述】

（1）《本草衍义补遗》："柏叶，补阴之要药，其性多燥，久得之，大益脾土，以滋其肺。"

（2）《本草经疏》："侧柏叶，味苦而微温，义应并于微寒，故得主诸血崩中赤白。若夫轻身益气，令人耐寒暑，则略同于柏实之性矣。唯生肌、去湿痹，乃其独擅之长也。"

（3）《本草汇言》："侧柏叶，止流血、去风湿之药也。凡吐血、衄血、崩血、便血，血热流溢于经络者，捣汁服之立止；凡历节、风痹、周身走注，痛极不能转动者，煮汁饮之即定。唯热伤血分与风湿伤筋脉者，两病专司其用。但性味苦寒多燥，如血病系热极妄行者可用；如阴虚肺燥，因咳动血者，勿用也；如痹病系风湿闭滞者可用；如肝肾两亏，血枯髓败者匆用也。"

（4）《药品化义》："侧柏叶，味苦滋阴，滞涩敛血，专清上部逆血。又得阴气最厚，如遗精、白浊、尿管涩痛属阴脱者，同牛膝治之甚效。"

（5）《本经逢原》："柏叶，性寒而燥，大能伐胃，虽有止衄之功，而无阳生之力，故亡血虚家不宜擅服。然配合之力，功过悬殊，如《金匮》柏叶汤，同姜、艾止吐血不止，当无此虑矣。若《济急方》同黄连治小便血，《圣济总录》同芍药治月水不断，纵借酒之辛温，以行苦寒之势，但酒力易过，苦寒长留，每致减食作泻，瘀积不散，是岂柏叶之过钦。"

（6）《本草求真》："侧柏叶，《别录》称为补益，似属未是，但涂汤火伤损、生肌杀虫、炙罨冻疮最佳。"

（7）《名医别录》："主吐血、衄血、痢血、崩中赤白。轻身益气，令人耐寒暑，去湿痹，生肌。"

（8）《本草正》："善清血凉血，去湿热湿痹，骨节疼痛。捣烂可敷火丹，散疠腮肿痛热毒。"

（9）《生草药性备要》："散血敷疮，同片糖捶敷。亦治跌打。"

（10）《医林纂要》："泄肺逆，泻心火，平肝热，清血分之热。"

（11）《岭南采药录》："凉血行气，祛风，利小便，散瘀。"

【常治肿瘤】 常用于肺癌、胃癌、结肠癌、胰腺癌、神经胶质瘤、白血病等肿瘤。

【科学研究】

（1）侧柏叶挥发油对肺癌细胞 NCI-H$_{460}$（人肺癌）具有明显抑制作用，抑制率达到了 86.24%。雪松醇对人肺癌细胞 NCI-H$_{460}$ 半数致死浓度为 44.98μg/mL。

（2）槲皮素可抑制多种肿瘤细胞的增殖并诱导凋亡，如白血病细胞、胃癌细胞、结肠癌细胞、肺癌细胞，以及神经胶质瘤细胞和胰腺癌细胞等，槲皮素是目前已知的最强的中药抗癌有效成分之一。

（3）槲皮素可显著抑制大鼠颅内 C$_6$ 胶质瘤细胞生长，其机制可能与诱导肿瘤细胞凋亡和抑制肿瘤细胞增殖有关。

【用法用量】内服：6~15g，水煎；或入丸、散。外用：煎水洗、捣敷或研末调敷。

【使用注意】不可久服、多服，易致胃脘不适及食欲减退。

参考文献

［1］蒋继宏，李晓储，高雪芹，等．侧柏挥发油成分及抗肿瘤活性的研究［J］．林业科学研究，2006，19（3）：311-315.

［2］陈兴芬，单承莺，马世宏，等．侧柏叶化学成分、生理活性及防脱发功能研究进展［J］．中国野生植物资源，2010，29（3）：1-5.

［3］唐春萍，江涛，庄晓彬．侧柏叶乙酸乙酯提取物对豚鼠离体气管平滑肌的作用［J］．中草药，1999，30（4）：278-279.

［4］公衍玲，金宏，王宏波．侧柏叶挥发油提取工艺及其抑菌活性研究［J］．化学与生物工程，2009，26（2）：36-38.

［5］蒋继宏，李晓储，陈凤美，等．芳香型植物挥发油抑菌活性的研究［J］．江苏林业科技，2004，31（3）：6-7.

［6］梁统，覃燕梅，丁航，等．侧柏总黄酮的抗炎作用［J］．沈阳药科大学学报，2004，21（4）：301-303.

［7］梁统，覃燕梅，梁念慈，等．侧柏总黄酮的抗炎作用及机制［J］．中国药理学通报，2003，19（12）：1407-1410.

［8］梁统，覃燕梅，梁念慈．侧柏总黄酮的分离纯化及对5-脂氧合酶的抑制作用［J］．中国药学杂志，2006，41（18）：1381-1384.

［9］许宗运，马少宾，张秀萍，等．DPPH·法评价37种植物抗氧化活性［J］．塔里木大学学报，2004，16（2）：1-4.

［10］陈学松，张涛．侧柏叶不同炮制品中槲皮苷含量的比较［J］．中国中药杂志，2006，31（10）：847-849.

［11］于江泳，张卫华．侧柏叶中1个新的松脂衍生物具有神经保护作用［J］．国际中医中药杂志，2003，25（4）：236.

［12］姚思宇，赵鹏，刘荣珍，等．鞣质降血脂作用的动物实验研究［J］．中国热带医学，2004，4（6）：945-946.

［13］王艳英，王成，蒋继宏，等．侧柏、香樟枝叶挥发物对人体生理的影响［J］．城市环境与城市生态，2010（3）：30-32.

［14］黄慧，王昌明．槲皮素对兔球囊血管成形术后管壁增生及培养的动脉平滑肌细胞增殖的影响［J］．中国循环杂志，1997（6）：453.

［15］Murakami A，Ashida H，Terao J. Multitargeted cancer prevention by quercetin.［J］. Cancer Letters，2008，269（2）：315.

［16］郭二坤，郝亮，梁朝辉，等．槲皮素对大鼠脑胶质瘤抑瘤作用的体内实验研究［J］．中国神经精神疾病杂志，2012，38（2）：83-86.

98. 金刚藤

【苗族药名】锐拉老

【品种来源】 本品为百合科植物菝葜 *Smilax china* L. 的根茎。2 月或 8 月采挖根茎，除去泥土及须根，将原药用清水浸洗，润透，切成薄片，晒干。别名金刚根、金刚骨、菝葜、金刚刺、金刚头。

【化学成分】 根茎含薯蓣皂苷元和多种由薯蓣皂苷元构成的皂苷。又含生物碱、酚类、氨基酸、有机酸、糖类。

【中药性味】 味甜、酸、涩，性平。

（1）《贵州中草药名录》："味甘、酸、涩，性平。"

（2）《医林纂要》："甘苦，平。"

（3）《救荒本草》："味甘酸。"

（4）《名医别录》："味甘，平温，无毒。"

【中药归经】 归肝、肾经。

《本草纲目》："足厥阴、少阴。"

【中药功效】 祛风利湿，解毒消痈。

【苗药作用】

（1）治食管癌：鲜菝葜一斤。用冷水三斤，浓缩成一斤时，去渣，加肥猪肉二两，待肥肉熟后即可。此系一日量，分三次服完。（《中草药治肿瘤资料选编》）

（2）清热解毒，消肿散结。治筋骨酸痛，皮肤瘙痒，白癜风，风湿脚气，血崩，血尿，乳糜尿，梅毒，带下。（《贵州中草药名录》）

（3）治小便涩痛：金刚藤 30g，石韦 20g，水煎服。（《中国苗族药物彩色图集》）

【现代药理】

（1）金刚藤正丁醇提取物对体外培养的人胃腺癌 SGC_{7901} 细胞的增殖和迁移具有抑制作用。

（2）金刚藤中分离的抗肿瘤活性单体成分山柰酚 7-O-β-D-葡萄糖苷（Kaempferol-7-O-β-D-glucoside（KG）），对荷瘤小鼠体内肿瘤的生长具有明显的抑制作用。并且，在抑制肿瘤增殖的同时显著提高了小鼠的存活率。能低毒高效抑制肿瘤细胞的增殖，在体内体外都具有良好的抗肿瘤活性，是潜在的高效抗肿瘤先导化合物。

（3）菝葜抗肺癌主要有效物质为鞣质类成分，菝葜鞣质通过诱导细胞凋亡和使其细胞周期阻滞在 G_1 期，从而达到抑制癌细胞生长的作用。

（4）利尿、解毒作用：煎剂对犬急性利尿实验，不能使尿量增加，对急性汞中毒大白鼠亦无利尿作用，但能使尿中排汞量略增加，对正常家兔及急性汞中毒家兔网状内皮系统功能均无明显影响。

（5）抗锥虫作用：25% 与 50% 的煎剂，不论灌胃或腹腔注射，均能暂时抑制马疫锥虫的繁殖，延缓小白鼠的死亡时间，但不能清除血中锥虫使小白鼠得以治愈。不论灌胃或注射均使小白鼠出现鼓肠。前者与马齿苋合用疗效增加，副作用减少，在试管内对金黄色葡萄球菌、铜绿假单胞菌、大肠埃希菌有抑菌作用。

（6）抗炎作用：菝葜有效部位群能显著降低慢性盆腔炎模型大鼠子宫组织中炎症介质前列腺素 E_2（PGE_2）、组胺和 5-羟色胺（5-HT）的含量。

（7）菝葜中分离出的槲皮素对白细胞迁移有显著抑制作用。

（8）菝葜正丁醇部位分离得到的 6 个甾体皂苷，对 K_{562} 癌细胞有明显的细胞毒性。

（9）菝葜乙酸乙酯部位分离的酚类成分对乳腺癌细胞的增殖均具有明显抑制作用。

（10）用高效液相色谱（HPLC）法测定菝葜提取物中 2 个最主要的成分落新妇苷和绿原酸，对菝葜不同提取部位与落新妇苷和绿原酸的抗氧化能力进行比较，发现落新妇苷与绿原酸均有抗氧化作用，且有协同作用。

（11）从菝葜中分离得到柚皮素，其结构为 3（S）－5，7，4′－三羟基二氢黄酮，能显著降低四氧嘧啶糖尿病模型小鼠的血糖含量。体外试验表明，柚皮素能竞争性抑制醛糖还原酶及非竞争性抑制 α－葡萄糖苷酶。

【文献论述】

（1）《本草纲目》："菝葜，气温味酸，性涩而收，与萆薢仿佛。"

（2）《名医别录》："主腰背寒痛，风痹，益血气，止小便利。"

（3）《品汇精要》："散肿毒。"

（4）《医林纂要》："缓肝坚肾，清小肠火，化膀胱水。治恶疮，毒疮，虫毒。"

（5）《福建民间草药》："治疝气。"

（6）《浙江民间草药》："治流火。"

（7）《本草纲目》："治消渴，血崩，下利。"

（8）《四川中药志》："清热，除风毒。治崩带，血淋，瘰疬，跌打损伤。"

（9）江西《中草药学》：解毒祛风，为疮痈要药。治历节痛风，肌肉麻痹，食管癌，牛皮癣。

（10）《日华子本草》："治时疾瘟瘴。"

（11）《南京民间药草》："化痰止咳。浸酒服，可治筋骨麻木。"

（12）《江苏植药志》："泡酒服治心头痛。"

（13）广州部队《常用中草药手册》："祛风除湿。治腰腿疼痛，风湿性关节炎，肠炎腹泻。"

【常治肿瘤】　常用于胃腺癌、食管癌、直肠癌、乳腺癌、宫颈癌、鼻咽癌、脑瘤、肝癌、肺癌、结肠癌等肿瘤。

【科学研究】

（1）金刚藤正丁醇提取物对体外培养的人胃腺癌 SGC_{7901} 细胞的增殖和迁移具有抑制作用。

（2）治疗癌肿：取菝葜根块洗净、切片、晾干，每日用干品 0.5~1 斤浸入 6~7 斤水中，1 小时后用文火煎煮 3 小时去渣，加入肥肉 1~2 两再煎 1 小时，约得煎液 500mL，于 1 日内多次饮服。适用于鼻咽癌、食管癌、胃癌、乳腺癌、宫颈癌、直肠癌，其中以胃癌和食管癌效果较好。具有增进食欲、减少呕吐、疏通狭窄食管，以及利尿消肿、增强体力、提高红细胞及血红蛋白和一定的止痛安眠作用。据 200 例（病情轻重不一）的观察，约 45% 的患者可获得近期疗效，症状缓解；个别病例可获得根治；有的控制 1 年多，没有症状；少数病例肿瘤缩小，但多数未见变化。本品对脾胃虚寒体质者较为适宜；此类患者服药后，感到胃肠舒适，胀气减轻，食量增加，食管癌患者黏液涎沫明显减少。反之阴亏偏热体质者，服后常易引起口干、烦躁、便秘、尿赤、口黏膜破溃，或便血、胃肠道出血。故对应用放射治疗后引起的一系列热性反应不宜应用。实践中观察到，本药对消化道致病菌有抑制作用，对肠道黏膜发炎的充血、水肿有收敛作用，因此，应用于宫颈癌放射治疗后的直肠结肠反应，出现黏液血便者，有良好效果。由于本品含有皂素及鞣酸等杂质，对胃肠道黏膜有一定的刺激性，所以加用猪肉同煎可以中和皂素及杂质，以免刺激胃肠引起恶心、呕吐。

（3）菝葜提取物具有抗卵巢癌细胞的作用。

（4）菝葜提取物A在高浓度（100μg/mL）时对人脑瘤、人肺癌、人子宫颈癌、人肝癌、人肺癌、人结肠癌等六种肿瘤细胞增殖均起到有效抑制作用。菝葜提取物对乳腺癌细胞的增殖具有明显抑制作用，推断出菝葜应具有良好的抗乳腺癌活性。

（5）治疗外科急性感染：菝葜根1斤切碎，甘草25g，水煎两次，滤液合并，文火浓缩至1000mL左右，菝葜根浓度相当于50%。每次50mL，日服2次。

（6）治疗牛皮癣：取菝葜根20~40g，用温开水1500mL浸泡10小时，煮沸40~80分钟，每日分2~3次饭后服。

（7）治疗风湿性关节炎：取鲜菝葜根2斤，用乙醇提取法制成300mL注射液，每安瓿2mL。每次肌内注射2mL，每日1次。

【用法用量】内服：10~30g煎汤，或浸酒；或入丸、散。外用：煎水熏洗。

【使用注意】《本草经疏》："忌茗、醋。"

参考文献

［1］赵健，宋明明，卢妍，等．金刚藤正丁醇提取物对胃腺癌 SGC_{7901} 细胞增殖和迁移的影响［J］．肿瘤药学，2013，3（1）：30-34.

［2］徐文．金刚藤抗肿瘤活性的药理药效学研究［D］．上海：华东理工大学，2008.

［3］邱千．菝葜抗肺癌活性部位的筛选及其作用机制研究［D］．武汉：湖北中医药大学，2014.

［4］黄显章，汪鋆植，昝俊峰，等．金刚藤有效部位群对慢性盆腔炎模型大鼠子宫组织炎症介质的影响［J］．辽宁中医杂志，2011，38（7）：1334-1336.

［5］Vijayalakshmi A, Ravichandiran V, Malarkodi V, et al. Screening of flavonoid "quercetin" from the rhizome of Smilax china Linn. for anti-psoriatic activity［J］. Asian Pacific Journal of Tropical Biomedicine, 2012, 2（4）：269-275.

［6］徐燕，王海燕，蒋家月，等．菝葜中的甾体皂苷及其细胞毒活性［J］．中国实验方剂学杂志，2011，17（11）：92-96.

［7］Wu LS, Wang XJ, Hong W, et al. Cytotoxic polyphenols against breast tumor cell in Smilax china L［J］. Journal of Ethnopharmacology, 2010, 130（3）：460-464.

［8］Zhang QF, Guo YX, Shangguan X, et al. Antioxidant and anti-proliferative activity of Rhizoma Smilacis Chinae extracts and main constituents［J］. Food Chemistry, 2012, 133（1）：140-145.

［9］沈忠明，丁勇，施堃，等．菝葜降血糖活性成分及对相关酶的抑制作用［J］．中药材，2008，31（11）：1717-1720.

［10］胡丽玲. 菝葜提取物抗卵巢癌的多重效应及其分子机制［D］. 武汉：华中科技大学，2011.

［11］王晓静. 菝葜（Smilax china L.）酚性成分及其抗肿瘤活性研究［D］. 南京：南京理工大学，2009.

99. 金樱子

【苗族药名】糖罐罐

【品种来源】本品为蔷薇科植物金樱子 *Rosa laevigata* Michx.，以干燥成熟果实入药。10~11 月果实成熟变红时采收，干燥，除去毛刺。别名黄茶瓶、刺头、糖罐子、倒挂金钩。

【化学成分】金樱子（果实）含柠檬酸、苹果酸、鞣质、树脂、维生素 C，含皂苷 17.12%；另含丰富的糖类，其中有还原糖 60%（果糖 33%）、蔗糖 1.9%，以及少量淀粉。

【中药性味】味酸、涩，性平。

（1）《苗族药物集》："性冷，味酸，入热经。"

（2）《贵州草药》："性平，味酸、涩。"

（3）《本草正》："味涩，性平，生者酸涩，熟者甘涩。"

（4）《开宝本草》："味酸涩，平温，无毒。"

【中药归经】归肾、膀胱、大肠经。

（1）《本草汇言》："入足太阳、少阴，手阳明经。"

（2）《本草经疏》："入足阳明、手阳明，兼入足少阴经。"

（3）《滇南本草》："入脾、肾二经。"

（4）《雷公炮制药性解》："入脾、肺、肾三经。"

【中药功效】固精缩尿，涩肠止带止泻。

【苗药作用】

（1）治脱肛：金樱子根 30g，水煎服。（《中国苗族药物彩色图集》）

（2）治腹泻（肠炎）：蜂糖罐根 60g，煨水服。（《贵州草药》）

（3）蜂糖罐根和果各 15g，煨水服，治老年遗尿或肾虚阳痿。

（4）治小便频数，多尿小便不禁：金樱子（去净外刺和内瓤）和猪小肚一个，水煮服。（《泉州本草》）

（5）金樱子（去外刺和内瓤）一两，党参三钱，水煎服，治久虚泄泻下痢。（《泉州本草》）

（6）金樱果（去内毛和种子）一两，水煎服治阴挺。（《闽东本草》）

（7）治男子下消、滑精，女子白带：金樱子去毛、核一两，水煎服，或和猪膀胱，或和冰糖炖服。（《闽东本草》）

【现代药理】

（1）研究发现金樱子提取物中含有的多糖类化合物具有一定的体外抗肿瘤活性，对人肝癌细胞增殖具有很好的抑制作用。

（2）抗炎作用：金樱根具有较强的抗炎作用，其醇提取物的抗炎作用效果比水提取物抗炎作用强。

（3）对泌尿系统的影响：金樱子水提物 6g/kg 灌胃，能使腹下神经制备尿频模型大鼠排尿次数减少，排尿间隔时间延长，每次排尿量增多。

（4）对实验性动脉粥样硬化的作用：家兔喂食胆甾醇并加适量甲基硫氧嘧啶以产生实验性动脉粥样硬化，用金樱子治疗 2 星期和 3 星期，血清胆甾醇分别降低 12.5% 和 18.67%，脂蛋白于给药 3 星期后亦有明显下降。肝与心脏的脂肪沉着均较对照组轻微。粥样硬化程度也很轻微，对照组则十分严重。

（5）抗氧化作用：金樱子多糖清除超氧阴离子自由基的效果显著，能够对羟自由基发挥氧化作用而产生脂质过氧化产物的过程产生抑制作用。

（6）降血压、降血脂作用：金樱子不同活性部位对血管紧张素转化酶具有抑制作用，阻碍马尿酸和二肽的生成，具有降低血压的功能。金樱子多糖还可在肠道内抑制胆固醇的吸收，对试验性小鼠高胆固醇血症有一定的预防和治疗作用。

【文献论述】

（1）《本草纲目》："金樱子，无故而服之，以取快欲，则不可；若精气不固者服之，何咎之有。"

（2）《本草新编》："金樱子，世人竞采以涩精，谁知精滑非止涩之药可止也。遗精、梦遗之症，皆尿窍闭而精窍开，不兼用利水之药以开尿窍，而仅用涩精之味以固精门，故愈涩而愈遗也。所以用金樱子，必须兼用芡实、山药、莲子、薏仁之类，不单止遗精而精滑反涩，用涩于利之中，用补于遗之内，此用药之秘，而实知药之深也。"

（3）《本草衍义补遗》："经络隧道，以通畅为和平，昧者取涩性为快，遂（以金樱子）熬为煎，食之自不作靖，咎将谁执。"

（4）《本草经疏》："《十剂》云：涩可去脱。脾虚滑泄不禁，非涩剂无以固之。膀胱虚寒则小便不禁，肾与膀胱为表里，肾虚则精滑，时从小便出，此药（金樱子）气温，味酸涩，入三经而收敛虚脱之气，故能主诸证也。"

（5）《梦溪笔谈》："金樱子，止遗泄，取其温且涩也，世之用金樱者，待其红熟时，取汁熬膏用之，大误也，红则味甘，熬膏则全断涩味，都失本性。今当取半黄时采，干捣末用之。"

【常治肿瘤】常用于肝癌、肉瘤、腹水瘤等肿瘤。

【科学研究】

（1）研究发现金樱子提取物中含有的多糖类化合物具有一定的体外抗肿瘤活性，对人肝癌细胞增殖具有很好的抑制作用。

（2）在小鼠腋下接种 S_{180} 腹水瘤细胞后，分别灌服不同种类植物多糖（100mg/kg），发现金樱子多糖具有良好的抑瘤效果，抑瘤率为 72.84%，并能有效缓解环磷酰胺导致的白细胞水平减少，增强机体免疫力。

（3）研究发现金樱子根多糖单用不能有效抑制小鼠 S_{180} 肉瘤生长，但与 5-Fu 合用有明显的增效减毒作用。

（4）金樱子多糖能显著强化细胞免疫功能，对体液免疫、非特异性免疫有促进作用。

【用法用量】 内服：煎汤，9~15g；或入丸、散，或熬膏。

【使用注意】

（1）有实火、邪热者忌服。

（2）《医学入门》：中寒有痞者禁服。

（3）《本草经疏》：泄泻由于火热暴注者不宜用；小便不禁及精气滑脱因于阴虚火炽而得者，不宜用。

参考文献

[1] 黄俞龙，刘焱. 金樱子提取物中多糖的体外抗肿瘤活性研究 [J]. 基因组学与应用生物学，2015，34（9）：1848-1851.

[2] 王艳，杨静，李志响，等. 金樱根、茎抗炎作用的对比研究 [J]. 中国现代中药，2010，12（3）：34-35.

[3] 赵云涛，国兴明，李付振. 金樱子多糖的抗氧化作用 [J]. 云南中医中药杂志，2003，20（4）：23-24.

[4] 明智强，陈洪源，谢佳乐. 金樱子不同活性部位对 ACE 的抑制作用研究 [J]. 天然产物研究与开发，2008，20（5）：125-127.

[5] 张庭廷，聂刘旺，吴宝军，等. 金樱子多糖的抑脂作用 [J]. 中国公共卫生，2004，20（7）：829-830.

[6] 彭梅，张振东，杨娟. 14 种多糖对小鼠 S_{180} 肉瘤抑制活性筛选 [J]. 山地农业生物学报，2011，30（1）：56-59.

[7] 冯承恩，田素英. 金樱根多糖的制备及其体内抗肿瘤作用初探 [J]. 中国实验方剂学杂志，2011，17（6）：209-212.

[8] 彭海燕，寿晓云，王涛，等. 不同产地金樱子的根和根茎免疫调节活性研究 [J]. 中草药，2014，45（13）：1903-1906.

100. 狗脊

【苗族药名】 窝有加溜

【品种来源】 本品为蚌壳蕨科植物金毛狗脊 *Cibotium barometz*（L.）J. Sm.，以干燥根茎入药。秋、冬二季采挖，除去泥沙，干燥。别名金毛狗脊、金狗脊、金毛狮子、猴毛头、黄狗头。

【化学成分】 金毛狗脊根茎含淀粉 30% 左右。狗脊蕨根茎含淀粉高达 48.5%，并含鞣质类。

【中药性味】 味苦、甘，性温。

（1）《药性论》："味苦辛，微热。"

（2）《神农本草经》："味苦，平。"

（3）《吴普本草》："桐君、黄帝、岐伯、雷公、扁鹊：甘，无毒。李氏：温。"

【中药归经】归肝、肾经。

（1）《本草再新》："入心、肝、肾三经。"

（2）《雷公炮制药性解》："入肾、膀胱二经。"

（3）《本草求真》："入肝、肾。"

【中药功效】补肝肾，除风湿，健腰脚，利关节。

【苗药作用】

（1）治腰痛：金毛狗脊 15g，杜仲 20g，淫羊藿 15g，凤仙花 10g，岩防风 15g，刺五加 15g，徐长卿 20g，水煎服或泡酒内服。（《苗族医药学》）

（2）治尿频：金毛狗脊、木瓜、刺五加、杜仲各 10g，水煎服。（《中国苗族药物彩色图集》）

（3）治老年尿多：金毛狗脊根茎、大夜关门、蜂糖罐根、小棕根各 15g，炖猪肉吃。（《贵州草药》）

【现代药理】

（1）抗癌：研究发现席氏狗脊叶的 70% 提取物可显著地抑制小鼠体内肉瘤 S_{180} 细胞；在体外，可以抑制去氧胞核嘧啶进入癌细胞，抑制率达到 98%。

（2）抑菌：实验结果表明，单芽狗脊提取物对革兰阴性菌和革兰阳性菌均有一定的抑制效果，但是对酵母菌则没有明显的抑制效果。

（3）防治骨质疏松：李天清等研究狗脊提取物对去势大鼠的抗骨质疏松作用，发现该提取物可以降低大鼠去势引起的股骨骨量丢失，在骨重建过程中骨转换指标骨钙素（OC）、碱性磷酸酶（ALP）、脱氧吡啶啉（DPD）降低，尿钙、磷排泄减少。

（4）保肝：Oh 等研究还发现，狗脊中的金粉蕨素具有一定的保肝作用，可以治疗由他克林所致人肝细胞 G_2 期的毒性。

（5）抑制血小板聚集：狗脊及其不同炮制品均有抑制血小板聚集作用，抗血小板聚集作用从高到低依次为砂烫品>盐制品>酒蒸品>单蒸品>生品。

（6）抗氧化：生狗脊和烫狗脊均具有清除自由基的作用，但烫狗脊的作用强于生狗脊。金毛狗脊具有一定的抗氧化作用。

（7）100% 狗脊注射液给小鼠腹腔注射 30g/kg，对心肌摄取 86Rb 无明显改变。如连续 14 日给 20g/kg，心肌对 86Rb 的摄取可增加 54%，有明显增加。

（8）止血与镇痛：狗脊及其炮制品和狗脊毛具有镇痛作用和不同程度的止血作用。

【文献论述】

（1）《神农本草经》：主腰背强，机关缓急，周痹寒湿，膝痛，颇利老人。

（2）《本草纲目》：强肝肾，健骨，治风虚。

（3）《药性论》：治男子女人毒风软脚，邪气湿痹，肾气虚弱，补益男子，续筋骨。

（4）《本草纲目拾遗》：金狗脊止诸疮血出，治顽痹，黑色者杀虫更效。

（5）《本草经疏》：狗脊，苦能燥湿，甘能益血，温能养气，是补而能走之药也。肾虚则腰背强，机关有缓急之病，滋肾益气血，则腰背不强，机关无缓急之患矣。周痹寒湿膝痛者，肾气不足，而为风寒湿之邪所中也，兹得补则邪散痹除而膝亦利矣。老人肾气衰乏，肝血亦虚，则筋骨不健，补肾入骨，故利老人也。失溺不节，肾气虚脱故也。《经》曰：腰者肾之府，动摇不能，肾将惫矣。此腰痛亦指肾虚而为湿邪所乘者言也。气血不足，则风邪乘虚客之也。淋露者，肾气与带脉冲任俱虚所致也。少气者，阳虚也。目得血而能视，水旺则瞳子精明，肝肾俱虚，故目暗。女子伤中，关节重者，血虚兼有湿也，除湿益肾，则诸病自瘳，脊坚则俯仰自利矣。

（6）《本草求真》：狗脊，何书既言补血滋水，又曰去湿除风，能使脚弱、腰痛、失溺、周痹俱治，是明因其味苦，苦则能以燥湿；又因其味甘，甘则能以益血；又因其气温，温则能以补肾养气。盖湿除而气自周，气周而溺不失，血补而筋自强，筋强而风不作，是补而能走之药也。故凡一切骨节诸疾，有此药味燥入，则关节自强，而俯仰亦利，非若巴戟性兼辛散，能于风湿则直除耳。

【常治肿瘤】 常用于肉瘤等肿瘤。

【科学研究】

（1）研究发现席氏狗脊叶的70%提取物可显著地抑制小鼠体内肉瘤S_{180}细胞；在体外，可以抑制去氧胞核嘧啶进入癌细胞，抑制率达到98%。

（2）狗脊生品的正丁醇提取物组和醋酸乙酯提取物组明显抑制二甲苯所致的小鼠耳肿胀，炮制品正丁醇组和醋酸乙酯组的作用不明显。狗脊生品的醋酸乙酯提取物组明显抑制大鼠的肉芽组织增生，生品正丁醇提取物组、炮制品正丁醇组和醋酸乙酯组的作用不明显。

【用法用量】 内服：10~15g，煎汤，或浸酒。外用：适量，鲜品捣烂敷。

【使用注意】 阴虚有热，小便不利者慎服。

（1）《本草经疏》："肾虚有热，小水不利或短涩赤黄，口苦舌干皆忌之。"

（2）《本草汇言》："肝虚有郁火忌用。"

（3）《本草经集注》："萆薢为之使，恶败酱。"

参考文献

［1］ Qi W，Yang XW. The constituents of Cibotium barometz and their permeability in the human Caco$_2$ mono-layer cell model ［J］. Journal of Ethnopharmacology，2009，125（3）：417-422.

［2］ 王晶，陈功锡，杨斌，等. 单芽狗脊提取物抑菌活性的初步研究［C］. 呼和浩特：全国药用植物及植物药学术研讨会，2009.

［3］ 李天清，雷伟，马真胜，等. 狗脊提取物对去势大鼠抗骨质疏松活性的实验研究［J］. 中国骨质疏松杂志，2014（7）：736-740.

［4］ Oh H，Kim DH，Cho JH，et al. Hepatoprotective and free radical scavenging activities of phenolic petrosins and flavonoids isolated from Equisetum arvense［J］. Journal of Ethnopharmacology，2004，95（2-3）：421-424.

［5］ 李军，刘进鹏. Studies on the Basic Principles for the Processing of Rhizoma Cobitii［J］. 中草药，2000，31（9）：678-680.

［6］ 许枏，章琪，曹跃，等. 狗脊中化学成分及其对 DPPH 清除作用研究［J］. 中国实验方剂学杂

志，2012，18（24）：162-166.

［7］林燕如，曹迁永．大孔树脂纯化金毛狗脊叶黄酮的工艺研究［J］．湖北农业科学，2011，50（3）：583-586.

［8］鞠成国，曹翠香，史琳，等．狗脊及其炮制品和狗脊毛的镇痛、止血作用研究［J］．中成药，2005，27（11）：1279-1281.

［9］Qi W，Yang XW. The constituents of Cibotium barometz and their permeability in the human Caco$_2$ monolayer cell model［J］. Journal of Ethnopharmacology，2009，125（3）：417-422.

［10］索天娇，韩蕾，贾天柱．狗脊生、制品不同提取部位抗炎药效学实验研究［J］．中华中医药学刊，2012，30（12）：2754-2756.

101. 鱼腥草

【苗族药名】锐界谬

【品种来源】本品为三白草科植物蕺菜 *Houttuynia cordata* Thunb.，以干燥地上部分入药。夏季茎叶茂盛花穗多时采割，除去杂质，晒干。别名侧耳根、臭草、鱼鳞草。

【化学成分】含挥发油，油中主要为甲基壬酮（methylnonylketone）、鱼腥草素（decanoylacetal behyde）、桂叶烯、辛酸、癸酸；另含槲皮苷、异槲皮苷、金丝桃苷、芸香苷。

【中药性味】味辛，性寒。

（1）《本草纲目》："辛，微温，有小毒。"

（2）《滇南本草》："性寒，味苦辛。"

（3）《医林纂要》："甘辛咸。"

【中药归经】归肝、肺二经。

（1）《本草经疏》："入手太阴经。"

（2）《本草再新》："入肝、肺二经。"

【中药功效】清热解毒，清痈排脓，利尿通淋。

【苗药作用】

（1）治肺痈吐脓吐血：鱼腥草、天花粉、侧柏叶等分，煎汤服之。（《滇南本草》）

（2）退热，排毒，止咳，消食。（《苗族医药学》）

（3）治痔疮：鱼腥草，煎汤点水酒服，连进三服。其渣熏洗，有脓者溃，无脓者自消。（《滇南本草》）

（4）清热解毒，润肺开胃。治肺结核，盗汗咳嗽，无名肿毒，消化不良。（《贵州草药》）

（5）治肺病咳嗽盗汗：侧耳根叶二两，猪肚子一个。将侧耳根叶置肚子内炖汤服。每日一剂，连用三剂。（《贵州民间方药集》）

（6）退热，排毒，止咳，消食。主治发热，胸痛，咳嗽。（《中国苗族药物彩色图集》）

【现代药理】

（1）抗癌作用：从鱼腥草中提取鱼腥草素和新鱼腥草素对小鼠的艾氏腹水癌有明显的抑制作用，对癌细胞有丝分裂最高抑制率为45.7%。

（2）抗菌作用：鱼腥草对体内外均有抑菌效果。根据体内外抑菌试验表明，从鱼腥草中提取出一种油状物，对各种微生物均有抑制作用，其中鱼腥草素为主要抑菌成分。鱼腥草素对金黄色葡萄球菌、流感杆菌、卡他球菌都有明显抑菌效果；对大肠埃希菌、痢疾杆菌、青霉菌、酵母、伤寒杆菌也能达到较强的抑制作用。

（3）鱼腥草素与TMP配伍还有协同作用，除了对八叠球菌、金黄色葡萄球菌、乙型溶血性链球菌有一定的抑制作用之外，对其他革兰阴性菌作用并不明显。

（4）抗病毒作用：鱼腥草的非挥发性成分提取物及合成鱼腥草素的衍生物有较强的抗病毒作用，其具体的机理为抑制病毒复制所需的转录活性因子。其中鱼腥草素Ⅲ对感染流感病毒的小白鼠具有预防性保护作用；对甲1、甲3流感病毒，呼吸道合胞病毒和腺病毒3型，有抑制作用。

（5）鱼腥草水提物可通过调节促炎因子如IL-1、IL-6、TNF-α等的表达而提高免疫功能。

（6）利尿作用：用鱼腥草提取物灌流蟾蜍肾或蛙蹼，能使毛细血管扩张，增加血流量及尿液分泌，从而具有利尿的作用。其作用可能由有机物所致，钾仅起增加利尿的附加作用，直接作用时，能使钩端螺旋体活动减弱-死亡-裂解，亦能推迟人工感染钩端螺旋体豚鼠的发病期。

（7）其他作用：鱼腥草尚有镇痛、镇咳、止血、抑制浆液分泌，促进组织再生，促进红皮病、银屑病的好转等作用，蕺菜碱有刺激皮肤发疱的作用。皮下注射鱼腥草水溶物还具有轻度的镇静、抗惊作用，能抑制小鼠的自发活动，延长环己巴比妥钠睡眠时间，对抗士的宁所致的惊厥，20~40mg/kg脉注射于犬可使血压下降40~50mmHg。

【文献论述】

（1）《滇南本草》：治肺痈咳嗽带脓血，痰有腥臭，大肠热毒，疗痔疮。

（2）《本草纲目》：散热毒痈肿，疮痔脱肛，断痼疾，解硇毒。

（3）《名医别录》：主蠷螋溺疮。

（4）《医林纂要》：行水，攻坚，去瘴，解暑。疗蛇虫毒，治脚气，溃痈疽，去瘀血。

（5）《分类草药性》：治五淋，消水肿，去食积，补虚弱，消膨胀。

（6）《日华子本草》：淡竹筒内煨，敷恶疮白秃。

（7）《岭南采药录》：叶：敷恶毒大疮，能消毒；煎服能去湿热，治痢疾。

（8）《履巉岩本草》：大治中暑伏热闷乱，不省人事。

（9）《贵州民间方药集》治肺病咳嗽盗汗：侧耳根叶二两，猪肚子一个。将侧耳根叶置肚子内炖汤服。每日一剂，连用三剂。

（10）《中国苗族药物彩色图集》："退热，排毒，止咳，消食。主治发热，胸痛，咳嗽。"

【常治肿瘤】 常用于艾氏腹水癌、白血病、黑色素瘤、胃癌、肺癌、贲门癌、宫颈癌、卵巢癌等肿瘤。

【科学研究】

（1）从鱼腥草中提取鱼腥草素和新鱼腥草素对小鼠的艾氏腹水癌有明显的抑制作用，对癌细胞有丝分裂最高抑制率为 45.7%。

（2）国外从鱼腥草中提取出一种结晶物质，经试验研究表明，该物质对癌症的放疗后出现的肺部炎症有明显的辅助治疗作用。对癌症患者在放疗过程中引起的不良反应也有明显的缓解作用。

（3）鱼腥草黄酮提取物有抗人白血病细胞系 HL_{60} 和小鼠黑色素瘤细胞 $B_{16}BL_6$ 增殖和诱导细胞凋亡的作用。

（4）以中国仓鼠卵巢（CHO）细胞株作为模型，用 Resazurin 法检测生长抑制率，对鱼腥草醇提取物进行体外抗肿瘤活性实验。结果表明鱼腥草醇提取物具有较强的体外抗肿瘤活性。

（5）研究表明，鱼腥草素对胃癌、肺癌、贲门癌等均有防治作用。鱼腥草黄酮提取物对人子宫颈癌细胞株 SiHa 细胞生长有抑制作用。

（6）鱼腥草生物碱能抑制人大细胞肺癌细胞的生长，具有诱导其发生凋亡的作用。

（7）鱼腥草注射液联合噻托溴铵和沙美特罗替卡松可有效改善缓解期慢性阻塞性肺疾病患者肺功能，缓解呼吸困难症状，具有一定的临床推广应用价值。

（8）单独使用鱼腥草注射液就能达到退热快，以及有效控制感染的目的，鱼腥草是治疗成人呼系统疾病的良工，具有确切疗效。

【用法用量】 内服：煎汤，10~30g，不宜久煎；或鲜品捣汁，用量加倍。外用：适用，捣烂外敷或煎汤熏洗。

【使用注意】 虚寒症及阴性外疡忌服。

（1）《名医别录》："多食令人气喘。"

（2）孟诜："久食之，发虚弱，损阳气，消精髓。"

参考文献

[1] 高健生，接传红，李洁. 鱼腥草的药理及眼科临床应用 [J]. 中国中医眼科杂志，2005，15（1）：53-55.

[2] 陈开森，蔡庆，吕小林，等. 黄连、金银花、鱼腥草和大青叶对阳性球菌作用的试验研究 [J]. 实用中西医结合临床，2009，9（3）：87-88.

[3] 孙志杰. 鱼腥草素钠联合青霉素 G 对金黄色葡萄球菌的体外抗菌作用研究 [J]. 中国医药指南，2012，10（29）：25-27.

[4] 黄亮，王金龙，李方，等. 鱼腥草叶乙醇提取液的抑菌作用研究 [J]. 安徽农业科学，2012，40（2）：719-722.

[5] 钟君. 鱼腥草临床应用的研究概况 [J]. 中国医药指南，2012，10（24）：235-237.

[6] 臧莹安，李荣誉. TMP 对鱼腥草抑菌效果的影响 [J]. 中兽医医药杂志，2002，21（2）：7-9.

[7] 朱宇同，杨汝才，苏章，等. 鱼腥草挥发油提取物抗病毒作用的初步研究 [J]. 中草药，1983，14（7）：25-26.

[8] Kim J, Park CS, Lim Y, et al. Paeonia japonica, Houttuynia cordata, and Aster scaber water extracts

induce nitric oxide and cytokine production by lipopolysaccharide-activated macrophages [J]. Journal of Medicinal Food, 2009, 12 (2): 365.

[9] 樊宏伟, 瞿卫, 立彦, 等. 鱼腥草黄酮提取物对肿瘤细胞的抑制作用 [J]. 中国医院药学杂志, 2008, 28 (7): 528-531.

[10] 张志伟, 孟进, 苏冰. 鱼腥草醇提取物抗肿瘤活性研究 [J]. 中国中医药现代远程教育, 2011, 9 (23): 134-135.

[11] 薛兴阳, 付腾飞, 邵方元, 等. 鱼腥草总黄酮对人肿瘤细胞的抗肿瘤活性作用 [J]. 现代中西医结合杂志, 2013, 22 (23): 2509-2511.

[12] 薛兴阳, 吴华振, 付腾飞, 等. 鱼腥草生物碱抑制人大细胞肺癌细胞生长研究 [J]. 现代中西医结合杂志, 2016, 25 (27): 2972-2974.

[13] 康睿, 李林娟, 王莉, 等. 鱼腥草注射液联合噻托溴铵和沙美特罗替卡松治疗缓解期慢性阻塞性肺疾病的临床研究 [J]. 现代药物与临床, 2016, 31 (9): 1407-1411.

[14] 崔小花, 王莉, 李幼平, 等. 鱼腥草注射液治疗呼吸系统疾病有效性评价 [J]. 中国循证医学杂志, 2011, 11 (7): 786-798.

102. 茶油

【苗族药名】 现鸡

【品种来源】 本品为山茶科植物油茶 *Camellia oleifera* Abel, 以根和茶子饼入药。根皮随时可采, 鲜用或晒干研末; 秋季采果, 晒干, 打出种子, 加工成油, 以茶子饼入药。别名油茶树、茶子树。

【化学成分】 含脂肪油 (为油酸、硬脂酸等的甘油酯)。

【中药性味】 味甘, 性凉。

(1)《农政全书》:"性寒。"

(2)《本草纲目拾遗》:"味甘, 性凉。"

(3)《福建中草药》:"甘, 平。"

【中药归经】 归大肠经。

【中药功效】 清热化湿, 杀虫解毒, 润肠通便。

【苗药作用】

(1)《岭南草药志》:"治汤火伤: 茶油、鸡蛋清、百草霜。共捣细, 搽伤处。"

(2)《广西民族药简编》:"治酒渣鼻。"

【现代药理】

(1) 油茶籽丙酮-水提取物、醇提取物和水提取物对体外培养的人肺癌细胞株、人胃癌细胞株和人黑色素细胞瘤细胞在 7.8125~500μg/mL 范围内均具有剂量依赖性抑制作用。3 种肿瘤细胞体外增殖抑制作用强弱为油茶籽丙酮-水提取物>油茶籽醇提取物>油茶籽水提取物。

(2) 油茶籽油中多酚类物质对羟基自由基和超氧阴离子自由基有良好的清除作用, 加入多酚样品的质量浓度在 0.53~7.29μg/mL 范围内, 对羟基自由基的清除率高达 65.21% 以上; 不同极性的多酚类物质清除效果不同, 极性大的多酚类物质其总抗氧能力较弱，对自由基的清除能力较强。

（3）研究发现油茶果壳多糖也具有较好的清除自由基的能力和一定的油脂抗氧化能力。

（4）油茶叶水提物能够延长小鼠凝血时间和小鼠尾出血时间，能够抑制下腔静脉血栓形成，具有抗凝血及抗血栓形成作用。

（5）研究发现油茶皂苷能明显降低血清总胆固醇（TCh）、甘油三酯（TG）、低密度脂蛋白胆固醇（LDL）和 HDL_3，不显著改变 HDL 浓度，轻微升高 HDL 亚组分 2（HDL_2），降低动脉硬化指数。

（6）油茶肉质果、肉质叶提取液对实验性糖尿病小鼠血糖有明显的降低作用，接近中药消渴丸的效果，但对正常血糖小鼠无影响；其作用机理可能是促进胰岛素分泌和增加周围组织及靶器官对糖的利用和转化，另外油茶肉质果叶提取物能够提高小鼠的抗氧化能力，增强其清除自由基的能力，减轻自由基损伤胰岛 B 细胞，从而达到降低糖尿病小鼠的血糖。

【文献论述】

（1）《农政全书》："疗疮疥，退湿热。"

（2）《本草纲目拾遗》："润肠清胃，杀虫解毒。"

（3）《随患居饮食谱》："润燥，清热，息风，利头目。"

【常治肿瘤】 常用于肺癌、胃癌、黑色素细胞瘤、宫颈癌、肝癌、乳腺癌、白血病等肿瘤。

【科学研究】

（1）油茶籽丙酮-水提取物、醇提取物和水提取物对体外培养的人肺癌细胞株、人胃癌细胞株和人黑色素细胞瘤细胞在 $7.8125 \sim 500 \mu g/mL$ 范围内均具有剂量依赖性的抑制作用。3 种肿瘤细胞体外增殖抑制作用强弱为油茶籽丙酮-水提取物>油茶籽醇提取物>油茶籽水提取物。

（2）油茶蒲多糖对宫颈癌细胞 Hela、肺癌细胞 H_{460}、肝癌细胞 $HepG_2$ 的增殖均有较明显的抑制作用，且呈良好的浓度依赖关系。

（3）研究表明，油茶皂苷可通过内质网应激途径诱导肝癌细胞 $HepG_2$ 凋亡及抑制人白血病 Jurkat 细胞增殖和诱导其凋亡等作用。

（4）油茶皂苷 B 可诱导人肝癌细胞 $SMMC_{7721}$ 和人乳腺癌细胞 MCF_7 细胞凋亡与自噬，其机制可能通过调节 p53 蛋白表达和活性氧的释放而实现。

（5）油茶皂苷 A 对肝癌 BEL_{7402} 和肺癌 A_{549} 细胞增殖有抑制作用。

（6）研究发现油茶皂苷对人胃癌细胞株具有抗肿瘤作用，能抑制 S_{180} 荷瘤小鼠的肿瘤生长。

【用法用量】 内服：30~60g，冷开水送服。外用：适量，涂敷。

【使用注意】 脾虚便溏者慎服。

参考文献

［1］唐玲，葛迎春，刘平，等．油茶籽提取物对体外培养不同肿瘤细胞增殖的抑制作用［J］．辽宁中

医药大学学报，2008，10（10）：141-144.

[2] 毛方华，王鸿飞，刘飞，等．油茶籽油的提取及其对自由基清除作用的研究［J］．西北林学院学报，2009，24（5）：125-128.

[3] 毛方华，王鸿飞，林燕，等．油茶籽毛油中多酚类物质对自由基的清除作用［J］．中国粮油学报，2010，25（1）：64-68.

[4] 沈建福，康海权，陈亚琪，等．油茶果壳多糖的提取及抗氧化作用研究［J］．中国粮油学报，2010，25（8）：51-54.

[5] 钱海兵，王祥培．油茶叶水提物抗凝血及抗血栓形成作用研究［J］．安徽农业科学，2010，38（21）：11136-11137.

[6] 陈立峰，邱赛红．油茶皂苷对高脂血证大鼠模型高密度脂蛋白胆固醇及其亚组分的影响［J］．中药药理与临床，1998，14（4）：13-16.

[7] 陈立峰，彭志辉，王晓洪，等．油茶皂苷对高脂血症动物模型血液和心肌组织中磷酸肌酸激酶的影响［J］．湖南中医杂志，1998，14（6）：58.

[8] 彭凌，朱必凤，刘主．油茶肉质果和肉质叶提取液降血糖及抗氧化作用的实验研究［J］．中国药理学通报，2007，23（12）：1679-1680.

[9] 康海权．油茶蒲多糖的制备、组分分析及抗肿瘤活性初步研究［D］．杭州：浙江大学，2010.

[10] 马丽媛，李林，江玉，等．油茶皂苷通过内质网应激途径诱导人肝癌细胞 HepG$_2$ 凋亡的研究［J］．中国药理学通报，2011，27（11）：1523-1527.

[11] 马丽媛，李林，江玉，等．油茶皂苷体外诱导人白血病 Jurkat 细胞凋亡及其可能机制［J］．肿瘤，2011，31（12）：1072-1076.

[12] 杨萍．油茶皂苷 B 抗肿瘤作用及其机制研究［D］．苏州：苏州大学，2015.

[13] 张铁．油茶皂苷 A 抗肿瘤作用及其机制研究［D］．贵阳：贵阳医学院，2015.

[14] 谭珍媛，黄慧学，梁秋云，等．油茶皂苷抗肿瘤作用研究［J］．中药材，2015，38（1）：143-146.

103. 茯苓

【苗族药名】比都独

【品种来源】本品为多孔菌科真菌茯苓 *Poria cocos*（Schw.）Wolf 的干燥菌核。多于 7~9 月采挖，挖出后除去泥沙，堆置发汗后，摊开晾至表面干燥，再发汗，反复数次至现皱纹、内部水分大部散失后，阴干，别名茯苓皮、赤茯苓、白茯苓。

【化学成分】菌核含 β-茯苓聚糖约占干重 93%和三萜类化合物乙酰茯苓酸、茯苓酸、3β-羟基羊毛甾三烯酸。此外，尚含树胶、蛋白质、甲壳质、甾醇、脂肪、葡萄糖、卵磷脂、腺嘌呤、组氨酸、β-茯苓聚糖分解酶、脂肪酶、蛋白酶等。

【中药性味】味甘、淡，性平。

（1）《神农本草经》："味甘，平。"

（2）《医学启源》："《主治秘诀》云：性温，味淡。"

（3）《本草纲目》："茯苓气味淡而渗，其性上行，生津液，开腠理，滋水源而下降，利小便，故张洁古谓其属阳，浮而升，言其性也；东垣谓其为阳中之阴，降而下，言其功也。"

【中药归经】归心、脾、肺膀胱、小肠、经。

（1）《汤液本草》："入手大阴，足太阳、少阳经。"

（2）《本草蒙筌》："入膀胱、肾、肺。"

（3）《雷公炮制药性解》："入肺、脾、小肠三经。"

（4）《本草经疏》："入手足少阴，手太阳，足太阴、阳明经。"

【中药功效】利水渗湿，健脾和胃，宁心安神。

【苗药作用】

（1）治水肿：茯苓 15g，白术 6g，郁李仁 5g，加生姜汁水煎内服。（《苗族医药学》）

（2）治小儿消化不良：茯苓、莱菔子、刺梨根各等量，水煎内服。（《苗族药物集》）

（3）宁心安神，健脾，利水。治失眠，心悸，健忘，水肿，脾虚食少。（《贵州中草药名录》）

【现代药理】

（1）茯苓有抑制胃癌细胞和乳腺癌细胞的作用。

（2）茯苓聚糖变为单纯的（13）葡萄糖聚糖后，对小鼠肉瘤 S_{180} 的抑制率较高，可达 96.88%。

（3）茯苓多糖的较大剂量也能有效抑制小鼠肉瘤 S_{180}。

（4）利尿：茯苓素对 Na^+、K^+-ATP 酶和细胞中总 ATP 酶有显著的激活作用，此激活作用可促进机体的水盐代谢功能。中药防己茯苓合五皮饮治疗盐酸吡格列酮引起的水肿，1 周后水肿现象即有明显改善，服用 4 周后凹陷性水肿症状消失。

（5）增强免疫：茯苓多醣体通过对抗小鼠外周血白细胞、增强细胞免疫反应起到强机体免疫功能的作用。

（6）镇静：羧甲基茯苓多糖能增强硫喷妥钠对小鼠的中枢抑制作用，使麻醉时间显著延长，茯苓总三萜可明显对抗小鼠电休克和戊四唑惊厥。

（7）对胃肠功能的影响：茯苓浸剂对家兔离体肠肌有直接松弛作用，使肠肌收缩振幅减小，张力下降。

（8）保肝：新型羧甲基茯苓多糖可使 CCl_4 所致小鼠肝损伤及其代谢障碍明显减轻，SGPT 活性降低。连续给药可明显加速肝再生速度，防止肝细胞坏死，使肝重量增加。

（9）抗感染：新型羧甲基茯苓多糖对大鼠佐剂关节炎或继发性炎症有较强的抑制作用，同时能改善炎症大白鼠的全身症状。茯苓总三萜对二甲苯所致小鼠急性炎症有抑制作用，其机制可能与其含的三萜成分抑制磷脂酶 A_2 的活性有关。

（10）抗病原体：抗病原体作用体外实验表明，茯苓煎剂可抑制金黄色葡萄球菌、结核杆菌及变形杆菌的生长繁殖，醇提物可杀灭钩端螺旋体。

（11）延缓衰老：每日给予老龄大鼠灌胃茯苓多糖制剂 1 次，共 10 天，可不同程度地增加血清中超氧化物歧化酶（TSOD 和 CU-SOD）的活性，降低 MDA 含量，但对单胺氧化酶（MAO）活性无明显影响，具有较好的延缓衰老作用。

【文献论述】

（1）《本草纲目》："茯苓气味淡而渗，其性上行，生津液，开腠理，滋水源而下降，利小便，故张洁古谓其属阳，浮而升，言其性也；东垣谓其为阳中之阴，降而下，言其功也。"

（2）《本草衍义》："茯苓、茯神，行水之功多，益心脾不可阙也。"

（3）《本草正》："能利窍去湿，利窍则开心益智，导浊生津；去湿则逐水燥脾，补中健胃；祛惊痫，厚肠脏，治痰之本，助药之降。以其味有微甘，故曰补阳。但补少利多。"

（4）《本草图经》："茯苓，今东人采之法，山中古松，久为人斩伐者，其枯折搓卉，枝叶不复上生者，谓之茯苓拨，见之，即于四面丈余地内，以铁头锥刺地，如有茯苓，则锥固不可拔，于是掘土取之，其拨大者茯苓亦大，皆自作块，不附著根上。其抱根而轻虚者为茯神。"

（5）《史记·龟策传》："盖松之神灵之气，伏结而成，故谓之伏灵、伏神也。"

（6）《名医别录》："茯苓、茯神，生太山山谷大松下。二月、八月采，阴干。"

（7）《医学衷中参西录》："茯苓，若入煎剂，其切作块者，终日煎之不透，必须切薄片，或捣为末，方能煎透。"

【常治肿瘤】 常用于胃癌、乳腺癌、肺癌、肝癌、子宫颈癌、神经瘤母细胞、艾氏腹水瘤、肉瘤、卵巢癌、皮肤癌、中枢神经癌、直肠癌、白血病等肿瘤。

【科学研究】

（1）王晓菲等发现茯苓抗胃癌和乳腺癌的活性组分一致为茯苓多糖和乙酸乙酯提取物，并存在一定的量效关系。

（2）张密霞等用茯苓多糖给肺癌小鼠自发肺转移模型尾静脉注射给药，结果发现茯苓多糖对肺癌小鼠实体瘤无明显抑制作用，但能够抑制其自发肺转移。

（3）笪俊峰以多种肿瘤细胞作为受试对象，采用 MTT 法研究茯苓三萜的抗肿瘤生物活性，发现茯苓三萜对人肝癌株、肺癌株、乳腺癌株、宫颈癌株、神经瘤母细胞株均有明显的增殖抑制作用。

（4）有研究表明，茯苓素对艾氏腹水瘤、肉瘤 S_{180}、白血病 L_{1210} 细胞有显著抑制作用，对小鼠 Lewis 肺癌的转移也有一定作用，与环磷酰胺等抗癌药合用有一定的协同作用及免疫增强作用等。

（5）Kwon Ms 等发现茯苓三萜对多种肿瘤具有抑制活性，尤对肺癌、卵巢癌、皮肤癌、中枢神经癌、直肠癌等作用明显。

（6）羧甲基茯苓多糖对白血病小鼠癌细胞的凋亡作用。

（7）茯苓多醣体与茯苓素有明显的抗肿瘤作用。茯苓多醣体对生长迟缓的移植性肿瘤作用尤为显著。茯苓素与环磷酰胺、丝裂霉素等抗癌药合用可明显增强抑瘤效果，提高抑瘤率，羧甲基茯苓多糖对昆明种小鼠 S_{180} 肉瘤有抑制作用。

（8）茯苓的抗肿瘤作用一方面是直接细胞毒作用，茯苓素能与肿瘤细胞膜上核苷转运蛋白结合，抑制核苷转运，高浓度时使细胞破坏。另一方面通过增强机体免疫功能、激活免疫监督系统而抑制肿瘤生长。

【用法用量】 内服：10~15g，水煎；或入丸、散。宁心安神用朱砂拌。

【使用注意】 阴虚而无湿热、虚寒精滑、气虚下陷者慎服。

参考文献

［1］王晓菲，刘春琰，窦德强．中药茯苓抗肿瘤有效组分研究［J］．辽宁中医杂志，2014，41（6）：1240-1244．

［2］郭信芳，等．茯苓中茯苓聚糖含量的测定［J］．时珍国药研究，1993，4（1）：15．

［3］蔡传英，等．两组中药中可溶钙含量的测定［J］．中草药，1984，15（2）：61．

［4］徐钰．中药治疗盐酸吡格列酮引起水肿的疗效观察［J］．山东医药，2010，50（36）：6．

［5］张琴琴，王明正，王华坤，等．茯苓总三萜抗惊厥作用的实验研究［J］．中西医结合心脑血管病杂志，2009，6（1）：712-713．

［6］汪电雷，陈卫东，徐先祥．茯苓总三萜的抗炎作用研究［J］．安徽医药，2009，13（9）：1021-1022．

［7］侯安继，陈腾云，彭施萍，等．茯苓多糖抗衰老作用研究［J］．中药药理与临床，2004，20（3）：10-11．

［8］王晓菲，刘春琰，窦德强．中药茯苓抗肿瘤有效组分研究［J］．辽宁中医杂志，2014，41（6）：1240-1244．

［9］张密霞，李怡文，张德生，等．茯苓多糖对Lewis肺癌小鼠自发肺转移的抑制作用及其机制研究［J］．现代药物与临床，2013，28（6）：842-846．

［10］昝俊峰．茯苓三萜类成分抗肿瘤活性研究与茯苓药材质量分析［D］．武汉：湖北中医药大学，2012．

［11］仲兆金，刘浚．茯苓有效成分三萜的研究进展［J］．中成药，2001，23（1）：58-62．

［12］张思访，刘静涵，蒋建勤，等．茯苓的化学成分和药理作用及开发利用［J］．中华实用中西医杂志，2005，18（2）：227-230．

［13］梁学清，李丹丹，黄忠威．茯苓药理作用研究进展［J］．河南科技大学学报（医学版），2012，30（2）：154-156．

［14］刘林，霍志斐，史树堂，等．茯苓多糖的药理作用概述［J］．河北中医，2010，32（9）：1427-1428．

104. 牵牛子

【苗族药名】 窝比窝收

【品种来源】 本品为旋花科植物圆叶牵牛 *Pharbitis purpurea* (L.) Voigt，以干燥成熟种子入药。7~10月间果实成熟时，将藤割下，打出种子，除去果壳杂质，晒干。别名黑丑、白丑、二丑。

【化学成分】 牵牛种子含牵牛子苷、牵牛子酸甲及没食子酸。牵牛子苷为一混合物，是羟基脂肪酸的各种有机酸酯的糖苷，经皂化所得的牵牛子酸是至少含有4种化合物的混合物，其中2种已被提纯，经酸水解可得牵牛子酸乙、葡萄糖及鼠李糖。另含生物碱麦角醇、裸麦角碱、喷尼棒麦角碱、异喷尼棒麦角碱和野麦碱。

【中药性味】 味苦、辛，性寒，有毒。

（1）《名医别录》："苦，寒，有毒。"

（2）《药性论》："味甘，有小毒。"

（3）《日华子本草》："味苦莶。"

【中药归经】 归肺、肾、大小肠经。

（1）《本草纲目》："走气分，通三焦，达右肾命门。"

（2）《雷公炮制药性解》："入大小肠二经。"

（3）《本草新编》："入脾与大小肠，兼通膀胱。"

【中药功效】 泻水通便，消痰涤饮，杀虫攻积。

【苗药作用】

（1）牵牛 3g，土大黄 5g，水煎内服治腹水。（《苗族医药学》）

（2）牵牛、老姜适量，捣烂外包治鹤膝风。（《中国苗族药物彩色图集》）

【现代药理】

（1）通过研究发现，牵牛子酒提取物能够阻肺癌细胞的生长和转移。

（2）牵牛子苷的化学性质与泻根素相似，有强烈的泻下作用。牵牛子苷在肠内遇胆汁及肠液分解出牵牛子素，刺激肠道，增进蠕动，导致泻下。据动物实验，黑丑与白丑泻下作用并无区别。关于牵牛子的泻下作用原理，研究很少，它与硫酸镁、大黄不同，在泻下时不引起血糖的剧烈变化，但能加速菊糖在肾中之排出，可能有利尿作用。牵牛子的水、醇浸剂对小鼠皆有泻下作用，但经煎煮后即失去作用。除去牵牛子苷后的水溶液似仍有泻下作用，故除已知的牵牛子苷外，可能还含有其他泻下成分。

（3）在体外试验，黑丑、白丑对猪蛔虫尚有某些驱虫效果。牵牛子苷似能兴奋离体兔肠及离体大鼠子宫；静脉注射 1mg/kg 对麻醉犬、兔的血压、呼吸无明显影响。对小鼠皮下注射之半数致死量为 37.5mg/kg。对人有毒性，但不大，大量牵牛子苷除对胃肠的直接刺激引起呕吐、腹痛、腹泻与黏液血便外，还可能刺激肾引起血尿，重者尚可损及神经系统，导致语言障碍、昏迷等。

（4）三色牵牛含异麦角酰胺、麦角酰胺及裸麦角碱，有致幻作用。

【文献论述】

（1）《汤液本草》："牵牛，以气药引则入气，以大黄引则入血。"

（2）《本草正》："牵牛，古方多为散、丸，若用救急，亦可佐群药煎服，然大泄元气，凡虚弱之人须忌之。"

（3）《药性论》："治疰癖气块，利大小便，除水气，虚肿。落胎。"

（4）《本草纲目》："逐痰消饮，通大肠气秘风秘，杀虫。"

（5）《本草正义》："牵牛，善泄湿热，通利水道，亦走大便，故《别录》谓其苦寒，至李氏东垣，以其兼有辛莶气味，遂谓是辛热雄烈。按：此物甚滑，通泄是其专长，试细嚼之，唯其皮稍有辛味，古今主治，皆用之于湿热气滞、实肿胀满、二便不通，则东垣以为辛热，张石顽和之，亦谓辛温，皆属不确，当以《别录》之苦寒为正。"

又葖气戟人喉舌，细味之亦在皮中，所谓有毒，盖即在此。古方中凡用末子，均称止用头末，正以其皮黏韧，不易细碎，只用头末，则弃其皮，而可无辛葖之毒，颇有意味可思。《别录》主治专破气分之壅滞，泄水湿之肿满，除风利便，固皆以实病言之，此药功用，固已包举无遗，甄权申之，则曰治痃癖气块，利大小便，东垣谓除气分湿热，三焦壅结；濒湖谓逐痰饮，通大肠气秘、风秘、杀虫。亦皆主结滞壅塞立论。而甄权乃又谓除虚肿，则误矣。《日华本草》谓治腰痛，盖亦指湿热阻塞，腰脊不利之症，唯言之殊不分明，究属非是。"

【常治肿瘤】常用于肺癌、肝癌等肿瘤。

【科学研究】

（1）通过研究发现，牵牛子酒提取物能够阻肺癌细胞的生长和转移。

（2）牵牛子能减轻二乙基亚硝胺对肝细胞的损伤，抑制 NDEA 诱发大鼠肝癌的过度生长。

【用法用量】内服：3~10g，煎汤；或入丸、散，每次 0.3~1g，每日 2~3 次。炒用药性较缓。

【使用注意】孕妇及胃弱气虚者忌服。

（1）《日华子本草》：得青木香、干姜良。

（2）《本草衍义补遗》：不胀满、不大便秘者勿用。

（3）《本草品汇精要》：妊娠不可服。

（4）《本草备要》：若湿热在血分，胃弱气虚人禁用。

参考文献

[1] 李佳桓，杜钢军，刘伟杰，等. 牵牛子酒提取物对 Lewis 肺癌的抗肿瘤和抗转移机制研究 [J]. 中国中药杂志，2014，39（5）：879-884.

[2] 吴荣敏，方晓燕，凌雁武，等. 牵牛子对二乙基亚硝胺诱发大鼠肝癌的抑制作用 [J]. 医药导报，2015，34（4）：463-466.

105. 鬼针草

【苗族药名】仰纠

【品种来源】本品为菊科植物三叶鬼针草 *Bidens pilosa* L.，以全草入药。在夏、秋季开花盛期，收割地上部分，拣去杂草，鲜用或晒干。别名鬼钗草、刺儿鬼、一包针。

【化学成分】全草含生物碱、鞣质、皂苷、黄酮苷。茎叶含挥发油、鞣质、苦味质、胆碱等。果实含油27.3%。

【中药性味】味苦；性微寒。

（1）《本草拾遗》："味苦，平，无毒。"

（2）《泉州本草》："性温，味苦，无毒。"

【中药归经】归肝、肺、大肠经。

【中药功效】清热解毒，祛风除湿，活血消肿。

【苗药作用】

（1）鬼针草 5g，煎水内服，治小儿消化不良。（《苗族医药学》）

（2）治肝炎：鬼针草、黄花棉各一两五钱至二两。加水 1000mL，煎至 500mL。一日多次服，服完为止。（广西《中草药新医疗法处方集》）

【现代药理】

（1）鬼针草提取物能抑制肝癌细胞和白血病细胞的增殖，有较强的体外抗肿瘤活性。

（2）浸泡鬼针草 48 小时，真空浓缩得到鬼针草提取物，研究发现该提取物能通过调节胰腺和胰外途径产生降血糖作用。

（3）通过 Fenton 反应方法检测鬼针草黄酮类成分抗氧化活性，发现鬼针草酚酸类化合物对羟自由基有较好的清除作用。

（4）鬼针草总黄酮能降低血清中丙氨酸氨基转移酶（ALT）、天冬氨酸氨基转移酶（AST）、碱性磷酸酶活性，并增加 Alb、T-AOC 含量，降低 iNOS 的表达，并减轻肝损伤程度。

（5）鬼针草乙醇浸提物具有较宽的抑菌谱，对抑制黑根霉菌菌丝效果较好，推断鬼针草中的黄酮类物质为主要抑菌物质。

（6）鬼针草提取液可明显促进豚鼠离体回肠的收缩，具有明显的 M 受体激动作用。

（7）鬼针草总黄酮能明显纠正高脂血症大鼠血清脂质代谢紊乱，并显著改善肝细胞内脂肪沉积变性，其机制可能与抑制胆固醇酯转移蛋白水平有关。

【文献论述】

（1）《本草纲目》："涂蝎虿伤。"

（2）《中国药植图鉴》："煎服，治痢疾、咽喉肿痛、噎膈反胃、贲门痉挛及食管扩张等症。有解毒、止泻、解热功效。近用治盲肠炎。"

（3）《本草拾遗》："主蛇及蜘蛛咬，杵碎敷之，亦杵，绞汁服。"

（4）《泉州本草》："消瘀，镇痛，敛金疮。治心腹结痛，产后瘀血，月经不通，金疮出血，肠出血，出血性下痢，尿血。"

（5）《闽东本草》："治肠痛，淋浊，疟疾，黄疸，小便不利，跌打损伤。"

（6）《江苏植药志》："捣汁敷，止血。"

（7）《福建民间草药》："散瘀活血，消痈解毒。"

【常治肿瘤】 常用于肝癌、白血病、结肠癌、腹水瘤、宫颈癌、乳腺癌、肺腺癌、骨肉瘤、大肠癌等肿瘤。

【科学研究】

（1）鬼针草提取物能抑制肝癌细胞和白血病细胞的增殖，有较强的体外抗肿瘤活性。

（2）白花鬼针草乙酸乙酯提取物对人结肠癌 RKO 细胞的增殖作用抑制明显，并能诱导其凋亡。

（3）鬼针草煎液有一定的抑瘤作用，能增加荷瘤 S_{180} 腹水瘤小鼠血清 IL-2、TNF-α 的含量。鬼针草抗肿瘤的机制是可能增加了 S_{180} 荷瘤小鼠血清 IL-2、TNF-α 的含量，与改善荷瘤小鼠的免疫功能有关。

（4）从鬼针草中提取到矢车菊黄素，对人宫颈癌细胞、人乳腺癌细胞、人肝癌细胞、人肺腺癌细胞、人骨肉瘤细胞的增殖具有较强的抑制作用。

（5）Zhu 等研究了鬼针草提取物对宫颈癌 U_{14} 细胞生长的作用，结果表明鬼针草提取物对小鼠宫颈癌 U_{14} 细胞的生长有一定的抑制作用。

（6）Yang 等研究鬼针草提取物的体外抗肿瘤活性，研究表明鬼针草提取物对人肝癌（$HepG_2$）细胞株和人宫颈癌（Hela）细胞系的生长有抑制作用。

（7）Wu 等评估鬼针草提取物对人类肿瘤细胞的抗氧化活性和细胞毒性，发现鬼针草总酚和黄酮提取物对大肠癌有潜在的治疗价值。

【用法用量】 内服：10～30g，煎汤，鲜品加倍；或熬膏；或捣汁。外用：适量，捣烂外敷；或煎水洗。

【使用注意】《泉州本草》："孕妇忌服。"

参考文献

［1］林丽清，林新华，黄丽英，等. 鬼针草提取物的体外抗肿瘤活性研究［J］. 福建医科大学学报，2010，44（2）：83-85.

［2］Ottah AA, Augustine O, Obiora IO, et al. Antihyperglycemic effects of the methanol leaf extract of Diaphananthe bidens in normoglycemic and streptozotocin-induced hyperglycemic rats［J］. Asian Pacific Journal of Tropical Medicine, 2012, 5（3）：192-196.

［3］都波，苏本正，蒋海强，等. 金盏银盘黄酮类成分抗氧化研究［J］. 药学研究，2013，32（7）：384-386.

［4］程新燕. 鬼针草总黄酮对 D-GalN 致急性肝损伤小鼠的保护作用［J］. 中国实验方剂学杂志，2013，19（14）：268-271.

［5］胡世林，钟明媚，陈飞虎，等. 鬼针草抗小鼠急性肝损伤有效部位的筛选［J］. 中国临床保健杂志，2007，10（6）：601-603.

［6］陈建中，葛水莲，肖玉菲. 菊科植物鬼针草浸提物抑菌活性研究［J］. 北方园艺，2012，9（21）：83-85.

［7］王黎，李凯，华永庆，等. 鬼针草水提液对豚鼠回肠肌 M 受体的作用及机制研究［J］. 江苏中医药，2011，43（1）：86-87.

［8］张媛媛，彭磊，徐涛，等. 鬼针草总黄酮对高脂血症大鼠脂质代谢的影响［J］. 安徽医药，2012，16（9）：1247-1249.

［9］万仲贤，吴建国，蔡巧燕，等. 闽产白花鬼针草对人结肠癌 RKO 细胞的抑制作用及诱导凋亡［J］. 福建中医药大学学报，2011，21（1）：40-42.

［10］李巧兰，杨素婷，李志刚，等. 鬼针草煎液对 S_{180} 荷瘤小鼠抑瘤率及 IL-2、TNF-a 影响的研究［J］. 陕西中医学院学报，2011，34（3）：39-40.

［11］付达华，熊典虹，张晶，等. 鬼针草中矢车菊黄素的分离提取及体外抗肿瘤活性研究［J］. 海峡药学，2013，25（5）：27-29.

［12］Zhu LH，Qin RY，Guo HM，et al. The inhibitory effect of Binens bipinnata L. extract on U₁₄ tumour in mice.［J］. African Journal of Traditional Complementary & Alternative Medicines Ajtcam，2013，10（4）：66-69.

［13］Yang QH，Yang J，Liu GZ，et al. Study on In Vitro Anti-Tumor Activity of Bidens Bipinnata L. Extract［J］. African Journal of Traditional Complementary & Alternative Medicines Ajtcam，2013，10（3）：543-549.

［14］Wu J，Wan Z，Yi J，et al. Investigation of the extracts from Bidens pilosa，Linn. var. radiata，Sch. Bip. for antioxidant activities and cytotoxicity against human tumor cells［J］. J Nat Med，2013，67（1）：17-26.

106. 独脚莲

【苗族药名】加格略

【品种来源】本品为百合科重楼属植物七叶一枝花 *Paris polyphylla* Sm.，以根状茎入药。野生品夏、秋采挖。别名重楼、蚤休（七叶一枝花）。

【化学成分】根状茎含甾体皂苷称为蚤休苷（pariden，$C_{16}H_{28}O_7$）及蚤休土宁苷（paristyhnin，$C_{88}H_{64}O_{18}$），后者水解后生成薯蓣皂苷元。此外，尚含生物碱和氨基酸。

【中药性味】味苦，性寒。有小毒。

《贵州中草药名录》："味辛、微苦，性寒。"

【中药归经】归心、肝、肺、胃、大肠经。

【中药功效】清热解毒，消肿止痛，凉肝定惊。

【苗药作用】

（1）清热解毒，消肿。治疗寸耳癀，各种无名肿毒、毒虫、毒蛇咬伤。（《苗族医药学》）

（2）主治一切无名肿毒，攻各种疮毒痈疽，发背最良，利小便。（《滇南本草》）

（3）清热解毒，消肿。主治中耳炎，无名肿毒。（《苗族药物集》）

（4）治妇人乳结不通，红肿疼痛，小儿吹着（乳）重楼 9g。水煎，点水酒服。（《滇南本草》）

【现代药理】

（1）研究证明七叶一枝花对实体肝癌和瓦克氏癌 256 均有抑制作用。

（2）重楼总皂苷能显著缩短健康家兔凝血时间，能使正常日本大耳兔主动脉条收缩，血液流速减慢；正常小鼠腹腔血管壁致密，毛细血管通透性降低，但对大鼠血小板功能和计数，以及对血液 PT 和 KPTT 均无明显影响。七叶一枝花去脂后的甲醇提取物可使血凝时间明显缩短，表明其可能有止血作用。

（3）七叶一枝花有显著的镇静作用，其强度等同于安定或略强。

（4）重楼煎剂或乙醇提取物对 CO_2 引咳的小鼠有止咳作用，对组胺喷雾所致豚鼠气管痉挛有保护作用。

（5）七叶一枝花煎剂对金黄色葡萄球菌、溶血性链球菌、脑膜炎双球菌、宋内痢疾杆菌、副伤寒杆菌、大肠埃希菌和铜绿假单胞菌均有不同程度的抑制作用，对黏质沙黄杆菌有扩散色素作用。

（6）重楼提取物对人肝 HepG$_2$ 细胞均有不同程度的细胞毒性作用。

【文献论述】

（1）《贵州中草药名录》："清热解毒，平喘止咳，息风定惊。治小儿惊风抽搐，痈肿，瘰疬，喉痹，慢性支气管炎，蛇虫咬伤。"

（2）《滇南本草》："主治一切无名肿毒，攻各种疮毒痈疽，发背最良，利小便。"

（3）《苗族药物集》："清热解毒，消肿。主治中耳炎，无名肿毒。"

（4）《苗族医药学》："清热解毒，消肿。治疗寸耳癀，各种无名肿毒、毒虫、毒蛇咬伤。"

【常治肿瘤】 常用于肝癌、瓦克氏癌、脑瘤、大肠癌、食管癌、乳腺癌、肺癌、肾腺癌、结肠癌、胰腺癌、前列腺癌、宫颈癌等肿瘤。

【科学研究】

（1）研究证明七叶一枝花对实体肝癌和瓦克氏癌256均有抑制作用。

（2）肖毅良观察以重楼为君药的菊藻丸抗肿瘤作用，结果总缓解率为55%，对脑瘤、大肠癌、食管癌疗效较明显，对肝癌无效。

（3）季申等通过试验证明重楼的有效成分对人体乳腺癌、肺癌、肾腺癌、结肠癌、胰腺癌、前列腺癌均有抑制作用。

（4）七叶一枝花的水煎液对宫颈癌细胞有明显的抑制作用。

（5）研究表明七叶一枝花汤治疗恶性肿瘤伴发带状疱疹30病例，疗效确切。

（6）研究证明七叶一枝花治疗毛虫皮炎30例，疗效确切。

【用法用量】 内服：3~10g，煎汤；或研末，每次1~3g。外用：适量，磨汁涂布；或研末调敷；或鲜品捣烂外敷。

【使用注意】 体虚，无实火热毒，阴证外疡及孕妇均忌服。

（1）《本草汇言》：热伤营阴吐衄血证忌用之。

（2）《本经逢原》：元气虚者禁用。

参考文献

[1] 骆和生. 常用抗肿瘤中草药 [M]. 南宁：广西科学技术出版社，1981：50.

[2] 吴廷楷，周世清，尹才渊，等. 重楼总皂苷止血作用的药理研究 [J]. 中药药理与临床，1987，4 (4)：39-42.

[3] 王强，徐国钧，程永宝. 中药七叶一枝花类的抑菌和止血作用研究 [J]. 中国药科大学学报，1989，20 (4)：251.

[4] 王强，徐国钧. 重楼类中药镇痛和镇静作用的研究 [J]. 中国中药杂志，1990，15 (2)：45-47.

[5] 李广勋. 中药药理毒理与临床 [M]. 天津：天津科技翻译出版公司，1992：415.

[6] 武珊珊，高文远，段宏泉，等. 重楼化学成分和药理作用研究进展 [J]. 中草药，2004，35 (3)：344-347.

[7] 金炜东，陈孝平，蔡红娇. 重楼提取物对 HepG$_2$ 细胞的毒性作用 [J]. 华中科技大学学报（医学版），2006，35 (1)：103-106.

［8］肖毅良. 菊藻丸抗肿瘤临床应用 240 例［J］. 中国中西医结合外科杂志，1997，3（2）：132-132.

［9］季申，周坛树，张锦哲. 中药重楼和云南白药中抗肿瘤细胞毒活性物质 Gracillin 的测定［J］. 中成药，2001，23（3）：212-215.

［10］詹锋，李质怀，刘和强. 部分抗癌中药对 Hela 细胞的抵制实验［J］. 兰州大学学报（医学版），2003，29（4）：15-16.

［11］陈艳，潘云苓，陈霖，等. 七叶一枝花汤治疗恶性肿瘤伴发带状疱疹 30 例［J］. 福建中医药大学学报，2007，17（6）：12-13.

［12］苏德澄. 单味七叶一枝花治疗毛虫皮炎体会［J］. 中国实用乡村医生杂志，2004，11（4）：21.

107. 姜黄

【苗族药名】窝哈

【品种来源】本品为姜科植物姜黄 *Curcuma longa* L. 的干燥根茎。冬季茎叶枯萎时采挖，挖出后除去泥沙，煮或蒸至透心，晒干，除去须根。别名黄姜、宝鼎香、黄丝郁金、毛姜黄。

【化学成分】姜黄中含有挥发油 4.5%、6%。挥发油中含姜黄酮 58%、姜油烯 25%、水芹烯 1%、1,8-桉叶素 1%、香桧烯 0.5%、龙脑 0.5%、去氢姜黄酮等。还含姜黄素 0.3%、1.1%、4.8% 及阿拉伯糖 1.1%，果糖 12%、葡萄糖 28%，脂肪油、淀粉、草酸盐等。

【中药性味】味辛、苦，性温。

（1）《唐本草》："味辛苦，大寒，无毒。"

（2）《本草拾遗》："味辛，温，无毒。"

（3）《东医宝鉴》："性热，味辛苦，无毒。"

【中药归经】归脾、肝、心经。

（1）《本草纲目》："入心、脾。"

（2）《雷公炮制药性解》："入心、肺二经。"

（3）《本草经疏》："入足太阴、厥阴。"

【中药功效】破血行气，通经止痛。

【苗药作用】

（1）治黄疸：姜黄 7g，白茅根 10g，茵陈 8g，木通 10g，萹蓄 6g，苡仁米 10g，车前草 10g，水煎服。（《苗族医药学》）

（2）治血积、腹痛：姜黄配当归、地黄、延胡索和肉桂，煨水服。（《草药手册》）

【现代药理】

（1）姜黄素及其衍生物通过抑制内皮细胞的迁移及特异性的抑制内皮细胞的增殖，从而抑制血管生成，具有抗肿瘤及抗动脉粥样硬化的作用。

（2）姜黄素可明显抑制胃癌 SGC_{7901} 细胞增殖，高浓度的姜黄素溶液对肿瘤细胞 p16 和 MGMT 基因具有甲基化抑制作用，并可促进基因表达。

（3）在一定浓度范围内，姜黄素可能通过下调 SPLUNC1 的表达，促进子宫颈癌 Hela 细胞凋亡的作用，并抑制 Hela 细胞的增殖。

（4）保肝：姜黄及姜黄素具有明显降低微囊藻粗毒素染毒小鼠肝 ALT、LDH 和 GST 的升高，并且提高染毒小鼠肝 SOD 活性、降低肝 MDA 水平的作用，对藻毒素所引起的肝过氧化损伤的小鼠具有明显的保护。

（5）抗血栓：姜黄素类化合物具有较好的体外抗凝血与抗血栓作用，其作用机制可能与激活纤溶酶有关，空间不对称结构能加强姜黄素类化合物结构母核的抗凝活性。

（6）抗动脉粥样硬化：每日给予 AS 家兔姜黄素 200mg/kg 灌胃，对照组每日给予等量生理盐水灌胃。1 个月后，姜黄素治疗组 TG、TC 和 LDL-C 均较对照组显著降低，HDL-C 较对照组显著升高，而姜黄素治疗组 NF-KB 阳性细胞表达率明显低于对照组，姜黄素通过降低 AS 家兔主动脉壁 NF-KB 的表达，从而抑制 AS 的形成。

（7）对呼吸系统的影响：姜黄素可能通过调节慢性阻塞性肺疾病（COPD）大鼠 Th17/Treg 平衡，升高 IL-10 及降低 IL-17 的含量，下调 CD4、CD25、Foxp3 调节性 T 细胞，发挥对 COPD 大鼠的保护和治疗作用。

（8）对脑损伤的保护作用：姜黄素可减轻大鼠神经症状和脑组织病理形态的改变，以及脑梗死面积和脑含水量，从而对大鼠脑缺血再灌注损伤起到一定的保护作用。

【文献论述】

（1）《本草纲目》："姜黄、郁金、莁药三物，形状功用皆相近，但郁金入心治血，而姜黄兼入脾，兼治气，莁药则入肝，兼治气中之血，为不同尔。古方五痹汤，用片子姜黄治风寒湿气手臂痛。戴原礼《要诀》云：片子姜黄能入手臂治痛。其兼理血中之气可知。"

（2）《本草述》："姜黄，试阅方书诸证之主治，如气证、痞证、胀满、喘、噎、胃脘痛、腹胁肩背及臂痛、痹、疝，虽所投有多寡，然何莫非以气为其所治之的……未有专为治血而用兹味，如《本草》所说也。且此味亦不等于破决诸剂……此味能致血化者，较与他血药有原委，不察于是，而漫谓其破血，讵知姜黄不任受'破'之一字也。"

（3）《本草求原》："姜黄，益火生气，辛温达火化气，气生化则津液行于三阴三阳，清者注于肺，浊者注于经、溜于海，而血自行，是理气散结而兼泄血也。"

（4）《本草经疏》："姜黄，其味苦胜辛劣，辛香燥烈，性不应寒……苦能泄热，辛能散结，故主心腹结积之属血分者。兼能治气，故又云下气。总其辛苦之力，破血除风热，消痈肿，其能事也。《日华子》谓其能治癥瘕血块，又通月经及扑损瘀血，苏颂谓其祛邪辟恶，治气胀及产后败血攻心……何莫非下气破血辛走苦泄之功钦。察其气味治疗，乃介乎京三棱、郁金之药也。"

（5）《本草求真》："姜黄，功用颇类郁金、三棱、蓬术、延胡索，但郁金入心，专泻心胞之血；莪术入肝，治气中之血；三棱入肝，治血中之气；延胡索则于心肝血分行气，气分行血；此则入脾，既治气中之血，复兼血中之气耳。陈藏器曰：此药辛少苦多，性气过于郁金，破血立通，下气最速，凡一切结气积气，癥瘕瘀血，血闭痈疽，并皆有效，以其气血兼理耳。"

【常治肿瘤】 常用于结直肠癌、肝癌、胃癌、卵巢癌、鼻咽癌、乳腺癌、肉瘤等肿瘤。

【科学研究】

（1）何利兵等发现姜黄素及其4种人工合成的衍生物（T316、T62、T63、T6F4）均具有抑制结直肠癌细胞的增殖迁移的能力，促进结直肠癌细胞的凋亡。

（2）王斌等研究发现姜黄素具有抑制人肝癌细胞 $SMCC_{7721}$ 的增殖，降低人肝癌细胞 $SMCC_{7721}$ 中 CD_{24}、CD_{133}、CD_{44} 和 CD_{90} 的表达。

（3）王宏琴等通过实验研究发现，姜黄素能够抑制人胃癌细胞 SGC_{7901} 的增殖、侵袭、迁移，并呈一定的剂量依赖性。

（4）黄芪甲苷配伍姜黄素对人卵巢癌 HO_{8910} 原位移植瘤转移后具有一定的抑瘤作用；并且姜黄素与顺铂联合用药后对人卵巢癌 COC1 细胞的增殖具有协同抑制作用，同时姜黄素可增加 COC1 细胞对顺铂的敏感性。

（5）有研究表明，姜黄素可以有效抑制鼻咽癌 CNE_2Z-H_5 细胞的增殖，并呈剂量效应关系。

（6）姜黄素对乳腺癌 MCF_7 细胞具有抗肿瘤及毒性作用，能使 MCF_7 阻滞在 G_0/G_1 期，诱导细胞凋亡。

（8）姜黄素对小鼠 S_{180} 肉瘤有一定的抑制作用，对肿瘤血管的形成亦有明显抑制作用。

【用法用量】 内服：3~10g，水煎；或入丸、散。外用：适量，研末调敷。

【使用注意】 血虚无气滞血瘀及孕妇慎服。

参考文献

［1］沃兴德，丁志山，袁巍，等．姜黄素及其衍生物抑制肿瘤作用的实验研究［J］．浙江中医药大学学报，2005，29（2）：53-57.

［2］陈馨，肖乐，吴小雪，等．姜黄素对胃癌细胞抑癌基因甲基化的抑制作用［J］．华中科技大学学报（医学版），2015（6）：674-677.

［3］任妍，高慧婕，高红刚，等．姜黄素对子宫颈癌 Hela 细胞凋亡及 SPLUNC1 蛋白表达的影响［J］．中国临床研究，2017（1）：11-14.

［4］陈华，薛常镐，陈铁辉，等．姜黄及姜黄素对微囊藻粗毒素致急性肝损伤的化学预防作用［J］．中国药理学通报，2005，21（12）：1517-1519.

［5］张妲，金城，骆骄阳，等．姜黄素类化合物体外抗凝血与抗血栓作用研究［J］．中草药，2011，42（10）：2070-2073.

［6］林梅瑟，陈碧新，赵志光，等．姜黄素对动脉粥样硬化家兔核转录因子-κB 的影响［J］．中国中西医结合急救杂志，2007，14（2）：95-98.

［7］林先刚，谭丽，黄威，等．姜黄素对慢性阻塞性肺疾病大鼠辅助性 T 细胞 17 与调节性 T 细胞的调节作用［J］．北京中医药大学学报，2017，40（1）：31-35.

［8］兰晶，潘敬芳．姜黄素对脑缺血再灌注损伤大鼠 PI3K/AKT/mTOR 的影响［J］．重庆医学，2017，

46（1）：36-39.

［9］何利兵，王险峰，王红胜，等．姜黄素衍生物体外抑制结肠癌细胞增殖侵袭作用［J］．中国癌症杂志，2013（1）：17-25.

［10］王斌，潘战宇，闫祝辰，等．姜黄素对人肝癌细胞 $SMCC_{7721}$ 增殖及干细胞标志物表达的影响及机制［J］．河北中医，2016（12）：1778-1783.

［11］王宏琴．姜黄素对人胃癌细胞 SGC_{7901} 的影响［J］．肿瘤基础与临床，2016（6）：471-473.

［12］杨苏钰，唐德才，曹子丰，等．黄芪甲苷配伍姜黄素对人卵巢癌 HO-8910 原位移植瘤转移的抑瘤作用［J］．中国实验方剂学杂志，2017，23（6）：155-160.

［13］关松磊，胡秀丽，刘忠英，等．姜黄素联合顺铂对卵巢癌细胞 COC1 的体外抗肿瘤作用［J］．应用化学，2011，28（9）：1022-1027.

［14］姚运红，余健华，熊晖．姜黄素体内外对鼻咽癌的抗癌作用［J］．肿瘤防治研究，2006，33（7）：487-489.

［15］邓姗，杨兴斌，王宁，等．姜黄素对乳腺癌 MCF_7 细胞的抗肿瘤作用及其分子机制［J］．食品工业科技，2015，36（18）：362-366.

［16］黄冬生，张磊，邝浩斌．姜黄素对小鼠 S_{180} 肉瘤肿瘤血管形成抑制作用研究［J］．现代医院，2009，09（5）：15-16.

108. 绞股蓝

【苗族药名】窝杠底

【品种来源】本品为葫芦科植物绞股蓝 *Gynostemma pentaphyllum*（Thunb.）Mak. 的全草。多于 8~10 月采挖，挖出后除去泥沙，摊开晾至表面干燥。别名天堂草、小苦药、福音草、七叶胆、公罗锅底、超人参、遍地生根、七叶参。

【化学成分】绞股蓝糖苷 TN-1 和 TN-2；绞股蓝苷 I→LXXIX 共 79 个，其中Ⅲ、Ⅳ、Ⅷ、Ⅶ级结构和人参皂苷-Rb1、Rb3、Rd、F2 的相同；6″-丙二酰基人参皂苷-Rb1 和 Rd，6″-丙二酰基绞股蓝苷 V 等。

【中药性味】味苦，性寒。

《贵州中草药名录》：“味苦，性寒。”

【中药归经】归肺、脾、肾经。

【中药功效】清热解毒，祛痰止咳。

【苗药作用】

《贵州中草药名录》：“清热解毒，利湿止痛。治胃气痛、肠炎、腹泻、痢疾、咽喉肿痛、牙周炎。”

【现代药理】

（1）绞股蓝多糖对小鼠肉瘤 S_{180} 的生长具有明显抑制作用，并呈现出剂量依赖关系。

（2）绞股蓝总皂苷对荷瘤小鼠 Lewis 肺癌细胞具有明显的抑制作用。

（3）绞股蓝多糖对小鼠肉瘤 S_{180} 及人食管癌细胞 ECa_{109} 具有强的抑制和杀伤作用。

（4）保护心肌：绞股蓝可能通过降低糖尿病伴高脂血症患者的血糖、血脂水平，以及抑制炎症细胞因子，提高机体抗氧化能力，而到达减轻糖尿病伴高脂血症患者的心肌损伤，起到心肌保护作用。

（5）降脂：不同含量绞股蓝皂苷（40%、80%、98%）均可有效降低高脂血症大鼠的血脂水平，并且呈负相关关系。

（6）抗菌：绞股蓝内生真菌JY25具有抑制细菌生长的功效，其作用机制主要是破坏细菌的细胞膜，以及影响细菌蛋白质的合成。

（7）抗氧化：绞股蓝多糖具有明显的抗氧化活性，对于小鼠肝匀浆自发性脂质过氧化，以及Fe^{2+}-H_2O_2诱导的小鼠肝匀浆脂质过氧化，均具有较好的抑制作用。

（8）镇静、催眠：绞股蓝总皂苷不仅可显著降低大鼠下丘脑内DA、NE含量，还可使IL-lβ含量明显增高。可能通过调节单胺类神经递质，具有一定的镇静催眠作用。

【文献论述】

（1）《全国中草药汇编》："主治慢性支气管炎，传染性肝炎，肾盂炎，胃肠炎。"

（2）《贵州中草药名录》："清热解毒，利湿止痛。治胃气痛、肠炎、腹泻、痢疾、咽喉肿痛、牙周炎。"

【常治肿瘤】常用于肝癌、肉瘤、肺癌、艾氏腹水癌、乳腺癌、白血病、大肠癌等肿瘤。

【科学研究】

（1）袁国华等研究发现绞股蓝对人肝细胞瘤细胞Huh_7具有促凋亡作用。

（2）徐长福等通过采用绞股蓝总皂苷对小鼠S_{180}肉瘤及K_{562}细胞进行实验，发现对小鼠S_{180}肉瘤及K_{562}细胞，绞股蓝总皂苷具有直接杀伤作用，同时免疫活性细胞也发挥了一定作用。

（3）魏婉丽等发现绞股蓝总皂苷对Lewis肺癌原位肿瘤的生长及肺转移均有抑制作用。

（4）绞股蓝对小鼠艾氏腹水癌的生长具有抑制作用。

（5）大孔吸附树脂提纯绞股蓝黄酮类化合物具有抑制乳腺肿瘤MCF_7细胞株增殖的作用，并且呈现一定的剂量依赖性。

（6）绞股蓝总皂苷具有抑制小鼠白血病L_{1210}细胞增殖，以及诱导细胞凋亡的作用。

（7）在一定剂量绞股蓝提取液作用一定时间后，大肠癌细胞DNA合成降低，核分裂数减少，细胞变性坏死，呈剂量相关性。

【用法用量】内服：15～30g，水煎。

【使用注意】无。

参考文献

[1] 杜小燕，侯颖，覃华，等．绞股蓝多糖的抗肿瘤作用及其机制研究［J］．科学技术与工程，2009，9（20）：5968-5972.

[2] 梁军，汤小芳，魏小龙．绞股蓝总皂苷对Lewis肺癌荷瘤小鼠肿瘤生长及免疫功能的影响［J］．药学实践杂志，1999（5）：279-281.

[3] 娄振岭，陈伟民，马丽萍，等. 绞股蓝多糖对肿瘤细胞的抑制作用 [J]. 郑州大学学报（医学版），1996（1）：87-88.

[4] 石敏，方伟. 绞股蓝对糖尿病伴高脂血症患者的心肌保护作用及其机制 [J]. 中国生化药物杂志，2016，36（11）：134-137.

[5] 雷婧，许韩婷，苏洁，等. 不同含量绞股蓝皂苷对高脂血症大鼠血脂的影响 [J]. 上海中医药大学学报，2014（2）：60-64.

[6] 张慧茹，孟素香，曹健，等. 绞股蓝内生真菌抗大肠杆菌抗菌机制的研究 [J]. 微生物学通报，2015，42（1）：157-162.

[7] 尚晓娅，张媛，白艳玲，等. 绞股蓝多糖体外抗氧化活性研究 [J]. 天然产物研究与开发，2013，25（4）：450-454.

[8] 江砚，陈锡林. 绞股蓝总皂苷镇静催眠作用及对大鼠脑神经递质的影响 [J]. 浙江中医杂志，2016（6）：459-460.

[9] 袁国华，魏锦，周京国，等. 绞股蓝诱导人肝细胞瘤细胞凋亡 [J]. 中德临床肿瘤学杂志，2006，5（3）：173-177.

[10] 徐长福，王冰，任淑婷，等. 绞股蓝总皂苷对小鼠 S_{180} 肉瘤及 K_{562} 细胞的抑制作用 [J]. 西安医科大学学报，2002，23（3）：217-219.

[11] 魏婉丽，白元让，苟伟，等. 绞股蓝总皂苷对 Lewis 肺癌的作用 [J]. 西安交通大学学报（医学版），1995（4）：419-420.

[12] 王志浩，李新志. 绞股蓝对艾氏腹水癌的抑制作用及机理 [J]. 肿瘤，1990，10（6）.

[13] 胡春华，罗洁，李济金. 大孔吸附树脂提纯绞股蓝黄酮类化合物对体外乳腺肿瘤细胞抑制及其 MTA1 mRNA 表达的影响 [J]. 社区医学杂志，2014，12（24）：17-19.

[14] 杨靓. 绞股蓝总皂苷诱导小鼠白血病 L_{1210} 细胞凋亡及机制探讨 [D]. 西安：陕西师范大学，2011.

[15] 金梅，薛祥骥. 绞股蓝提取液对人直肠腺癌细胞系的影响 [J]. 中国现代应用药学，1992（2）：49-52.

109. 夏枯草

【苗族药名】 锐灯笼

【品种来源】 本品为唇形科植物夏枯草 *Prunella vulgaris* L. 的干燥果穗。多于 7~9 月当果穗半枯时采挖，摊开晾至干燥。别名麦夏枯、麦穗夏枯草、乃东、燕面、铁线夏枯、灯笼头、羊肠菜、铁色草、六月干、白花草、榔头草、棒槌草、干叶叶、锣锤草、胀饱草、东风、地枯牛、广谷草、棒柱头花、大头花、棒头柱、牛枯草、夕句。

【化学成分】 全草含三萜皂苷，其苷元是齐墩果酸，尚含游离的齐墩果酸、熊果酸、芸香苷、金丝桃苷、顺-咖啡酸、反-咖啡酸、维生素 B_1、维生素 C、维生素 K、胡萝卜素、树脂、苦味质、鞣质、挥发油、生物碱、水溶性盐类（约 3.5%，其中约 63% 是氯化钾）等。

【中药性味】 味辛、苦，性寒。

（1）《神农本草经》："味苦辛，寒。"

（2）《名医别录》："无毒。"

（3）《本草正》："味微苦，微辛。"

【中药归经】归肝、胆经。

（1）《滇南本草》："入肝。"

（2）《本草经疏》："入足厥阴、少阳经。"

【中药功效】清火明目，散结消肿。

【苗药作用】

（1）治颈淋巴结核：夏枯草 10g，鱼腥草 15g，麦冬 10g，一把伞 3g，八角枫 1g，茜草 10g，水煎服。（《中国苗族药物彩色图集》）

（2）治跌打损伤：夏枯草 30g，大血藤 15g，水煎服。（《中国苗族药物彩色图集》）

【现代药理】

（1）夏枯草提取物在体内外均能抑制小鼠 T 淋巴瘤 EL_4 细胞的生长。

（2）夏枯草提取物可通过改变细胞周期，诱导凋亡从而抑制肺癌 A_{549} 细胞的增殖及迁移。

（3）夏枯草硫酸多糖对肝癌细胞中血管生成因子 bFGF 的分泌具有抑制作用。

（4）抗病毒：通过体外实验表明，夏枯草提取物对感染单纯性疱疹病毒Ⅰ型（HSV-Ⅰ）病毒的 Vero 细胞具有明显的抗病毒作用；体内试验结果显示，与模型组相比，夏枯草提取物能有效地治疗单纯疱疹病毒性角膜炎。即夏枯草提取物对单纯疱疹病毒性角膜炎具有显著疗效。夏枯草在 Hep_2 细胞中对呼吸道合胞病毒（RSV）具有明显的抑制作用，既能抑制 RSV 的吸附和生物合成，又能直接杀死病毒。

（5）抑菌：夏枯草提取物可通过对 3 种痤疮致病菌（金黄色葡萄球菌、表皮葡萄球菌、痤疮丙酸杆菌）细胞壁和细胞膜通透性的影响，而对这 3 种痤疮致病菌起到显著抑制作用。

（6）保肝：夏枯草总三萜对于小鼠暴发性肝衰竭具有一定的改善作用，主要通过抑制过度激活的 MEK/ERK 信号通路及炎性反应。

（7）保护心肌：夏枯草提取物可能通过促进新生血管的形成，升高 SDF-1 表达水平等而对急性心力衰竭模型大鼠心肌起到一定的保护作用。

（8）抗氧化：夏枯草对急性束缚应激诱发小鼠氧化损伤具有一定的保护作用，而夏枯草内黄酮可能是抗氧化应激作用的主要功效成分。

（9）降压：复方夏枯草提取物可能通过降低 AngⅡ和 ET-1 含量、升高 NO 和 ANP 含量，而对自发性高血压（SH）大鼠起到一定的降血压作用。

【文献论述】

（1）《贵州中草药名录》："清肝，散结。治瘰疬，瘿瘤，乳痛，乳癌，目珠夜痛，头目眩晕，肺结核，急性黄疸型肝炎，血崩，带下。"

（2）《本草纲目》："黎居士《易简方》：夏枯草治目疼，用沙糖水浸一夜用，取其能解内热、缓肝火也。楼全善云：夏枯草治目珠疼至夜则甚者，神效，或用苦寒药点之反甚者，亦神效。盖目珠连目本，肝系也，属厥阴之经。夜甚及点苦寒药反甚者，夜与寒亦阴故也。夏枯禀纯阳之气，补厥阴血脉，故治此如神，以阳治阴也。"

（3）《重庆堂随笔》："夏枯草，微辛而甘，故散结之中兼有和阳养阴之功，失血后不寐者服之即寐，其性可见矣。陈久者其味尤甘，入药为胜。"

（4）《本草求真》："夏枯草，辛苦微寒。按书所论治功，多言散结解热，能愈一切瘰疬湿痹、目珠夜痛等症，似得以寒清热之义矣。何书又言气禀纯阳，及补肝血，得毋自相矛盾乎？讵知气虽寒而味则辛，凡结得辛则散，其气虽寒犹温，故云能以补血也。是以一切热郁肝经等证，得此治无不效，以其得藉解散之功耳。若属内火，治不宜用。"

（5）《本草通玄》："夏枯草，补养厥阴血脉，又能疏通结气。目痛、瘰疬皆系肝症，故建神功。然久用亦防伤胃，与参、术同行，方可久服无弊。"

【常治肿瘤】常用于淋巴癌、肺癌、子宫内膜癌、肝癌、食管癌、甲状腺癌、白血病等肿瘤。

【科学研究】

（1）沈亚芬等通过夏枯草提取物对淋巴瘤细胞株 Jurkat、人肺癌细胞株 A_{549}、子宫内膜癌细胞株 Ishikawa 的研究，发现夏枯草提取物对上述肿瘤细胞株的增殖均具有一定的抑制作用。

（2）姜琼等发现白毛夏枯草提取物对肝癌细胞的增殖具有明显的抑制作用。

（3）夏枯草提取物对于食管癌 Eca_{109} 细胞的增殖具有一定的抑制作用，使得 Bcl_2 蛋白表达减少，而 Bax 蛋白表达增加，加速细胞凋亡。

（4）夏枯草对于人甲状腺癌细胞系 SW_{579} 细胞的生长具有一定的抑制作用，通过诱导细胞凋亡而阻止细胞周期的发展。

（5）夏枯草注射液可能通过诱导白血病 K_{562} 细胞的凋亡而起到抑制白血病 K_{562} 细胞增殖的作用。

【用法用量】内服：9~15g，水煎；或入丸、散。

【使用注意】脾胃虚弱者慎服。

参考文献

［1］陈长英，伍钢，张明智.夏枯草提取物体内外对小鼠 T 淋巴瘤 EL_4 细胞生长的影响［J］.郑州大学学报（医学版），2009，44（2）：380-383.

［2］朱劲华，贾晓斌，张威.夏枯草乙醇提取物体外诱导肺癌细胞 A_{549} 凋亡的研究［J］.西北药学杂志，2014（6）：598-602.

［3］王雅楠，曹蕊，朱聪，等.夏枯草硫酸多糖对肝癌血管生成的作用及机制研究［J］.中国肿瘤临床，2014（12）：758-761.

［4］孟胜男，王欣，邢俊家，等.夏枯草提取物对 HSV-I 及单纯疱疹病毒性角膜炎的作用［J］.沈阳药科大学学报，2010，27（3）：236-239.

［5］黄筱钧.夏枯草体外对呼吸道合胞病毒的抑制作用［J］.中国老年学，2016，36（12）：2840-2842.

［6］胡冬裴，顾云之，赵俊茹，等.夏枯草提取物对痤疮相关致病菌抑菌活性及机制研究［J］.中国药物警戒，2015，12（7）：394-397.

［7］崔宝林，任晓菊. MHV-3 诱导小鼠暴发性肝衰竭的机制研究及夏枯草总三萜的改善作用［J］. 中国医学前沿杂志（电子版），2015，7（10）：133-136.

［8］刘宏扬，张睿，任公平. 夏枯草提取物对 AHF 模型大鼠心肌保护作用及 SDF-1 表达水平的影响［J］. 中国实验方剂学杂志，2016（8）：171-176.

［9］谭剑斌，赵敏，杨杏芬，等. 夏枯草对氧化应激损伤的保护作用研究［J］. 中国实验方剂学杂志，2016（4）：89-94.

［10］张浩，龙添，楼一层，等. 复方夏枯草提取物对自发性高血压大鼠的降压作用［J］. 中国药师，2016，19（5）：828-832.

［11］沈亚芬，丁勤霞，宋利斌，等. 夏枯草对 3 种肿瘤细胞抑制作用的实验研究［J］. 新中医，2015（5）：273-275.

［12］姜琼，夏松柏，梅同荷，等. 白毛夏枯草提取物对肝癌细胞增殖的抑制作用及机制研究［J］. 中国医院药学杂志，2016，36（20）：1770-1773.

［13］郑学芝，郑学海，李佳，等. 夏枯草提取物对人食管癌 Eca_{109} 细胞增殖和凋亡的影响［J］. 中国食物与营养，2012，18（11）：74-76.

［14］张静，王瑛，赵华栋，等. 中药夏枯草对人甲状腺癌细胞系 SW_{579} 增殖周期及凋亡的影响［J］. 现代生物医学进展，2011，23（23）：4434-4436.

［15］张可杰，张明智，王庆端. 夏枯草注射液诱导 K_{562} 细胞凋亡的实验研究［J］. 中草药，2005，36（7）：1031-1035.

110. 桔梗

【苗族药名】 额给哥坝

【品种来源】 本品为桔梗科植物桔梗 *Platycodon grandiflorum*（Jacq.）A. DC. 的干燥根。多于春、秋二季采挖，挖出后洗净，除去泥沙，摊开晾至表面干燥。别名苦梗、白药、苦桔梗、利如、符蔰、梗草、房图、荠苨、卢如、大药。

【化学成分】 桔梗根含皂苷，目前已知成分有桔梗皂苷元、远志酸、葡萄糖。又含菠菜甾醇、白桦脂醇、α-菠菜甾莳-β-D-葡萄糖苷、Δ7-豆甾烯醇，并含菊糖、桔梗聚糖。最新研究又从桔梗得到 3 个三萜烯类物质：桔梗酸 A、桔梗酸 B、桔梗酸 C。

【中药性味】 味辛、苦，性平。

（1）《神农本草经》："辛，微温。"

（2）《药性论》："苦，平，无毒。"

（3）《名医别录》："苦，有小毒。"

【中药归经】 归肺、胃经。

（1）《本草品汇精要》："行足太阴经。"

（2）《汤液本草》："入足少阴、手太阴。"

（3）《本草经疏》："入手太阴、少阴，兼入足阳明胃经。"

【中药功效】 宣肺祛痰，利咽排脓。

【苗药作用】

（1）治肺结核：桔梗15g，白及15g，磨粉吞服。（《苗族医药学》）

（2）润肺祛痰，滑肠散结。治肺热咳嗽，乳腺炎，便秘，心绞痛。（《贵州中草药名录》）

（3）清热解毒，生津解渴。（《贵州草药》）

【现代药理】

（1）桔梗多糖具有抑制 U_{14} 宫颈癌实体瘤小鼠肿瘤生长的作用。

（2）桔梗茎叶皂苷可能通过促使肿瘤细胞凋亡或是提高免疫力，从而对 H_{22} 移植瘤具有明显的抑制作用。

（3）桔梗皂苷D具有杀伤前列腺癌细胞、抑制细胞增殖、诱导凋亡的作用。

（4）降脂：桔梗总皂苷高剂量组能够显著降低高脂血症大鼠的TG、TC水平，并且增加高脂血症大鼠HDL-C水平，同时对LDL-C水平也有一定的降低作用。

（5）增强免疫：桔梗多糖对环磷酰胺诱导的免疫抑制小鼠具有免疫增强调节作用。

（6）降低血糖：通过体内外实验均发现发酵桔梗对Ⅱ型糖尿病大鼠具有降血糖作用。

（7）抗炎：桔梗及桔梗的乳杆菌发酵物对特应性皮炎 NC/Nga 小鼠过敏性炎症样皮肤损伤均表现出显著的治疗效果。

（8）保肝：桔梗水提物对胆汁郁积造成的肝损伤具有一定的保护作用。

【文献论述】

（1）《苗族药物集》："退热，止咳，祛痰。"

（2）《贵州中草药名录》："开宣肺气，祛痰排脓。治痰多咳嗽，咽喉肿痛，肺脓疡，胸满胁痛，痢疾腹痛。"

（3）《神农本草经》："主胸胁痛如刀刺，腹满，肠鸣幽幽，惊恐悸气。"

（4）《本草通玄》："桔梗之用，唯其上入肺经，肺为主气之脏，故能使诸气下降，世俗泥为上升之剂不能下行，失其用矣。"

（5）《本草崇原》："桔梗，治少阳之胁痛，上焦之胸痹，中焦之肠鸣，下焦之腹满。又惊则气上，恐则气下，悸则动中，是桔梗为气分之药，上中下皆可治也。"

（6）《药征》："桔梗，主治浊唾肿脓也，旁治咽喉痛。仲景曰：咽痛者，可与甘草汤，不瘥者，与桔梗汤也。是乃甘草者，缓其毒之急迫也，而浊唾吐脓，非甘草之所主，故其不瘥者，乃加桔梗也。由是观之，肿痛急迫则桔梗汤，浊唾吐脓多则排脓汤。"

（7）《药性论》："治下痢，破血，去积气，消积聚、痰涎，主肺热气促嗽逆，除腹中冷痛，主中恶及小儿惊痫。"

（8）《名医别录》："利五脏肠胃，补血气，除寒热、风痹，温中消谷，疗喉咽痛。"

【常治肿瘤】 常用于肺癌、黑色素瘤、乳腺癌、结肠癌、肝癌、宫颈癌、前列腺癌等肿瘤。

【科学研究】

（1）章艳斐等发现桔梗皂苷 D 可能通过促使死亡受体复合物的产生，从而增强肿瘤坏死因子相关凋亡诱导配体（TRAIL）对肺癌细胞的凋亡诱导效应。

（2）毕承华等通过研究发现，桔梗根水提取物所含有的 CK 对浸润重建基底膜（基质胶）的 B_{16}-F_{10} 黑色素瘤细胞具有一定的抑制作用。

（3）桔梗皂苷可以通过降低家兔乳腺癌组织中的 Bcl_2 因子的含量，从而抑制乳腺癌细胞的生长。

（4）桔梗皂苷 D 对结肠癌细胞的生长具有抑制作用。

（5）桔梗皂苷 D 通过上调 BNIP3 的表达，从而诱导人肝癌细胞株 $HepG_2$ 发生自噬性死亡。

（6）桔梗多糖对 U_{14} 宫颈癌实体瘤小鼠肿瘤细胞的生长具有一定的抑制作用。

（7）桔梗皂苷 D 具有杀伤前列腺癌细胞，阻滞细胞的周期发展，从而对前列腺癌细胞的生长起到抑制作用。

【用法用量】 内服：3~10g，水煎；或入丸、散。外用：适量，研末调敷。

【使用注意】 阴虚内热，气逆上犯者忌服。

参考文献

［1］陆文总，杨亚丽，贾光锋，等．桔梗多糖对 U_{14} 宫颈癌抗肿瘤作用的研究［J］．西北药学杂志，2013，28（1）：43-45.

［2］田雨弘，高鸽，刘颖，等．桔梗茎叶皂苷对 H_{22} 荷瘤小鼠的抗肿瘤作用及机制研究［J］．毒理学杂志，2016（1）：45-48.

［3］周蕊．桔梗皂苷 D 抑制前列腺癌生长及其 FOXO3a 相关机制的体内外研究［D］．重庆：第三军医大学，2014.

［4］徐丽萍．桔梗总皂苷降血脂作用的研究［J］．食品工业科技，2007（8）：224.

［5］贾林，陆金健，周文雅，等．桔梗多糖对环磷酰胺诱导的免疫抑制小鼠的免疫调节［J］．食品与机械，2012，28（3）：112-114.

［6］于婷，李鹏飞，李雪，等．发酵桔梗醇提取物降血糖作用的研究［J］．食品研究与开发，2016，37（10）：19-22.

［7］Park SJ，Lee HA，Kim JW，et al. Platycodon grandiflorus alleviates DNCB-induced atopy-like dermatitis in NC/Nga mice［J］．Indian Journal of Pharmacology，2012，44（4）：469-474.

［8］Kim MS，Kim WG，Chung HS，et al. Improvement of atopic dermatitis-like skin lesions by Platycodon grandiflorum fermented by Lactobacillus plantarum in NC/Nga mice［J］．Biological & Pharmaceutical Bulletin，2012，35（8）：1222.

［9］Kim TW，Lee HK，Song IB，et al. Protective effect of the aqueous extract from the root of Platycodon grandiflorum on cholestasis-induced hepatic injury in mice［J］．Pharmaceutical Biology，2012，50（12）：1473-1478.

［10］章艳斐．桔梗皂苷 D 对肿瘤坏死因子相关凋亡诱导配体抗肺癌细胞活性的影响［J］．浙江中西医结合杂志，2016，26（8）：706-709.

［11］毕承华．桔梗根的水提取物对肿瘤浸润和转移的抑制作用［J］．中国实用医药，2012，7（1）：

246-248.

［12］王学强. 桔梗皂苷对乳腺癌组织中 Bcl₂ 因子影响的实验研究 ［D］. 长春：长春中医药大学，2014.

［13］吴葆华. 桔梗皂苷 D 抑制人结肠癌细胞增殖及其机制的研究 ［D］. 杭州：浙江大学，2012.

［14］徐洁，李小兵，赖盼建，等. 桔梗皂苷 D 在体外对人肝癌细胞株 HepG₂ 的杀伤作用机制研究 ［J］. 中国卫生检验杂志，2015（16）：2754-2757.

［15］陆文总，杨亚丽，贾光锋，等. 桔梗多糖对 U₁₄ 宫颈癌抗肿瘤作用的研究 ［J］. 西北药学杂志，2013，28（1）：43-45.

［16］周蕊，卢宗亮，孔亚，等. 桔梗皂苷 D 抑制前列腺癌细胞生长的体外研究 ［J］. 肿瘤代谢与营养电子杂志，2015（1）：42-45.

111. 栝楼

【苗族药名】真花休

【品种来源】本品为葫芦科植物栝楼 *Trichosanthes kirilowii* Maxim. 的果实。多于霜降至立冬果实成熟，果皮表面出现白粉之时采收，放置阴干 2 个月左右。别名瓜葵、果裸、王菩、泽冶、泽巨、柿瓜、地楼、天瓜、王白、泽姑、野苦瓜、黄瓜、杜瓜、药瓜、鸭屎瓜、天圆子、大肚瓜。

【化学成分】栝楼仁含皂苷、有机酸及其盐、树脂、脂肪油及色素。脂肪油含量为 26%，其中饱和脂肪酸占 30%，不饱和脂肪酸占 66.5%，以栝楼酸为主。果实含三萜皂苷、有机酸、树脂、糖类和色素。种子含脂肪油。

【中药性味】味甘、苦，性寒。

（1）《日用本草》："味苦，平凉，无毒。"

（2）《本草衍义补遗》："甘，润。"

【中药归经】归肺、胃、大肠经。

（1）《本草新编》："入肺、胃二经。"

（2）《本草汇言》："入手少阴、太阴经。"

【中药功效】清热化痰，散结滑肠。

【苗药作用】

（1）治烦渴：栝楼根、葛根、白茅根各 10g，水煎服。（《中国苗族药物彩色图集》）

（2）治咳嗽：栝楼壳 10g，枇杷叶 25g，水煎服。（《中国苗族药物彩色图集》）

【现代药理】

（1）栝楼根提取物在浓度为 0.5mg/mL 以上时，具有明显抑制小鼠骨髓瘤细胞（SP2/0）生长的作用，并且当栝楼根提取物注射剂量为 0.1mg/mL 时对于肿瘤抑制效果最佳，抑制率可高达 40.9%。

（2）浓度不同的天花粉蛋白（栝楼天花粉块根中分离提取的有效成分）能有效抑制结肠癌 SW₆₂₀ 细胞的增殖，抑制作用呈现出剂量-时间-效应关系。

（3）天花粉蛋白具有诱发 K₅₆₂ 白血病细胞产生凋亡的作用。

（4）增强免疫：天花粉蛋白可增强体液免疫功能，可使正常人外周血 CD4+和 CD20+T 淋巴细胞百分比升高，CD8+T 细胞百分比下降，从而使 CD4+/CD8+比值增大。

（5）抗病毒：在低浓度时，天花粉热提取物具有明显的抑制病毒致细胞病变效应的作用，可作用于病毒的吸附和穿入过程，对病毒感染 Balb/c 小鼠具有一定保护作用。

（6）降血糖：天花粉乙酸乙酯提取物及凝集素粗品均具有较强的降糖作用，其中以凝集素部分是天花粉降糖的主要有效部位。

（7）终止妊娠：天花粉蛋白可通过引起胎盘的滋养层细胞变性坏死，绒毛破损，加速绒毛组织退化坏死，引起炎症反应，继而出现胎盘循环和营养障碍，而最终终止妊娠，临床常用于子宫瘢痕妊娠、异位妊娠等。

【文献论述】

（1）《贵州草药》："清热解毒，生津解渴。"

（2）《本草述》："栝楼实，阴厚而脂润，故于热燥之痰，为对待的剂，若用之于寒痰、湿痰、气虚所结之痰，饮食积聚之痰，皆无益而有害者也。"

（3）《本经逢原》："栝楼实，其性较栝楼根稍平，而无寒郁之患。"

（4）《本草衍义补遗》："栝楼实，《本草》言治胸痹，以味甘性润，甘能补肺，润能降气。胸有痰者，以肺受火逼，失降下之令，今得甘缓润下之助，则痰自降，宜其为治嗽之要药也。又洗涤胸膈中垢腻，治消渴之神药也。"

（5）《本草纲目》："张仲景治胸痹痛引心背，咳唾喘息，及结胸满痛，皆用栝楼实，乃取其甘寒不犯胃气，能降上焦之火，使痰气下降也。成无己不知此意，乃云苦寒以泻热，盖不尝其味原不苦，而随文附会尔。"

【常治肿瘤】常用于肝癌、淋巴癌、卵巢癌、胃癌、乳腺癌、子宫颈癌、前列腺癌、绒癌、黑色素瘤、肺癌等肿瘤。

【临床应用】

（1）张帆等通过建立移植型 H_{22} 肝癌小鼠模型，给予腹腔注射天花粉蛋白注射液（TCS）治疗，结果显示 TCS 治疗组实体瘤重与皮内肿瘤微血管新生数均小于模型对照组，即 TCS 可通过抑制血管生长，而对小鼠体内 H_{22} 肿瘤生长起到一定的抑制作用。

（2）代兴斌研究发现，天花粉蛋白（TCS）能够抑制小鼠 B 细胞淋巴瘤 A20 在同种移植模型体内的生长，延长荷瘤小鼠的生存时间。

（3）天花粉蛋白可以通过下调卵巢癌 $OVCAR_3$ 细胞中 HLA-GmRNA 表达水平，而起到抑制卵巢癌 $OVCAR_3$ 细胞生长的作用，并表现出浓度依赖性。

（4）天花粉蛋白具有诱导胃癌细胞 LoVo 凋亡的作用。

（5）天花粉多糖具有促人外周血单核细胞（PBMC）增殖的作用，并可显著抑制人乳腺癌细胞（MCF_7 细胞）及人子宫颈癌细胞（HeLa 细胞）的生长。

（6）天花粉蛋白可通过诱导肿瘤细胞凋亡，而起到抑制小鼠前列腺癌细胞 RM_1 生长的作用。

（7）天花粉蛋白能显著抑制绒癌 JEG_3 细胞的增殖，并能下调该细胞系 HLA-G、HLA-EmRNA 和蛋白水平，而起到遏制肿瘤的生长的作用。

（8）天花粉蛋白可能通过引起黑色素瘤 B_{16} 细胞内钙、ROS 和 NO 的生长量增高，而诱导其发生凋亡。

（9）天花粉蛋白具有诱导肺癌 A_{549} 细胞凋亡的作用，可能通过抑制 JNK 通路的活化，调控肺癌 A_{549} 细胞 caspase-3mRNA 表达而发挥其诱导作用。

【用法用量】 内服：9~20g，水煎；或入丸、散。外用：适量，研末调敷。

【使用注意】 脾胃虚寒，或有寒痰、湿痰者不宜。

参考文献

［1］吴红军，吴国娟，沈红，等．栝楼根提取物抗肿瘤作用初探［J］．动物医学进展，2006，27（6）：99-102.

［2］熊高准，楼建国．天花粉蛋白对结肠癌 SW_{620} 细胞株增殖、黏附和迁移的实验研究［J］．中成药，2012，34（3）：434-438.

［3］孔梅，柯一保，周美云，等．天花粉蛋白诱发白血病细胞 K_{562} 凋亡的研究［J］．Journal of Molecular Cell Biology，1998（3）：233-243.

［4］周广宇，毕黎琦，高申，等．天花粉蛋白对淋巴细胞亚群的免疫调节作用［J］．吉林大学学报（医学版），2003，29（3）：289-290.

［5］丁媛媛，刘晶星，陈淑云．天花粉热提取物抗柯萨奇 B 组病毒感染的研究［J］．上海交通大学学报（医学版），2002，22（1）：22-25.

［6］李琼，叶小利，陈新，等．天花粉降糖作用有效部位的研究［J］．长春中医药大学学报，2012，28（1）：9-11.

［7］戴良图，张华，王晨曦，等．天花粉蛋白治疗异位妊娠的临床应用及不良反应分析［J］．海军医学杂志，2013，34（5）：321-324.

［8］张帆，胡向兵，曹荣月，等．天花粉蛋白抗小鼠 H_{22} 肿瘤作用的研究［J］．中国药科大学学报，2011，42（3）：242-246.

［9］代兴斌．天花粉蛋白抗小鼠 B 细胞淋巴瘤的作用及机制研究［D］．南京：南京中医药大学，2015.

［10］王建英，马俊英，吴淑娟，等．天花粉蛋白、米非司酮和顺铂对卵巢癌细胞 HLA-G 表达的影响［J］．河北医药，2011，33（9）：1285-1287.

［11］国敏．天花粉蛋白诱导胃癌细胞 LoVo 凋亡的实验研究［J］．河南中医，2011，31（9）：990-991.

［12］赵桂珠，朱逢佳，徐水凌，等．天花粉多糖促人外周血单核细胞增殖和对人乳腺癌细胞、人子宫颈癌细胞的生长抑制作用［J］．时珍国医国药，2011，22（9）：2140-2142.

［13］石柱，单圣道，袁涛，等．天花粉蛋白诱导小鼠前列腺癌细胞 RM_1 凋亡的实验研究［J］．中药材，2009，32（2）：239-242.

［14］王建英，李勇，程建新，等．天花粉蛋白对绒癌细胞 JEG_3 体外增殖和 HLA-G、HLA-E 表达的影响［J］．中国老年学，2008，28（3）：247-249.

［15］周欣阳，张天一，顾君一，等．天花粉蛋白诱导黑色素瘤凋亡机制的研究［J］．中国病理生理杂志，2007，23（11）：2258-2261.

［16］庄静，汪丛丛，吕庆亮，等．天花粉蛋白介导入肺癌 A_{549} 细胞 $Caspase_3$ 表达及相关 JNK 信号通路的研究［J］．中国中医基础医学杂志，2014（6）：826-828.

112. 积雪草

【苗族药名】锐咪等

【品种来源】本品为伞形科植物积雪草 *Centella asiatica*（L.）Urb. 的干燥全草。多于 7~10 月采挖，挖出后除去泥沙，摊开晾干。别名野冬苋菜、连钱草、地棠草、鲎壳草、地钱草、遍地金钱草、大马蹄草、半边月、铜钱草、复箸碗草、雷公根、牛浴菜、马蹄草、马脚迹、老公根、灯盏菜、葵蓬菜、崩口碗、破铜钱、土细辛、崩大碗、野荠菜、钱凿口、蚶壳草、酒杯菜、遍地香、老鸦碗、半边钱、地浮萍。

【化学成分】含多种 α-香树脂醇型的三萜成分，其中有积雪草苷、异参枯尼苷、羟基积雪草苷、参枯尼苷、玻热米苷和玻热米酸等，以及马达积雪草酸。此外，尚含内消旋肌醇、积雪草糖、胡萝卜烃类、叶绿素，以及山奈酚、槲皮素和葡萄糖等。

【中药性味】味苦、辛，性寒。

（1）《神农本草经》："味苦，寒。"

（2）《名医别录》："无毒。"

（3）《本草求原》："甘淡辛，寒。"

【中药归经】归肝、脾、肾经。

（1）《闽东本草》："入心、肺、脾、胃、大肠五经。"

（2）《泉州本草》："入肝、脾、肾三经。"

【中药功效】活血止血，清热利湿，解毒消肿。

【苗药作用】

（1）清热解毒，利湿化瘀。治暑热口渴，淋浊，跌仆损伤，黄疸，吐血，九子疡，毒疮。（《贵州中草药名录》）

（2）补虚，利湿，止痛，化瘀，消肿。（《贵州草药》）

【现代药理】

（1）羟基积雪草苷可能通过抑制 TLR-4 和 NF-κB 的表达，以及改变细胞周期或诱导细胞凋亡，而对 LPS 刺激的小胶质细胞的增殖和炎症因子的生成起到抑制作用。

（2）积雪草总苷可能通过提高 IL-2、TNF-α 的含量，而对 A_{549} 肺癌细胞的生长起到抑制作用。

（3）肾脏保护：积雪草具有保护肾功能、延缓肾病进展的作用，主要是通过抑制炎性细胞因子 TNF-α，以及下调系膜细胞的 C_3 mRNA 及蛋白的表达水平，从而减轻局部免疫反应。

（4）抗感染：以积雪草为主要成分的三金片具有抗泌尿系统感染的作用，在病菌清除率、治疗有效率等方面有着一定的优势。

（5）促创面愈合：积雪草苷在烧伤创面愈合过程中能有效促进 $CyclinB_1$ 及 PCNA 的表达，使得细胞周期的 $S+G_2$ 期提前，细胞加速增殖，而促进烧伤创面愈合。

（6）抗抑郁：积雪草提取物具有抗抑郁的作用，能够显著地抑制小鼠体外脑单胺氧化酶 A 活性。

（7）神经保护：羟基积雪草苷对慢性铝中毒小鼠海马神经元具有一定的保护作用，可改善痴呆小鼠学习记忆能力。

（8）消化系统：积雪草提取物对乙醇所致小鼠胃黏膜损害起到一定的保护作用，主要通过加强黏膜自身阻碍，减少自由基的损害而发挥作用。

【文献论述】

（1）《贵州草药》："补虚，利湿，止痛，化瘀，消肿。"

（2）《神农本草经》："主大热，恶疮，痈疽，浸淫，赤熛，皮肤赤，身热。"

（3）《本草纲目》："研汁点暴赤眼。"

（4）《本草求原》："热毒，治白浊，浸痔疮，理小肠气。"

（5）《唐本草》："捣敷热肿丹毒。"

（6）《药性论》："治瘰疬鼠漏，寒热时节来往。"

（7）《日华子本草》："以盐挪贴，消肿毒并风疹疥癣。"

（8）《四川中药志》："祛风散寒。治肺热咳嗽，消瘿瘤，涂痈疮肿毒，消食积饱胀。"

（9）《滇南本草》："治子午潮热，眩晕，怕冷，肢体酸困，饮食无味，男妇童疳，虚劳发热不退者用之，利小便，水牛肉为引。"

（10）《陆川本草》："解毒，泻火，利小便。治热性病，头痛，身热，口渴，小便黄赤。"

（11）《闽东本草》："治暑热痧气，腹痛腹胀。"

【常治肿瘤】 常用于结肠癌、鼻咽癌等肿瘤。

【科学研究】

（1）张骅通过实验研究发现一定浓度的羟基积雪草酸具有较强的促结肠癌细胞 CT_{26} 凋亡能力，并呈现浓度依赖性。

（2）彭晶玉等发现积雪草苷对人鼻咽癌细胞（CNE）的增殖起到一定的抑制作用。

（3）Park BC 等实验发现，积雪草苷可通过改变 Bax/Bcl_2 的比例和半胱天冬酶的活性而起到诱导细胞凋亡的作用，对于治疗人类皮肤癌有着巨大的潜力。

【用法用量】 内服：3~10g，水煎。外用：适量，捣烂调敷。

【使用注意】 虚寒者不宜。

参考文献

［1］张思思，蔡江晖，万敬员，等．羟基积雪草苷对 LPS 诱导小胶质细胞增殖的抑制作用及机制研究［J］．中国病理生理杂志，2015，31（3）：428-434.

［2］姚锦英．积雪草总苷抗 A_{549} 肺癌细胞诱导的肿瘤的实验研究［J］．中国临床药理学与治疗学，2015，20（4）：384.

［3］朱晓玲，王永钧，张迎华，等．积雪草苷合大黄素对肿瘤坏死因子 α 诱导的肾系膜细胞 C_3 表达的影响［J］．中国临床药理学与治疗学，2006，11（4）：414-417.

［4］辛朝生，王萍．中成药三金片治疗尿路感染的疗效分析［J］．中国社区医师：医学专业，2011，

13（1）：106-107.

［5］张涛，利天增，祁少海，等. 积雪草苷对烧伤创面愈合中细胞周期蛋白、增殖细胞核抗原表达的
　　　影响［J］. 中华实验外科杂志，2005，22（1）：43-45.

［6］张中启，袁莉，罗质璞. 积雪草提取物抑制小鼠体外脑单胺氧化酶 A 的活性［J］. 军事医学，
　　　2000，24（2）：158.

［7］孙峰，刘颖菊，肖小华，等. 羟基积雪草苷对慢性铝中毒痴呆小鼠的治疗作用［J］. 中国老年
　　　学，2006，26（10）：1363-1365.

［8］Cheng CL，Koo MW. Effects of Centella asiatica on ethanol induced gastric mucosal lesions in rats［J］.
　　　Life Sciences，2000，67（21）：2647-2653.

［9］张骅. 羟基积雪草酸通过免疫调节和 NF-κB 通路诱导结肠癌细胞凋亡［D］. 武汉：武汉大
　　　学，2014.

［10］彭晶玉，丛晓东，张云，等. 积雪草的化学成分和质量控制研究进展［J］. 中国民族民间医药，
　　　2011，20（14）：49-50.

［11］Park BC，Bosire KO，Lee ES，et al. Asiatic acid induces apoptosis in SK-MEL-2 human melanoma
　　　cells.［J］. Cancer Letters，2005，218（1）：81-90.

113. 臭牡丹

【苗族药名】 窝项嘎

【品种来源】 本品为马鞭草科大青属植物臭牡丹 *Clerodendrum bungei* Steud.，以根及叶入药。多于夏季采叶，秋季采根，除去泥沙，鲜用或晒干，别名臭灯桐、臭枫草、臭草、臭八宝、臭树、臭珠桐、大红花、野朱桐、大红袍、矮童子、矮桐、逢仙草、假真珠梧桐、鸡虱草。

【化学成分】 叶和茎含有琥珀酸、茴香酸、香草鞣酸、乳酸镁，以及硝酸钾和麦芽醇。

【中药性味】 味辛、苦，性平。

（1）《福建民间草药》："辛，温，有小毒。"

（2）《浙江民间常用草药》："辛。平。"

【中药归经】 归心、肝、脾经。

【中药功效】 活血散瘀，消肿解毒。

【苗药作用】

（1）治体虚：臭牡丹根 10g，水煎服。（《苗族医药学》）

（2）治疮痈：臭牡丹根枝叶适量，捣烂外敷。（《中国苗族药物彩色图集》）

【现代药理】

（1）臭牡丹总黄酮可能通过上调 p53 和 bax mRNA 的表达，以诱导小鼠 Lewis 肺癌细胞凋亡，从而有效抑制肿瘤生长。

（2）臭牡丹总黄酮体外对人肝癌 HepG$_2$ 细胞的增殖具有明显抑制作用。

（3）抗炎、镇痛、抗过敏：臭牡丹提取物显著抑制小鼠腹腔毛细血管炎性渗出，抑制二甲苯所致小鼠耳廓肿胀。减少醋酸致小鼠扭体次数，并降低 DNFB 诱导的小鼠

过敏反应。

（4）增强免疫：臭牡丹根水煎液对大鼠脾虚模型白细胞介素-6（IL-6）有显著的影响，即提示有增强细胞免疫的作用。

（5）镇静、催眠：臭牡丹根溶液具有镇静和催眠作用，对小鼠自发活动具有明显的减少，协同戊巴比妥钠的中枢抑制的作用，并且呈现出剂量依赖性。

（6）抑菌：臭牡丹根的提取物在 pH5~8 的范围内，对 4 种病原微生物（小麦纹枯病菌、小麦赤霉病菌、水稻纹枯病菌、玉米大斑病菌），具有不同程度的抑菌作用。

【文献论述】

（1）《本草纲目拾遗》："洗痔疮，治疗，一切痈疽，脱肛。"

（2）《民间常用草药汇编》："健脾，养血，平肝。治崩带及小儿疳气。"

（3）《浙江民间常用草药》："清热利湿，消肿解毒，止痛。"

（4）《福建民间草药》："活血散瘀，拔毒消痈。"

【常治肿瘤】 常用于肺癌、肝癌、肉瘤等肿瘤。

【科学研究】

（1）余娜等发现臭牡丹总黄酮可能通过调控 EMT 的相关蛋白，逆转 β-catenin 诱导的 EMT 现象，而对 A_{549} 肺癌细胞起到一定的体外抑制作用。

（2）臭牡丹总黄酮可能通过调控 Wnt/β-catenin 信号通路并抑制其关键基因，而诱导人肝癌 $HepG_2$ 细胞凋亡。

（3）一定剂量的臭牡丹提取物对 S_{180} 肉瘤及 H_{22} 肝癌动物移植性肿瘤具有明显的抑制作用。

【用法用量】 内服：10~15g，水煎；或入丸、散。外用：适量，捣烂调敷。

【使用注意】 无。

参考文献

[1] 陈思勤，朱克俭，李勇敏，等. 臭牡丹总黄酮抑制小鼠 Lewis 肺癌实体瘤及其与 p53、Bcl_2、bax 表达相关性研究［J］. 世界中医药，2016，11（6）：946-949.

[2] 胡琦，朱克俭，谭小宁，等. 臭牡丹总黄酮对人肝癌 $HepG_2$ 细胞增殖作用的实验研究［J］. 湖南中医杂志，2015，31（4）：166-168.

[3] 周红林，刘建新，周俐，等. 臭牡丹提取物抗炎镇痛抗过敏作用的实验研究［J］. 中国新药杂志，2006，15（23）：2027-2029.

[4] 杨卫平，梅颖，邓鑫，等. 苗药臭牡丹对大鼠免疫功能影响的实验研究［J］. 中国民族医药杂志，2012，18（7）：52-53.

[5] 刘建新，叶和杨，连其深，等. 臭牡丹根提取液的镇静和催眠作用［J］. 赣南医学院学报，2001，21（3）：241-243.

[6] 林娜，尹礼国，陈超众，等. 臭牡丹根提取物的抑菌效果研究［J］. 安徽农业科学，2009，37（32）：15884-15886.

[7] 余娜，马思静，朱克俭. 臭牡丹总黄酮对 A_{549} 细胞上皮间质转化相关蛋白的影响［J］. 湖南中医药大学学报，2016，36（5）：10-13.

[8] 胡琦, 谭小宁, 余娜, 等. 臭牡丹总黄酮介导 Wnt/β-catenin 信号转导诱导人肝癌细胞 HepG$_2$ 的凋亡 [J]. 世界中医药, 2016, 11 (6): 954-957.

[9] 石小枫, 杜德极. 臭牡丹抗肿瘤作用研究 [J]. 中国中药杂志, 1993, 18 (11): 687-690.

114. 射干

【苗族药名】窝达赊巴

【品种来源】本品为鸢尾科植物射干 *Belamcanda chinensis* (L.) DC. 的干燥根茎。春初刚发芽或秋末茎叶枯萎时采挖, 挖出后除去泥沙, 摊开晾至表面干燥。别名黄远、鬼扇、夜干、紫良姜、蒿竹、黄花蒿蓄、仙人掌、扇把草、乌要、乌扇、乌吹、乌蒲、草姜、风翼、地蒿竹、紫金牛、较剪草、开喉箭、较剪兰、冷水丹、冷水花、蒿竹兰、金绞剪、金蝴蝶、野萱花、铁扁担、六甲花、黄知母、剪刀梏、鱼翅草。

【化学成分】射干的根及根茎含异黄酮类成分, 还含有射干酮、茶叶花宁、棕榈酸甲酯和硬脂酸甲酯等; 种子含射干醇 A、B, 射干醌 A、B, 1- (2-羟基-3, 5-二甲氧基) 苯基-10-十五烯等; 花、叶均含杧果苷。

【中药性味】味苦, 性寒, 有毒。

(1)《神农本草经》: "味苦, 平。"

(2)《滇南本草》: "性微寒, 苦辛, 有小毒。"

(3)《蜀本草》: "微寒。"

【中药归经】归肺、肝、脾、经。

(1)《本草经疏》: "入手少阳、少阴、厥阴经。"

(2)《雷公炮制药性解》: "入肺、肝、脾三经。"

【中药功效】清热解毒, 消瘀散结, 祛痰利咽。

【苗药作用】

(1) 治咽喉疼痛、牙根肿痛: 射干 10g, 朱砂根 10g, 车前草 10g, 水煎服。(《苗族医药学》)

(2) 治咽喉肿痛: 射干 10g, 八爪金龙 15g, 水煎服。(《中国苗族药物彩色图集》)

【现代药理】

(1) 射干提取物对小鼠 S$_{180}$ 肉瘤具有一定的抑制作用。

(2) 抗炎: 射干能对巴豆油所致的炎性渗出及增生有着一定的抑制作用, 对醋酸所致的腹腔毛细血管通透性的增高和大鼠棉球肉芽组织增生亦有抑制作用。

(3) 抗氧化: 射干中分离得到的鸢尾黄素和鸢尾苷均有较强的增加四氯化碳诱导的小鼠抗氧化酶的作用。

(4) 抑菌: 射干提取物体内体外对某些菌株均有抑菌作用。体外实验表明射干提取物对肺炎链球菌、铜绿假单胞菌、金黄色葡萄球菌、大肠埃希菌等均存在一定的敏感性; 体内实验表明不同剂量射干提取物均能显著降低金黄色葡萄球菌酵母悬液引起的小鼠死亡率。

(5) 镇痛: 一定剂量的射干提取物具有降低大鼠足肿胀率, 以及降低小鼠耳肿胀度，明显减少小鼠扭体次数。

【文献论述】

（1）《苗族医药学》："有降火、解毒、消炎的作用。主治咽喉肿疼。"

（2）《中国苗族药物彩色图集》："降火，解毒。主治咽喉肿痛、牙根肿痛。"

（3）《神农本草经》："主咳逆上气，喉痹咽痛，不得消息，散结气，腹中邪逆，食饮大热。"

（4）《名医别录》："疗老血在心脾间，咳唾，言语气臭，散胸中热气。"

（5）《药性论》："治喉痹水浆不入，通女人月闭，治疰气，消瘀血。"

（6）《滇南本草》："治咽喉肿痛，咽闭喉风，乳蛾，疰腮红肿，牙根肿烂，攻散疮痈一切热毒等症。"

（7）《生草药性备要》："敷疮洗肿，拔毒散血，跌打亦用。"

（8）《日华子本草》："消痰，破癥结，胸膈满，腹胀，气喘，痃癖，开胃下食，消肿毒，镇肝明目。"

（9）《南京民间药草》："根茎、花和种子，泡酒服，治筋骨痛。"

（10）《本草衍义补遗》："射干，行太阴、厥阴之积痰，使结核自消甚捷。又治便毒，此足厥阴湿气，因疲劳而发，取射干三寸，与生姜同煎，食前服，利三两行效。又治喉痛，切一片，噙之效。"

【常治肿瘤】 常用于结肠癌、胃癌、前列腺癌等肿瘤。

【临床应用】

（1）射干苷可能通过下调结肠癌细胞的增殖，以及上调细胞凋亡相关蛋白的表达，而对结肠癌 SW_{480} 细胞起到抑制作用。

（2）潘静从川射干内分离提取化合物鸢尾苷元、鸢尾苷，研究发现鸢尾苷元、鸢尾苷对人胃癌细胞株 SCC_{7901} 具有一定的抑制作用。

（3）射干中分离得到的鸢尾黄素可作用于前列腺细胞的胰岛素生长因子-1受体调整细胞，有治疗前列腺癌的潜能。

【用法用量】 内服：5~10g，水煎；或入丸、散。外用：适量，捣烂调敷。

【使用注意】 脾虚便溏，病无实热及孕妇禁服。

参考文献

［1］陈靖，吴成举，柴纪严. 射干提取物体内抗肿瘤作用研究［J］. 北方药学，2013（5）：72.

［2］吴泽芳，熊朝敏. 射干与白射干、川射干（鸢尾）的药理作用比较研究［J］. 中药药理与临床，1990（6）：28-30.

［3］Sang HJ, Lee YS, Lim SS, et al. Antioxidant activities of isoflavones from the rhizomes of belamcanda chinensis, on carbon tetrachloride-lnduced hepatic injury in rats［J］. Archives of Pharmacal Research, 2004, 27（2）：184-188.

［4］秦文艳，赵金明，齐越，等. 射干提取物体内体外抑菌作用的研究［J］. 中国实验方剂学杂志，2011, 17（4）：147-150.

［5］李国信，秦文艳，齐越，等．射干提取物抗炎及镇痛药理实验研究［J］．实用中医内科杂志，2008，22（1）：3-4.

［6］熊玲凡．中药射干提取物射干苷抑制结肠癌细胞增殖及迁移作用的研究［D］．武汉：湖北中医药大学，2016.

［7］潘静．川射干化学成分及体外抗肿瘤活性的研究［D］．武汉；湖北中医药大学，2009.

［8］Thelen P，Seseke F，Ringert RH，et al. Pharmacological potential of phytoestrogens in the treatment of prostate cancer［J］. 2006，45（2）：195-196，197-201.

115. 拳参

【苗族药名】 杠扭达

【品种来源】 本品为蓼科植物拳参 *Polygonum bistorta* L. 的干燥根茎。春初刚发芽或秋末茎叶枯萎时采挖，洗净，除去泥沙，摊开晒干。别名回头参、虾参、紫参、刀剪药、山虾子、山柳柳、倒根草、疙瘩参、石蚕、破伤药、刀枪药、马蜂七。

【化学成分】 拳参根茎含鞣质、淀粉、糖类、果胶等。鞣质中，有可水解鞣质和缩合鞣质，尚有没食子酸、并没食子酸、D-儿茶酚、L-表儿茶酚、6-没食子酰葡萄糖和3，6-二没食子酰葡萄糖等。叶含鞣质5%～10%，茎中则仅为痕量。

【中药性味】 味苦，性凉。

（1）《现代实用中药》："酸苦，有小毒。"

（2）《中药志》："苦，微寒。"

【中药归经】 归肺、肝、大肠经。

【中药功效】 清热解毒，散结利湿，凉血止血。

【苗药作用】

（1）治烧烫伤：拳参研末，调麻油均匀涂患处，每日12次。（《贵州中草药验方选》）

（2）治外伤出血：拳参研粉，外撒患处。（《中国苗族药物彩色图集》）

（3）治胃炎、胃溃疡：拳参15g，通光散10g，五香血藤20g，水煎服。（《中国苗族药物彩色图集》）

【现代药理】

（1）镇痛：一定浓度的拳参水提取物具有明显的镇痛作用，但纳洛酮不能对抗其镇痛作用。

（2）抑菌：拳参提取物对金黄色葡萄球菌和大肠埃希菌具有显著的抑菌作用。

（3）增强免疫：拳参水提取物对正常小鼠的免疫功能具有增强作用。能显著增强正常小鼠单核巨噬细胞的吞噬能力，上调正常小鼠免疫器官的胸腺指数和脾脏指数，促进T淋巴细胞增殖，增强NK细胞的细胞毒作用。

【文献论述】

（1）《贵州中草药名录》："清热凉血，调经止血。治胃、十二指肠溃疡，月经不调，刀伤，菌痢。"

（2）《贵州草药》："清热和血，止痢，止血，定惊。"

【常治肿瘤】常用于多种肿瘤。

【科学研究】

拳参，苗族名杠扭达，别名草血竭，李文广等通过采用台盼蓝拒染法和 MTT 法的体外实验，以及小鼠移植性肿瘤 S_{180} 和 HepA 模型的体内实验，证实草血竭体外抑制 K_{562} 和 HL_{60} 的 IC_{50} 为 262~367mg/L，16g/kg 对 S_{180} 和 HepA 抑制率分别为 47.3% 和 52.9%。

【用法用量】内服：5~10g，水煎；或入丸、散。外用：适量，捣烂调敷，或煎水含漱、清洗。

【使用注意】无实火热毒者不宜，阴证外疡忌服。

参考文献

[1] 曾靖，单热爱，钟声，等. 拳参水提取物镇痛作用的实验观察 [J]. 中国组织工程研究，2005，9（6）：80-81.

[2] 刘春棋，王小丽，曾靖. 拳参提取物抑菌活性的初步研究 [J]. 赣南医学院学报，2006，26（4）：489-490.

[3] 李珂珂，栾希英，刘现兵. 拳参水提物对小鼠免疫功能的影响 [J]. 中药材，2010，33（8）：1302-1306.

[4] 李文广，张小郁，陈晓. 草血竭抗肿瘤作用的实验研究 [J]. 中药药理与临床，2001，17（6）：31-32.

116. 黄柏

【苗族药名】豆嘎脑牛

【品种来源】本品为芸香科植物黄皮树 *Phellodendron chinense* Schneid. 或黄檗 *Phellodendron amurense* Rupr. 的干燥树皮。多于 3~6 月采收，选取十年以上的黄柏，剥取树皮，去除粗皮，晒至半干，压平，别名元柏、黄檗、檗木。

【化学成分】树皮含小檗碱、药根碱、木兰花碱、黄柏碱、N-甲基大麦芽碱、掌叶防己碱、蝙蝠葛碱等生物碱；另含黄柏酮、黄柏内酯、白鲜脑交酯、黄柏酮酸、7-脱氢豆甾醇、β-谷甾醇、菜油甾醇等。

【中药性味】味苦，性寒。

（1）《神农本草经》："味苦，寒。"

（2）《药性论》："平。"

（3）《名医别录》："无毒。"

【中药归经】归肾、膀胱经。

（1）《汤液本草》："足太阳经引经药，足少阴经之剂。"

（2）《本草经解》："入足少阴肾经、手少阴心经。"

（3）《医学入门》："足少阴、手厥阴本药，足太阳引经药。"

【中药功效】清热解毒，燥湿泻火。

【苗药作用】

（1）清热燥湿，泻火除蒸，解毒疗疮。用于湿热痢疾，黄疸，带下，热淋，脚气，痿痹，骨蒸劳热，盗汗，遗精，疮疡肿毒，湿疹瘙痒。（《贵州苗族医药研究与开发》）

（2）清热燥湿，消肿解毒。治痢疾，肠炎，黄疸型肝炎，风湿性关节炎，泌尿系感染，黄水疮。（《贵州中草药名录》）

【现代药理】

（1）低浓度小檗碱对食管鳞癌细胞 $KYSE_{30}$、$KYSE_{450}$ 具有显著放射增敏作用。

（2）小檗碱可以抑制前列腺癌细胞 $CWR_{22}RV_1$ 的增殖。

（3）黄连素可以有效抑制人结肠癌细胞系的迁移作用。

（4）小檗碱对人高转移肺癌细胞增殖具有抑制作用。

（5）抗白血病活性：小檗碱通过泛素化的机制降解 BCR-ABL 蛋白，进而克服 CML 的耐药性。

（6）治疗慢性宫颈炎：黄柏胶囊联合克拉霉素治疗慢性宫颈炎可有效降低患者血清 SOD、hs-CRP 和 TNF-α 水平。

（7）治疗糖尿病足：240 例患者完成了该试验（每组各 120 例），治疗 8 周后试验组患者在缩小溃疡面积、降低炎症相关指标（白细胞、中性粒细胞百分比、血沉、C 反应蛋白）及临床总有效率方面均优于对照组（$P<0.05$），两组患者治疗期间不良事件发生率无统计学差异，试验组内缺血与非缺血患者相比，在缩小溃疡面积、降低炎症指标方面均无统计学差异。

（8）治疗痛风：黄柏与苍术提取物组与别嘌呤醇组均能显著地降低高尿酸血症小鼠血清尿酸水平（$P<0.01$），二者对正常动物血清尿酸水平仅有一定降低的趋势，但无显著性差异。由此可知黄柏与苍术提取物对高尿酸血症小鼠具有明显降低血清尿酸水平作用，是一种有开发前景的降尿酸治疗痛风的中药活性成分。

（9）抑菌：用 K-B 纸片扩散法检测黄柏对金黄色葡萄球菌、白色葡萄球菌、甲型链球菌、乙型链球菌、变形杆菌的抑菌作用。结果显示：黄柏对上述细菌均有明显抑制作用。

（10）骨质疏松：黄柏小檗碱对去卵巢大鼠骨质疏松症具有防治作用，其机制可能是抑制骨吸收、促进骨形成，促进雌二醇和降钙素合成。

【文献论述】

（1）《本经逢原》："黄柏，生用降实火，酒制治阴火上炎，盐制治下焦之火，姜制治中焦痰火，姜汁炒黑治湿热，盐酒炒黑制虚火，阴虚火盛，面赤戴阳，附子汁制。"

（2）《医学启源》："黄檗，治肾水膀胱不足，诸痿厥、腰无力，于黄芪汤中加用，使两膝中气力涌出，痿软即时去矣。"

（3）《本草衍义补遗》："檗皮，走手厥阴而有泻火补阴之功。配细辛，治口疮有奇功。"

（4）《汤液本草》："黄檗，足少阴剂，肾苦燥，故肾停湿也，栀子、黄芩入肺，黄连入心，黄檗入肾，燥湿所归，各从其类也。《活人书》解毒汤，上下内外通治之。"

（5）《本草纲目》："古书言知母佐黄檗滋阴降火，有金水相生之义，黄檗无知母，犹水母之无虾也。盖黄檗能治膀胱命门中之火，知母能清肺金，滋肾水之化源，故洁古、东垣、丹溪皆以为滋阴降火要药，上古所未言也。盖气为阳，血为阴，邪火煎熬，则阴血渐涸，故阴虚火动之病须之，然必少壮气盛能食者用之相宜，若中气不足而邪火炽盛者，久服则有寒中之变。近时虚损及纵欲求嗣之人用补阴药，往往以此二味为君，日日服饵，降令太过，脾胃受伤，真阳暗损，精气不暖，致生他病。盖不知此物苦寒而滑渗，且苦味久服，有反从火化之害，故叶氏《医学统旨》有'四物加知母、黄檗，久服伤胃，不能生阴'之诫。""生用则降实火，熟用则不伤胃，酒制则治上，盐制则治下，蜜制则治中。"

（6）《本草经疏》："黄檗，主五脏肠胃中结热。盖阴不足，则热始结于肠胃；黄瘅虽由湿热，然必发于真阴不足之人；肠澼痔漏，亦皆湿热伤血所致；泄痢者，滞下也，亦湿热干犯肠胃之病；女子漏下赤白、阴伤蚀疮，皆湿热乘阴虚流客下部而成；肤热赤起、目热赤痛口疮，皆阴虚血热所生病也。以致阴之气补至阴之不足，虚则补之，以类相从，故阴回热解，湿燥而诸证自除矣。乃足少阴肾经之要药，专治阴虚生内热诸证，功烈甚伟，非常药可比也。"

【常治肿瘤】常用于肺癌、肝癌、结肠癌、前列腺癌、食管鳞癌、白血病等肿瘤。

【科学研究】

（1）低浓度小檗碱可以通过显著下调 DSB 同源重组修复中重要分子 RAD_{51} 的表达，从而对食管鳞癌细胞 $KYSE_{30}$、$KYSE_{450}$ 具有显著放射增敏作用。

（2）小檗碱通过靶向抑制 AKR_1C_3 酶活性，减少细胞内睾酮含量，抑制前列腺癌细胞 $CWR_{22}RV_1$ 的增殖。

（3）黄连素可以有效抑制人结肠癌细胞系的迁移作用，并影响 Exo_{70} 在 $KM_{12}C$ 细胞内的表达定位，且这种抑制作用可能与下调迁移相关蛋白 MMP_2、MMP_9 和 Exo_{70} 有关。

（4）小檗碱对人高转移肺癌细胞系细胞增殖具有抑制作用，并且这种抑制作用可能与调节细胞内活性氧自由基产生从而影响细胞周期进程相关。小檗碱阻遏肿瘤的转移机制之一，可能是通过调节两种细胞表面黏附分子的表达，从而抑制人高转移肺癌系与 HUvEc 间的黏附而发挥作用。

（5）黄柏加药照光组对癌细胞生长、癌细胞噻唑蓝代谢活力均有光敏抑制效应。同时，黄柏实验组癌细胞酸性磷酸酶含量明显减少（$P<0.01$），癌细胞 3HTdR 掺入量显著降低（$P<0.01$），100mL/L 黄柏对染色体并无光敏致粘连畸变作用，但能延缓 S 期细胞周期过程（$P<0.01$）。透射电镜发现：10mL/L 和 100mL/L 黄柏使实验组细胞线粒体、内质网广泛肿胀、扩张，细胞核糖体明显减少。提示黄柏对 BGC_{823} 人胃癌细胞的确具有光敏抑制效应。

（6）小檗碱通过减少肠道损伤、缓解腹泻，同时还能阻断肠道免疫抑制微环境的形成，增加了抗肿瘤免疫的 Th_1 型细胞因子的表达，增强机体的抗肿瘤活性，减少肿瘤复发转移的机率。

【用法用量】内服：3~9g，煎；或入丸、散。外用：研末调敷；或煎水浸洗。

【使用注意】脾虚泄泻，胃弱食少者忌服。

（1）《本草经集注》："恶干漆。"

（2）《本草经疏》："阴阳两虚之人，病兼脾胃薄弱，饮食少进及食不消，或兼泄泻，或恶冷物及好热食；肾虚天明作泄；上热下寒，小便不禁；少腹冷痛，子宫寒；血虚不孕，阳虚发热，瘀血停滞，产后血虚发热，金疮发热；痈疽溃后发热，伤食发热，阴虚小水不利，痘后脾虚小水不利，血虚不得眠，血虚烦躁，脾阴不足作泄等证，法咸忌之。"

参考文献

[1] 姜海燕．小檗碱对人食管鳞癌细胞的放射增敏作用及其机制研究［D］．济南：山东大学，2011．

[2] 田原僮．小檗碱通过靶向 AKR_1C_3 抑制去势抵抗性前列腺癌细胞生长的作用及机制研究［D］．长春：吉林大学，2014．

[3] 陈彬彬．黄连素对人结肠癌细胞凋亡和迁移作用的研究［D］．厦门：厦门大学，2014．

[4] 蒋艳．小檗碱对人高转移肺癌细胞系（PG）细胞增殖和转移的影响及机制研究［D］．北京：北京中医药大学，2004．

[5] 丰茂晓．中药单体小檗碱克服慢性粒细胞白血病对伊马替尼的耐药性及其机制研究［D］．广州：暨南大学，2015．

[6] 陈继红，牛会茹，李艳红，等．黄柏胶囊联合克拉霉素治疗对慢性宫颈炎患者血清相关因子水平的影响［J］．临床合理用药杂志，2015（22）：95-96．

[7] 侯小丽，徐俊，王鹏华，等．复方黄柏液辅助治疗糖尿病足溃疡的临床疗效分析［J］．中国实验方剂学杂志，2016（4）：159-163．

[8] 潘志，段富津，王颖航，等．黄柏与苍术提取物对高尿酸血症小鼠血尿酸的影响［J］．时珍国医国药，2008（1）：112-113．

[9] 陈蕾，邸大琳．黄柏体外抑菌作用研究［J］．时珍国医国药，2006（5）：759-760．

[10] 年华，徐玲玲，马明华，等．黄柏小檗碱对去卵巢大鼠骨质疏松症的作用［J］．药学服务与研究，2007（1）：41-44．

[11] 廖静，鄂征，宁涛，等．中药黄柏的光敏抗癌作用研究［J］．首都医科大学学报，1999（3）：153-155．

[12] 刘丹．小檗碱缓解伊立替康对肠道免疫系统损伤的机制研究［D］．大连：大连医科大学，2014．

117. 黄精

【苗族药名】高朗加

【品种来源】本品为百合科植物滇黄精 *Polygonatum kingianum* Coll. et Hemsl.、黄精 *Polygonatum sibiricum* Red. 或多花黄精 *Polygonatum cyrtonema* Hua. 的干燥根茎。多于春、秋采收，除去须根，洗净，置于沸水中略烫或蒸至透心，捞出晒干或烘干，别名山姜、老虎姜、鸡头参、龙衔、黄芝、太阳草、生姜、山捣臼等。

【化学成分】根茎含吖丁啶羧酸、天冬氨酸、高丝氨酸、二氨基丁酸、毛地黄糖苷，以及多种蒽醌类化合物。此外尚含牡荆素木糖苷和 5，4'-二羟基黄酮的糖苷。

【中药性味】 味甘，性平。

（1）《名医别录》："味甘，平，无毒。"

（2）《四声本草》："寒。"

（3）《贵州草药》："性温，味甘。"

【中药归经】 归脾、肺、肾经。

（1）《雷公炮制药性解》："入脾、肺二经。"

（2）《玉楸药解》："入足太阴脾、足阳明胃。"

（3）《本草再新》："入心、脾、肺、肾。"

【中药功效】 补脾益气，养阴润肺，滋肾填精。

【苗药作用】

（1）《苗族药物集》："补虚止咳，恢复视力。"

（2）《贵州中草药名录》："润肺养阴，健脾益气，祛痰，止血，消肿解毒。治遗精，盗汗，带下，肺虚咳嗽，崩漏，吐血，衄血，外伤出血，肾虚眩晕，疮肿，瘰疬。"

（3）《贵州民间药物》："止咳，接骨。"

【现代药理】

（1）黄精多糖与顺铂联合使用可明显抑制 H_{22} 肝癌移植瘤的生长。

（2）黄精多糖对肝癌 H_{22} 移植瘤小鼠具有显著的抑瘤作用。

（3）黄精能明显抑制人食管癌 Eca_{109} 细胞、人胃癌 HGC_{27} 细胞、人直肠癌 HCT_8 细胞的生长活性。

（4）增强免疫：黄精粗多糖能增强正常小鼠的细胞、体液和单核-巨噬细胞免疫功能。

（5）抑菌：黄精多糖具有一定的抑菌活性，对大肠埃希菌、副伤寒杆菌、白葡萄球菌及金黄色葡萄球菌等均有较强的抑制作用。

（6）抗炎：黄精多糖能抑制二甲苯引起小鼠的耳肿胀，与生理盐水（NS）组比较有明显差异（$P < 0.01$），具有一定的抗炎作用。

（7）抗病毒：黄精属的两个种中分别提取到两种小分子粗多糖（PD、PP），均有一定的抗病毒活性。

（8）抗疲劳：黄精粗多糖可显著延长小鼠负重游泳时间、降低运动后小鼠血清尿素氮含量及增加小鼠肝糖原含量，并呈剂量依赖关系，说明黄精粗多糖具有明显的抗疲劳作用。

（9）抗氧化：黄精粗多糖可显著降低溴苯所致小鼠肝损伤的脂质过氧化产物 MDA 含量，增加小鼠肝组织的过氧化物歧化酶 GSH-Px 含量，并呈剂量依赖关系，说明黄精粗多糖具有明显的抗氧化作用。

（10）心肌缺血：黄精醇提物对实验性心肌缺血具有保护作用，其作用机制可能与减轻缺血动物细胞内各种酶类的释放、防止心肌钙超载、减轻脂质过氧化等作用有关。

【文献论述】

（1）《本经逢原》："黄精为补中宫之胜品，宽中益气，使五脏调和，肌肉充盛，骨髓坚强，皆是补阴之功。但阳衰阴盛人服之，每致泄泻痞满，不可不知。"

（2）《本草便读》："黄精为滋腻之品，久服令人不饥，若脾虚有湿者，不宜服之，恐其腻膈也。此药味甘如饴，性平质润，为补养脾阴之正品。"

（3）《证类本草》："黄精，味甘，平，无毒。补中益气，除风湿，安五脏。久服轻身延年，不饥。"

（4）《本草纲目》："黄精受戊己之淳气，故为补黄宫之胜品。土者万物之母，母得其养，则水火既济，木金交合，而诸邪自去，百病不生矣。"

（5）《本草求真》："黄精止是入脾补阴，若使夹有痰湿，则食反更助湿。"

（6）《贵州中草药名录》："黄精，润肺养阴，健脾益气，祛痰，止血，消肿解毒。治遗精，盗汗，带下，肺虚咳嗽，崩漏，吐血，衄血，外伤出血，肾虚眩晕，疮肿，瘰疬。"

（7）《本草乘雅半偈》："黄精，主补中益气，除风湿，安五脏。久服轻身，延年不饥。"

（8）《药性解》："黄精，味甘，性平，无毒，入脾、肺二经。补中益气，除风湿，安五脏，驻颜色。"

（9）《本经疏证》："黄精根既黄，干复本黄末赤，是其归根复命的在火土之化，以为补中益气，确凿无疑。黄精之补中益气，本为除风湿耳，非补中益气、除风湿两分功效也。"

【常治肿瘤】 常用于胃癌、肝癌、食管癌、肉瘤、肺癌、乳腺癌、直肠癌、白血病等肿瘤。

【科学研究】

（1）顺铂组及 PSP+顺铂组均显著降低移植瘤重（$P<0.05$ 或 $P<0.01$），且随着 PSP 剂量增大及与顺铂合用，抑瘤率逐渐提高；与对照组比较，顺铂干预后肝质量及肝组织匀浆中 SOD 水平明显降低（$P<0.01$），而 MDA 含量明显升高（$P<0.01$）；与顺铂组比较，PSP 联合顺铂干预后肝质量及肝组织匀浆中 SOD 水平逐渐升高（$P<0.05$ 或 $P<0.01$），且 MDA 含量降低（$P<0.01$）。由此可知黄精多糖与顺铂联合使用可明显抑制 H_{22} 肝癌移植瘤的生长，并能减轻顺铂引发的肝氧化损伤。

（2）黄精多糖对肝癌 H_{22} 移植瘤小鼠具有显著的抑瘤作用，其作用机制可能是通过影响细胞周期分布，将肿瘤细胞阻滞于 G_0/G_1 期，抑制细胞增殖，并通过激活 Caspase 系统诱导肿瘤细胞凋亡。

（3）黄精有抗肿瘤的作用，机制可能为作用于细胞周期，将细胞阻滞于 S 期和诱导细胞凋亡。

（4）复方黄芪口服液能减轻 TP 方案治疗晚期气阴两虚型肺癌时的血液学毒性和消化道毒性，促进机体免疫功能的增强，改善生活质量，改善症状，达到减毒的目的。

（5）多花黄精粗多糖可有效抑制 S_{180} 肉瘤的生长，促进荷瘤鼠胸腺和脾的生长发育，可通过提高动物的免疫功能来达到控制和杀灭肿瘤细胞的目的。

（6）黄精多糖各剂量组的瘤质量均小于对照组，均可显著抑制小鼠移植瘤 Heps、Eac 的生长（$P<0.01$），抑瘤率均较高，100mg/kg 及 50mg/kg 剂量组对动物体质量影响较大（$P<0.01$）。

（7）黄精不仅能促进正常小鼠及 S_{180} 荷瘤小鼠、MNNG 诱癌大鼠脾细胞产生 IL_2，增强 NKC 与 CTL 活性；而且对 S_{180} 瘤重抑制率为 28%~40%，使 MNNG 诱导的大鼠消化道肿瘤发生率由对照组的 85% 降低到黄精组的 45%。

【用法用量】 内服：10~15g，煎；或入丸、散熬膏。外用：煎水洗。

【使用注意】 中寒泄泻，痰湿痞满气滞者忌服。

（1）《本草纲目》："忌梅实，花、叶、子并同。"

（2）《本经逢原》："阳衰阴盛人服之，每致泄泻痞满。"

（3）《得配本草》："气滞者禁用。"

（4）《本草正义》："有湿痰者弗服。胃纳不旺者，亦必避之。"

参考文献

[1] 李超彦，周媛媛，王福青. 黄精多糖联合低剂量顺铂对小鼠 H_{22} 肝癌移植瘤生长的抑制及其抗氧化损伤作用 [J]. 中国老年学杂志，2016（5）：1038-1040.

[2] 段华，王保奇，张跃文. 黄精多糖对肝癌 H_{22} 移植瘤小鼠的抑瘤作用及机制研究 [J]. 中药新药与临床药理，2014（1）：5-7.

[3] 孙晓娟. 黄精、巴戟天、白芷有效成分体外抗肿瘤作用的研究 [D]. 郑州：郑州大学，2012.

[4] 石娟，邓兴安，周玲，等. 黄精粗多糖对正常小鼠免疫功能的影响 [J]. 中国现代应用药学，2011（1）：18-21.

[5] 郑春艳，汪好芬，张庭廷. 黄精多糖的抑菌和抗炎作用研究 [J]. 安徽师范大学学报（自然科学版），2010（3）：272-275.

[6] 晏为力，蒲蔷，蒙义文. 两种黄精多糖衍生物的制备及其抗病毒活性比较研究 [J]. 天然产物研究与开发，2000（5）：60-65.

[7] 石娟，赵煜，雷杨，等. 黄精粗多糖抗疲劳抗氧化作用的研究 [J]. 时珍国医国药，2011（6）：1409-1410.

[8] 龚莉，向大雄，隋艳华. 黄精醇提物对心肌缺血大鼠心脏组织中 AST、CK、LDH 等活性及心肌坏死病理变化的影响 [J]. 中医药导报，2007（6）：99-101.

[9] 陈晓霞. 复方黄芪口服液在晚期气阴两虚型肺癌化疗中减毒作用的观察 [D]. 南京：南京中医药大学，2011.

[10] 叶红翠，张小平，余红，等. 多花黄精粗多糖抗肿瘤活性研究 [J]. 中国实验方剂学杂志，2008（6）：34-36.

[11] 江华. 黄精多糖的抗肿瘤活性研究 [J]. 南京：南京中医药大学学报，2010（6）：479-480.

[12] 朱瑾波，王慧贤，焦炳忠，等. 黄精调节免疫及防治肿瘤作用的实验研究 [J]. 中国中医药科技，1994（6）：31-33.

118. 黄药子

【苗族药名】 真贵磋

【品种来源】本品为薯蓣科薯蓣属植物黄独 *Dioscorea bulbifera* L. 的块茎。夏末至冬初均可采挖，以 9~11 月产者为佳，将块茎挖出，去掉茎叶，洗净泥土，切片，晒干，别名黄独、木药子、零余薯、香芋、金线吊虾蟆、黄狗头。

【化学成分】半干燥块茎含蔗糖约 22.5%、还原糖 0.69%、淀粉 2.5%、皂苷、鞣质。此外还含黄独素（B、CB、C）与薯蓣皂苷元。

【中药性味】味苦，性平。

（1）《日华子本草》：“凉。”

（2）《开宝本草》：“苦，平，无毒。”

（3）《滇南本草》：“性大寒，味苦。”

【中药归经】归肝、肺经。

（1）《本草经疏》：“入手少阴、足厥阴经。”

（2）《开国本草》：“归肝经。”

【中药功效】清热解毒，消瘿散结，凉血止血。

【苗药作用】

（1）清热凉血，解毒。（《贵州苗族医药研究与开发》）

（2）清热解毒，止咳，平喘，凉血，散瘀。治甲状腺肿大，咳嗽，疮毒，内伤出血，毒蛇咬伤。（《贵州中草药名录》）

【现代药理】

（1）黄药子醇提物可加快人胃癌 MGC_{803} 细胞的凋亡，抑制其增殖力和侵袭能力。

（2）黄药子能明显下调人甲状腺癌细胞株 SW_{579} Survivin mRNA 和蛋白的表达，诱导其细胞凋亡。

（3）黄药子能抑制荷瘤小鼠的肿瘤生长，延长存活期。

（4）抗氧化：黄药子具有强的抗氧化活性可能与其含有的酚酸和黄酮类成分有关，黄药子醇提物的抗氧化活性强于水提物，其醇提物对 DPPH 自由基和羟基自由基显示强的清除能力，具有较强的抗脂质过氧化能力和一定的还原能力，其总体抗氧化能力也较强。

（5）毒性：黄药子主要损伤小鼠的肝和肾。其对肝的影响包括对肝细胞的直接损伤和破坏肝细胞代谢途径所导致的肝结构损害，病理变化可见肝细胞混浊肿胀、坏死，炎细胞浸润等组织学改变；对肾的损害主要是对肾小球和肾小管的直接细胞毒性和严重实质性肝损伤所导致的急性肾小管损伤。

（6）免疫：高剂量鄂产黄药子具有免疫抑制的功能，中剂量具有免疫增强的功能。

（7）抑菌：黄药子水煎液对金黄色葡萄球菌、大肠埃希菌、白色念珠菌的抑制作用较好，黄药子有机溶剂提取液的抑菌作用优于水煎液。

（8）抗炎：口服黄独乙素 50mg/（kg·d）及 200mg/（kg·d）对大鼠角叉菜胶性足跖肿及大鼠棉球肉芽肿有显著的抑制作用，由此可知黄独乙素是黄药子抗炎活性成分之一。

【文献论述】

（1）《本草经疏》：“黄药根，解少阴之热，相火自不妄动而喉痹瘿矣。蛇犬咬毒，亦血分受热所伤故也。苦寒能凉血，得土气之厚者，又能解百毒也。"

(2)《本草纲目》："黄药子，今处处人栽之。其茎高二三尺，柔而有节，似藤实非藤也。叶大如拳，长三寸许，亦不似桑。其根长者尺许，大者围二三寸，外褐内黄，亦有黄赤色者，肉色颇似羊蹄根，人皆捣其根入染蓝缸中，云易变色也。唐苏恭言：药实根即药子。宋苏颂遂以为黄药之实。然今黄药冬枯春生，开碎花无实，苏恭所谓药子，亦不专指黄药，则苏颂所以言，亦未可凭信也……凉血，降火，消瘿，解毒。"

(3)《本草汇言》："黄药子，解毒凉血最验，古人于外科、血证两方尝用。今人不复用者，因久服有脱发之虞，知其为凉血、散血阴矣。"

(4)《江苏植药志》："治腰酸痛。"

(5)《开宝本草》："主诸恶肿疮瘘、喉痹、蛇犬咬毒，取根研服之，亦含亦涂。"

(6)《滇本草》："味苦涩，性寒，攻诸疮毒，止咽喉痛，利小便，走经络，治筋骨疼、痰火、瘘、手足麻木、五淋白浊、妇人赤白带下，治痔漏亦效。"

(7)《本草图经》："黄药根，峡州郡及明、越、秦、陇州山中亦有之，以忠、万州者为胜。十月采根。开州兴元府又产一种苦药子，大抵与黄药相类，主五脏邪气，治肺压热，除烦躁，亦入马药用，春采根曝干。"

【常治肿瘤】常用于胃癌、乳腺癌、肝癌、荷瘤、肉瘤、食管癌、结肠癌、甲状腺癌、白血病等肿瘤。

【科学研究】

(1) 黄药子醇提物可加快人胃癌 MGC_{803} 细胞的凋亡，抑制其增殖力和侵袭能力，并对 $FABP_5$、mRNA 和蛋白的表达起到抑制作用，提示此机制可能使其参与了抗肿瘤的作用。

(2) 黄药子能明显下调人甲状腺癌细胞株 SW_{579} Survivin mRNA 和蛋白的表达，诱导其细胞凋亡。

(3) 黄药子提取物中含有的硫酸化和羧甲基化修饰可以增强 DBPN-UD 对小鼠肉瘤细胞 S_{180} 和两种人结肠癌细胞株 HCT_{116} 和 HT_{29} 细胞增殖的抑制活性，抑制活性具有浓度依赖性，并随取代度的增大而增强。

(4) 黄药子配伍当归后可能通过降低 P-gp 的表达，增加黄药子对肉瘤细胞 S_{180} 和肝癌细胞 H_{22} 增殖的抑制作用。

(5) 黄药子及黄药子配伍甘草含药血清不仅能直接抑制肝癌、乳腺癌细胞生长，而且可有效诱导两种癌细胞凋亡，具有明显的体外抗肿瘤活性。

(6) 黄药子粗糖（DBPA-2、DBPA-3）对 HCT_{116} 结肠癌细胞的生长具有较强的抑制作用，并呈剂量依赖性。

(7) 黄药子醇提物对裸鼠胃癌移植瘤模型有明显的抑瘤作用，其作用机制可能与下调细胞因子 IL-8 和 sICAM-1 的表达有关。

(8) 随着黄药子浓度和作用时间的增加，对食管癌 Eca_{109} 细胞的体外抑制效应增加，黄药子通过引起食管癌 Eca_{109} 细胞 G_0/G_1 周期阻滞而发生凋亡，起到杀伤肿瘤的作用。

（9）黄药子石油醚提取物对 HepA 肿瘤细胞株具有显著的抗肿瘤活性，且抗肿瘤作用与直接的细胞作用有关。

【用法用量】内服：3～9g，煎；或浸酒。外用：鲜品捣敷；或研末调敷；或磨汁涂。

【使用注意】内服剂量不宜过大。

《本草经疏》："痈疽已溃不宜服。痈疽发时不焮肿、不渴、色淡、脾胃作泄者，此为阴症，当以内补为急，解毒次之，药子之类宜少服，止可外敷。"

参考文献

［1］郑彬，孙峰．黄药子醇提物对人胃癌细胞凋亡及 FABP-5 表达的影响［J］．中国临床药理学与治疗学，2016（3）：252-258.

［2］赵艳，褚晓杰，朴宏鹰，等．黄药子对甲状腺癌细胞株 SW_{579} Survivin 基因和蛋白表达的影响［J］．中国中医药科技，2012（4）：320-321.

［3］李建恒，张杏红，迟洪华．黄药子不同方法提取物的抗肿瘤作用研究［J］．河北职工医学院学报，2000（2）：5-7.

［4］刘新，杨海，夏雪奎，等．黄药子体外抗氧化活性研究［J］．中药材，2010（10）：1612-1614.

［5］杨辉，牟稷征，杨承，等．黄药子对小鼠毒性的实验研究［J］．中国药师，2009（6）：706-709.

［6］张海谋，袁金玉，危芙蓉，等．鄂产黄药子对小鼠免疫功能影响的实验研究［J］．中国药学杂志，2009（17）：1309-1311.

［7］胡俊峰，马永德，宋跃．黄药子水煎液体外抗细菌作用的初步研究［J］．黑龙江医药，2007（1）：13-15.

［8］谭兴起，阮金兰，陈海生，等．黄药子抗炎活性成分的研究［J］．第二军医大学学报，2003（6）：677-679.

［9］刘晓宇．黄药子中性多糖的结构分析及其抗肿瘤活性研究［D］．长春：东北师范大学，2013.

［10］索晴，崔立然，刘树民，等．黄药子及配伍当归后含药血清抗肿瘤作用的研究［J］．中国中医药科技，2008（2）：113-114.

［11］林芳．黄药子及黄药子配伍甘草含药血清抗肿瘤作用的研究［D］．福州：福建中医药大学，2012.

［12］孙盼．黄药子多糖的分离纯化、结构分析及抗肿瘤活性研究［D］．长春：东北师范大学，2012.

［13］陈翔，吴曙辉，袁杰，等．黄药子醇提物对人胃癌裸鼠移植瘤的生长和血清 IL-8 及 sICAM-1 表达的影响［J］．湖南中医杂志，2013（7）：123-125.

［14］褚亮．陕西黄药子提取物体外对人食管癌细胞 Eca_{109} 抗增殖及诱导凋亡的实验研究［D］．咸阳：陕西中医学院，2007.

［15］喻泽兰，刘欣荣，Michael McCulloch，等．黄药子抗肿瘤活性组分筛选及作用分析［J］．中国中药杂志，2004（6）：74-78.

119. 猕猴桃

【苗族药名】比猛

【品种来源】猕猴桃科猕猴桃属植物猕猴桃 *Actinidia chinensis* Planch.，以根和果实入药。多于 9~10 月采摘，鲜用或晒干用，别名藤梨、鬼桃、木子、猕猴梨、毛桃子、羊桃、阳桃、大零核、野梨、猴仔梨、大红袍、杨桃、毛梨子、绳桃、金梨、山洋桃、狐狸桃、毛叶猕猴桃、洋桃果、甜梨、野洋桃、公洋桃、白毛桃。

【化学成分】 猕猴桃果实含糖、维生素、有机酸、色素。每 100g 可食部分含糖 11g，蛋白 1.6g，类脂 0.3g，抗坏血酸 300mg，硫胺素 0.007mg，硫 25.5mg，磷 42.2mg，氯 26.1mg，钠 3.3mg，钾 320mg，镁 19.7mg，钙 56.1mg，铁 1.6mg 及类胡萝卜素 0.085mg。此外尚含猕猴桃碱。

【中药性味】 味甘、酸，性寒。

（1）崔禹锡《食经》："味甘，冷。"

（2）《福建民间草药》："甘，寒，滑，无毒。"

（3）《证类本草》："味酸、甘，寒，无毒。"

【中药归经】 归肾、胃、胆、脾经。

（1）《得配本草》："入足少阴、阳明经。"

（2）《苗族药物集》："性冷，味涩，入热经。"

【中药功效】 解热，通淋，止渴，健胃。

【苗药作用】

（1）清热解毒，活血消肿。（《中国苗族药物彩色图集》）

（2）果治痢疾，咳嗽。（《四川常用中草药》）

（3）祛暑热，利小便。（《湖南药物志》）

【现代药理】

（1）山梨猕猴桃根乙醇浸膏正丁醇溶解部分对白血病细胞株 L_{1210} 和 $P_{388}D_1$、宫颈癌细胞株 Hela、人胃癌细胞株 SGC_{7901}、黑色素瘤细胞株 B_{16}、神经性肿瘤细胞株 NG_{108-15}、人肝癌细胞株 $Hele_{7404}$ 的生长均有抑制作用。

（2）中、高剂量的猕猴桃素-D 还可显著促进荷 Lewis 肺癌雌性小鼠脾淋巴细胞增殖作用。

（3）猕猴桃根多糖具有抑制人胃癌 SGC_{7901} 细胞增殖、诱导其凋亡的作用。

（4）延缓衰老：猕猴桃籽油可通过 SOD、MDA 及羟脯氨酸的调节而起到延缓衰老的作用。

（5）抗疲劳：猕猴桃根多糖能延长小鼠常压耐缺氧时间（$P<0.01$）；增加小鼠负重游泳时间（低剂量时 $P<0.05$；中、高剂量时 $P<0.01$）。

（6）抗氧化：猕猴桃成熟果实含可溶性固形物含量 12.27%~20.37%、可滴定酸含量 0.85%~1.77%、维生素 C 含量 54.86~159.08mg/100g、蛋白质含量 0.86%~1.85%、总氨基酸含量 10.74~17.94mg/g、总酚含量 63.71~152.46mg/100g、对 DPPH 自由基的清除率为 13.75%~68.34%。猕猴桃的抗氧化能力与其中的维生素 C 和总酚含量之间呈现较高相关性。

（7）降血糖：猕猴桃石油醚部位的 α-葡萄糖苷酶抑制活性最好（$IC_{50}=57.8\mu g/mL$），其次为乙酸乙酯部位（$IC_{50}=84.7\mu g/mL$）和正丁醇部位（$IC_{50}=124.7\mu g/mL$），各部位的抑制活性均远大于阳性对照阿卡波糖（$IC_{50} = 1103.01\mu g/mL$），且抑制率均与质量浓度呈正相关性，说明其抑制活性具有浓度依赖性。

（8）糖脂代谢：猕猴桃能改善糖尿病小鼠的糖-脂代谢，其作用机制可能与其促进肝糖元合成、抑制肝糖元分解、增强机体抗氧化防御体系有关。

（9）降血脂：服用猕猴桃果王素后较服用前血清总胆固醇（TC）、甘油三酯（TG）、低密度脂蛋白胆固醇（LDL-C）均有明显降低，差异有显著性（$P<0.01$），其降低 TC、TG、LDL-C 的总有效率分别达 81.5%、67.5%、74.1%。由此可知果王素具有良好的降低 TC、TG、LDL-C 的作用。

（10）增强免疫：体液免疫试验结果显示高剂量组与阴性对照组比较，半数溶血值（HC_{50}）极显著提高。低剂量组、中剂量组与阴性对照组比较，HC_{50}显著提高。由此可知猕猴桃籽油具有显著的增强免疫功能。

【文献论述】

（1）《食经》：“和中安肝。主黄疸，消渴。”

（2）《本草拾遗》：“主骨节风，瘫缓不随，长年变白，痔病，调中下气。”

（3）《食疗本草》：“主下丹石，利五脏。其熟时，收取瓤和蜜煎作煎。服之去烦热，止消渴。久食发冷气，损脾胃。”

（4）《开宝本草》：“止暴渴，解烦热，下石淋。热壅反胃者，取汁和生姜汁服之。”

（5）《证类本草》：“味酸、甘，寒，无毒。止暴渴，解烦热，冷脾胃，动泄辟，压丹石，下石淋。热壅反胃者，取汁和生姜汁服之。一名藤梨，一名木子，一名猕猴梨。生山谷。藤生着树，叶圆有毛。其形似鸡卵大，其皮褐色，经霜始甘美可食。枝、叶杀虫，煮汁饲狗，疗也。”

（6）《得配本草》：“一名藤梨，酸、甘、寒。入足少阴、阳明经。止暴渴，解烦热，调中下气。有实热者宜之。多食冷脾胃，动泄。”

（7）《本草纲目》：“酸、甘，寒，无毒。止渴，解烦热，下淋石，调中下气。”

（8）《本草经集注》：“羊桃，主治热，身暴赤色，风水积聚，恶疡，除小儿热。去五脏五水，大腹，利小便，益气，可作浴汤。”

（9）《本草衍义》：“食之解实热，过多则令人脏寒泄。”

（10）《名医别录》：“羊桃，味苦，寒。主热，身暴赤色，风水积聚，恶疡，除小儿热。一名鬼桃，一名羊肠。生川谷。”

【常治肿瘤】常用于胃癌、肺癌、肝癌、宫颈癌、神经肿瘤癌、结肠癌、黑色素瘤、食管癌、白血病等肿瘤。

【科学研究】

（1）山梨猕猴桃根乙醇浸膏正丁醇溶解部分对白血病细胞株 L_{1210} 和 $P_{388}D_1$、宫颈癌细胞株 Hela、人胃癌细胞株 SGC_{7901}、黑色素瘤细胞株 B_{16}、神经性肿瘤细胞株 NG_{108-15}、人肝癌细胞株 $Hele_{7404}$ 的生长均有抑制作用，MTT 法抑制率在 30% 以上，细胞集落形成法抑制率在 50% 以上，细胞生长曲线图提示其对肿瘤细胞生长也有较好抑制作用。

（2）猕猴桃素-D 在 150~600mg/kg 范围内对裸鼠 A_{549} 肺癌细胞和小鼠 Lewis 肺癌细胞的生长有明显抑制作用，且呈剂量相关性。

（3）猕猴桃根多糖具有抑制人胃癌 SGC_{7901} 细胞增殖，诱导其凋亡的作用；激活 p38 途径，进而激活 $caspase_9$ 和 PARP，最终导致细胞死亡，可能是其诱导胃癌细胞凋亡的分子机制之一。

（4）野生猕猴桃根水煎液在体外对人胃癌细胞有抑制作用，该抑制作用可能与介导 $caspase_3$ 蛋白的表达有关。

（5）中华猕猴桃根乙酸乙酯提取部分可以抑制 SW_{480} 细胞的增殖，其发生可能与其促进 P53、P21 基因，抑制 CyclinD1 基因表达有关。

（6）野生猕猴桃根黄酮提取物可抑制胃癌 $MKN_{49}P$ 细胞增殖、促进细胞凋亡、阻滞细胞周期于 G_1 期，其主要机制可能与抑制周期蛋白 CyclinD1 表达降低有关。

（7）猕猴桃多糖能够诱导胃癌 MFC 细胞凋亡，下调 MFC 细胞 Mcl_1、Bcl_2、Bcl-xl 蛋白和上调 Bax、Bak 蛋白表达，提示猕猴桃多糖的抗肿瘤机制与其通过 Bcl_2 家族蛋白所参与的细胞凋亡途径有关。

（8）猕猴桃多糖对 615 小鼠胃癌原位移植瘤具有抑制作用，且随着剂量的增加，其抗肿瘤作用增强，其作用途径可能与提高小鼠的免疫功能及下凋 PCNA、p53 的表达有关。

（9）猕猴桃根多糖抗肿瘤注射剂对荷瘤小鼠的增殖细胞核抗原阳性表达有剂量依赖性抑制作用。

（10）模型组大鼠肝细胞凋亡指数比正常组显著增加（$P<0.01$），猕猴桃籽油干预组肝细胞凋亡指数与模型组相比明显减少（$P<0.01$）。由此可知猕猴桃籽油可减少 D-半乳糖衰拟老大鼠肝细胞凋亡的发生。

【用法用量】内服：30~60g，煎；或生食，或榨汁饮用。

【使用注意】脾胃虚寒者慎服。孕妇不宜服用。

《开宝本草》："冷脾胃，动泄游。"

参考文献

[1] 张凤芬，钟振国，张雯艳，等. 山梨猕猴桃根提取物的体外抗肿瘤活性研究 [J]. 中华中医药学刊，2005（2）：261-263.

[2] 安泳潼，沈龙海，尹蓓珮，等. 猕猴桃素-D 的抗肺癌作用和免疫调节功能 [J]. 中国医药工业杂志，2012（10）：842-845.

[3] 宋文瑛，许冠华，张光霁. 猕猴桃根多糖对人胃癌 SGC_{7901} 细胞增殖、凋亡及 p-p38 表达的影响 [J]. 中国中西医结合杂志，2014（3）：329-333.

[4] 张钰华，李加兴，林晗，等. 猕猴桃籽油抗衰老作用的实验研究 [J]. 中国老年学杂志，2007（16）：1537-1538.

[5] 刘祝祥，尹红，肖琳莉，等. 猕猴桃根多糖抗疲劳、抗氧化与单糖组分鉴定 [J]. 食品科学，2013（13）：239-242.

［6］赵金梅，高贵田，薛敏，等．不同品种猕猴桃果实的品质及抗氧化活性［J］．食品科学，2014（9）：118-122.

［7］尹震花．三白草和猕猴桃保肝降血糖作用研究［D］．开封：河南大学，2013.

［8］张伟，尹震花，康文艺．猕猴桃对糖尿病小鼠糖、脂质代谢及氧化应激的影响［J］．天然产物研究与开发，2015（9）：1601-1606.

［9］朱黎明，张永康，孟祥胜．猕猴桃果王素降血脂作用的临床研究［J］．中医药学报，2002（6）：12-13，20.

［10］熊铁一，罗禹．猕猴桃籽油的提取、成分和增强免疫功能的研究［J］．中国医药指南，2014（20）：96-98.

［11］饶敏，吴宁，李红梅，等．野生猕猴桃根水煎液对人胃癌细胞的抑制作用及机制［J］．山东医药，2012（1）：37-38.

［12］杨晓丹，郑振东，韩涛，等．中华猕猴桃根乙酸乙酯部分抑制结肠癌 SW_{480} 细胞增殖作用［J］．临床军医杂志，2016（1）：55-59.

［13］杨晓丹，韩涛，谢晓冬，等．野生猕猴桃根黄酮提取物对胃癌 MKN-49P 细胞增殖影响［J］．临床军医杂志，2017（1）：27-29.

［14］申力，张光霁，张广顺，等．猕猴桃多糖对前胃癌 MFC 细胞及其原位移植瘤细胞凋亡的影响［J］．中草药，2014（5）：673-678.

［15］张光霁，申力，张广顺，等．猕猴桃多糖对 615 小鼠胃癌原位移植瘤 PCNA、p53 表达的影响［J］．中华中医药杂志，2013（9）：2538-2541.

［16］张光霁，韩江余．猕猴桃根多糖对 S_{180} 荷瘤小鼠 PCNA 表达的影响［J］．中华中医药学刊，2010（8）：1659-1660.

［17］张钰华，李加兴，林晗，等．猕猴桃籽油对 D-半乳糖衰老大鼠肝细胞凋亡的影响［J］．中国实用医药，2008（5）：6-8.

120. 鹿药

【苗族药名】 锐几潘闹

【品种来源】 本品为百合科鹿药属植物鹿药 *Smilacina japonica* A. Gray 的根状茎和根。多于春、秋季采挖，洗净，鲜用或晒干，别名偏头七、白窝儿七、狮子七、山糜子、小鹿药、磨盘七、土飞七、盘龙七、螃蟹七。

【化学成分】 鹿药含异鼠李素-3-O-半乳糖苷（isorhamnetin-3-O-galactoside）。

【中药性味】 味甘、苦，性温。

（1）《开宝本草》："甘，温，无毒。"

（2）《贵州中草药名录》："味甘，苦，性温。"

（3）《千金要方·食治》："甘苦温，无毒。"

【中药归经】 归肝、肾经。

【中药功效】 活血祛瘀，补肾壮阳，祛风止痛。

【苗药作用】

（1）祛风活血，调经。主治风湿麻木，跌打损伤，月经不调。（《中国苗族药物彩色图集》）

（2）解毒，镇痛。（《贵州草药》）

（3）祛风止痛，强筋健骨。治头痛，劳伤，风湿，背疽，乳痈。（《贵州中草药名录》）

（4）祛风止痛，强筋壮骨。治风湿骨痛，神经性头痛，劳伤。外用治乳腺炎，痈疖肿毒，跌打损伤。（《贵州中药资源》）

【现代药理】

（1）从鹿药中分离得到 3 个甾体皂苷均具有一定的抗肿瘤活性。

（2）鹿药提取所得的化合物 26-O-β-D-吡喃葡萄糖基-（25R）-呋甾-5-烯-3β，12，17α，22ξ，26-五醇-12-O-乙酰基-3-O-α-L-吡喃鼠李糖基-（1→2）-β-D-吡喃葡萄糖苷（1），该化合物具有抑制人肺腺癌 SPC-A-1 细胞生长的活性。

（3）抗氧化：在试验浓度范围内，除鹿药醇提液之外，其他提取物制备液都具有清除 HO^- 的作用，清除率 23.30%~98.07%，其中 5 个黄酮单体化合物清除 HO^- 的能力较强，且随浓度增大，清除作用增强，并且作用强度明显好于对照药物维生素 C。可见鹿药中具有较好的抗氧化活性成分。

（4）腰椎管狭窄症：对于风湿痹阻型腰椎管狭窄症患者，采用腰椎小关节松解配合口服盘龙七片法，辅以腰背肌功能锻炼，可缓解腰部及下肢疼痛症状，改善下腰椎功能状态，是保守治疗此类疾病的良好治疗手段。

（5）急慢性软组织损伤：治疗组和对照组在治疗前疼痛、肿胀、压痛、功能受限等积分差异方面无显著性意义（$P>0.05$）；治疗后两组在功能受限等体征方面差异有显著性意义（$P<0.05$），在疼痛、肿胀等症状和压痛等体征方面的差异有非常显著性意义（$P<0.01$）；两组近期疗效评价差有异显著性（$P<0.01$）。由此可知盘龙七片是治疗急、慢性软组织损伤的有效药物。

（6）类风湿关节炎：治疗组总有效率为 80.00%，对照组总有效率为 66.67%，治疗组总有效率明显优于对照组，两组比较有明显差异（$P<0.05$）。由此可知盘龙七片治疗类风湿关节炎疗效确切，副作用小。

（7）活血：盘龙七片能较显著地增加心脏排出量，降低外周血管阻力，有效地促进血液循环，从而证明该药在治疗骨伤病证中具有活血化瘀、消肿止痛、改善全身及病证局部血液循环的作用。

【文献论述】

（1）《开宝本草》："主风血，去诸冷，浸酒服之。"

（2）《本草经疏》："鹿药，甘能益血，甘能入脾，甘温益阳气，故能主风血、去诸冷而益老起阳也。当与黄精、萎蕤、枸杞之类同科。气味和平，性本无毒，补益之外，别无治疗。"

（3）《陕西中草药》："祛风镇痛，补气血，壮筋骨。治头痛，偏头痛，风湿疼痛，月经不调，痨伤。"

（4）《贵州民间药物》："治痨伤，痈毒。"

（5）《西藏常用中草药》："壮阳益肾，活血法瘀，除风湿疼痛，治阳痿，跌打损伤。"

（6）《证类本草》："味甘，温，无毒。主风血，去诸冷，益老起阳。"

【常治肿瘤】常用于肺腺癌、结肠癌、乳腺癌等肿瘤。

【科学研究】

（1）26-O-β-D-吡喃葡萄糖基-（25R）-呋甾-5-烯-3β，12，17α，22ξ，26-五醇-12-O-乙酰基-3-O-α-L-吡喃鼠李糖基-（1→2）-β-D-吡喃葡萄糖苷（1）、薯蓣皂苷（2）、（25R）-海柯皂苷元-3-O-β-D-吡喃葡萄糖基（1→2）-［β-D-吡喃木糖基（1→3）］-β-D-吡喃葡萄糖基（1→4）-β-D-吡喃半乳糖苷（3）。其中，化合物（1）对人肺腺癌细胞株 SPC-A$_1$ 细胞、化合物（3）对人结肠癌细胞株 Caco$_2$ 和人乳腺癌细胞株 MCF$_7$ 细胞增殖有较强的抑制作用，化合物（2）对人结肠癌细胞株 Caco$_2$ 细胞有抑制作用。从鹿药中分离得到 3 个甾体皂苷均具有一定的抗肿瘤活性。

【用法用量】内服：6~15g，煎；或浸酒。外用：捣敷；或烫热熨。

【使用注意】孕妇禁服。

参考文献

[1] 赵淑杰，洪波，韩忠明，等. 鹿药化学成分及其抗肿瘤活性 ［J］. 中成药，2016（2）：332-335.

[2] 赵淑杰，杨利民，韩忠明，等. 鹿药新呋甾皂苷的分离鉴定及活性研究 ［J］. 中国中药杂志，2011（24）：3453-3456.

[3] 赵淑杰，韩忠明，李彦颖，等. 鹿药提取物清除羟基自由基的研究 ［J］. 华南农业大学学报，2010（2）：59-62.

[4] 邓小川，杨傲飞，何承建. 盘龙七片配合腰椎小关节松解治疗风湿痹阻型腰椎管狭窄症 ［J］. 中国骨伤，2014（10）：833-837.

[5] 方苏亭，徐阳平，何勇，等. 盘龙七片治疗急慢性软组织损伤的近期疗效分析 ［J］. 中国中医骨伤科杂志，2006（4）：42-44.

[6] 张雪冲，师芳琴，吉海旺. 盘龙七片治疗类风湿性关节炎 60 例 ［J］. 现代中医药，2011（6）：41-42.

[7] 陈福安，刘鹏，曾维玲. 盘龙七片活血化瘀作用的临床观察 ［J］. 陕西中医函授，1991（6）：43-44.

121. 萹蓄

【苗族药名】窝加嘎强

【品种来源】本品为蓼科植物萹蓄 *Polygonum aviculare* L. 的干燥地上部分。多在播种当年的 7~8 月生长旺盛时采收，割取地上部分，除去杂草、泥沙，捆成把，晒干，别名大萹蓄、乌蓼、竹节草、猪牙草、道生草、萹蓄、萹竹、路柳、萹苋、萹蔓等。

【化学成分】全草含萹蓄苷、槲皮苷、d-儿茶精、没食子酸、咖啡酸、草酸、硅酸、绿原酸、p-香豆酸、黏质、葡萄糖、果糖及蔗糖。

【中药性味】味苦，性寒。

（1）《神农本草经》："味苦，平。"

(2)《滇南本草》："性寒，味苦。"

(3)《名医别录》："无毒。"

(4)《本草正》："味苦涩。"

【中药归经】归膀胱、肾、脾、胃经。

(1)《本草汇言》："入足太阳膀胱经。"

(2)《要药分剂》："入胃、膀胱二经。"

(3)《本草再新》："入脾、肾二经。"

【中药功效】利尿通淋，杀虫止痒。

【苗药作用】

(1)退热，利水。主治高热尿少，水肿。（《中国苗族彩色药物图集》）

(2)清热利尿，解毒驱虫，止泻。主用于痢疾，泄泻，小便刺痛，小儿疳积，蛔虫，癣，湿疹等症。（《湘西苗医》）

(3)清热利尿，解毒，杀虫。治痢疾，无名肿毒。（《贵州草药》）

(4)利小便，治五淋白浊，热淋，遗精，开关窍。（《滇南本草》）

(5)治小儿疳积，消膨胀。（《贵州民间方药集》）

【现代药理】

(1)萹蓄中的槲皮素对白血病细胞、人乳腺癌等多种恶性肿瘤均有抑制生长作用。

(2)利尿：萹蓄具有利尿的作用。

(3)抗氧化：萹蓄具有抗氧化作用。

(4)抑菌：萹蓄乙酸乙酯部位对五种试验菌均显示一定的抑菌活性，并从中分离得到10个化合物，分别鉴定为没食子酸甲酯（1）、β-胡萝卜苷（2）、山奈酚（3）、槲皮素（4）、没食子酸（5）、萹蓄苷（6）、槲皮苷（7）、myricetin 3-O-（3'-O-galloyl）-rhamnopyranoside（8）、杨梅树皮苷（9）、胡桃宁（10）。

(5)收缩血管：萹蓄黄酮苷能够舒张由 PE 和 KCl 引起的血管收缩。舒张血管作用可能是抑制胞外 Ca^{2+} 经血管平滑肌上的电压依赖性钙通道内流及胞内内质网 Ca^{2+} 释放，从而抑制细胞内钙离子浓度升高。

(6)杀虫：萹蓄提取物对枸杞蚜虫有较高的触杀活性，浓度为 50.00g/L 时，48 小时的校正死亡率达 95.4%。

(7)糖尿病：应用消渴丸、萹蓄治疗非胰岛素依赖性糖尿病 25 例，对照组 21 例用消渴丸、降糖灵治疗。结果治疗组疗效明显高于对照组（$P<0.05$）。说明萹蓄是治疗非胰岛素依赖性糖尿病患者的一种理想的药物，疗效显著而持久，且无毒副作用。

(8)泌尿系感染：用萹竹治疗泌尿系感染，治疗组有效率 96.9%，明显高于对照组的有效率 83.3%。

【文献论述】

(1)张寿颐云："萹蓄，《本经》《别录》皆以却除湿热为治。浸淫疥疮、疽痔、阴蚀、三虫，皆湿热为病也。后人以其泄化湿热，故并治溲涩淋浊。濒湖以治黄疸、霍乱，皆即清热利湿之功用。然亦唯湿阻热结为宜，而气虚之病，皆非其治。若湿热疮疡、浸淫痛痒、红肿四溢、脓水淋漓等证，尤其专职。"

（2）《滇南本草》："利小便，治五淋白浊，热淋，遗精，开关窍。"

（3）《贵州民间方药集》："治小儿疳积，消膨胀。"

（4）《神农本草经》："味辛平。主浸淫、疥瘙、疽痔，杀三虫。"

（5）《本草汇言》："利湿热、通小便之药也。"

（6）《本草纲目》："苦，平，无毒。主治热黄疸疾、蛔虫病、痔发病、恶疮痂痒。"

（7）《本草求真》："萹蓄（专入脾），味苦气平，功专利水清热、除湿杀虫。是以小儿病、女子阴蚀浸淫、瘙痒疽痔诸病，无不借此以为主治耳。"

（8）《本草撮要》："味甘平，入足太阳经，功专利小便，消女子阴蚀，得醋治蛔攻心痛，得瞿麦通淋，即萹竹也。"

（9）《本草从新》："一名萹竹。通淋杀虫。苦平，利小便，治黄疸热淋，杀诸虫，治蛔咬腹痛，女子阴蚀，疥疮诸疾。"

（10）《本草乘雅半偈》："蓄，苦平，无毒。主浸淫疥瘙疽痔，杀三虫。"

（11）《本草备要》："一名萹竹。通淋，苦平。杀虫疥，利小便。治黄胆热淋，蛔咬腹痛，虫蚀下部（煮服）。"

【常治肿瘤】 常用于人乳腺癌等肿瘤。

【科学研究】 萹蓄中的槲皮素对白血病细胞、人乳腺癌等多种恶性肿瘤均有抑制生长作用。

【用法用量】 内服：10~15g；杀虫：单用30~60g，煎；或入丸、散。外用：煎水洗；捣烂敷或捣汁搽。

【使用注意】 不可多服。

《得配本草》："多服泄精气。"

参考文献

［1］毛雪石. 黄酮类化合物的抗肿瘤活性［J］. 国外医学（药学分册），1995（2）：92-96.

［2］Cassady JM，Baird WM，Chang CJ. Natural products as a source of potential cancer chemotherapeutic and chemopreventive agents［J］. Journal of natural products，1990，53（1）.

［3］徐燕，李曼曼，刘增辉，等. 萹蓄的化学成分及药理作用研究进展［J］. 安徽农业大学学报，2012（5）：812-815.

［4］海平，苏雅乐. 萹蓄及其炮制品总黄酮含量及抗氧化性测定［J］. 中国民族民间医药，2008（12）：3-6.

［5］李曼曼，刘增辉，王海燕，等. 萹蓄抑菌活性及化学成分研究［J］. 天然产物研究与开发，2014（4）：526-530.

［6］王桂芝，罗希锋，孙博，等. 萹蓄黄酮苷对大鼠离体胸主动脉的舒张作用与机制［J］. 哈尔滨医科大学学报，2010（4）：315-318.

［7］刘立红，丁建海，刘世巍，等. 萹蓄对枸杞蚜虫杀虫活性的研究［J］. 安徽农业科学，2008（32）：14183-14184.

［8］赵荣芳. 萹蓄治疗糖尿病25例临床观察［J］. 南通医学院学报，1995（2）：274-275.

[9] 闫玉鲜. 萹竹竹治疗泌尿系感染的效果观察 [J]. 内蒙古中医药, 2014 (33): 51.

122. 九香虫

【苗族药名】菌走爪

【品种来源】本品为蝽科昆虫九香虫 *Aspongopus chinensis* Dallas. 的干燥体。多于 11 月至次年 3 月捕捉，捕后放入罐内，加酒，盖紧，将其闷死，或置沸水中烫死，取出晒干或烘干，别名屁巴虫、打屁虫、黑兜虫、蜣螂虫、瓜黑蝽、屁板虫。

【化学成分】虫体含有脂肪、蛋白质及甲壳质。其脂肪中含有硬脂酸、棕榈酸、油酸。

【中药性味】味咸，性温。

（1）《本草纲目》："咸，温，无毒。"

（2）《本草新编》："味甘辛，气微温。"

（3）《贵州中草药名录》："味咸，性温。"

【中药归经】归肝、肾、脾经。

（1）《本草新编》："入肾经。"

（2）《四川中药志》："入肝、脾、肾三经。"

【中药功效】补肾壮阳，温中止痛，理气温中。

【苗药作用】平肝止痛，理气温中，温肾壮阳。治胸腹痞满，痰凝气滞，肝气痛，阳痿。（《贵州中草药名录》）

【现代药理】

（1）九香虫含药血清可诱导人结肠癌细胞凋亡。

（2）九香虫三氯甲烷浸提物能抑制胃癌细胞 SGC_{7901} 和肝癌细胞 $HepG_2$ 细胞的体外增殖。

（3）九香虫血淋巴能显著抑制胃癌细胞 SGC_{7901} 生长。

（4）九香虫血淋巴能显著抑制人乳腺癌 MCF_7 细胞的生长。

（5）抗菌：从九香虫中分离得到具有较强抗菌活性的阳离子抗菌肽 Cc AMP_1，表明九香虫具有一定抗菌作用。

（6）抗凝血：九香虫水煎液灌胃给药可显著提高正常小鼠及"寒凝血瘀"模型小鼠的凝血时间，九香虫低（0.03g/kg）、中（0.05g/kg）、高（0.1g/kg）剂量组的药效作用呈现量效关系，但当剂量升高至 1g/kg 及以上时，发现作用效果反呈下降趋势，提示小剂量优于高剂量；九香虫水煎液体外可抑制家兔血小板聚集。

（7）抗疲劳：与对照组（单纯大负荷运动组）比较，大负荷训练后补充九香虫醇提物组大鼠力竭游泳时间均明显延长，补充 1.5g/kg 九香虫醇提物组大鼠游泳力竭时间较对照组延长 37.1%。

（8）抗氧化：补充九香虫醇提物能够显著提高抗氧化酶系活性，尤其是 SOD 活性有极显著升高（$P<0.01$）；补充 1.0g/kg 和 1.5g/kg 九香虫醇提物组，受试动物血清 MDA 浓度显著低于对照组（$P<0.05$）。

（9）保护生殖器：模型组的扑捉次数、射精能力和精子数量较空白组和九香虫中、低剂量干预组明显下降；模型组睾丸、附睾脏器系数均显著低于空白组和九香虫高剂量干预组；模型组血清中睾酮水平均低于空白组和九香虫干预组，而黄体生成素水平则高于空白组和九香虫中剂量干预组，由此可知中剂量的九香虫对生殖系统损伤的雄性大鼠生殖功能具有最佳保护功效。

【文献论述】

（1）《本草纲目》："治膈脘滞气，脾肾亏损，元阳不足。"

（2）《本草新编》："九香虫，虫中之至佳者，入丸散中，以扶衰弱最宜。以其性滑，恐动大便耳。九香虫亦兴阳之物，然非人参、白术、巴戟天、肉苁蓉、破故纸之类，亦未见其大效也。"

（3）《现代实用中药》："适用于神经性胃痛、腰膝酸痛、胸膈郁闷、因精神不快而发胸窝滞痛等症，配合其他强壮药同服有效。"

（4）《贵州中草药名录》："平肝止痛，理气温中，温肾壮阳。治胸腹痞满，痰凝气滞，肝气痛，阳痿。"

（5）《本经逢原》："治膈脘滞气，脾肾亏损。壮元阳。《摄生方》乌龙丸用之。"

（6）《本草分经》："咸温，治膈脘滞气，脾肾亏损，壮元阳。"

（7）《本草便读》："壮脾肾之元阳。咸温无毒，理胸膈之凝滞，气血双宣。（九香虫，其虫大如小指，状如水蝇，青黑色，至冬藏于石下，土人取之以供人用。咸温无毒。观其以香命名，其虫之气香可知，故能理气滞、宣胸膈，咸能入肾，温可壮阳，气香归脾，故为脾肾之药。蠕动、气香、味咸之物，似又能流通血脉耳）"

【常治肿瘤】 常用于胃癌、乳腺癌、肝癌、结肠癌等肿瘤。

【科学研究】

（1）九香虫含药血清可诱导人结肠癌细胞凋亡，并影响凋亡相关因子 p53、FADD 的表达，从而达到抗肿瘤作用。

（2）九香虫三氯甲烷浸提物能抑制两种肿瘤细胞的体外增殖，对 $HepG_2$ 细胞抗肿瘤活性可能是由于通过其对细胞周期的阻滞引起的。

（3）九香虫血淋巴能显著抑制胃癌细胞 SGC_{7901} 生长，且在浓度为 5、10、20、30、40mg/L 时，呈时间和剂量依赖性。

（4）九香虫血淋巴能显著抑制人乳腺癌 MCF_7 细胞的生长，且对 MCF_7 的抑制率呈时间和剂量依赖关系。

【用法用量】 内服：3~9g，煎；或入丸、散。

【使用注意】 凡阴虚内热者禁服。

参考文献

[1] 范钦，魏辉，蔡红兵，等. 九香虫含药血清对人结肠癌细胞 SW_{480} 凋亡相关因子 FADD·p53 表达作用的研究 [J]. 安徽农业科学，2011（13）：7828-7831.

[2] 侯晓晖，孙廷，李晓飞. 九香虫三氯甲烷浸提物对两种癌细胞增殖和周期的影响 [J]. 中成药，

2012（12）：2278-2281.

［3］檀军，郭建军，魏超，等.九香虫血淋巴对胃癌 SGC$_{7901}$细胞体外增殖的抑制作用［J］.山地农业生物学报，2013（2）：119-122.

［4］杨佳琪，檀军，曹米兰，等.CCK-8 法检测九香虫血淋巴对人乳腺癌 MCF$_7$细胞增殖的抑制作用［J］.环境昆虫学报，2017（1）：193-197，220.

［5］李尚伟，赵柏松，杜娟.九香虫抗菌肽 CcAMP1 的分离纯化和抗菌活性检测［J］.昆虫学报，2015（6）：610-616.

［6］高源，陈建伟，李鹏，等.九香虫抗凝血作用的研究［J］.现代中药研究与实践，2010（3）：34-36.

［7］任启俊，刘宝康，戚一曼，等.九香虫醇提物对大鼠运动能力及骨骼肌抗氧化酶系的影响［J］.西北农业学报，2013（12）：170-173.

［8］何志全，张莉，凌蕾，等.九香虫对染锰雄性大鼠生殖损伤的保护［J］.中成药，2016（2）：258-261.

123. 五倍子

【苗族药名】正哥爬细

【品种来源】本品为漆树科植物盐肤木 *Rhus chinensis* Mill.、青麸杨 *Rhus potaninii* Maxim. 或红麸杨 *Rhus punjabensis* Stew. var. *sinica*（Diels）Rehd. et Wils. 叶上的虫瘿，主要由五倍子蚜 *Melaphis chinensis*（Bell）Baker 寄生而形成。多于秋季采摘，置沸水中略煮或蒸至表面呈灰色，杀死蚜虫，取出，干燥，别名梧子、文蛤、百药煎、木附子、百虫仓。

【化学成分】盐肤木虫瘿含大量五倍子鞣酸及树脂、脂肪、淀粉。

【中药性味】味酸，性平。

（1）《本草纲目》："酸咸，平，无毒。"

（2）《开宝本草》："味苦酸，平，无毒。"

（3）《本草备要》："咸酸涩，寒。"

【中药归经】归肺、胃、大肠经。

（1）《本草经疏》："入手太阴、足阳明经。"

（2）《雷公炮制药性解》："入大肠经。"

（3）《本草再新》："入肝、肺、肾三经。"

【中药功效】涩肠止泻，敛肺止咳，解毒止血。

【苗药作用】

（1）敛汗，止血。治体虚多汗，痔疮便血。（《苗族医药学》）

（2）敛肺降火，涩肠止泻，敛汗止血，收湿敛疮。主治肺虚久咳，肺热咳嗽，久泻久痢，盗汗，消渴，便血痔血，外伤出血，痈肿疮毒，皮肤湿烂。（《贵州中药资源》）

【现代药理】

（1）五倍子提取物鞣花酸有抗鼻咽癌细胞的作用。

（2）五倍子提取物鞣花酸有抗乳腺癌 MCF_7 细胞的活性。

（3）五倍子酸可抑制 $SMMC_{7721}$ 细胞的增殖，并诱导其凋亡。

（4）降血糖：五倍子石油醚提取物有明显降血糖作用，有效组分为其脂肪油。

（5）抑菌：50mg/mL 的五倍子浸提物的抑菌效果相当于 2.5mg/mL 的青霉素对大肠埃希菌和金黄色葡萄球菌的抑菌效果。从生长曲线的绘制看来，高浓度的提取液都在菌体对数生长期进行抑制，达到抑菌效果。

（6）抗氧化：五倍子提取物和维生素 C（或维生素 E）在同等浓度下，五倍子提取物的还原力和清除超氧阴离子的能力超过维生素 C，清除 DPPH 自由基和清除羟自由基的能力低于维生素 C，抗脂质过氧化的作用低于维生素 E。五倍子醇提物有很高的抗氧化活性，抗氧化活性随其浓度的增加而增强。

（7）抗衰老：五倍子水煎剂能显著增强老龄小鼠红细胞 SOD 活性、全血 GSH-Px 的活力，而且可显著降低红细胞和血浆中 MDA 含量，故具有延缓衰老作用。

（8）杀精：五倍子鞣酸与人精液作用 20 秒，最低有效杀精浓度为 20mg/mL，说明五倍子鞣酸具有极强的精液蛋白凝固作用和很好的杀精效果。

（9）收敛：五倍子含 70%~80% 鞣质，因此有很强的收敛作用。

（10）抗炎：五倍子水提取物具有抗炎作用，能显著降低 PGEz 和 LTB 的合成和释放，并具有浓度依赖性。表明五倍子水提取物抗炎作用可能与抑制环氧化酶、脂氧化酶有关。

【文献论述】

（1）《本草纲目》："盐麸子及木叶，皆酸咸寒凉，能除痰饮咳嗽，生津止渴，解热毒、酒毒，治喉痹、下血、血痢诸病。五倍子乃虫食其津液结成者，故所主治与之同功。其味酸咸，能敛肺止血，化痰，止渴，收汗；其气寒，能散热毒疮肿；其性收，能除泄痢湿烂。"

（2）《本草拾遗》："治肠虚泄痢，熟汤服。"

（3）《开宝本草》："疗齿宣疳，肺脏风毒流溢皮肤作风湿疮，瘙痒脓水，五痔下血不止，小儿面鼻疳疮。"

（4）《本草衍义》："口疮，以末掺之。"

（5）《本草图经》："生津液。"

（6）《本草衍义补遗》："善收顽痰，解诸热病。"

（7）《本草蒙筌》："（一名文蛤）味苦、酸，气平。属金与水。无毒。在处生，季秋采。形类拳大，色兼青黄。内多小虫，俗又名曰虫仓也。疗齿宣疳，及小儿面鼻疳疮；治风癣痒瘙，并大人五痔下血。煎汤洗眼目，消赤肿止疼。研末染髭须，变皓白成黑。专为收敛之剂，又禁泻痢肠虚。解消渴生津，却顽痰去热。肺胀喘咳不休，嚼化数饼即止。"

（8）《本草新编》："五倍子，一名文蛤。味辛、酸，气平，无毒。入肾经。疗齿宣疳，及小儿面鼻疳疮，治风癣痒疮，并治大人五痔下血。洗目消赤肿，止疼痛。染须髭变黑。专为收敛之剂，又禁泻痢肠虚，解消渴，生津，却顽疼，去热。百药煎，亦此造成。此药外治之功居多，内治之功甚少，存之以备疮毒之用耳。"

【常治肿瘤】 常用于胃癌、乳腺癌、鼻咽癌、肝癌、食管癌、骨髓瘤、白血病等肿瘤。

【科学研究】

（1）五倍子提取物鞣花酸有抗鼻咽癌细胞的作用，其机制可能与 COX_2 和 stathmin 下调相关。

（2）五倍子提取物鞣花酸有抗乳腺癌 MCF_7 细胞的活性，其机制可能与 COX_2 下调相关。

（3）五倍子酸能抑制 $SMMC_{7721}$ 细胞的增殖，其作用呈明显剂量依赖性。五倍子酸可诱导 $SMMC_{7721}$ 细胞凋亡，与对照组比较，差异有统计学意义。

（4）五倍子酸（GA）呈剂量依赖性抑制 MFC 及 H_{22} 细胞增殖（F = 70.845、145.444，$P<0.001$）。GA 使 MFC 细胞和 H_{22} 细胞均阻滞在 G_0/G_1 期（F = 80.432、42.903，$P<0.001$），各组 MFC 细胞凋亡率差异有统计学意义（F = 45.831，$P<0.001$）。不同剂量 GA 对荷 MFC 和 H_{22} 瘤小鼠的抑瘤率差异有统计学意义（F = 206.264、110.906，$P<0.001$）。由此可得出 GA 具有较好的抑制 MFC 和 H_{22} 细胞增殖的作用。

（5）20、40、60μg/mL 鞣花酸孵育骨髓瘤 SP2/0 细胞株 48 小时后，细胞周期阻滞于 G_1 期，G_1 期细胞百分率分别为（55.21±3.01）%、（64.48±0.43）%、（75.10±2.46）%，与对照组（34.04±1.74）% 比较，差异有统计学意义（$P<0.01$）。20、40 和 60μg/mL 鞣花酸细胞抑制率分别为（21.18±5.92）%、（44.58±3.43）% 和（70.15±2.90）%，与对照组比较，差异有统计学意义（$P<0.01$）。细胞早期凋亡率分别为（9.60±0.56）%、（19.30±1.51）% 和（35.10±5.26）%，与对照组（3.23±0.85）% 比较，差异有统计学意义（$P<0.01$），随药物浓度的增加，COX_2 的表达逐渐下降，由此可知鞣花酸能够抑制骨髓瘤 SP2/0 细胞增殖，促进其凋亡。

（6）文蛤膏外敷配合三阶梯止痛药物治疗癌痛的效果比较明显，具有较好的止痛作用，值得在临床上普遍推广使用。

【用法用量】 内服：3~10g，煎；或入丸、散。外用：煎汤熏洗；研末撒或调敷。

【使用注意】 外感风寒或肺有实热之咳嗽及积滞未清之泻痢忌服。

参考文献

[1] 向秋，范才文，肖胜军，等. 五倍子提取物抗鼻咽癌 5-8F 细胞的作用及机制 [J]. 中南大学学报（医学版），2012，(9)：871-875.

[2] 王建红，范才文，田晶，等. 五倍子提取物鞣花酸抗乳腺癌 MCF_7 细胞 [J]. 时珍国医国药，2012 (8)：1905-1906.

[3] 赵洪昌. 五倍子酸诱导肝癌 $SMMC_{7721}$ 细胞凋亡 [J]. 中国老年学杂志，2010 (24)：3728-3729.

[4] 蒲旭峰，杨奎，侯世祥. 五倍子降血糖有效组分的药理筛选 [J]. 中国药学杂志，2005 (19)：34-37.

[5] 张霞，孙宝忠，哈斯格根，等. 五倍子抑菌物质的提取及其抑菌作用的研究 [J]. 食品工业科

技，2010（7）：290-294.

［6］勾明玥，刘梁，张春枝．五倍子醇提物的抗氧化活性［J］．大连工业大学学报，2011（2）：90-93.

［7］李怀荆，毛金军，崔凤起，等．五倍子水煎剂对老龄小鼠抗衰老作用的实验研究［J］．黑龙江医药科学，1999（1）：12-13.

［8］彭建平，张杰，罗鹏程，等．五倍子鞣酸的体外杀精和抑菌作用研究［J］．中国药房，2007（30）：2337-2339.

［9］吴震西．五倍子外用收敛固涩有奇功［J］．中医杂志，1998（2）：69.

［10］王志良．五倍子水提取物对牙周炎症抗炎机理的实验研究［D］．西安：中国人民解放军第四军医大学，2003.

［11］王丽萍，曾宪旭，牛凤兰，等．五倍子酸对小鼠胃癌 MFC 和肝癌 H_{22} 细胞增殖的抑制作用［J］．郑州大学学报（医学版），2012（3）：339-341.

［12］赵宁，黄永吉，马广斌，等．鞣花酸对骨髓瘤 SP2/0 细胞的作用［J］．医药导报，2014（10）：1321-1325.

［13］周杰，齐泽华．文蛤膏外敷配合三阶梯止痛治疗癌症疼痛的临床效果观察［J］．社区医学杂志，2015（15）：37-39.

124. 甲鱼

【苗族药名】大基

【品种来源】本品为爬行纲龟鳖目鳖科动物鳖 *Trionyx sinensis*（Wiegmann）的背甲、头、肉。多于秋、冬二季捕捉，杀死后，割取背甲，放入沸水中，烫至背甲上的硬皮能剥落，取出，去净残肉，晒干，别名脚鱼、团龟、鳖、王八、元鱼等。

【化学成分】背甲含骨胶原、碳酸钙、磷酸钙、中华鳖多糖，含有天冬氨酸、苏氨酸、谷氨酸、甘氨酸、丙氨酸、胱氨酸、缬氨酸、蛋氨酸、异亮氨酸、亮氨酸、酪氨酸、苯丙氨酸、赖氨酸、组氨酸、精氨酸、脯氨酸、丝氨酸等氨基酸，以及钙、钠、铝、钾、锰、铜、锌、磷、镁等 10 多种微量元素。

【中药性味】味咸，性平。

（1）《本草纲目》："鳖甲：咸，平，无毒。肉：甘，平，无毒。"

（2）《神农本草经》："味咸，平。"

（3）《开宝本草》："味咸，平，无毒。"

【中药归经】归肝、肾经。

（1）《得配本草》："入足厥阴经。"

（2）《本草经解》："入手太阴肺经、足少阴肾经。"

（3）《本草乘雅半偈》："入厥阴肝、少阳胆。"

【中药功效】软坚散结，滋阴潜阳，退热除蒸。

【苗药作用】鳖骨补气助阳。治久痢脱肛，子宫脱垂，阴疮。鳖甲养阴清热，平肝息风，软坚散结。治阴虚发热，肝风内动，经闭经漏，小儿癫痫。（《贵州中草药名录》）

【现代药理】

（1）鳖甲煎丸能显著抑制肝细胞癌的生长。

（2）鳖甲提取物对小鼠 S_{180} 肿瘤细胞体外生长具有抑制作用。

（3）鳖甲具有抑制大肠癌细胞生长的作用。

（4）甲鱼提取液对肉瘤 S_{180} 瘤株引发的实体瘤、艾氏腹水癌瘤株引发的实体瘤和腹水瘤均有抑制作用，并能延长载瘤小鼠的寿命。

（5）减毒增效：甲鱼复合肽对放射治疗的抗肿瘤作用没有明显的促进作用，但可以减轻放射治疗的毒副作用。

（6）增强免疫：甲鱼多糖口饲 1μg/（g·d）能延长荷瘤小鼠的生存期，提高 NK 活性和淋巴细胞转化率。同时能对环磷酰胺造成的外周血白细胞数下降有保护和促进恢复的功能。

（7）延缓衰老：就甲鱼提取液对高龄大鼠延缓衰老功能的研究表明，实验组大鼠肝中过氧化脂质（LPO）含量和心脏中脂褐素含量明显低于对照组；红细胞和肝组织中过氧化物歧化酶（SOD）活性与对照组相比无明显变化。

（8）降血脂：高脂饲料组相比，甲鱼蛋粉混合物能降低高脂血症大鼠 TC、TG 和 LDL-C，其中高剂量组具有显著性（$P<0.05$），由此可知甲鱼蛋粉混合物具有降低高脂血症大鼠血脂的作用。

（9）降压：连续给甲鱼粉 3 周后，其末稍血管阻力降低，交感神经递质去甲肾上腺素的血管反应性下降，血压下降。动物试验表明，其对肝功能有改善作用，并可明显抑制脂肪变性。

【文献论述】

（1）《本草分经》："咸，寒，属阴，入肝。补阴除热，散结软坚，治肝经血分之病，为疟家要药。"

（2）《本草新编》："鳖甲，味咸，气平，无毒。醋炙用之。散痰癖癥瘕及息肉、阴蚀、痔疮，除痨瘦骨蒸并温疟往来寒热，愈肠痈消肿，下瘀血堕胎。"

（3）《本经逢原》："鳖色青，入厥阴肝经及冲脉，为阴中之阳，阳奇阴偶，故取支肋为肝经之向导。其所主者，痎疟疟母，虚劳寒热，癥瘕痞疾，经水阴疮，不出《本经》主治也。凡骨蒸劳热自汗皆用之，为其能滋肝经之火也。与鳖甲同类，并主阴经血分之病。龟用腹，腹属肾；鳖用胁，胁属肝。然究竟是削肝之剂，非补肝药也。妊妇忌用，以其能伐肝破血也。肝虚无热禁之。煅灰，研极细末，疗汤火伤，皮绽肉烂者并效，干则麻油调敷，湿则干掺，其痛立止。其解火毒、疗骨蒸、杀癆虫之功，可默悟矣。鳖头烧灰酒服，疗小儿脱肛、妇人阴脱下坠，取其善缩之性也。生血涂尤效。"

（4）《景岳全书》："味咸，气平，此肝脾肾血分药也。能消癥瘕坚积，疗温疟，除骨节间血虚劳热，妇人血症恶血，漏下五色，经脉不通，治产难，能堕胎，及产后寒热阴脱，小儿惊痫，斑痘烦喘，亦消疮肿肠痈，扑损瘀血，敛溃毒，去阴蚀痔漏恶肉。"

（5）《本草衍义补遗》："补阴。《药性》云：治劳瘦，除骨热，酽醋炙黄用。又治心腹癥瘕、坚积，尤效。"

【常治肿瘤】常用于肝癌、荷瘤、食管鳞癌、直肠癌、白血病等肿瘤。

【科学研究】

（1）鳖甲煎丸能显著抑制肝细胞癌的生长、黏附和转移，且这种抑制作用与显著降低肝癌细胞中 β-catenin 蛋白表达、显著下调 DKK-1 基因的表达，从而阻断 Wnt/β-catenin 信号通路有关。

（2）鳖甲煎丸可有效抑制肝癌细胞生长，增强机体免疫功能，改善生存质量。其抑瘤机制可能与以下信号通路有关：①抑制 ERK1 的活化，阻断 ERK1/2 信号通路，从而促进肿瘤细胞凋亡；②促进 JNK 磷酸化，激活 JNK 信号通路，从而抑制 Bcl$_2$、提高 Bax 的表达，促进肿瘤细胞凋亡；③阻断 VEGF-D114-Notch 信号通路，抑制肿瘤血管生成，减少肿瘤血液供应，最终控制肿瘤生长。

（3）鳖甲煎丸抑制肝癌生长的作用可能是通过提高肝癌荷瘤小鼠外周血中 CD4+T 细胞亚群的比例和降低 CD8+T 细胞亚群的比例，来纠正 CD4+T/CD8+T 的失衡，改变 Th1/Th2 漂移现象，维持 Th1 功能亚群的优势来实现的。

（4）鳖甲煎丸联合 3D-CTR 治疗局部中晚期食管鳞状细胞癌，在治疗效果上与同期放化疗（化疗方案为 DDP 联合 5-FU）效果等同，但在降低不良反应的发生率及改善血液流变学及卡氏评分上，其效果优于同期放化疗。

（5）建立裸鼠 HepG$_2$ 细胞株移植瘤模型，观测 VB$_{17}$ 体内抑瘤效果。结果表明：高（60mg/mL）、中（30mg/mL）、低（15mg/mL）剂量灌胃组及腹腔注射（60mg/mL）组相对肿瘤体积和瘤重均小于对照组，抑瘤率分别为 58.30%、45.64%、5.81% 和 14.73%，中、高剂量组抑瘤率显著高于对照组（$P<0.01$）；相同浓度药物，腹腔注射组的抑瘤率显著低于灌胃组（$P<0.01$）。

【用法用量】内服：10~30g，煎，先煎；或熬膏；或入丸、散。外用：研末掺或调敷。

【使用注意】滋阴潜阳宜生用，软坚散结宜醋炙。

参考文献

[1] 贺松其，程旸，朱云，等 . 鳖甲煎丸对肝细胞癌中 Wnt/β-catenin 信号通路及抑制基因 DKK-1、FrpHe 表达的影响 [J]. 南方医科大学学报，2013（1）：30-33.

[2] 凌笑梅，刘娅，张娅婕，等 . 鳖甲提取物对 S$_{180}$ 肿瘤细胞的杀伤作用 [J]. 长春中医学院学报，1995（3）：45.

[3] 钱丽娟，许沈华，张宗显 . 鳖甲浸出液对直肠癌细胞 HR$_{8348}$ 抑制作用的超微结构观察 [J]. 浙江肿瘤，1993（1）：15-16，38.

[4] 刘小立，孙秀发 . 甲鱼提取液抗肿瘤作用的研究 [J]. 食品科学，1997（9）：64-66.

[5] 付剑江，谭松林，李治光，等 . 甲鱼复合肽对肿瘤放疗的辅助作用研究 [J]. 江西中医药大学学报，2015（1）：68-71.

[6] 向荣，项宇菲，秦慧莲，等 . 甲鱼多糖制剂的抗肿瘤作用和对免疫功能影响的初步实验研究

［J］. 上海免疫学杂志, 1994 (4): 206-208.

［7］ 郑艺青, 孙秀发. 甲鱼提取液延缓衰老和提高免疫功能作用的研究［J］. 食品科学, 1997 (8): 41-43.

［8］ 余焕玲, 王军波, 李勇. 甲鱼蛋粉混合物对高脂模型大鼠血脂的影响［J］. 卫生研究, 2004 (1): 91-93.

［9］. 甲鱼有降压作用［J］. 医学文选, 1991 (2): 76.

［10］ 常欣峰. 鳖甲煎丸对 H_{22} 荷瘤小鼠和人肝癌细胞 Bel_{7402} 的影响及机制研究［D］. 长沙: 湖南中医药大学, 2014.

［11］ 罗庆东, 王月飞, 赵红晔, 等. 鳖甲煎丸对肝癌荷瘤小鼠细胞免疫功能的干预作用［J］. 中医药学报, 2012 (3): 21-23.

［12］ 魏秀丽. 鳖甲煎丸联合 3D-CRT 治疗局部中晚期食管鳞状细胞癌的临床观察［D］. 武汉: 湖北中医药大学, 2012.

［13］ 张晓旭. 甲鱼 VB_{17} 检测及 VB_{17} 与 β-葡萄糖苷酶联合应用的抗肝癌作用研究［D］. 扬州: 扬州大学, 2011.

125. 白颈蚯蚓

【苗族药名】 巴供豆

【品种来源】 本品为钜蚓科动物湖北环毛蚓 *Pheretima hupeiensis* (Michaelsea) 及其同属动物的全体。多于春季至秋季采挖, 捕捉后洗去黏液, 剖腹, 除去泥沙及内脏, 洗净后晒干或低温干燥。别名蚯蚓、地龙。

【化学成分】 含有蚯蚓素、蚯蚓解热碱、蚯蚓毒素。此外还含 6-羟基嘌呤、黄嘌呤、腺嘌呤、鸟嘌呤、胍、胆碱, 以及丙氨酸、缬氨酸、亮氨酸、苯丙氨酸、酪氨酸、赖氨酸等。

【中药性味】 味咸, 性寒。

(1)《神农本草经》:"味咸, 寒。"

(2)《名医别录》:"大寒, 无毒。"

(3)《药性论》:"有小毒。"

【中药归经】 归肝、脾、膀胱经。

(1)《本草求原》:"入脾经。"

(2)《本草再新》:"入肝、脾、肺三经。"

【中药功效】 清热, 定惊止痉, 通经活络, 平喘, 利尿。

【苗药作用】

(1) 治中耳炎: 蚯蚓 3g, 蒲公英 6g, 野菊花 6g, 煎服。(《贵州民间方药集》)

(2) 治小二高热: 蚯蚓适量, 捣烂, 加白酒敷脐处。(《苗族医药学》)

(3) 治高热发狂: 蚯蚓 10 条, 白糖 31g, 共泡水中, 使溶化后, 取汁滴双耳内。且内服能退热、安神。(《贵州民间方药集》)

【现代药理】

(1) 蚯蚓提取物能显著增强荷瘤小鼠腹腔巨噬细胞的吞噬功能, 还能激活小鼠血浆中的过氧化氢酶（CAT）、超氧化物歧化酶（SOD）、谷胱甘肽过氧化物（GSH-Px），因此蚯蚓提取物的抗肿瘤作用也可能与增强了巨噬细胞功能、抗氧化作用及清除氧自由基有关。

（2）抗凝血、抗血栓：地龙提取物可减小脑梗死的损伤面积，可降低血小板黏附作用，延长血栓形成，有显著的溶栓作用。

（3）降压：干品地龙的耐热蛋白提取物能明显抑制血管紧张素转化酶（ACE），具有 ACEI 的活性，在给药 28 日后血压明显下降。

（4）止咳平喘：蚯蚓体内分离出平喘活性成分，主要为蛋白质，能扩张支气管，解除支气管痉挛，进而发挥止咳平喘作用。

（5）调节免疫：地龙肽有效对抗环磷酰胺所产生的免疫抑制作用，可调节免疫功能。

（6）促进创伤修复：断体广地龙再生期提取液能促进成纤维细胞的增生，且断体后创伤物质较多，最高增殖率达 14.79%。

【文献论述】

（1）《摄生众妙方》："白颈蚯蚓，不拘多少，去泥焙干，为末，加朱砂等分，糊为丸，金箔为衣，如绿豆大。每服一丸，白汤下。"

（2）《神农本草经》："主蛇瘕，去三虫，杀长虫。"

（3）《名医别录》："疗伤寒伏热狂谬，大腹，黄疸。"

（4）《本草经疏》："蚯蚓，大寒能祛热邪，除大热，故疗伤寒伏热狂谬。咸主下走，利小便，故治大腹、黄疸。"

（5）《证类本草》："陶隐居云：白颈是其老者尔，取破去土，盐之，日曝，须臾成水，道术多用之。温病大热狂言，饮其汁皆瘥，与黄龙汤疗同也。其屎呼为蚓蝼，食细土，无沙石，入合丹泥釜用。若服此干蚓，应熬作屑，去蛔虫甚有验也。唐本注云：《别录》云：盐沾为汁，疗耳聋。"

（6）《蜀本草》："解射罔毒。"

（7）《日华子本草》："治中风并痫疾，去三虫，天行热疾，喉痹，蛇虫伤。"

（8）《本草衍义》："治肾脏风，下疰病。"

（9）《滇南本草》："祛风，治小儿瘈疭惊风，口眼㖞斜，强筋治痿。"

（10）《本草纲目》："蚯蚓，性寒而下行，性寒故能解诸热疾，下行故能利小便、治足疾而通经络也。"又云："主伤寒疟疾大热狂烦，及大人、小儿小便不通，急慢惊风，历节风痛，肾脏风注，头风，齿痛，风热赤眼，木舌，喉痹，鼻息，聤耳，秃疮，瘰疬，卵肿，脱肛，解蜘蛛毒，疗蚰蜒入耳。"

【常治肿瘤】 常用于肝癌、食管癌、胃癌、鼻咽癌等肿瘤。

【科学研究】

（1）蚯蚓纤溶酶对 $SMMC_{7721}$ 细胞生长有明显的抑制增殖作用，该作用具有时间、剂量依赖性，能够抑制肝癌细胞生长。

（2）蚯蚓纤溶酶对人食管癌细胞株 ECA_{109} 有生长抑制作用，其作用呈剂量依赖性。

（3）地龙可用于对胃癌的治疗。

（4）地龙蛋白组分Ⅲ可抑制金属基质蛋白酶9表达，抑制鼻咽癌转移。

（5）桂枝茯苓胶囊加地龙能显著降低血瘀型卵巢癌患者血清CA125水平，提高卵巢癌患者的生存质量。

【用法用量】内服：5~10g，煎；或研末、或入丸、散；或鲜品水服。外用：适量捣烂敷、涂敷、研末撒或油涂。

【使用注意】脾胃虚寒不宜服，孕妇禁服。

参考文献

［1］Chen H，Takahashi S，Imamura M，et al. Earthworm fibrinolytic enzyme：anti-tumor activity on human hepatoma cells in vitro and in vivo［J］.中华医学杂志（英文版），2007，120（10）：898-904.

［2］殷书梅，储益平，吴鹏.地龙活性提取物的主要药效学试验［J］.中草药，2002，33（10）：926-928.

［3］郝桂兰，刘媛媛，梁晓琴.地龙耐热提取物对血管紧张素转换酶的影响［J］.药物分析杂志，2011，31（11）：2114-2117.

［4］王春玲.中药地龙的活性成分与药理作用研究［J］.亚太传统医药，2015，11（7）：53-54.

［5］杜航，孙佳明，郭晓庆，等.地龙的化学成分及药理作用［J］.吉林中医药，2014，34（7）：707-709.

［6］胡海聪，李翠芬，张硕峰，等.断体地龙再生期提取液对成纤维细胞增生作用的研究［J］.中华中医药学刊，2013，31（5）：1126-1128.

［7］LiW，LiS，ZhongJ，et al.A novel antimicrobial peptide from skin secretions of the earthworm，Pheretima guillelmi（Michaelsen）［J］.Peptides，2011，32（6）：1146-1150.

［8］季红.壳寡糖联合蚯蚓纤溶酶对体内外肝癌细胞生长的抑制作用及其机制探讨［D］.南京：南京中医药大学，2011.

［9］陈洪，黄锦，涂文勇，等.蚯蚓纤溶酶增加人食管癌细胞ECA$_{109}$对放射线敏感性的实验研究［J］.东南大学学报（医学版），2007，26（6）：409-413.

［10］刘文雅，王曙东.地龙药理作用研究进展［J］.中国中西医结合杂志，2013，33（2）：282-285.

［11］杨明，陈学东，彭韦毕.地龙蛋白组分Ⅲ对鼻咽癌裸鼠移植瘤微血管密度的影响［J］.湖南中医药大学学报，2008，28（4）：39-40.

［12］李金荣.桂枝茯苓胶囊加地龙联合TC方案对血瘀型卵巢癌CA125及生存质量的影响［D］.哈尔滨：黑龙江中医药大学，2016.

126. 鱼虱子

【苗族药名】大呆谬

【品种来源】本品为浪飘水虱科动物张氏鱼怪 *Ichthyoxenus tchangi* Yu.、中华鱼怪 *Ichthyoxenus geei* Boone.、祁氏鱼怪 *Ichthyoxenus sinensis* Shen 等的全体。多于春、秋、冬季采收。捕抓有鱼虱子寄生的鱼后，自鱼胸鳍的白色囊中取出洗净，晒干，用时微火烘干，研成细末。别名鱼鳖、鱼寄生、鱼怪。

【化学成分】暂无。

【中药性味】味咸，性寒，无毒。

【中药归经】归脾，胃经。

【中药功效】活血止痛，气逆噎膈，反胃，胸膈胀痛。

【苗药作用】

（1）治食管癌：鱼虱子3g，茴香虫3条。焙干研末，黄酒冲服，每周1次。

（2）治麻疹后角膜云翳：鲜鱼虱子压汁，点眼。（《万县中草药》）

（3）治水肿：鱼怪3g，研末，开水吞服。

（4）治老年咳喘：鱼虱子6个，炕干，研末，分6次用甜酒吞服。（《贵州药用动物》）

【现代药理】鱼虱子对小鼠腹水癌及梭形细胞肉瘤生长，具有中等程度的抑制作用。

【文献论述】《宝庆府志》："长安营有龙潭，潭中有鱼，鱼腹中有龟，剖鱼取之，蓄之水中，亦能生活。古人云：焙干研末和酒服之，可治呕病。"

【常治肿瘤】常用于腹水瘤、肉瘤等肿瘤。

【科学研究】鱼虱子对小鼠腹水癌及梭形细胞肉瘤生长具有中等程度的抑制作用。

【用法用量】内服：3~5g，研磨。

【使用注意】胃溃疡吐血者勿服。

参考文献

[1] 邓明鲁，等. 中国动物药［M］. 长春：吉林人民出版社，1981：78.

127. 蜈蚣

【苗族药名】岗苦

【品种来源】本品为蜈蚣科动物少棘巨蜈蚣 *Scolopendra subspinipes mutilans* L. Koch 的干燥体。多于4~6月间捕捉，捕得后，支竹片绷直晒干，洗净，微火焙黄，剪段；或用沸水烫过，再晒干或烘干。别名百足虫、千足虫、百脚、蝍蛆、吴公、天龙。

【化学成分】本品含组胺样物质及溶血性蛋白质；也含有脂肪油、胆甾醇、蚁酸；有谷氨酸、岛氨酸、胱氨酸、天冬氨酸、苏氨酸、丝氨酸等多种氨基酸，以及磷、钾、钠、钙、镁、锌、铁等多种无机元素。

【中药性味】味辛，性温，有毒。

（1）《神农本草经》："味辛，温。"

（2）《名医别录》："有毒。"

（3）《玉楸药解》："味辛，微温。"

（4）《贵州中草药名录》："味辛，性温。"

【中药归经】归肝经。

（1）《本草纲目》："厥阴经。"

（2）《医林纂要》："入肝、心经。"

【中药功效】 息风止痉，祛风定惊，通络止痛，攻毒散结。

【苗药作用】

（1）解毒散结，息风定惊（《苗族医药学》）

（2）息风止痉，解毒散结（《贵州中草药名录》）

（3）治风湿关节疼痛：蜈蚣、滚山珠、蟾蜍、蜂毒、天南星、草乌头等，共捣粉，制成糖药针膏汁。（《苗族医药学》）

【现代药理】

（1）蜈蚣提取物通过降低 $STAT_3$ 磷酸化调控 $STAT_3$ 相关信号通路，降低下游靶蛋白 MMP_2、VEGF 的表达，抑制人肝癌细胞的增殖及转移侵袭能力。

（2）对心血管系统的作用：蜈蚣提取液能改善内皮细胞损伤和血小板功能，有效抑制血小板黏附和聚集，防止血栓形成。蜈蚣酸性蛋白（CAP）对血管紧张素-Ⅱ（AngⅡ）诱导的心肌细胞凋亡具有明显的抑制作用。

（3）镇痛：蜈蚣毒素中含有多种特异性的离子通道抑制剂，对于慢性疼痛有抑制作用。

（4）抗菌：少棘蜈蚣水提取物对 9 种革兰阳性菌和阴性菌、真菌都有抗菌作用，具有广谱抗菌活性。

（5）延缓衰老：蜈蚣匀浆提取物在一定剂量范围内能提高红细胞中的超氧化物歧化酶活力，有延缓细胞衰老的活性成分。

（6）输卵管妊娠：蜈蚣汤可以降低小鼠早期妊娠的孕酮含量，且存在一定的量-效关系。

（7）对免疫功能影响：蜈蚣提取液能显著增强机体吞噬细胞的吞噬活性，对吞噬细胞 Fc 受体有显著增强作用，主要对机体非特异性细胞免疫功能有影响。高剂量蜈蚣水煎液一方面有抑制肿瘤作用，另一方面也可能加重免疫器官的损害，说明对免疫力的调节有可能是双向调节。

（8）促消化作用：蜈蚣水提物冻干粉 20mg/kg 剂量，能提高大鼠胃液、胃酸、胃酶、胃蛋白酶总活力及促进小鼠肠推进运动；40mg/kg 剂量可提高胃蛋白酶活力及胰液量、胰液蛋白量。

【文献论述】

（1）《神农本草经》："主啖诸蛇虫鱼毒，温疟，去三虫。"

（2）《抱朴子》："末，以治蛇疮。"

（3）《名医别录》："疗心腹寒热结聚、堕胎、去恶血。"

（4）《日华子本草》："治颓癣。蛇毒。"

（5）《本草纲目》："治小儿惊厥风搐，脐风口噤，丹毒，秃疮，瘰疬，便毒，痔漏，蛇伤。""按杨士瀛《直指方》云：蜈蚣有毒，唯风气暴烈者可以当之。风气暴烈，非蜈蚣能截能擒，亦不易止，但贵药病相当耳。设或过剂，以蚯蚓、桑皮解之。又云：瘰疬，一名蛇瘴，蛮烟瘴雨之乡，多毒蛇气，人有不服水土风气而感触之者，数月以还，必发蛇瘤，唯赤足蜈蚣，最能伏蛇，为上药，白芷次之。然蜈蚣又治痔漏、便毒、丹毒等病，并陆羽《茶经》载《枕中方》治瘰疬一法，则蜈蚣自能除风攻毒，不独治蛇毒而已也。"

（6）《本草述》："治疬风。"

（7）《玉楸药解》："拔脓消肿。"

（8）《医学衷中参西录》："蜈蚣，走窜主力最速，内而脏腑，外而经络，凡气血凝聚之处皆能开之。性有微毒，而转善解毒，凡一切疮疡诸毒皆能消之。其性尤善搜风，内治肝风萌动，癫痫眩晕，抽掣瘛疭，小儿脐风；外治经络中风，口眼㖞斜，手足麻木。为其性能制蛇，故又治蛇症及蛇咬中毒。外敷治疮甲（俗名鸡眼）。用时宜带头足，去之则力减，且其性原无大毒，故不妨全用也。""有病噎膈者，服药无效，偶思饮酒，饮尽一壶而病愈。后视壶中有大蜈蚣一条，恍悟其病愈之由不在酒，实在酒中有蜈蚣也。盖噎膈之证，多因血瘀上脘，为有形之阻隔，蜈蚣善于开瘀，是以能愈。观于此，则治噎膈者，蜈蚣当为急需之品矣。"

【常治肿瘤】常用于肝癌、胃癌、结肠癌、肺癌、乳腺癌、宫颈癌、黑色素瘤等肿瘤。

【科学研究】

（1）蜈蚣的水提取液低质量浓度（10mg/mL）即可诱导三阴性乳腺癌细胞 MDA-MB231 的凋亡，免疫组化法检测发现其能促进 Bax 基因的表达，抑制 Bcl_2 基因的表达，并在进一步的体内实验中发现相似的基因表达结果。

（2）用壁虎消瘤胶囊（壁虎、蜈蚣、全蝎、水蛭、五灵脂、僵蚕等）对晚期胃癌进行分组，治疗组总有效率 73.8%，对照组总有效率 36%，有显著性差异。

（3）蜈蚣中有效化学成分 Jineol、蜈蚣素甲有较强的抗结肠癌 HT-29 活性。

（4）蜈蚣提取物对人肺癌 A_{549} 细胞具有浓度依赖性增殖抑制作用，能有效抑制人肺癌裸小鼠皮下移植瘤的生长。

（5）蜈蚣提取液各浓度对人乳腺癌细胞 MDA-MB231 生长均有抑制作用，且细胞数目与提取液浓度及药物作用时间相关。

（6）两种蜈蚣提取物在体外均可以通过干扰 NDA 合成、阻断细胞分裂增殖实现对人宫颈癌细胞的生长抑制作用。

（7）蜈蚣的乙醇提取物可抑制 Bcl_2 的表达，增加 Bak、Bax 和 Bad 的表达水平促进黑色素瘤 A_{375} 细胞的凋亡，且呈剂量和时间依赖性。

（8）从蜈蚣中提取的多聚糖蛋白复合物（SPPC）对恶性肿瘤细胞 S_{180} 荷瘤小鼠的免疫调节作用，发现 SPPC 能显著抑制免疫抑制性细胞因子白介素 10（IL-10）和转化生长因子 β（TGF-β）的 mRNA 及其产物的表达，并且减少花生四烯酸代谢酶（COX_2 和 CYP4A）及其产物（PGE_2 和 20-HETE）的表达，影响肿瘤的形成。

【用法用量】内服：3~5g，煎汤；或研磨入丸、散。外用适量，研末撒、油浸或调敷。

【使用注意】有毒，用量不宜过大。血虚生风者及孕妇禁服。

参考文献

[1] 廖柳，刘晓斌，周青，等．蜈蚣提取物对人肝癌 $HepG_2$ 细胞 $STAT_3$ 信号通路的影响 [J]．中草药，2017（5）：930-934．

[2] 王丽娜，何玲，程卉，等．蜈蚣提取液对局灶性脑缺血再灌注大鼠血浆 vWF 和 TPO 的影响 [J]．中国实验方剂学杂志，2012，18（14）：192-195．

[3] 方秀桐，莫可元．蜈蚣的药理研究进展 [J]．中国医药指南，2015（18）：32-34．

[4] 李涛，谢玥莹，陈佩仪，等．蜈蚣毒素的药用活性研究现状 [J]．普洱学院学报，2016，32（6）：6-9．

[5] 任文华，张双全，宋大祥，等．少棘蜈蚣水提取物的抗菌活性 [J]．中药材，2007，30（1）：10-14．

[6] Park YJ, Lee HY, Jung YS, et al. Antimicrobial peptide scolopendrasin Ⅶ, derived from the centipede Scolopendra subspinipes mutilans, stimulates macrophage chemotaxis via formyl peptide receptor 1 [J]. Bmb Reports, 2015, 48（8）: 479-484.

[7] 徐敏，李青，肖敏．蜈蚣汤对小鼠早期妊娠影响的实验研究 [J]．时珍国医国药，2012，23（9）：2243-2244．

[8] 周永芹，韩莉．中药蜈蚣的研究进展 [J]．中药材，2008，31（2）：315-319．

[9] 李永浩，卢冬彦，叶小卫，等．全蝎、蜈蚣水煎剂抗小鼠 Lewis 肺癌及其对免疫器官的影响 [J]．中药新药与临床药理，2015，24（3）：311-314．

[10] 张维文，罗健东，张贵平．蜈蚣水提物对动物消化功能的增强作用 [J]．中药材，1999，22（10）：518-519．

[11] 卢云锋．蜈蚣提取液治疗乳腺癌的动物实验研究 [D]．长沙：中南大学，2011．

[12] 朴钟元，金昇谦，陶盟．中药配合化疗治疗晚期胃癌 92 例 [J]．光明中医，2013，28（11）：2359-2360．

[13] 孙琳娜．蜈蚣中有效成分的研究 [D]．天津：天津理工大学，2015．

[14] 陈园，艾小佳，王志琪，等．蜈蚣提取物抗肺癌活性的体内外实验研究 [J]．中国中医药信息杂志，2016，23（5）：61-63．

[15] 周恩相．蜈蚣提取液治疗乳腺癌的实验研究 [D]．长沙：中南大学，2011．

[16] 韩莉，周永芹，金家红．蜈蚣提取物抗宫颈癌的实验研究 [C]．2012 全国天然药物和中药毒理、药理学交流研讨会论文集，2012．

[17] Ma W, Liu R, Qi J, et al. Extracts of centipede Scolopendra subspinipes mutilans induce cell cycle arrest and apoptosis in A_{375} human melanoma cells [J]. Oncology Letters, 2014, 8（1）: 414. -420.

[18] Zhao H, Li Y, Wang Y, et al. Antitumor and immunostimulatory activity of a polysaccharide-protein complex from Scolopendra subspinipes mutilans L. Koch in tumor-bearing mice. [J]. Food & Chemical Toxicology An International Journal Published for the British Industrial Biological Research Association, 2012, 50（8）: 2648-2655.

128. 熊胆

【苗族药名】 兴滴

【品种来源】 本品为熊科动物黑熊 *Selenarctos thibetanus* Cuvier 及棕熊 *Ursus arctos*

Linnaeus 的胆囊。多于冬季采取，剖腹取胆，取时将胆口扎紧，剥去胆囊外附着的油脂，用木板夹扁，阴干，或置石灰缸中干燥。别名黑熊、熊、猪熊、黑瞎子。

【化学成分】 主含胆汁酸类的碱金属盐，胆甾醇及胆色素等，主要成分是牛磺熊脱氧胆酸，水解则生成牛磺酸、熊脱氧胆酸、鹅脱氧胆酸及胆酸。

【中药性味】 味苦，性寒。

（1）《唐本草》："味苦，寒。无毒。"

（2）《本草再新》："味甘，性寒，无毒。"

【中药归经】 归肝、胆、脾、胃经。

（1）《本草纲目》："手少阴、厥阴，足阳明经。"

（2）《本草求真》："入心、肝，兼入脾、大肠。"

（3）《雷公炮制药性解》："入胆经。"

【中药功效】 清热解毒，平肝明目，止痉，杀虫。

【苗药作用】

（1）治目赤翳障：熊胆 0.3g，黄连 3g，冰片 0.9g。加冷水 12g 调匀，贮在瓶内备用，常点患处。孕妇慎用。

（2）治神经性胃痛：熊胆，研末，每日服 3 次，每次 0.9g，开水送服。

（3）治痔疮：熊胆汁、片脑（研细）各等份，用水调匀，用棉签蘸取，涂痔上。

（4）治跌打昏迷：熊胆汁 1.53g，冲酒服。（《广西药用动物》）

【现代药理】

（1）引流熊胆可使人早幼粒白血病细胞系 HL_{60} 80% 以上的细胞分化为单核-巨噬细胞特征的细胞，使该细胞失去自发形成集落的能力，进而抑制细胞增殖。

（2）保肝利胆：由熊胆粉等组成的复方中药调节 NF-KB 信号通路，可能是其抗非酒精性脂肪性肝炎的作用机制，对肝组织细胞有明显的抗炎作用。

（3）溶石：熊胆粉能够降低家兔食饵性胆固醇胆结石的发生率，增加总胆汁酸的含量，降低游离胆固醇的含量，进而预防食饵性胆结石的形成。

（4）解热、镇痛：熊胆粉能够较好的降低 2，4-二硝基苯酚所致大鼠的体温升高，对热板及醋酸引起的疼痛有明显镇痛作用。

（5）抗菌、抗病毒：用 3 种不同处方的痰热清口服液抗流感病毒鼠肺适应株及抗菌作用发现，含熊胆粉提取物和熊去氧胆酸的口服液抗菌、抗病毒作用优于不含熊胆粉提取物和熊去氧胆酸的口服液。

（6）对心脏作用：熊胆治疗可轻度降低 SHR 的血压，并一定程度抑制 SHR 左心室肥厚。

（7）促进骨再生：熊胆中所含胆汁酸的主要活性成分为牛磺熊去氧胆酸，可以调控与细胞外信号调节激酶旁路途径相关的整合蛋白 5（$ITGA_5$），从而抑制细胞衰亡和免疫应答，促进骨再生。

（8）治疗耳聋：熊胆中所含胆汁酸的主要活性成分为牛磺熊去氧胆酸，可以抑制小鼠耳蜗凋亡蛋白酶的激活，阻止听毛细胞凋亡，减少小鼠的听力损伤，具有潜在的治疗人类常染色体隐性遗传导致的耳聋的作用。

【文献论述】

（1）《本草经疏》："熊胆气味与象胆同，其所主亦相似。""凡胆皆极苦寒，而能走肝、胆二经，泻有余之热。小儿疳积，多致目内生翳障者，以肝、脾二脏邪热壅滞，则二脏之气血日虚、闭塞日甚故也。用此泻肝、胆、脾家之热，则内邪清而外障去矣。如不因疳证而目生翳障，及痘后蒙闭者，多因肝、肾两虚，宜滋阴、养血、清热为急，诸胆皆不得用。"

（2）《药性论》："主小儿五疳，杀虫，治恶疮。"

（3）《唐本草》："疗时气热盛变为黄疸，暑月久利，疳蟨心痛。"

（4）《日华子本草》："治疳疮，真鼻疮，及诸疳疾。"

（5）《医学入门》："点眼去翳开盲。涂恶疮、痔瘘。"

（6）《本草纲目》："退热，清心，平肝，明目去翳，杀蛔、蛲虫。"

（7）《本草述》："治喉痹。"

（8）《本草求原》："治蓄血，血淋。"

（9）《随息居饮食谱》："治疔疽。"

【常治肿瘤】 常用于白血病、肝癌、胃腺癌、骨髓瘤、皮肤癌等肿瘤。

【科学研究】

（1）采用人肝癌细胞株 $HepG_2$ 构建裸鼠皮下移植瘤模型，待皮下移植瘤形成后，将裸鼠随机分为熊胆粉组和对照组，每天分别给予熊胆粉和生理盐水，熊胆粉可以通过调控 $STAT_3$ 通路抑制肝癌细胞增殖，促进肝癌细胞凋亡。熊胆粉对人肝癌 $SMMC_{7721}$ 细胞增殖有明显抑制作用，呈剂量依赖性，24 小时抑制率达到高峰。熊胆粉 $200 \sim 800mg/kg$，5 个剂量组，对小鼠肝癌 H_{22} 的抑瘤率为 $47.13\% \sim 61.44\%$，其中 $400m/kg$ 为最佳剂量，对肝癌 H_{22} 平均抑瘤率为 61.28%。

（2）熊去氧胆酸能在一定程度上逆转人胃腺癌细胞系 MGC_{803} 细胞的恶性表型。

（3）用熊胆对 2 种瘤细胞和小鼠 S_{180} 腹水癌抑瘤实验发现，$20\mu g/mL$ 对小鼠的骨髓瘤细胞 SP_{20} 有明显抑制作用。

（4）熊胆粉联合 CTX 治疗不仅能保肝增免，还可通过调节肿瘤微环境，减少对单核巨噬细胞等的募集，起到抗炎进而抗肿瘤转移作用，其中熊胆粉低剂量与 CTX 联合用药组降低炎症细胞浸润的作用最为显著。

（5）痰热清注射液含有熊胆粉等组成的中药，联合抗生素治疗 40 例恶性肿瘤合并肺部感染患者，与单纯抗生素治疗该病比较，收到较好效果。

（6）熊胆抑制皮肤癌株细胞生长机制可能通过对突变型 p53 蛋白表达的调节作用来实现。

【用法用量】 内服：$0.2 \sim 0.5g$，入丸、散。外用：适量，研末调敷或点眼。

【使用注意】 恶防己、地黄；虚证禁服。

参考文献

[1] 连常宝. 熊胆粉的药理作用及临床应用研究概述 [J]. 海峡药学, 2008, 20（8）：71-75.

［2］李颖.基于 NF-κB 信号通路探讨熊胆粉复方中药治疗非酒精性脂肪性肝炎的机制研究［D］.福州：福建中医药大学，2013.

［3］苏云明，佟欣，赵法政，等.熊胆胶囊防治食饵性胆固醇类胆结石作用研究［J］.中医药学报，2005，33（5）：39-40.

［4］白云，苏云明，白海玉，等.熊胆胶囊解热镇痛作用研究［J］.中医药学报，2005，33（6）：26-27.

［5］徐晓月，张广伟，李展，等.比较研究不同处方痰热清口服液抗流感病毒和抗菌的作用［J］.华西药学杂志，2011，26（6）：553-556.

［6］方周菲.熊胆对自发性高血压大鼠血压，心血管结构和功能的影响［D］.福州：福建医科大学，2014.

［7］Cha BH，Jung MJ，Moon BK，et al. Administration of tauroursodeoxycholic acid enhances osteogenic differentiation of bone marrow-derived mesenchymal stem cells and bone regeneration［J］. Bone，2015，83：73-81.

［8］Hu J，Xu M，Yuan J，et al. Tauroursodeoxycholic acid prevents hearing loss and hair cell death in Cdh23erl/erl mice［J］. Neuroscience，2015，316：311-320.

［9］赵锦燕，刘丽雅，沈阿灵，等.熊胆粉对肝癌移植瘤裸鼠 $STAT_3$ 通路的影响［J］.中国中西医结合杂志，2014，34（8）：976-981.

［10］王硕.熊胆粉对肝癌抑制作用的实验研究［D］.长春：吉林农业大学，2012.

［11］黎众魁，李祺福，黄宗平，等.熊去氧胆酸对人胃腺癌细胞系 MGC_{803} 生长和形态结构的影响［J］.厦门大学学报（自然版），1996，35（4）：600-605.

［12］孙铁民，梁伟，张启明，等.熊胆抑瘤作用研究［J］.辽宁中医杂志，2003，30（1）：66.

［13］崔巍，刘飒，杨敏，等.熊胆粉联合环磷酰胺用药通过调控肿瘤微环境抑制结直肠癌肝转移作用的研究［J］.中国中药杂志，2013，38（7）：108-109.

［14］李瑜英.痰热清注射液治疗恶性肿瘤合并肺部感染疗效观察［J］.医学信息旬刊，2011，24（8）：4008-4009.

［15］金昱，文庸硕，崔寅章，等.熊胆对肿瘤细胞 p53 蛋白表达的影响［J］.中国中西医结合杂志，2006，26（s1）：86.

129. 僵蚕

【苗族药名】岗阿大

【品种来源】本品为蚕蛾科昆虫家蚕感染（或人工接种）白僵菌 *Beauveria bassiana*（Bals.）Vuillant 而致死的幼虫干燥体。多于春、秋季生产，将感染白僵菌病死的蚕淘洗后干燥。别名白僵蚕、僵虫、天虫。

【化学成分】白僵蚕含蛋白质、草酸铵并含赖氨酸、亮氨酸、天冬氨酸等 17 种氨基酸，镁、钙、锌等 28 种元素，以及变态活性刺激素、促脱皮甾酮褐色素、3-羟基犬尿素、6-N-羟基乙基腺嘌呤。白僵蚕菌体含软白僵蚕菌素、白僵蚕黄色素，还含多种环缩醇酸肽类、脂肪酸酰胺成分、脂肪酸。

【中药性味】味咸、辛，性平。

（1）《神农本草经》："味咸，平。"

（2）《名医别录》："辛，平，无毒。"

（3）《药性论》："微温，有小毒。"

【中药归经】归肝、肺、胃经。

（1）《本草纲目》："厥阴、阳明。"

（2）《雷公炮制药性解》："入心、肝、脾、肺四经。"

【中药功效】祛风解痉，化痰散结，解毒、利咽。

【苗药作用】祛风解痉，化痰散结，解毒（《贵州中草药名录》）

【现代药理】

（1）白僵蚕黄酮类化合物对宫颈癌 Hela 细胞的增殖有明显抑制作用。

（2）抗菌：以 95％乙醇作提取溶剂，超声波法提取僵蚕时，其提取物对于大肠埃希菌具有显著的抑菌性。

（3）抗凝、抗血栓：僵蚕提取液的蛋白质和多肽类含有 15 种氨基酸残基，具有抗凝活性。僵蚕抗凝成分 ACIBB 可以降低内、外源凝血系统因子的活性，增加纤溶系统活性，进而防止血栓的形成。

（4）抗惊厥：用硅胶柱色谱分离氯仿部位，运用 MS 和 NMR 分析鉴定化合物结构。从僵蚕中分离白僵蚕素，白僵菌素为环肽类化合物，具有抗惊厥活性。

（5）增生性肾小球肾炎：僵蚕可能通过抑制 $TGF-\beta_1$ 的过度表达，能有效降低 MsPGN 大鼠 24 小时尿蛋白，改善脂质代谢。

（6）调节免疫：白僵菌素对刀豆蛋白引起的小鼠淋巴细胞的增殖具有强烈的抑制效果，且其抑制效果呈量-效依赖性关系，并且白僵菌素对正常的小鼠淋巴细胞的生存力亦有抑制作用。

（7）降糖：采用白僵蚕片治疗 85 例糖尿病患者，有效率达 71.4％，对于三多症状缓解、尿糖控制、空腹血糖控制有显著的改善作用。

（8）减轻毒副作用：僵蚕水煎剂可以减轻 β 淀粉样蛋白对体外培养的星形胶质细胞的毒性作用，可能提高了超氧化物歧化酶（SOD）活力，减轻了自由基对脑细胞的毒性作用，这为开发治疗脑痴呆或脑瘫的药物提供了药理基础，因此具有一定的应用前景。

【文献论述】

（1）《本草经疏》："白僵蚕，《本经》味咸，《别录》辛平无毒，然详其用，应是辛胜咸劣，气微温之药也。气味俱薄，浮而升，阳也，入足厥阴、手太阴、少阳经。厥阴为风木之位，主藏血，小儿惊痫夜啼，女子崩中赤白，风热乘肝脏也；产后余痛，风寒入血分也。辛能祛散风寒，温能通行血脉，故主如上诸症也。肺主皮毛，而风邪客之，则面色不光润。辛温入肺，去皮肤诸风……男子阴疡，风湿浸淫也，辛平能散风热，兼能燥湿，是以主之。"

（2）《药性论》："《日华子》、苏颂、元素皆取其性属阳，风热为阳邪，能入皮肤经络，发散诸邪热气也。"

（3）《本草求真》："僵蚕，祛风散寒、燥湿化痰、温行血脉之品。故书载能入肝，兼入肺胃，以治中风失音、头风齿痛、喉痹咽肿，是皆风寒内入，结而为痰。合姜汤调下以吐，假其辛热之力，以除风痰之害耳。又云能治丹毒瘙痒，亦是风与热炽，得此辛平之味，拔邪外出，则热自解。"

（4）《本草思辨录》："白僵蚕，味辛气温而性燥，故治湿胜之风痰，而不治燥热之风痰。小儿惊痫夜啼，是肝热生风，又为痰湿所痼而阳不得伸，是以入夜弥甚。僵蚕劫痰湿而散肝风，故主之。至男子阴疡，女子崩中赤白，产后余痛，无非厥阴之风湿为患，无他奥义。"

（5）《医学启源》："去皮肤间诸风。"

（6）《本草正》："治小儿疳蚀，牙龈溃烂，重舌，木舌。"

【常治肿瘤】常用于宫颈癌、肝癌、黑色素瘤、艾氏腹水癌、直肠腺癌、胃癌、食管癌等肿瘤。

【科学研究】

（1）僵蚕中分离纯化得到寡聚糖 $BBPW_2$，其对肿瘤细胞株 $HepG_2$ 具有直接的细胞毒活性。

（2）僵蚕化学成分麦角甾醇、β-谷甾醇和棕榈酸在 B_{16}-F_{10} 小鼠黑素瘤细胞和 A_{375} 人黑色素瘤细胞中，具有明显的抗肿瘤活性，并表现出明显的浓度依赖性。

（3）僵蚕醇提物对小鼠艾氏腹水癌（ECA）实体型抑制率为 36%，也可用于直肠腺癌型息肉的治疗。

（4）僵蚕对于胃癌、食管癌也有较好的临床疗效。

（5）僵蚕醇提物对小鼠 ECA 实体型抑制率为 36%；僵蛹 50% 煎剂每日给小鼠灌胃 0.2mL，对小鼠 S_{180} 有抑制作用；体外可抑制人体肝癌细胞的呼吸，可用于直肠腺癌型息肉的治疗等。

【用法用量】内服：3~10g，煎，或研末入丸、散。外用：适量，水洗或研末撒或调敷。

【使用注意】

（1）《药性论》："恶桑螵蛸、桔梗、茯苓、茯神、萆薢。"

（2）《本草经疏》："凡中风口噤，小儿惊痫夜啼，由于心虚神魂不宁，血虚经络劲急所致，而无外邪为病者忌之。女子崩中，产后余痛，非风寒客入者，亦不宜用。"

参考文献

[1] 蒋学. 白僵蚕活性成分分离纯化及其药理作用的研究 [D]. 杭州：浙江大学，2013.

[2] 项林平，柴卫利，王珏，等. 僵蚕抑菌活性成分的提取及其对大肠杆菌的抑制作用 [J]. 西北农林科技大学学报，2010，38（3）：150-154.

[3] 赵建国，曲伟红，彭新君. 僵蚕抗凝活性提取液的氨基酸分析 [J]. 中国医院药学杂志，2008，28（23）：1999-2001.

[4] 彭延古，雷田香，付灿云，等. 僵蚕抗凝成分 ACIBB 对实验性静脉血栓形成的影响 [J]. 中药药理与临床，2007，23（1）：27-29.

［5］郭晓恒，吴用彦，宋登敏，等．僵蚕氯仿部位的分离纯化及其抗惊厥活性［J］．中国医药工业杂志，2014，45（5）：431-433.

［6］汪慧惠，包红，于俊生，等．蝉蜕、僵蚕对大鼠系膜增生性肾炎作用的实验研究［J］．四川中医，2014，32（2）：69-71.

［7］徐睿．白僵菌素的免疫药理活性研究［D］．南京：南京大学，2012.

［8］江苏无锡市第一医院．白僵蚕治疗糖尿病35例临床观察及动物实验研究［J］．中药药理与临床，1985，1（0）：209.

［9］米红霞，刘吉平．白僵蚕应用研究进展［J］．广东蚕业，2010，44（1）：46-48.

［10］Jiang X，Zhang Z，Chen Y，et al. Structural elucidation and in vitro antitumor activity of a novel oligosaccharide from Bombyx batryticatus［J］. Carbohydrate Polymers，2014，103（1）：434-441.

［11］程杏安，蒋旭红，刘展眉，等．僵蚕七种化学成分抗肿瘤活性的初步研究［J］．仲恺农业工程学院学报，2015，28（4）：35-39.

［12］徐冲，商思阳，刘梅，等．僵蚕化学成分和药理活性的研究进展［J］．中国药房，2014（39）：3732-3734.

［13］蒋三俊．白僵菌抗癌食疗应用［J］．食用菌，1996，1（4）：40.

［14］颜辉，王国基，王俊，等．僵蚕成分及药理作用研究进展［J］．中国蚕业，2004，25（4）：86-88.

130. 蟾蜍

【苗族药名】岗保昂

【品种来源】本品为蟾蜍科动物黑眶蟾蜍 *Bufo melanostictus* Schneider 的全体及分泌物。多于夏、秋季捕捉，捕后先采去蟾酥，后晒干。别名癞虾蟆、石蚌、癞蛤蟆。

【化学成分】花背蟾蜍耳后腺分泌物含胆甾醇、南美蟾毒精、日本蟾毒它灵、远华蟾毒精、沙蟾毒精。耳腺分泌物中的挥发性成分含壬酸、癸酸、少量正十八烷、正十九烷、正三十烷、二十一烷、十八碳二烯酸。

【中药性味】味辛，性凉，有毒。

（1）《名医别录》："有毒。"

（2）《日华子本草》："凉，微毒。"

（3）《本草蒙筌》："味辛，气凉，微毒。"

（4）《医林纂要》："辛甘咸，寒。"

【中药归经】归心、肝、脾、肺经。

（1）《本草纲目》："入阳明经。"

（2）《本草再新》："入心、肝、脾、肺四经。"

【中药功效】破结定痛，解毒散结，消积利湿，杀虫消疳。

【苗药作用】

（1）治胃癌、肝癌、膀胱癌：将活蟾蜍晒干烤酥后研粉，和面粉糊做成黄豆粒大的小丸。面粉与蟾蜍粉比例为 1∶3。每 100 丸用雄黄 1.5g 为衣。成人每次 5g，每日服 3 次，饭后开水送服。过量时有恶心头晕感。（《中国动物药》）

（2）治疗毒：蟾酥少量，研细粉，以茶油调，取药液涂疗毒。（《苗族医药学》）

【现代药理】

（1）蟾酥对肝癌细胞的杀伤作用具有明显的时间和浓度依赖性。

（2）强心：蟾酥对人体红细胞的 Na^+-K^+-ATP 酶有强烈的抑制作用，可启动心肌兴奋-收缩偶联机制，使心肌收缩力加大。

（3）提高免疫：远华蟾酥毒基（TBG）和华蟾酥毒基（CBG）两种成分可能促进脾淋巴细胞表达 T-betmRNA，以促进鸡卵清白蛋白（OVA）诱导的 Th1 免疫应答。

（4）抑菌抗炎：华蟾毒精能激活小鼠腹腔游走巨噬细胞，提高其吞噬能力，又能直接杀伤细菌和抑制细菌生长。

（5）镇痛：用复方蟾酥散外敷、蟾酥膏外敷治疗中度癌性疼痛，镇痛总有效率分别为 90.0%、76.7%。

（6）抑制胆固醇合成：蟾毒灵可有效抑制巨噬细胞中胆固醇脂的合成及脂滴聚集，促进有益胆固醇在溶酶体内聚集，抑制游离胆固醇的代谢。

（7）镇咳祛痰：蟾酥水提液对二氧化硫所致小白鼠的咳嗽具有镇咳作用；蟾蜍色胺对 5-羟色胺喷雾引起的气管痉挛有明显的保护作用。

【文献论述】

（1）《本草纲目》："蟾蜍入阳明经，退虚热，行湿气，杀虫，为疳病、痈疽、诸疮要药也。大抵是物能攻毒拔毒，古今诸方所用虾蟆，不甚分别，多是蟾蜍，读者当审用之，不可因名迷实也。"

（2）《本草经疏》："虾蟆、蟾蜍，本是二物，经云一名蟾蜍者，盖古人通称蟾为虾蟆耳。经文虽名虾蟆，其用实则蟾蜍也。今世所用者皆蟾蜍，而非虾蟆，其功益可见矣。味辛气寒，毒在眉棱皮汁中。其主痈肿、阴疮、阴蚀、疽疬、恶疮、猘犬伤疮者，皆热毒气伤肌肉也。辛寒能散热解毒，其性急速，以毒攻毒，则毒易解，毒解则肌肉和，诸证去矣。凡瘟疫邪气，得汗则解。其味大辛，性善发汗，辛主散毒，寒主除热，故能使邪气散而不留，邪去则胃气安而热病退矣。破癥坚血者，亦以其辛寒能散血热壅滞也。近世治小儿疳疾多用，以其走阳明而能消积滞也。"

（3）《四民月令》："治恶疮疽。"

（4）《名医别录》："疗阴蚀，疽疬，恶疮，制犬伤疮。"

（5）《本草拾遗》："主温病生斑者，取一枚，生捣，绞取汁服之，亦烧末服；主狂犬咬发狂欲死，作脍食之，频食数顿。"

（6）《本草正》："消癖气积聚，破坚，消肿胀。"

（7）《本草备要》："发汗退热，除湿杀虫。"

（8）《医林纂要》："能散，能行，能渗，而锐于攻毒，主治痈疽疔毒，杀小儿疳积。剖其腹合肿毒上，三易则毒可消。"

（9）《本草再新》："治疮疽发背，小儿脾胃不和，肝旺火甚，动风惊厥。"

【常治肿瘤】　常用于肝癌、结肠腺癌、胃癌、肉瘤、膀胱癌、直肠癌、鼻咽癌、肺癌、食管癌、胰腺癌及急性白血病等肿瘤。

【科学研究】

（1）蟾蜍毒素可抑制结肠腺癌细胞 HT_{29} 增殖，呈时间剂量依赖关系。

（2）脂蟾毒配基分别作用于人胃癌 BGC_{823} 细胞系 24、48、72 小时后，细胞生长显著抑制，脂蟾毒配基对癌细胞的生长抑制百分率与剂量、时间呈正相关。

（3）蟾酥提取物（BTXs）对 S_{180} 肉瘤小鼠有明显的抑瘤作用。

（4）蟾酥可以直接抑制小鼠膀胱肿瘤生长，延长小鼠荷瘤生存时间。

（5）蟾酥注射液作用于结直肠癌病灶，可以在局部杀伤肿瘤细胞，促进局部炎症的消散吸收，且副作用小。

（6）华蟾酥毒基（CBG）可通过激活氯通道，诱导低分化鼻咽癌 CNE-2Z 诱导细胞凋亡。

（7）蟾蜍灵能够抑制蛋白 Livin 的活性及活化 $Caspase_3$，从而抑制肺癌细胞 A_{549} 的增殖，并诱导其凋亡。抑制 NF-κB 通路的活化，以及下游分子 c-myc 的表达，是低浓度蟾毒灵增加 A_{549} 与 H_{1975} 细胞对顺铂敏感性的机制之一，进而抑制非小细胞肺癌。

（8）华蟾素制剂对食管癌、胰腺癌及急性白血病均有非常好的疗效。

（9）晚期肿瘤骨转移的患者，$^{89}SrCl_2$ 联合华蟾素治疗能为恶性肿瘤骨转移患者减轻疼痛，提供更好的生活质量，且不增加患者不良反应的发生。

【用法用量】 内服：1~3g，煎汤，或入丸、散。外用：适量，研末敷或调涂，熬膏摊贴；或鲜品捣敷。

【使用注意】 表热、虚脱的人忌用。

参考文献

[1] 冯静，邓菲，张萍，等．蟾酥对肝癌 $HepG_2$ 细胞增殖和凋亡的影响及其机制 [J]．上海交通大学学报（医学版），2016，36（3）：340-343．

[2] 辛秀兰，张宝璟，苏东海，等．中药蟾酥的药理作用研究进展 [J]．现代生物医学进展，2012，12（3）：588-590．

[3] 吴帅成．蟾酥缓释注射液增强疫苗免疫应答的作用机理研究 [D]．长春：吉林大学，2015．

[4] Kim Y, Choi S, Choi MM, et al. Cell Adhesion-dependent Cofilin Serine 3 Phosphorylation by the Integrin-linked Kinase middle dotc-Src Complex [J]. Journal of Biological Chemistry, 2008, 283 (15): 10089-96.

[5] 周晓艳．复方蟾酥散外敷治疗中度癌痛的临床研究 [D]．长沙：湖南中医药大学，2007．

[6] 殷佩浩．中药蟾酥的研究进展 [J]．上海医药，2015，36（10）：3-6．

[7] 刘阳阳．蟾蜍毒素诱导结肠腺癌细胞 HT_{29} 凋亡过程中对凋亡相关蛋白的影响 [D]．锦州：辽宁医学院，2012．

[8] 孟书聪，董晓敏，肖军军，等．脂蟾毒配基对人胃癌 BGC_{823} 细胞系细胞生长的干预效应 [J]．中国组织工程研究，2006，10（43）：138-141．

[9] 高瑞霖，邵义祥．蟾酥提取物对荷瘤小鼠肿瘤细胞形态学实验研究 [J]．交通医学，2006，20（4）：376-378．

[10] 李墨林，舒晓宏，刘用楫，等．蟾酥对小鼠膀胱癌的抗癌作用研究 [J]．中华中医药学刊，

2004，22（4）：651.

[11] 耿燚.蟾酥注射液保留灌肠对低位直肠癌 Dixon 术后局部复发的观察［D］.广州：广州中医药大学，2009.

[12] 柏志全，李春英，李媛，等.氯通道在华蟾酥毒基诱导的鼻咽癌细胞凋亡中起重要作用［J］.中国病理生理杂志，2011，27（5）：833-837.

[13] 朱志图，郁云龙，王锴，等.蟾蜍灵对人非小细胞肺癌 A_{549} 细胞增殖与凋亡的影响［J］.中国肺癌杂志，2010，13（9）：841-845.

[14] 卢盛贞，于淑珍.华蟾素注射液与化疗联合治疗消化道恶性肿瘤临床分析［J］.中国当代医药，2009，16（9）：38-39.

[15] 李倩，陈晓良.$^{89}SrCl_2$ 联合华蟾蜍素胶囊治疗恶性肿瘤骨转移的疗效及安全性研究［J］.检验医学与临床，2016，13（15）：2082-2083.

[16] 杨璐.蟾毒灵通过诱导细胞凋亡和化疗增敏在非小细胞肺癌细胞中发挥抗肿瘤作用［D］.济南：山东大学，2016.

131. 石膏

【苗族药名】衣修

【品种来源】本品为硫酸盐类石膏族矿物石膏 Gypsum Fibrosum。一般于冬季采挖，挖出后洗净，干燥，去杂石，粉碎成粗粉，即为生石膏；在无烟炉火中或坩锅内煅至酥松，晾凉，打碎，即为煅石膏。别名玉大石、白虎、细理石、冰石。

【化学成分】含水硫酸钙、微量 Fe^{2+} 及 Mg^{2+}，尚有有机物、硫化物等杂质。煅石膏为无水硫酸钙（$CaSO_4$）。

【中药性味】味辛、甘，性寒。

（1）《神农本草经》："味辛，微寒。"

（2）《名医别录》："甘，大寒，无毒。"

（3）《医学启源》："《主治秘诀》云：性寒，味淡。"

【中药归经】归肺、胃经。

（1）《汤液本草》："入手太阴、少阳，足阳明经。"

（2）《本草衍义补遗》："入阳明、手太阴、手少阳。"

【中药功效】解肌清热，除烦止渴。

【苗药作用】

（1）清热止渴。（《湘西苗药汇编》）

（2）水火烫烧伤。（《湘西苗药汇编》）

（3）治痔漏：煅石膏 30g，冰片 1g。共为末，外敷患处。（《湘西苗药汇编》）

【现代药理】

（1）配伍石膏可以有效改善肠癌、胆管癌、胰腺癌等肿瘤的发热情况。

（2）解热：该作用与生石膏可降低下丘脑 PGE_2 含量有关。

（3）增加肠蠕动：以干酵母及 2，4-二硝基苯酚复制大鼠发热模型，证实单味石膏具有促进肠蠕动的作用。

（4）抗炎、消肿：煅石膏具抗炎消肿等功效，能够显著改善急性软组织损伤的肿胀，促进软组织的修复与再生，其可能与抑制 IL-1、IL-6 等炎性因子及抑制 PGE_2 的生成有关。

（5）改善 2 型糖尿病：用石膏清胃汤对照二甲双胍肠溶片治疗、观察 2 型糖尿病患者，发现治疗组血糖和糖化血红蛋白指标、中医证候均有改善，有效率为 91.4%，对照组有效率为 85.7%。

（6）解毒：石膏剂量的改变可对麻黄中效毒成分的药动学行为产生规律性影响，能够降低毒副作用。

（7）调节免疫：石膏主含 $CaSO_4$ 及 Fe、Zn、Mn、Cu 等微量元素，机体中的 Fe、Cu、Zn 在发热感染等应激状态下，可借助白细胞的内源物（LGM）的激发，协同产生抗感染免疫作用，因此石膏的免疫作用可能与其所含的 Fe、Cu 有内在联系，其免疫作用还可能与退热作用有一定关系。

（8）抗病毒：天然石膏中的 34S 在体内 ATP 存在下，经 APG 和酶的作用，产生与 S 同位素的分馏，使 34S 的血浓度升高，使石膏显示抗病作用，因此石膏的抗病毒作用可能与 34S 有关，可见石膏的抗病毒作用可能是其所含微量元素或所含微量元素与有机成分结合后所起的作用。

【文献论述】

（1）《脾胃论》："如食少者，不可用石膏。石膏能去脉数，疾病退脉数不退者，不可治也。"

（2）《本草衍义补遗》："石膏，本阳明经药，阳明主肌肉。其甘也，能缓脾益气，止渴去火；其辛也，能解肌出汗。上行至头，又入手太阴、少阳，而可为三经之主者。研为末，醋研丸如绿豆大，以泻胃火、痰火、食积。"

（3）《本草经疏》："石膏，辛能解肌，甘能缓热，大寒而兼辛甘，则能除大热，故《本经》主中风寒热，热则生风故也。邪火上冲，则心下有逆气及惊喘；阳明之邪热甚，则口干舌焦不能息，邪热结于腹中，则腹中坚痛；邪热不散，则神昏谵语；肌解热散汗出，则诸证自退矣。唯产乳、金疮，非其用也。"

（4）《医学衷中参西录》："石膏，凉而能散，有透表解肌之力。外感有实热者，放胆用之，直胜金丹。"

（5）《神农本草经》："主中风寒热，心下逆气，惊喘，口干舌焦，不能息，腹中坚痛，产乳，金疮。"

（6）《名医别录》："除时气头痛身热，三焦大热，皮肤热，肠胃中膈热，解肌发汗，止消渴烦逆，腹胀暴气喘息，咽热。亦可作浴汤。"

（7）《药性论》："治伤寒头痛如裂，壮热，皮如火燥，烦渴，解肌，出毒汗，主通胃中结，烦闷，心下急，烦躁，治唇口干焦。和葱煎茶，去头痛。"

（8）《用药心法》："胃经大寒药，润肺除热，发散阴邪，缓脾益气。"

【常治肿瘤】常用于胃癌、肺癌、鼻咽癌、骨肉瘤、肠癌、胆管癌、胰腺癌等肿瘤。

【科学研究】

(1) 石膏在 1.5mg/mL 浓度时对 BGC_{823} 胃癌细胞、A_{549} 肺腺癌细胞生长有显著的抑制作用。

(2) 经细胞学或病理学检查确诊鼻咽癌患者 100 例，放疗治疗均已达到根治量。治疗组应用竹叶石膏汤，对照组口服杞菊地黄口服液。治疗组显效 33 例，有效 10 例，无效 7 例，总有效率 86%；对照组显效 12 例，有效 18 例，无效 20 例，总有效率 60%。结果显示竹叶石膏汤能促进口腔黏膜修复，明显减轻鼻咽癌患者的放射性炎症。

(3) 竹叶石膏汤对于骨肉瘤化疗后出现不同程度的潮热具有显著的疗效。

(4) 配伍石膏可以有效改善肠癌、胆管癌、胰腺癌等肿瘤的发热情况。

(5) 清胰化积方（含有石膏）联合适形放射是治疗晚期胰腺癌的有效模式，部分患者甚至是伴远处转移的患者治后可得到长期生存，没有增加小肠的放射损伤，也无放射保护作用；竹叶石膏汤与放射联合可以减轻小肠的放射损伤，有放射保护作用；清胰化积中药对 SW_{1990} 人胰腺癌细胞有放射增敏作用，生长延缓放射增敏比为 1.37，其作用机理有待进一步研究。

(6) 癌性发热患者共 52 例，简单随机分成竹叶石膏汤组和消炎痛组，分别进行观察，结果表明竹叶石膏汤具有良好的降热效果，其降热总有效率达 81.5%，高于西药消炎痛组，在降热时间上虽稍慢于消炎痛组，但维持时间长，停药后体温回升率明显低于消炎痛组，在降热的 24 例中仅 2 例体温回升，回升率为 8.3%，且毒副作用轻，无耐药性和成瘾性，能重复运用。

【用法用量】 内服：15~60g，煎汤；或入丸、散。外用：煅研撒或调敷。

【使用注意】 脾胃虚寒及血虚、阴虚发热者忌服。

参考文献

[1] 周永学，李敏，唐志书，等. 中药石膏及其主要成分解热抗炎作用及机制研究 [J]. 陕西中医学院学报，2012，35（5）：74-76.

[2] 夏怡，李祥，陈建伟，等. 石膏及白虎汤清热泻火功效的实验研究 [J]. 现代中药研究与实践，2009，23（2）：48-51.

[3] 李心亮，李珂，刘月平，等. 煅石膏外用对急性软组织损伤的治疗作用及其机制研究 [J]. 中国中医急症，2015，24（7）：1176-1178.

[4] 苗建章，王辉，唐远山. 自拟石膏清胃汤治疗 2 型糖尿病临床观察 [J]. 内蒙古中医药，2016，35（3）：4-5.

[5] 霍慧灵，李汉成，任孟月，等. 石膏用量对麻黄入血生物碱类的影响 [J]. 中成药，2015，37（8）：1689-1695.

[6] 孙姝. 石膏的药理作用与微量元素的探究 [J]. 中国中医药现代远程教育，2009，7（5）：183.

[7] 徐韬，林小凤，徐先祥，等. 朱砂与石膏体外抗肿瘤作用研究 [J]. 海峡药学，2012，24（1）：233-235.

[8] 蔡晖. 竹叶石膏汤治疗鼻咽癌放疗后口腔黏膜炎疗效观察 [J]. 浙江中西医结合杂志，2011，21（8）：572-573.

［9］ 张剑军，孙元珏，姚阳. 竹叶石膏汤加味治疗骨肉瘤大剂量化疗后潮热汗出症的临床观察［J］.
中华中医药杂志，2011，26（6）：1379-1381.

［10］ 胡中华，张宁苏. 竹叶石膏汤治疗气阴两虚型恶性肿瘤发热患者 46 例［J］. 光明中医，2011，
26（4）：726-727.

［11］ 周振华. 清胰化积方联合适形放射治疗晚期胰腺癌［D］. 上海：复旦大学，2007.

［12］ 陈家俊，金源，赖义勤. 竹叶石膏汤治疗癌性发热的疗效观察［J］. 福建中医药，1995，26
（4）：9.

132. 朱砂

【苗族药名】朱砂

【品种来源】本品为硫化物类矿物辰砂族辰砂 Cinnabaris，采挖后，取纯者，除去含铁的杂质，洗净。别名丹砂、辰砂。

【化学成分】主要成分为硫化汞，含汞量 85.41%，混有雄黄、磷灰石、沥青等杂质。

【中药性味】味甘，性凉，有毒。

（1）《神农本草经》："味甘，微寒。"

（2）《吴普本草》："黄帝、岐伯：苦，有毒。李氏：大寒。"

（3）《药性论》："有大毒。"

（4）《日华子本草》："凉，微毒。"

【中药归经】归心、脾、肺、肾经。

（1）《雷公炮制药性解》："入心经。"

（2）《本草经解》："入足少阴肾经、足太阴脾经、手少阴心经。"

（3）《本草再新》："入心、肺二经。"

【中药功效】安神定惊，明目，清热解毒。

【苗药作用】

（1）清热解毒。（《苗族医药学》）

（2）镇心安神，定惊。（《贵州中草药名录》）

（3）治鲤鱼摆滩症：朱砂 1.5g，茶枯（煅存性）2g，共煎服。（《苗族医药学》）

【现代药理】

（1）朱砂的半数抑制浓度（IC_{50}）为 3.44μg/mL 对 BGC_{823} 胃癌细胞有明显的抑制作用。

（2）镇心安神：小鼠口服朱砂 1.0、1.5g/（kg·d），连续给药 5 日，可使兴奋小鼠的自发活动次数有一定下降，可明显延长给予水合氯醛小鼠的睡眠时间。

（3）抗焦虑：朱砂可以降低小鼠脑部 5-羟色胺的含量，从而起到抗焦虑作用。

（4）提高免疫力：朱砂还含有多种微量元素，其所含硒和锌能提高人体免疫力。

（5）对脑损伤的保护作用：安宫牛黄丸改善神经症状、减轻脑水肿、对脑缺血的保护作用及抗细胞凋亡、抑制钙超载作用与方中的朱砂和雄黄有一定的关系。

（6）抗心律失常作用：家兔分别口服含朱砂和去朱砂的安神丸，观察其对缩短氯仿-肾上腺素和草乌注射液所致心律失常的作用，显示含有朱砂的安神丸效果显著。

（7）抑制神经递质：对 Wistar 大鼠进行朱砂灌胃 14 日后，大鼠脑组织中氨基酸类神经递质含量均呈下降趋势。

（7）肝肾毒性：长期用药后，汞可在肾、肝组织中蓄积，其中肾的汞蓄积量最大。

（8）对神经作用：朱砂对试验动物神经系统的影响与动物大、小脑皮质中汞的蓄积呈很好的相关性，且与动物组织及血清中脂质过氧化水平的增高、血清中一氧化氮（NO）含量的增加、大小脑皮层中 NO 含量及 Na^+/K^+-ATP 酶活性的降低有关。

【文献论述】

（1）《神农本草经》："养精神，安魂魄，益气，明目。"

（2）《本草纲目》："丹砂同远志、龙骨之类则养心气；同当归、丹参之类则养心血；同枸杞、地黄之类则养肾；同厚朴、川椒之类则养脾；同南星、川乌之类则祛风。可以明目，可以安胎，可以解毒，可以发汗，随佐使而见功，无所往而不可。"

（3）《药性论》："镇心，主抽风。"

（4）《日华子本草》："润心肺，治疮疥痂息肉，服并涂用。"

（5）《珍珠囊》："心热非此不能除。"

（6）《本草纲目》："治惊痫，解胎毒、痘毒，驱邪疟，能发汗。"

（7）《本草经疏》："丹砂，味甘微寒而无毒，盖指生砂而言也。《药性论》云：丹砂君，清镇少阴君火之药。安定神明，则精气自固。火不妄炎，则金木得平，而魂魄自定，气力自倍。五脏皆安，则精华上发，故明目。心主血脉，心火宁谧，则阴分无热而血脉自通，烦满自止，消渴自除矣。丹砂体中含汞，汞味本辛，故能杀虫，宜乎《药性论》谓其有大毒，若经伏火及一切烹炼，则毒等砒、硇，服之必毙。"

（8）《本草正》："朱砂，入心可以安神而走血脉，入肺可以降气而走皮毛，入脾可逐痰涎而走肌肉，入肝可行血滞而走筋膜，入肾可逐水邪而走骨髓，或上或下，无处不到，故可以镇心逐痰，祛邪降火，治惊痫、杀虫毒、祛中恶及疮疡疥癣之属。"

【常治肿瘤】常用于胃癌、肺腺癌、白血病等肿瘤。

【科学研究】

（1）朱砂的半数抑制浓度（IC_{50}）为 $7.69\mu g/mL$，对肺腺癌 A_{549} 细胞有明显的抑制作用。

（2）含有朱砂成分的安宫牛黄丸可以显著提高实验性白血病小鼠 L_{7212} NK 细胞的活性，可降低脑膜白血病细胞浸润程度，提示该药有抑杀肿瘤细胞的作用，可试用于白血病的治疗。

【用法用量】内服：$0.1 \sim 0.5g$，多入丸、散服，不宜煎，或拌他药同煎，或作丸药之挂衣。外用：适量，合他药研末干撒。

【使用注意】

（1）不宜久服、多服。

（2）恶磁石，畏盐水，忌用火煅。

参考文献

[1] 徐韬, 林小凤, 徐先祥, 等. 朱砂与石膏体外抗肿瘤作用研究 [J]. 海峡药学, 2012, 24 (1): 233-235.

[2] 康永, 李先荣, 程霞, 等. 朱砂对中枢神经系统某些药理作用的研究及其毒性观察 [J]. 时珍国医国药, 1998, 9 (6): 532-533.

[3] WangQ, YangX, ZhangB, etal. The anxiolytic effect of cinnabar involves changes of serotonin levels [J]. European Journal of Pharmacology, 2007, 565 (3): 132-137.

[4] 刘德军. 含汞矿物药的毒性及使用注意 [J]. 时珍国医国药, 1991, 2 (4): 192.

[5] 冯淑怡. 含与不含朱砂、雄黄的安宫牛黄丸对大鼠出血性脑损伤的保护作用及机理研究 [D]. 北京: 北京中医药大学, 2007.

[6] 李钟文, 董桂兰, 蒋传富, 等. 朱砂及朱砂安神丸镇心安神功效的研究 [J]. 中国中药杂志, 1993, 18 (7): 436-437.

[7] 丁敬华, 吴辉, 张颖花, 等. 大鼠服用朱砂后脑内氨基酸类递质含量的变化 [J]. 化学研究, 2010, 21 (5): 82-84.

[8] 薛建国, 夏春丽, 宋艺君. 朱砂的功效及毒性研究进展 [J]. 现代中医药, 2014, 34 (2): 66-69.

[9] 陈现民, 魏立新, 杜玉枝, 等. 朱砂对脑及神经系统药理作用的研究进展 [J]. 安徽农业科学, 2009, 37 (8): 3372-3373.

[10] 叶世龙, 刘爱芹. 安宫牛黄丸的实验药理学研究 [J]. 中华中医药学刊, 2011, 29 (9): 1954-1957.

133. 雄黄

【苗族药名】 雄防

【品种来源】 本品为硫化物类矿物雄黄 Realgar 的矿石。采挖后, 除杂质。别名明雄黄、石黄、鸡冠石、黄金石、天阳石。

【化学成分】 硫化砷 AsS, 并含有硅、铅、铁、钙、镁等杂质及其他重金属盐。

【中药性味】 味辛、苦, 性温, 有毒。

(1)《神农本草经》: "味苦, 平, 寒。"

(2)《名医别录》: "甘, 大温, 有毒。"

(3)《药性论》: "味辛, 有大毒。"

(4)《日华子本草》: "微毒。"

【中药归经】 归心、肝、胃、大肠经。

(1)《本草纲目》: "入肝经气分。"

(2)《本草经疏》: "入足阳明经。"

(3)《本草再新》: "入心、肝二经。"

【中药功效】 燥湿祛痰, 截疟, 杀虫解毒。

【苗药作用】

(1) 治乳腺炎: 雄黄、萝卜种子适量, 研粉, 用菜油调匀, 外敷。(《苗族医药

学》）

（2）治珍珠翻：雄黄，对酒内服、外搽，并用针刺。（《苗族医药学》）

【现代药理】

（1）以白血病药物敏感 K_{562} 细胞为靶细胞，采用 MTT 法检测，发现纳米雄黄对 P_{53} 蛋白和 Bax/Bcl_2 蛋白有上调作用，能激活凋亡效应分子 $Caspase_3$，上调 BCRP 和 P-gp 表达，从而起到诱导 K_{562} 细胞凋亡的作用。

（2）抗病毒：雄黄的主要成分为 As_2S_2，对于病毒蛋白酶有强效的灭活作用。

（3）肾损害：用雄黄给小鼠灌胃 5 周，发现低剂量组对肾的损害不明显，而高剂量组对肾的损害较为严重。

（4）增强免疫：雄黄能增强内皮系统（RES）的吞噬能力，且不影响白细胞总数及分类，能够提高机体非特异性免疫功能。

（5）抗菌：雄黄对金黄色葡萄球菌、痢疾杆菌、链球菌、白色念珠菌、结核杆菌等有较强的抗菌作用。

（6）系统性红斑狼疮：雄黄能调节系统性红斑狼疮外周血淋巴细胞上 Fas 及 Bcl_2 的表达，从而对狼疮鼠起治疗作用。

（7）抗风湿：雄黄可提高体内抗氧化酶类的活性，抑制肺组织中 iNOS 酶活性，维持和平衡受损肺组织中的 MMP_1、MMP_2 和 $TIMP_2$。

（8）治疗中高危骨髓增生异常综合征：应用雄黄加扶正祛邪中药治疗中高危骨髓增生异常综合征患者 11 例，疗程 3 个月，有效率 81.82%，完全缓解率 18.18%。治疗后血常规及骨髓中病态造血及原始细胞比率均较治疗前明显改善，11 例患者未出现明显骨髓抑制，其他非血液学不良反应也比较轻微。

（9）内服可治疗血液疾病、关节疾病，外用可治疗皮肤相关疾病。

【文献论述】

（1）《本草纲目》："雄黄，乃治疮杀毒要药也，而入肝经气分，故肝风、肝气惊痫、痰涎、头痛眩晕、暑疟泄痢、积聚诸病，用之有殊功；又能化血为水。而方士乃炼治服饵，神异其说，被其毒者多矣。""《本草纲目》：治疟疾寒热，伏暑泄痢，酒饮成癖，惊痫，头风眩晕，化腹中瘀血，杀劳虫疳虫。"

（2）《本草经疏》："雄黄，味苦平，气寒有毒，《别录》加甘、大温，甄权言辛、大毒，察其功用，应是辛苦温之药，而甘寒则非也。其主寒热、鼠瘘、恶疮、疽痔、死肌、疥虫、蜃疮诸证，皆湿热留滞肌肉所致，久则浸淫面生虫。此药苦辛，能燥湿杀虫，故为疮家要药。其主鼻中息肉者，肺气结也；癖气者，大肠积滞也；筋骨断绝者，气血不续也。辛能散结滞，温能通行气血，辛温相合而杀虫，故能搜剔百节中大风积聚也。雄黄性热有毒，外用亦见其所长，内服难免其无害，凡在服饵，中病乃已，毋尽剂也。"

（3）《神农本草经》："主寒热，鼠瘘，恶疮，疽痔，死肌，杀百虫毒。"

（4）《名医别录》："疗疥虫，蜃疮，目痛，鼻中息肉及绝筋破骨，百节中大风，积聚，癖气，中恶腹痛，杀诸蛇虺毒，解藜芦毒。"

（5）《日华子本草》："治疥癣，风邪，癫痫，岚瘴，一切蛇虫犬兽咬伤。"

（6）《本草正》："治痈疽腐肉，并鼠瘘、疳痔等毒。"

【常治肿瘤】白血病、肺癌、胃癌、肝癌、乳腺癌、胶质瘤、宫颈癌、黑色素瘤等肿瘤。

【科学研究】

（1）纳米雄黄可有效诱导肺癌 A_{549} 细胞及其肿瘤干细胞发生凋亡。

（2）雄黄注射液对于人肝癌细胞株 $HepG_2$ 能有效抑制其增殖，且抗瘤谱广，呈剂量依赖性。

（3）给予雄黄液灌胃，观察雄黄对小鼠胃癌细胞株 MFC 的抑制作用，发现雄黄对 MFC 的抑瘤率为 65.4%。

（4）观察纳米雄黄体外抑制小鼠乳腺癌 4T1 细胞增殖和诱导细胞凋亡中发现，其主要通过减低原位肿瘤组织内新生血管的形成而导致肿瘤组织坏死，从而发挥抗乳腺癌作用。

（5）采用局部注射的方法，发现雄黄对体外培养的胶质瘤细胞 9L 有明显的生长抑制作用，4 小时、12 小时和 24 小时的抑制率分别为 40%、78% 和 99%；体内抑瘤实验显示，局部用药 3 周后，75% 的大鼠肿瘤消失，3 个月内的复发率为 8.3%。

（6）精制雄黄能上调 Fas 和 $Caspase_3$ 蛋白的表达，下调 survivin 蛋白的表达，是诱导宫颈癌细胞凋亡的一种机制。

（7）经用活体成像技术研究，纳米雄黄体内外能抑制小鼠 B16-Luc 黑色素瘤细胞的增殖并诱导其凋亡，通过抑制肿瘤组织内新生血管的形成而发挥抗小鼠恶性黑色素移植瘤作用。

（8）15 例多发性骨髓瘤患者采用大黄䗪虫丸联合雄黄治疗，并与西药化疗方法治疗的 13 例对比观察，研究发现，与西药治疗组相比，大黄䗪虫丸联合雄黄治疗多发性骨髓瘤疗效良好，且毒性与不良反应小。

（9）将纳米雄黄体外作用于人皮肤鳞癌 A_{431} 细胞，发现纳米雄黄能够抑制 A_{431} 细胞的增殖、诱导凋亡，促进 $Caspase_3$ 的表达和降低 Survivin 的表达，其作用呈浓度依赖关系。

【用法用量】内服：0.05~0.1g，入丸散用。外用：适量，研末撒、调敷或熏。

【使用注意】阴亏血虚及孕妇忌服；不可久服。

参考文献

［1］王永胜，周思彤，魏虎来. 纳米雄黄对药物敏感性白血病细胞的凋亡诱导作用 ［J］. 中国中药杂志，2013，38（13）：2202-2205.

［2］丁新侃. 朱砂和雄黄抗病毒药理作用新认识 ［J］. 临床合理用药杂志，2012，5（19）：8-9.

［3］李国明，刘社清，张雪静. 雄黄对小鼠肾脏形态学的影响 ［J］. 河北医药，2002，24（1）：60.

［4］康永，李先荣，程霞，等. 雄黄药理作用的实验研究及其毒性观察 ［J］. 时珍国医国药，1998，9（4）：322-323.

[5] 王勇，马玉琛，李敏．雄黄治疗风湿病的研究进展 [J]．现代中西医结合杂志，2014，23（1）：107-109.

[6] 林有坤，郑文军，吴易，等．雄黄对狼疮鼠肾功能的近期影响 [J]．广西医科大学学报，2003，20（2）：209.

[7] 伏旭，李培武，尹稳．雄黄抗肿瘤作用的研究进展 [J]．沈阳药科大学学报，2016，33（11）：914-920.

[8] 杨玥，陈静，易娟，等．纳米雄黄对肺癌 A_{549} 细胞及其肿瘤干细胞的凋亡诱导作用 [J]．中药药理与临床，2010，26（6）：36-39.

[9] 晏磊，张爽，陈志宝，等．雄黄注射液体内外抗肿瘤作用研究 [J]．黑龙江医药，2012，25（2）：227-229.

[10] 周复辉，付小一．雄黄抗 MFC 小鼠肿瘤的实验研究 [J]．宜春学院学报，2006，28（6）：83.

[11] 席晓霞，范临兰，田永刚，等．纳米雄黄的抗小鼠原位乳腺癌作用及其机制 [J]．中国临床药理学与治疗学，2013，18（9）：981-987.

[12] 庞琦，王汉斌，葛明旭，等．雄黄治疗胶质瘤的初步试验研究 [J]．山东大学学报（医学版），2006，44（4）：376-379.

[13] 李道成．精制雄黄和白砒对宫颈癌裸鼠移植瘤的抑瘤作用及对凋亡的影响 [D]．广州：广州中医药大学，2009.

[14] 席晓霞，范临兰，席栋宾，等．纳米雄黄抗 B_{16} 小鼠恶性黑色素瘤和抗新生血管形成作用的研究 [J]．中国兽医科学，2015，45（1）：97-103.

[15] 郑秋惠．大黄䗪虫丸联合雄黄治疗多发性骨髓瘤临床观察 [J]．辽宁中医药大学学报，2009，11（8）：130-131.